U0237253

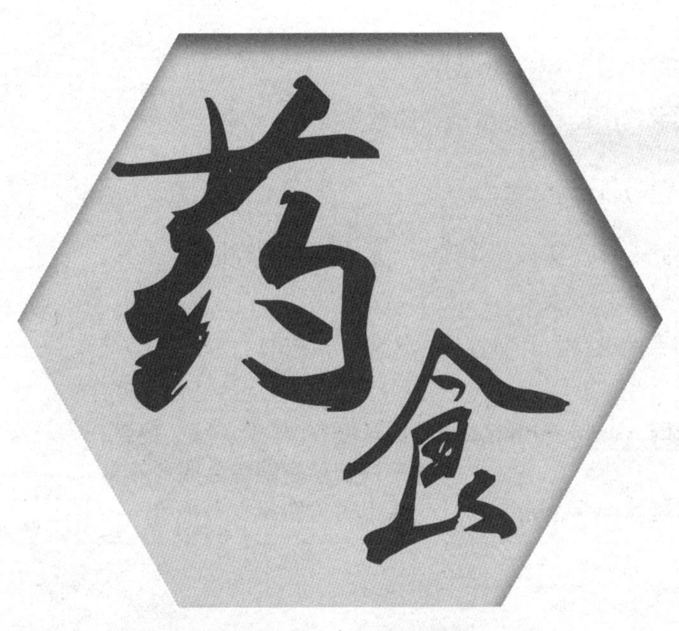

药食同源物质诠释

主　编　黄璐琦　陈　敏

副主编　杨　光　张　卫

编　委（按姓氏笔画排序）

马海光　曲　媛　李洪梅　杨　健　杨东升

张水寒　金安琪　单　峰　钱　丹　高　峰

唐仕欢　蒋　超　詹志来　阚　灵　蔡　媛

编写秘书　金安琪

人民卫生出版社

·北　京·

版权所有，侵权必究！

图书在版编目（CIP）数据

药食同源物质诠释 / 黄璐琦，陈敏主编 .—北京：人民卫生出版社，2021.8

ISBN 978-7-117-31484-8

Ⅰ. ①药… Ⅱ. ①黄…②陈… Ⅲ. ①食物疗法 Ⅳ. ①R247.1

中国版本图书馆 CIP 数据核字（2021）第 075273 号

人卫智网	www.ipmph.com	医学教育、学术、考试、健康，购书智慧智能综合服务平台
人卫官网	www.pmph.com	人卫官方资讯发布平台

药食同源物质诠释

Yaoshitongyuan Wuzhi Quanshi

主　　编： 黄璐琦　陈　敏
出版发行： 人民卫生出版社（中继线 010-59780011）
地　　址： 北京市朝阳区潘家园南里 19 号
邮　　编： 100021
E - mail： pmph @ pmph.com
购书热线： 010-59787592　010-59787584　010-65264830
印　　刷： 廊坊一二〇六印刷厂
经　　销： 新华书店
开　　本： 787 × 1092　1/16　**印张：** 31.5　**插页：** 8
字　　数： 786 千字
版　　次： 2021 年 8 月第 1 版
印　　次： 2021 年 9 月第 1 次印刷
标准书号： ISBN 978-7-117-31484-8
定　　价： 118.00 元
打击盗版举报电话：010-59787491　E-mail：WQ @ pmph.com
质量问题联系电话：010-59787234　E-mail：zhiliang @ pmph.com

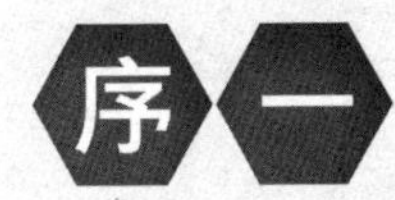

中医药文化源远流长。自“神农尝百草”以来，“药”和“食”就密不可分，在我国食品和药品的发展过程中形成了独特的“药食同源”文化，这一文化的形成，与我国中医药理论的特点与发展历史紧密联系。我国现存的第一部中医经典著作《黄帝内经》，不但奠定了中医基础理论，还提出了中国传统饮食相关理论，形成了“药”和“食”的整体理论体系。我国第一部药学专著《神农本草经》更是明确提出三品分类法，根据毒性的有无和大小将药物分为上、中、下三品。其所云“上药一百二十种为君，主养命以应天，无毒，多服久服不伤人，欲轻身益气，不老延年者，本上经”，说明上品药物包含着食物的内容，无毒且具有补益作用，可以久服、多服。这一记载为“药食同源”理论提供了坚实的基础，后世涌现了大量的药食同源相关书籍，丰富和发展了相关理论。

中华人民共和国成立后，从事中医药学教学的部分学者与教授，对“药食兼用”的食物与中药作了全面详细的功能介绍，为卫生部拟定《既是食品又是药品的物品名单》做出了贡献。1995 年《中华人民共和国食品安全法》和 1996 年《保健食品管理办法》颁布实施，我与同道参考《神农本草经》中列为上品的中药，重新拟定药食同源物品名单和可用于保健食品的物品名单。2002 年，卫生部颁布“卫生部关于进一步规范保健食品原料管理的通知（卫法监发〔2002〕51 号）”，其中第一部分就是“既是食品又是药品的物品名单”。此后，在 2014 年和 2018 年，国家卫生和计划生育委员会先后发布《按照传统既是食品又是中药材物质目录管理办法（征求意见稿）》《关于征求将党参等 9 种物质作为按照传统既是食品又是中药材物质管理意见的函》，再次就扩增药食同源名录征求意见。2019 年 7 月，国务院印发《国务院关于实施健康中国行动的意见》，并成立健康中国行动推进委员会。

本书的出版恰逢其时，以古今视角总结 101 个药食同源物质的历史演变情况和现代应用成果，不仅可供相关研究者参考，也可让大众受益，为健康中国做出应有贡献，故乐而序之。

中国工程院院士

2020 年 10 月

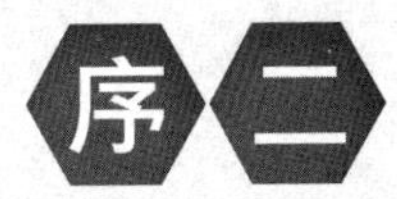

序二

由古至今，在中国传统中医药和内涵丰富多彩的食品发展历史长河中形成了“药食两用”的理念和实践，不仅极大地丰富了中国民众的饮食，而且提供了长期安全食用的证据。这一中国特有的宝库为当前其他国家的食品研发提供了极具吸引力的新食物资源和新食用方法参考。随着中医药的影响在全球日益扩大，中医养生在国外越来越被重视，“既是食品，又是药品”领域具有广阔的国际市场前景。

尽管在我国的传统实践中，某些中药可以当食品用，如黄芪，也有些食物可以入药，如生姜，但是在现代社会的法制化管理中，药品与食品的管理必须分开。药品和食品分别由不同的政府部门监管，适用不同的法律法规，如《中华人民共和国药品管理法》和《中华人民共和国食品安全法》。为了使“药食两用”合法化，我国从 1987 年开始由卫生部（既管药品又管食品）颁布了《既是食品又是药品的物品名单》，简称“药食同源物品名单”。此名单收录的物品既可以作为食品原料，也可以作为中药原料使用。同时，此名单随着食品和药品的发展而不断更新，在品种方面，既有增加，也有删除。这个名单的出台是我国规范中药材在食品中使用和加强食品安全监管的重要举措。

2016 年以来，为了实现全民健康，《“健康中国 2030”规划纲要》《国民营养计划（2017—2030 年）》《健康中国行动（2019—2030 年）》等重要政策文件相继出台，其中都突出了中医药在国民养生保健和治未病中的重要作用。在这些政策的指引下，“药食同源”理念和实践将在维护国民健康中发挥更大的作用。

黄璐琦院士和陈敏教授主编的《药食同源物质诠释》对国家卫生健康委员会发布的“药食同源物品名单”进行了全面诠释，内容翔实、实用性强，特别难能可贵的是，每个品种都包括了能够收集到的现代研究内容，如化学成分、毒理学研究等重要参考信息。本书可以作为教学、科研、食品产品和药膳研发的重要参考材料，也为对药食两用有兴趣的人士提供了十分丰富的信息，同时还为国内外食品药品监管部门工作人员提供了十分宝贵的信息。黄璐琦院士及其团队长期从事药食同源物质的有关研究，具有此领域研究与实践的丰富经验。作为长期从事营养和食品安全的专业人员，我十分感谢黄璐琦院士能通过本书将所掌握的大量信息与大众分享。我也希望有更多具有传统食用历史的中药材能够作为食品材料，丰富我们的餐桌，促进大众健康。

中国工程院院士

2020 年 10 月

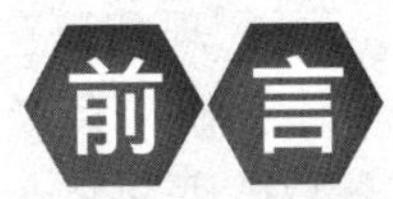

前言

药食同源物质是具有传统食用习惯、兼作为中药材使用的物质统称。在现代食品和药品监管体系建立过程中，将药食同源物质采用目录制管理是中医药传统文化与现代监管体系融合的必然要求。药食同源物质遴选首先尊重传统饮食习惯，所含中药材具有较长的食用历史，有可参考的用量、用法资料。同时，药食同源物质遴选还需要参考现代毒理学研究资料，在日常口服剂量下安全性有保证的中药材才能入选药食同源物质。因此，药食同源物质可以归纳为安全性相对较高、具有传统食用习惯的中药材。

随着我国人口结构老龄化的加剧和大健康理念的回归，预防和早期干预等中医治未病思想开始引起人们的重视，“寓治于养”成为共识。我国人均可支配收入的不断增加，也使得人民饮食需求从吃饱向吃好转变，对食品营养、功能、口味的多样性要求提高。药食同源物质必然成为食品产业结构升级换代、消费内循环提升的重要动力。然而，药食同源物质有关著作质量参差不齐，专业性的解读较少，药食同源物质也存在功效被夸张和误用的风险。

本书力求从历史资料和现代研究等方面展示药食同源物质的客观全貌，一方面为从事药食同源研究的同行提供系统性的资料详读，另一方面也为大众深入了解药食同源物质提供科普释义。全书以课题组承担药食同源物质目录修订资料为基础，经历了反复的斟酌和增删最终定稿。

本书分为总论和各论。总论部分介绍了药食同源的发展史、药食同源管理制度的建立，以及药食同源有关问题的述评。分论部分完整介绍了101种药食同源物质的药用、食用的古今使用情况（注：附录中共列举了103种，其中山银花和粉葛新增于2005年版《中华人民共和国药典》2009年增补本中，因此有关这两个品种的本草记载资料较少。故在分论部分，将山银花附于金银花品项下，粉葛附于葛根品项下，特此说明）。每个品种又由7个小标题组成，分别为概述、来源考证、历代本草记载、用法与用量、药膳应用、现代研究、安全小贴士。具体编写内容如下：

1. **概述**　置于每种药开篇，旨在向读者提纲挈领地介绍每一个药食同源物质的基本情况，其内容主要是对该物质进行全面地总结和概括，篇幅短小、易于理解。

2. **来源考证**　分为两个主题，一个是品种考证，另一个是药用部位考证。从中药视角来看，药食同源物质大多为植物药和动物药，因此，本部分对药用植物或动物的物种基源和使用部位情况进行了古今用法的溯源探究。考证资料主要参考《中华本草》及相关文献研究。

3. **历代本草记载**　收录了历代知名综合性与临床类本草著作，按照时间顺序进行了原文展示。考虑到篇幅，《本草纲目》只收录附方内容，该部分为李时珍广泛收集的前朝有效方剂，其中不少是他本人的经验方，其网罗之富，为本草诸书之冠，故引此内容。

4. **用法与用量**　以2020年版《中华人民共和国药典》为参考，对该品种的用法与用量进行了归纳总结。

5. **药膳应用**　从“食用”角度对具体物质的现代药膳应用进行了展示，分别从5个方面进行整理：粥类、汤类、茶类、酒类和相关食用制品。每个药膳方又分别从来源、材料、做法和功效进行列举说明。

6. **现代研究** 分为3个主题，分别是主要成分、主要活性和毒理学评价，旨在从现代药理学的研究角度对药食同源物质进行科学、准确地剖析。其中“主要成分”从营养成分和其他特殊成分角度进行归纳整理；“主要活性”整理了现代最新药理学研究结论；“毒理学评价”是对该品种的食用安全性进行文献报道的总结。

7. **安全小贴士** 从中医体质学角度，根据不同人群的身体特点，提供了食用过程中的注意事项和温馨提示。

在本书付梓之际，感谢国家卫生健康委食品安全标准与监测评估司委托项目对本书出版的支持和肯定。特别感谢张瑞贤研究员、胡世林研究员对本书编写工作的支持，同时对参加本书编写和图片处理人员付出的辛勤劳动表示感谢。

尽管本书力求资料客观、完整，但难免有疏漏和不尽合理之处，加之药食同源物质研究是一个不断深入和动态发展的过程，课题组会持续跟进相关研究并不断修订完善。欢迎从事药食同源物质研究的专家共同参与，不断推动我国药食同源物质研究与产业化发展。

编者

2020年12月

总　论

各　论

附　录

总　论

“既是食品又是药品的物质”又称为“药食同源”“药食两用”物质。在我国食品和药品的发展过程中形成了独特的“药食同源”文化，这一文化使得中医药超越了一般医学范畴，上升为可以指导日常养生保健的理论体系。“药食同源”文化的形成，与我国中医药理论的特点和发展历史紧密联系。总论部分简要回顾了“药食同源”的发展历史和演变过程，分析了我国“药食同源”在协调现代食品与药品政策中的作用，介绍了我国药食同源物质名单的修订情况。

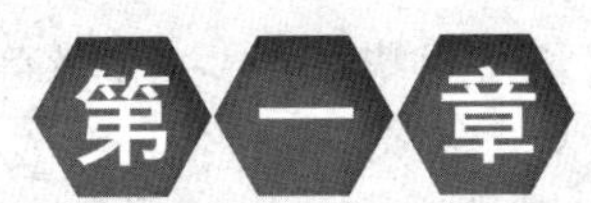

药食同源的发展史

我国自古以来就很重视“药”和“食”的结合，早在周朝时期（公元前4世纪以前），朝廷所设立的医疗机构中就设有“食医”这一职位，主要负责君主的食疗养生。长沙马王堆汉墓出土的《五十二病方》《养生方》和《胎产书》中记载有不少药食和药膳资料。经众多学者考证，“药食同源”思想的起源可以追溯到远古时期，是人类在长期与疾病、饥饿作斗争的过程中总结出来的精华。“神农尝百草”就是人类认识食物和药物的真实印记，反映了药物的发现源于人类的生活实践，尤其是食物的寻找。《黄帝内经太素》《神农本草经》等中医典籍记录了中医理论下“药食同源”及其理论基础的演变。人们对于“药食同源”最初的认识是指药物和食物来源相同；随着中医理论的成熟，“药食同理”思想赋予食物“性味归经”，人类逐渐把握药物的自然属性，并将其应用到饮食中。南北朝时期，食疗文化逐渐兴起，《食疗本草》《食医心镜》《饮膳正要》等食疗专著，形成了“药食同功”的理论基础。

第一节　药食同源的起源

“药食同源”这一说法的出现尚不清楚源于何时，似乎是近代才出现的。20世纪30年代，我国已有“医食同源”的说法。随着养生保健热潮的兴起，20世纪80年代，国内开始出现了一些“药食同源”或“医食同源”的相关论述。同样深受中国医学影响的日本在近代也有“医食同源，药食一如”的说法。“药食同源”这一概念实际上是中国传统医学中食疗、药膳、养生等方面思想的反映，体现了中国传统医学对药物和食物起源上的联系的认识。

一、“神农尝百草”与“药食同源”的起源

药物的发现和人类的觅食活动有着紧密联系。1973年，在河北藁城台西村商代遗址中发现了植物种子30余枚，经鉴定主要为蔷薇科植物的种子，其中以桃仁为主，还包括郁李仁、杏仁等。中医方剂中有五仁丸，即由桃仁、郁李仁、杏仁、松子仁、柏子仁五味药组成。遗址中发现的种子似乎是一种药方的组合，而这些种子的原植物果实又是食物的来源，提示这些药物的发现可能与饮食相关。

药物发现和食物的渊源，尤其体现在“神农尝百草”这一典故中。中华民族农耕文化历史悠久，相传神农轩辕氏即是中华民族农耕文化的始祖。关于这一典故的记载有多种，陆贾《新语·道基第一》记载：“民以食肉饮血衣皮毛。至于神农，以为行虫走兽，难以养民，乃求可食之物，尝百草之实，察酸苦之味，教民食五谷。”可见神农使远古时期的中华民族由茹毛饮血的狩猎时代进入食草为主的农耕时代。目前人类学家通过研究人类不同历史时期的牙齿结构，证实人类最先是肉食，然后转向杂食。《医賸》云：“神农尝百草之滋味，水泉之甘苦，令民知所避就，当此之时，一日而遇七十毒。此其尝百草为别民之可食者，而非定医药也。”这

段文字描述的“神农尝百草，一日而遇七十毒”的典故也是目前后人多尊称神农是本草（药物）发现者的依据。神农尝百草的目的是寻找食物而非药物，也正说明了药物的发现和食物的关联。陶弘景在《本草经集注》的序录中说到“藕皮散血，起自庖人；牵牛逐水，近出野老”，也反映了药物的发现源于人民生活中的实践，尤其是饮食活动。

商朝的伊尹，“善调五味，教民五味调和，创中华割烹之术，开后世饮食之河”，在中国食养文化史上占有重要地位，被中国烹饪界尊为“烹调之圣”“烹饪始祖”“厨圣”。伊尹烹制的“紫苏鱼片”，可能是我国最早运用中药紫苏来制作的药膳。而后期殷商，有彭祖，又叫篯铿、彭铿，他研制了“雉羹”（《楚辞·天问》），被后世公认为最早的复合汤羹（由豆叶、碎米粉、鸡肉、茭白配餐，进行煮熬成汤羹的食物）。

二、早期食物和药物不分家

“神农尝百草”的典故体现了人们在寻找食物的过程中发现了药物，也表明早期食物和药物的界限是模糊的，这种认识也体现在“食医”分工的出现上。“食医”“食治”的出现体现了古人对食物治疗功能的认识。《说文·酉部》云：“医，治病工也。”这种职位历史久远，《周礼·天官》中将“医”分为食医、疾医、疡医、兽医，其中食医列为首位。“食医”主要掌握调配周天子的“六食”“六饮”“大膳”“百馐”“百酱”之滋味，这与今天的营养师类似，其中疾医主张用“五味、五谷、五药养其病”。“疾医”，孙诒让在《周礼正义》注曰：“若今之内科医也”。可见作为五味、五谷的食物和药物一样发挥着治疗作用。

周朝“食医”分工的出现促进了“食治”“药膳”领域的出现和发展。东汉张仲景的《伤寒杂病论》和《金匮要略》在治疗上除了用药，采用了大量的饮食调养方法来配合治疗。唐代孙思邈对食物疗法特别推崇，其在《备急千金要方》中专列有“食治”一项。其后我国第一本食疗类专著《食疗本草》出现。宋代官方修订的《太平圣惠方》则专设“食治门”。由元代饮膳太医忽思慧所编著的《饮膳正要》为我国最早的饮食卫生和营养学专著，其记载的药膳方和食疗方非常丰富。药膳是将食物和药物组方食用，是对“食治”领域的发展。

三、古人对药品、食品界限由模糊发展到清晰

随着我国古代医家对药食认识的不断深入，形成了药、食的模糊界限，既可药用又可以做食品的物种，称为“药食同源”或“药食两用”。从药食同源的起源可以看到古人对食物功能的认识层次：首先是无毒，且能够食用，提供基本营养；然后发现了食物的其他功能：治疗和保健。

中国传统饮食相关理论起源于《黄帝内经》。《黄帝内经》是我国现存的第一部中医经典著作，包括《灵枢》和《素问》两部分，不仅奠定了中医基础理论，还提出了中国传统饮食相关理论，形成了食药的整体理论体系，如四气、五味、升降浮沉、气味厚薄、毒性等。四气是指寒、热、温、凉，五味包括酸、苦、甘、辛、咸，这些可能是古人在生活实践中的感知，又赋予其阴阳五行属性。《黄帝内经》中提出食物和药物一样具有五味，并各有所走，如《灵枢·五味》云：“愿闻谷气有五味，其入五脏。……五味各走其所喜，谷味酸，先走肝；谷味苦，先走心；谷味甘，先走脾；谷味辛，先走肺；谷味咸，先走肾。”这是我国历史上首次按食物的性味将食物归纳于五行中的著作，为我国古代药食模糊界限的形成奠定了基础。

古人对自然界中药物和食物的区分与认识也是由模糊到清晰的过程。安全性是古人探寻食物的第一个和最重要的特性。“神农尝百草，一日而遇七十毒”反映了古人判断食物

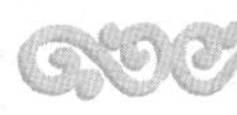

的一个标准:安全性。《神农本草经》中毒性的有无和大小是判断上、中、下三品的一个重要标准。其所云“上药一百二十种为君,主养命以应天,无毒,多服久服不伤人,欲轻身益气不老延年者,本上经”,说明上品药物包含着食物的内容,无毒且具有补益的作用,可以久服、多服。中品和下品药物则包含着毒的内容,《周礼·天官》载“医师掌医之政令,聚毒药以供医事”,而中医传统所云“是药三分毒”说明了毒和药的联系。以“毒”作为药食界限的标准,说明了古人认为食物必须安全无毒。

古人对食药区分的第二个认识基于药食在维持人体生命活动的基本功能不同。如《素问·脏气法时论篇》云“毒药攻邪,五谷为养,五果为助,五畜为益,五菜为充,气味合而服之,以补精益气”,认为药和毒一样主要用于治病,而食物则用于补精气。《备急千金要方》记述“安身之本,必资于食,救疾之速,必凭于药”,明确了食物用于提供营养,药物则主要用于治病。

古人对食药区分的第三个认识则基于性味强弱和厚薄不同。《备急千金要方》云“夫为医者,当须先洞晓病源,知其所犯,以食治之,食乃不愈,然后命药。药性刚烈,犹若御兵”,强调了药物性味猛烈,食物性味平缓。这种性质的差异也体现了古人认为食物对人体的调节功能和药物不同,药物性质强烈,而食物平和,常具有补益作用,主要体现在“食养”和“治未病”方面。如《备急千金要方》认为“人体平和,惟须好将养,勿妄服药。药势偏有所助,令人脏气不平,易受外患。夫含气之类,未有不资食以存生,而不知食之有成败,百姓日用而不知,水火至近而难识”,强调了“食养”的重要性,体现了现代保健的思想。

以上可以看出古人区分食物和药物主要基于其主要功能不同,而首要原则是安全性。药物主要用于治疗疾病,食物则必须安全并提供人体的营养。由于两者的模糊界限,一些食品又具有治疗作用,这体现在“药食两用”物品上,大多性味平缓,常用于食疗方面。

第二节　药食同源本草源流

一、先秦时期

长沙马王堆汉墓出土的医药书籍众多,其中与“药食同源”理论相关的帛书有《却谷食气》《导引图》《养生方》《杂疗方》等。书中所载养生方法多数可“以食治之”或“以食养”。不难看出,“药食同源”理论已初见端倪。《黄帝内经》是该时期最重要的医学著作,对后世医家有着不可替代的意义。《黄帝内经》在“药食同源”方面确定了原则和使用方法,对于药、食的配伍,对五脏的影响及作用等方面均有论述,对于药膳学的发展产生了深远的影响。其中载有“药以祛之,食以随之”,并强调“人以五谷为本”。

二、秦汉时期

秦汉时期与药食同源相关的书籍有《吕氏春秋·本味篇》《淮南子》等,其中东汉末期《神农本草经》名声最大,记载365种药,包括木、米、兽、谷、草、鱼、禽、果等,分成上、中、下三品,为“药食同源”理论提供了坚实的物质基础。

三、魏晋南北朝时期

西晋时期人们非常重视“食养”之道,宫廷兴食一种以大枣、胡桃仁为馅的药膳酵面蒸饼。虽然葛洪的《肘后备急方》没有明确提及"药食同源"理论,但它和大多数医籍一样都离不开"防微杜渐""未病先防"的养生思想,为"药食同源"理论的深入人心做了铺垫。雷敩的《雷公炮炙论》、虞悰的《食珍录》、陶弘景的《本草经集注》《陶隐居集》《集金丹黄白方》、刘休的《食方》、崔浩的《食经》、贾思勰的《齐民要术》等均涉及养生理论。

四、隋、唐、宋时期

隋朝太医巢元方所著《诸病源候论》中详细阐述了"养生方导引法"和"养生方",继承和发扬了《黄帝内经》的"药食同源"思想,把食疗、食治的措施落实到日常生活中。

唐宋时期出现了大量的食疗养生书籍,"药食同源"理论和实践得到极大的发展。唐早期苏敬等编撰的《新修本草》,陈藏器所著的《本草拾遗》,孙思邈的《备急千金要方》《千金翼方》被认定为重量级巨著。其中《备急千金要方》在食疗、食养、药膳等方面做出了巨大贡献。孟诜的《食疗本草》是世界上最早的一部药膳学专著,它集古代"药食同源"理论之大成,为"药食同源"的发展做出了巨大的贡献,因此孟诜也被誉为食疗学的鼻祖。陈仕良的《食性本草》、郑樵所著《食鉴》、陈直所著的首部老年养生书《养老奉亲书》、娄居中所著的《食治通说》、蒲虔贯的《保生要录》都对药膳食疗起到传承与引领的作用。其中《保生要录》的作者蒲虔贯根据五味能入五脏,五脏同时旺于四时以及五行相生相克理论,首次提出了四时的饮食五味要求:"四时无多食所旺并所制之味,皆能伤所旺之脏也。宜食相生之味助其旺气。"其认为"旺盛不伤,旺气增益,饮食合度,寒温得益,则诸疾不生,遐龄自永矣",在食膳发展史上有着一定的意义。而宋徽宗下旨编写的《圣济总录》中记载了205个食疗保健方,适用于29种病证,其尤为突出的是在药膳的制作方法和类型方面有所创新,不仅有饼、羹、粥,还有面、散、酒、汁、饮、煎等的烹制方法的记载。王焘的《外台秘要》、王怀隐的《太平圣惠方》、巢元方的《诸病源候论》及孟钺的《东京梦华录》也通过自己的方式诠释着"药食同源"。

五、元、明、清时期

元代是以蒙古族为主要统治者的朝代,元代医学在辽、西夏、金等医学基础上融入了蒙医,大量蒙医思想的融入加速了中医学的创新,与此同时药膳文化也大放光彩,如元代饮膳太医忽思慧所著的《饮膳正要》总结了古人保健养生的经验以及烹饪技术,提出食养、食疗须以"春食麦""夏食绿""秋食麻""冬食粟"四时为宜的理论,并根据元代皇帝食疗的需求精心设计了"生地黄鸡""木瓜汤""良姜粥""山药面""渴忒饼儿""葛根羹""姜黄腿子""五味子汤"等药膳方剂,可谓是药膳学的百科全书。朱震亨著有《丹溪心法》《格致余论》《金匮钩玄》《医学发明》《局方发挥》等,其研发的"参麦团鱼""沙参麦冬炖猪肘""玉竹心子"均属于典型的滋阴药膳方。

明代是继唐宋之后又一文化盛世,此时名医药家们留下大批的著作,如卢和的《食物本草》、宁原的《食鉴本草》及《养生食忌·养生导引法》均有多个版本行于当代。李时珍著的《本草纲目》可以说是这一时期最为璀璨的明珠,其包含诸多养生保健内容,以中医五行学说为核心,以五味发挥五行学说,被认为是集前朝养、疗本草之大成,是前人"药食同源"理论和实践的总结,李时珍在该基础上衍生出自己独特的理论体系,有力地证实了中医"药食同源"理论。张介宾著有《类经》《景岳全书》,其中《景岳全书》中的养生思想以"治形保精"与"滋养阳气"为主,张景岳本人创制的"天麻鱼头""人参生脉鸡汤""附片羊肉汤""归芪鸡汤"等都是著名的食疗方,至今仍在使用。明代还有鲍山的《野菜博录》、姚可成的《救荒野谱补

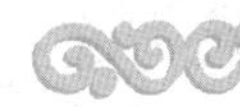

遗》、王磐的《野草谱》、屠本峻的《野菜笺》、周履靖的《茹草编》等著作，这些著作对“药食同源”均有指导价值。《救荒本草》《普济方》中的养生部分即为对明代以前“药食同源”理论的整理。

清代是中国最后一个封建朝代，清宫廷的御膳多为药膳或营养之品，尤其是慈禧太后更为注重养生和药膳、食疗的发展。清代中医药与养生的文献史料极多，有尤乘的《食治秘方》，沈李龙的《食物本草会纂》，龙柏的《脉药联珠药性食物考》，文晨的《食物》《常用药物》《本草饮食谱》，何克谏的《增补食物本草备考》，王孟英的《随息居饮食谱》，章穆的《调疾饮食辨》，袁枚的《随园食单》，费伯雄的《食鉴本草》《本草饮食谱》《食养疗法》，顾仲的《养小录》，李化楠、李调元父子合著的《醒园录》。其中龙柏的《脉药联珠药性食物考》首次以脉区分药物，以脉的浮、沉、迟、数为纲，先言脉理，因脉言症，因症制药，再对药食之性味、归经、主治、功能一一分考，对于临床施膳有重要指导意义。而王孟英的《随息居饮食谱》对每类食材多先解释名称，后阐述其功效、性味、宜忌、单方效方甚至是详细制法，同时比较产地优劣。

六、民国以来

民国时期，随着西方先进科学知识的引入，“药食同源”的理论知识得到了拓展；与此同时，大多数著作融入了现代医学知识，如张若霞的《食物治病新书》、程国树的《伤寒食养疗法》、沈仲圭与杨志一合编的《食物疗病常识》、丁福保的《食物疗病法》、上官语尘的《食物常识》、朱仁康的《家庭食物疗法》、秦伯未的《饮食指南》、陆观豹的《食用本草学》等，均对中医食养、食疗及药膳的传承起到重要作用。

中华人民共和国成立后，党和政府对中医药的发展十分重视，从事中医药教学的部分学者与教授编写了药膳、食疗类的著作，如叶橘泉 1973 年所著的《食物中药与便方》对“药食兼用”的食物与中药作了全面详细的功能介绍，并一一列出适应的药膳配方，为原卫生部拟出《既是食品又是药品的物品名单》做出贡献。叶锦先 1976 年所著的《实用食物疗法》对中医药膳食疗的教学起到了最为直接的指导作用。改革开放以后，有关“药食同源”的作品相继问世，为养生学科带来了新的理论知识，例如翁维健教授 1982 年所著的《食补与食疗》，彭铭泉教授 1985 年所著的《中国药膳学》，孟仲法教授 1987 年所著的《中国食疗学》，谭兴贵教授、谢梦洲教授分别主编的《中医药膳学》等，为“药食同源”理论与药膳学科的发展开创了新局面。

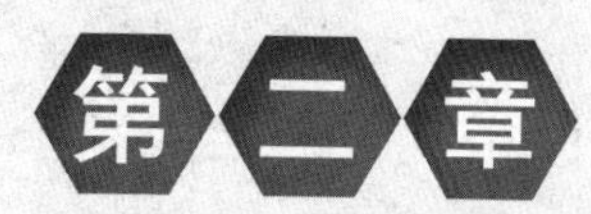

第二章 药食同源管理制度的建立

药食同源在我国历史悠久，但是直到近30年来，随着我国食品和药品制度的完善，随着国务院卫生行政主管部门《既是食品又是药品的物质名单》的发布，药食同源管理制度才逐步建立。在一定程度上讲，药食同源管理制度是食品管理与药品管理协调的产物。

第一节 食品、药品管理法规的演变

食品与药品作为维护人类生存和健康的重要物质，都具有各自适用的法律体系，从法律层面和管理制度来看，二者存在较为明显的区别。

根据我国1984年颁布的《中华人民共和国药品管理法》（以下简称《药品管理法》）第五十七条，药品包括"中药材、中药饮片、中成药、化学原料药及其制剂、抗生素、生化药品、放射性药品、血清疫苗、血液制品和诊断药品等"。2019年版《药品管理法》规定："药品，是指用于预防、治疗、诊断人的疾病，有目的地调节人的生理机能并规定有适应症或者功能主治、用法和用量的物质，包括中药、化学药和生物制品等。"在历版《药品管理法》中，中药饮片始终作为药品进行监管。

在食品管理的法律法规中，为了保证食品安全，始终禁止食品中添加药品。许多中药如生姜、乌梅、八角茴香等已经广泛作为食品及调味料使用，这给既是中药又是食品物质的管理和使用带来了很大不便。为了调节"食品"与"药品"监管的矛盾，我国在食品法律法规中补充了关于"既是食品又是药品"的相关规定。

1982年11月19日，第五届全国人民代表大会常务委员会第二十五次会议通过的《中华人民共和国食品卫生法（试行）》第二章第八条规定："食品不得加入药物。按照传统既是食品又是药品的以及作为调料或者食品强化剂加入的除外。"第九章附则第四十三条规定，本法用语定义如下："食品：指各种供人食用或者饮用的成品和原料以及按照传统既是食品又是药品的物品，但是不包括以治疗为目的的物品。"1987年版《中华人民共和国食品卫生法（试行）》规定了食品不得加入药物，但是按照传统既是食品又是药品的作为原料、调料的除外。原卫生部依照《中华人民共和国食品卫生法（试行）》制定了《禁止食品加药卫生管理办法》。1995年10月30日第八届全国人民代表大会常务委员会第十六次会议上通过的《中华人民共和国食品卫生法》第二章第十条规定："食品不得加入药物，但是按照传统既是食品又是药品的作为原料、调料或者营养强化剂加入的除外。"2015年修订的《中华人民共和国食品安全法》第三十八条规定："生产经营的食品中不得添加药品，但是可以添加按照传统既是食品又是中药材的物质。按照传统既是食品又是中药材的物质目录由国务院卫生行政部门会同国务院食品药品监督管理部门制定、公布。"

上述"既是食品又是中药材的物质"在民间简称为"药食同源"。通过食品与药品的监

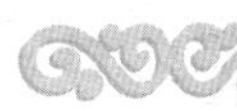

管演变历史可以发现，"药食同源"的诞生主要是为了协调部分中药材食品和药品双重身份的问题。

第二节　《既是食品又是中药材的物品名单》的诞生

鉴于许多地方传统上将药物作为添加成分加入一些食品中并称其为特殊营养食品的现象逐渐兴起的形势愈演愈烈，1982 年全国人民代表大会常务委员会颁布《中华人民共和国食品卫生法（试行）》，其第八条规定："食品不得加入药物，按照传统既是食品又是药品的以及作为调料或者食品强化剂加入的除外。"但根据我国 1984 年颁布的《中华人民共和国药品管理法》第三条的内容，药品包括现代药和传统药，而传统药主要是指中药饮片和传统中药制剂。这给既是中药又是食品的物质的管理和使用带来了很大不便。为了协调"食品"与"药品"监管的矛盾，1987 年 10 月，卫生部、国家中医管理局联合发布了"关于颁发《禁止食品加药卫生管理办法》的通知（卫防字〔87〕第 57 号）"，并第一次在附表中公布了第一批《既是食品又是药品的品种名单》。通知明确禁止食品中加入药物并宣传疗效，如果利用中药材作为食品新资源则需要按照《食品新资源卫生管理办法》规定的程序报批。

1990 年 6 月 9 日，为贯彻中央治理整顿精神，加强对加药食品、新资源食品的卫生管理，卫生部卫生监督司下发了"关于征集第二批《既是食品又是药品》的品种名单的通知（卫监食发〔90〕第 13 号）"，文后还附了既是食品又是药品的物品推荐表。

1997 年，在全国保健食品市场整顿工作的基础上，卫生部发布了"关于 1998 年全国保健食品市场整顿工作安排的通知（卫监发〔1998〕第 9 号）"，其中第一款第五项的内容是："为了促进我国食品工业发展，根据多年安全性研究和人群食用观察，决定公布油菜花粉等六类十四个品种食品新资源作为普通食品管理；增补蒲公英等八种天然植物为既是食品又是药品品种。"

随着 1995 年《中华人民共和国食品安全法》和 1996 年《保健食品管理办法》的颁布实施，肖培根等参考《神农本草经》中列为上品的中药，重新拟定药食同源物品名单和可用于保健食品的物品名单。2002 年，卫生部颁布"卫生部关于进一步规范保健食品原料管理的通知（卫法监发〔2002〕51 号）"（简称"51 号文"），其中第一部分（文件的附件一）为"既是食品又是药品的物品名单"。

2014 年 10 月，国家卫生和计划生育委员会将《禁止食品加药卫生管理办法》的名称修改为《按照传统既是食品又是中药材物质目录管理办法》（国卫办食品函〔2014〕975 号）。2014 年 11 月，国家卫生和计划生育委员会发布《按照传统既是食品又是中药材物质目录管理办法（征求意见稿）》，公开征求名录（101 种既是食品又是中药材名单）内容补充和修订意见，并对目录修订背景及修订的重要性进行说明。

2018 年，国家卫生和计划生育委员会发布《关于征求将党参等 9 种物质作为按照传统既是食品又是中药材物质管理意见的函》（国卫办食品函〔2018〕278 号），再次就扩增药食同源名录征求意见。

第三节　《既是食品又是中药材的物品名单》的演变

从 1987 年至今，《既是食品又是中药材的物品名单》共历经 6 次修订，收录物质种类不断增加,收录物质的有关信息不断完善和丰富。

一、1987年公布第一批中的第二款

1987年第一次在附表中公布了第一批《既是食品又是药品的品种名单》。第一款内容是:《中华人民共和国药典》(以下简称《中国药典》)1985年版和中国医学科学院卫生研究所编著的《食物成分表》(1981年第3版,野菜类除外)中同时列入的品种;第二款内容有:乌梢蛇、蝮蛇、酸枣仁、牡蛎、栀子、甘草、代代花、罗汉果、肉桂、决明子、莱菔子、陈皮、砂仁、乌梅、肉豆蔻、白芷、菊花、藿香、沙棘、郁李仁、青果、薤白、薄荷、丁香、高良姜、白果、香橼、火麻仁、橘红、茯苓、香薷、红花、紫苏,共33种。

二、1988年公布名单

由于各地卫生行政执法部门在具体执法实践中对"药食同源"第一款中的品种名单理解上的问题和不便查阅等原因,在不断来函来电查询的情况下,为便于各地执法,卫生部于1988年4月16日责成卫生部食品卫生监督检验所详细公布了"药食同源"第一款中的29种《既是食品又是药品的品种名单》。它们是:八角茴香、刀豆、姜(生姜、干姜)、枣(大枣、酸枣、黑枣)、山药、山楂、小茴香、木瓜、龙眼肉(桂圆)、白扁豆、百合、花椒、芡实、赤小豆、佛手、青果、杏仁(甜、苦)、昆布、桃仁、莲子、桑椹、菊苣、淡豆豉、黑芝麻、黑胡椒、蜂蜜、榧子、薏苡仁、枸杞子。"药食同源"第一批名单历时半年分2次公布,共计61种(注:第一批第一款中的第16号青果与第二款中的第50号青果是重复项)。

三、1991—1998年颁布第二批

1991年11月22日,卫生部第二次发布了"关于批准颁布第二批《既是食品又是药品》名单的通知(卫监发〔1991〕第45号)"。其中批准颁布的第二批名单有8种,它们分别是:麦芽、黄芥子、鲜白茅根、荷叶、桑叶、鸡内金、马齿苋、鲜芦根。1998年卫监发〔1998〕第9号文又增加了8种物质:蒲公英、益智、淡竹叶、胖大海、金银花、余甘子、葛根、鱼腥草。至此第二批"既是食品又是药品的品种名单"包括八角茴香、乌梢蛇、蒲公英等共77种中药。

四、2002年颁布了第三批

2002年卫生部公布了第三批《既是食品又是药品的物品名单》(卫法监发〔2002〕51号)。除了对保健食品原料的取用范围进行规定外,更新了既是食品又是药品的物品名单,包括丁香、藿香等中药87种,涵盖了1987版、1988版名单中的75种,剔除了红花,改胡椒为黑胡椒,新增了阿胶、白扁豆花、覆盆子、槐花、槐米、桔梗、橘皮、小蓟、玉竹、枳椇子、紫苏子11种常用中药。遗憾的是,"51号文"只提及"药食同源"中药的中文名,没有注明来源、食用部位等相关信息。

五、2014年"目录修订"

2014年,国家卫生和计划生育委员会发布的《按照传统既是食品又是中药材物质目录管理办法(征求意见稿)》拟新增14种"药食同源"物质,包括人参、山银花、芫荽、玫瑰花、松花粉、粉葛、布渣叶、夏枯草、当归、山柰、西红花、草果、姜黄和荜茇。文件指出上述新增品种在限定使用范围和剂量内作为药食两用。在这一版目录里,补充了100个品种的科属名

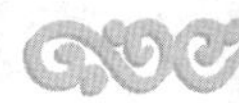

称、食用部位、使用备注等信息，丰富了药食同源名单的科学内涵。值得一提的是，在新增的14个品种中，松花粉和人参（人工种植）曾先后被批准为新资源食品食用；夏枯草、布渣叶在2010年作为凉茶饮料的原料使用；当归在美国、欧盟及日本等地作为香辛料；山柰、西红花、草果、姜黄和荜茇被列入《香辛料和调味品标准》。

六、2018年目录增补物质（征求意见稿）

《国家卫生健康委员会关于征求将党参等9种物质作为按照传统既是食品又是中药材物质管理意见的函》（国卫办食品函〔2018〕278号）："为进一步做好按照传统既是食品又是中药材物质（以下简称食药物质）管理工作，按照《中华人民共和国食品安全法》规定，卫计委会同有关部门和单位研究调整食药物质目录，拟在前期工作基础上再增补一批物质。本轮增补主要结合我国传统饮食习惯，综合考虑地方需求，同时参考相关国际管理经验，拟将党参、肉苁蓉、铁皮石斛、西洋参、黄芪、灵芝、天麻、山茱萸、杜仲叶9种物质按照食药物质管理。"

第四节　已批准成为药食同源物质的分析

根据国家卫生健康委员会已公布的《既是食品又是药品的中药名单》（截至2018年8月），目前共有100种中药材被正式纳入药食同源名录，2018年新增的党参等9种物质目前仍处于审核报批程序中，故并未正式列入名录中。

在已公布的100种名单里，涉及植物类93种，动物类6种，菌类1种。从品种基源来看，共涉及51个科的动植物，其中蔷薇科、豆科、姜科、唇形科、百合科为前5位主要科属来源。从使用部位来看，包括根、茎（根茎、鳞茎、块茎、肉质茎等）、叶（肉质鳞叶、叶状体等）、花（花粉、花蕾、头状花序等）、成熟果实（果穗）、成熟种子（种仁、假种皮等）。

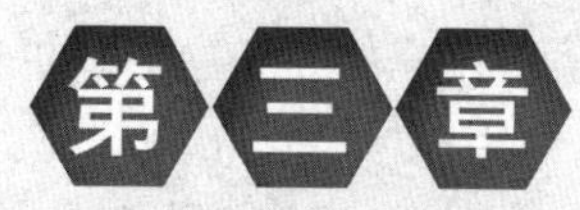

药食同源有关问题述评

第一节　药食同源的定义与范围述评

“食品”和“药品”的定义从学术角度尚存在争议。食品法律法规将食品定义为“各种供人食用或者饮用的成品和原料以及按照传统既是食品又是药品的物品，但是不包括以治疗为目的的物品”，强调食品通常是不具备治疗作用的。药品法律法规将药品定义为“用于预防、治疗、诊断人的疾病，有目的地调节人的生理机能并规定有适应症或者功能主治、用法和用量的物质，包括中药材、中药饮片、中成药、化学原料药及其制剂、抗生素、生化药品、放射性药品、血清、疫苗、血液制品和诊断药品等”，强调药品是有功能主治的。从定义的角度区分食品和药品具有一定的难度，例如一些疾病是由某类营养缺乏造成的，补充该种营养对疾病有明显的治疗作用。目前，随着人类对营养与医学研究的深入，食品与药品之间的界限正在变得日益模糊。

对“既是食品又是药品”进行科学定义存在一定的难度。通过比较食品和药品的定义可发现，不管将既是食品又是药品的中药材归类于食品还是归类于药品都是不科学的：承认其为食品，但作为药品，仅承认其具有预防或诊断作用，而拒绝承认其具有某些治疗作用；承认其为药品，但作为食品，则拒绝承认其他中药同样能够提供营养素的事实。因此我们认为，“既是食品又是中药材”的物品，又称食物中药、药食两用物品，是指在食用的过程中，人体既可以从中获取营养素，又可以获取生理活性物质的一类物品。

第二节　古人对食品与药品认识述评

我国作为四大文明古国之一，“药食同源”文化世代相传。在历史发展的长河中，古人从中医基础理论中提炼了使用“药食同源”物质的理论，称为“食论”。在“食论”的基础上，用于疾病治疗和医疗的称为“食治”或“食疗”；用于养生、强健体魄和预防疾病的，又称为“食养”；既可作为日常生活的食品又可兼有医疗效果的药品（中药材），称为“食药”；食物的使用禁忌和相关注意事项，称为“食禁”；日常生活进餐调配单、饮食单，称为“食谱”。

一、“食治”“食疗”与“食养”

古人有关食治的论述，在唐宋时期的发展已相当成熟，宋代陈直的《养老奉亲书》记载：“凡人疾病，未有不因八邪而感。所谓八邪者，风、寒、暑、湿、饥、饱、劳、逸也。为人子者，得不慎之。若有疾患，且先详食医之法。审其疾状，以食疗之，食疗未愈，然后命药。贵不伤其脏腑也。”

 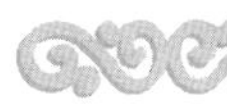

在古医籍中如《太平圣惠方》卷九十六及卷九十七均有“食治论”专卷，共27篇。又如《圣济总录》卷一百八十八至一百八十九两卷的“食治门”中列有“食治中风”“食治伤寒后诸病”等共29篇。在上述二书中记有的多种食疗药方均属“食治”之类，故马继兴教授在《中医药膳学》中总结道：“食治，是针对各种不同的疾病分别采用食疗的医疗方剂进行治疗的手段。”

古医籍中关于“食养”的著作，一方面是冠名“养生”二字的书籍，如《养生要集》《养生志》《养生抄》《黄帝养生经》等，另一方面也涵盖了茶、酒类等日常饮料的相关著作。此外，广义的食养范畴必然还包括了在饥饿年代时必需的救荒食品，因而也产生了如《救荒本草》之类的专书。

二、“食药”与“食谱”

古代主流（药用）本草记载了大量药食同源物品，且食物类本草记载了大量食物类药物，为现代“药食同源”的研究和发展提供了源泉。

作为我国第一本主流本草学专著，《神农本草经》就记录了较多的药食两用药物，如大枣、枸杞子、薏苡仁、生姜、杏仁、乌梅、核桃、莲子、蜂蜜、百合等在民间即是常见的食物，在书中主要强调了其补益的作用，可以久服、多服。这些本草共同冠以“药”之名似乎并未明确食物和药物的界限；但是其后梁代陶弘景《本草经集注》在注解《神农本草经》和《名医别录》的基础上，第一次按药物的自然属性进行分类，专列了“果菜米食”，明确了本草中食物类的限定，其中收载果部23味，菜部30味，米食部29味。其后的主流本草，如《新修本草》《证类本草》等多延续了陶弘景的药物自然属性分类方法，对可作食用的药物进行归类。影响较大的明代《本草纲目》收录了食物类药物300余种，李时珍将药物分为草部、谷部、菜部、果部、本部五部，并列有饮食禁忌等内容。

在其他食物类本草中，唐代孙思邈撰写的《千金方》专门列有“食治篇”，包含了“序论”“果实”“菜蔬”“谷米”“鸟兽（附虫鱼）”5个篇章，共收录食物154种，其中果实29种、菜蔬58种、谷米27种、鸟兽虫鱼40种。元代饮膳太医忽思慧所编著的《饮膳正要》为我国最早的饮食卫生和营养学专著。其中卷三收载231种单味食品，其中米谷49种、兽35种、禽18种、鱼22种、果39种、菜40种、料物诸品28种。明代托名李杲的《食物本草》收载食物药1 689味，为食物本草类书籍之冠。明清时期产生了大量食物类本草，如卢和的《食物本草》、宁原的《食鉴本草》、贾铭的《饮食须知》等。

食谱类书籍在我国古籍中出现得比较晚，大多成书于明清时期。如清代费伯雄的《本草饮食谱》、王孟英的《随息居饮食谱》、龙柏的《脉药联珠药性食物考》等。

三、古代药食两用品种“食禁”的概述

大量出现的食物类本草著作对“药食两用”物品进行了系统概述，不仅体现在治疗和保健等方面，还体现在饮食禁忌及用法上。历代食物类本草对药食两用品种用法和禁忌的说明，反映了“药食两用”品种不同于普通食品的特征。

《黄帝内经》中就提出了五味禁忌的思想，如《素问·宣明五气论》谓“五味所禁，辛走气，气病无多食辛；咸走血，血病无多食咸；苦走骨，骨病无多食苦；甘走肉，肉病无多食甘；酸走筋，筋病无多食酸，是谓五禁，无令多食”，强调五味须调和。唐代孙思邈在《备急千金要方·食治》中总结并发展了唐以前医家及《黄帝内经》中有关饮食的理论，提出“食有偏性”“五味不可偏盛”“饮食有节”等饮食原则，在每种食物的下面列出性味、损益、服食禁忌及主治疾

病，有的还记述了食用方法。其后的《食疗本草》在各食物条下主要叙述其药性、功效、禁忌等，对食物宜忌方面论述更加广泛，对时间、用量、食法、产地、妊产妇、小儿、疾患、多食、久食等多方面进行了详述。元代《饮膳正要》卷二分别介绍了“四时所宜”“五味偏走”“服药食忌”“食物利害”“食物相反”“食物中毒”等项；卷三单味食品下主要记载有性味、良毒、功效、主治、宜忌等。该书尤其重视食性，将其分为平、大寒、寒、微寒、小寒、大暖、温、微温、大热、热、冷、凉 12 个不同的等级，表明作者特别重视食物偏性对人体的影响。偏食某种性味食物则易致病，故条文中明确记有不可多食和不可久食的食物就有 42 种。

第三节　药食同源遴选标准述评

药食同源遴选时考虑的遴选标准和原则应包括：《中国药典》所收录，这是确定药食同源“药品”属性的基础；安全性原则；尊重历史习惯原则；以中医药理论为指导。

一、《中国药典》所收录

药食两用物品作为药品，应当和其他中药一样，收录于《中国药典》，并标明其基源、使用部位、功效、主治、性味、归经、用法和用量等，以法典的形式保障其合法性、有效性。同一物品，其名称应与《中国药典》中所收录的保持一致，避免出现同物异名现象。药用部位等记载模糊的，以《新编中药志》《中华本草》作为补充参考。

二、安全性原则

药食两用物品作为食品，应当和其他食品一样，具有很高的安全性。因此，药食两用物品除了进行应有的功能性评价以外，还需要进行必要的安全性评价，为其能够得到安全应用提供科学依据。食用来源和部位以本草考证结合现代研究来验证其食用的合理性和其他注意事项（如用法、禁忌、安全问题等）。

三、尊重历史习惯原则

药食两用物品性质的双重性决定了其用途的多样性，但其使用根据不同用途有所区别。首先，作为食品，它的用法和用量可能与作为药品使用时有所不同。比如药用时可以生用，可以经炮制后（如酒炙、蒸煮、炒黄、炒焦等）使用，其使用量严格按照组方的要求，不可随意增加或减少；而作为食品时，可以采用不同的烹饪方法，可炒、可炖、可凉拌，而其使用量也可根据个人的需要或增或减。其次，作为食品，它的吸收途径可能与作为药品使用时有所不同。比如芥子、鱼腥草等既可内服，又可外用。其在外用时，严格来讲已超出中医饮食保健学的范畴。

四、以中医药理论为指导

药食两用物品无论用作食品还是药品，都应遵循中医药理论指导原则，在使用过程中不仅要照顾到使用者的健康状况、体质、饮食禁忌，还需考察所选物品的五行制化、四气五味、升降浮沉、配伍关系等特性。

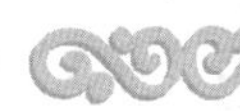

第四节　国外药食同源管理政策述评

中药在一些国家已经作为膳食补充剂和替代剂使用，例如在美国，中药常常作为自然和天然食品使用。1994 年，美国通过了《膳食补充剂健康与教育法案》(DSHEA)，1997 年修订通过了《食品药品管理现代化法案》(FDAMA)，其中包含了一些专门针对膳食补充剂和膳食补充剂食物成分的条款。事实上美国食品药品管理局(FDA)在未发现中药对人体造成实质性损伤时，不能限制中药在食品或者营养品中的使用。在美国，食品的批准与管理要比药品容易得多，食品及膳食补充剂进入市场前不需要证明其有效性，也不要求进行人体的安全性研究。但是，作为食品和膳食补充剂时不应存在误导或者诱导消费者作为治疗使用，这与我国保健食品的管理有相似之处，我国要求所有保健食品必须注明“不能替代药物”。无论是中国还是国外，都需要对食品的营养成分进行标注，并对卫生学有关指标进行严格地检测。

日本是仅次于美国的全球第二大健康食品市场，日本民众平均每人每年消费 126 美元的功能食品，高于美国和欧盟。日本的保健食品主要功能为滋养强壮、减肥、增强免疫、调节肠胃功能、增强骨质。日本的保健食品又称为特定保健食品(food for specified health use，FFSHU)，相关管理制度由《改善营养法》及其附属规则制定。日本对保健功能食品的审批手续分为针对特定保健食品的个别许可型和针对营养保健食品的规格标准型两种。特定保健食品须获得审批许可，营养保健食品可以直接上市销售，无须申请许可。日本保健食品的管理方法与我国保健食品注册和备案双轨制管理改革有相似之处，可以在一定程度上为我国药食同源的管理提供借鉴。

参考文献

[1] 马继兴．中医药膳学[M]．北京：人民卫生出版社，2009：6-10.
[2] 金生源．对祖国医学“药食同源”的现代理解与展望[J]．浙江中医药大学学报，2011，35(1)：11-12.
[3] 单峰，黄璐琦，郭娟，等．药食同源的历史和发展概况[J]．生命科学，2015，27(8)：1061-1069.
[4] 刘勇，肖伟，秦振娴，等．“药食同源”的诠释及其现实意义[J]．中国现代中药，2015，17(12)：1250-1252，1279.
[5] 周耀华．卫生部确定两批既是食品又是药品的名单[J]．食品与健康，1994(3)：11.
[6] 唐毅．卫生部公布药食同源物品可用于保健食品物品名单[J]．中医药学刊，2002，20(2)：176.
[7] 杨军，薛焰，郭立玮，等．“药食同源”物质基础研究是中医药膳产业化国际化的关键——关于新型中医药膳的思考(Ⅰ)[J]．时珍国医国药，2003，14(11)：694-696.
[8] 肖培根，李连达，刘勇．中药保健食品安全性评估系统的初步研究[J]．中国中药杂志，2005，30(1)：9-11.
[9] 阙灵，杨光，李颖，等．《既是食品又是药品的物品名单》修订概况[J]．中国药学杂志，2017，52(7)：6-9.
[10] 逸人．谈医食同源[J]．医学杂志，1932(66)：61-62.
[11] 中山时子．中国饮食文化[M]．徐建新，译．北京：中国社会科学出版社，1992：75.
[12] 耿鉴庭，刘亮．藁城商代遗址中出土的桃仁和郁李仁[J]．文物，1974(8)：58-59.
[13] 阮贾．诸子集成：第 7 册[M]．北京：中华书局，1954：2.
[14] 薛愚．中国药学史料[M]．北京：人民卫生出版社，1984：4.
[15] 丹波元简．医賸[M]．北京：人民卫生出版社，1955：1.

[16] 林尹注．周礼今注今译[M]. 北京：书目文献出版社，1985：45.
[17] 陶弘景．本草经集注[M]. 北京：人民卫生出版社，1994：25.
[18] 许慎．说文解字段注[M]. 段玉裁，注．成都：古籍书店，1981：794.
[19] 孙诒让．清人十三经注疏周礼正义：第 2 册[M]. 北京：中华书局，1987：326.
[20] 牛兵占．黄帝内经[M]. 石家庄：河北科学技术出版社，1996：132，452.
[21] 孙思邈．备急千金要方[M]. 沈阳：辽宁科学技术出版社，1997：395.
[22] 孟诜．食疗本草[M]. 北京：人民卫生出版社，1984.
[23] 忽思慧．饮膳正要[M]. 李春方，译注．北京：中国商业出版社，1988.
[24] 董娟娥，张康健，梁宗锁．植物次生代谢与调控[M]. 咸阳：西北农林科技大学出版社，2009：2，209.
[25] 吴普．神农本草经[M]. 北京：人民卫生出版社，1982.
[26] 李时珍．本草纲目：第 2 册[M]. 校点本．北京：人民卫生出版社，1979.
[27] 李杲．食物本草[M]. 郑金生，刘晖桢，校点．北京：中国医药科技出版社，1990.
[28] 江苏新医学院．中药大辞典：下[M]. 上海：上海人民出版社，1977：2175.
[29] 王士雄．随息居饮食谱[M]. 宋咏梅，张传友，点校．天津：天津科学技术出版社，2003：45.
[30] 中国药学会上海分会，上海市药材公司．药材资料汇编：上[M]. 上海：上海科技卫生出版社，1959：49.
[31] 张秉成．本草便读[M]. 上海：上海卫生出版社，1958：73.
[32] 梁爱华．“药食同源”有讲究[J]. 中国食品药品监管，2018，71(4)：83-86.

各 论

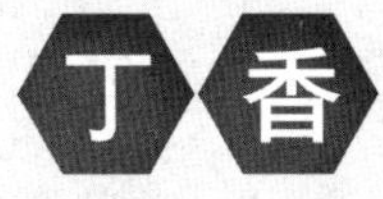

丁香

一、概述

丁香，别名丁子香、支解香、公丁香、鸡舌香等，为桃金娘科植物丁香*Eugenia caryophyllata* Thunb. 的干燥花蕾。当花蕾由绿色转红时采摘，晒干。丁香辛，温。归脾、胃、肺、肾经。有温中降逆、散寒止痛、温肾助阳之功效。可治疗脾胃虚寒、呃逆吐泻、心腹冷痛、肾虚阳痿等症。丁香中含有丁香酚、丁香酚乙酸酯、石竹烯等挥发性成分以及山柰酚、鼠李素等黄酮类成分，现代药理作用研究主要集中在消化系统、血液系统、神经系统，丁香具有抗氧化、抑菌、抗炎、保鲜、解热、抗病毒等广泛的药理活性。丁香又可以作调味剂、除臭剂、麻醉剂及香辛料等，用途十分广泛。

二、来源考证

（一）品种考证

丁香始载于《药性论》。《开宝本草》云："按广州送丁香图，树高丈余，叶似栎叶，花圆细，黄色，凌冬不凋……子如钉，长三四分，紫色。"《本草图经》云："丁香，出交广南蕃，今惟广州有之。木类桂，高丈余，叶似栎，凌冬不凋，花圆细黄色；其子出枝，蕊上如钉子，长三、四分，紫色……二月、八月采子及根。……"按上述描述，说明丁香是一种产自热带的外来药，根据描述如"钉子"实为"公丁香"，明显为桃金娘科植物丁香 *Syzygium aromaticum*（L.）Merr. et L. M. Perry，《中国药典》收载的 *Eugenia caryophyllata* Thunb. 为此植物的异名，所以古今所用丁香来源一致。

（二）药用部位

丁香的药用部位，历代的本草文献记载都较统一，尽管古代尚无花蕾之名，但诸如《南方草木状》载："交趾有荷香树。干似柜柳，其花白而繁，其叶如橘。……其花不香，成实乃香，为鸡舌香。"《齐民要术》曰："鸡舌香，俗人以其似丁子，故为'丁子香'也。"《本草拾遗》记载："鸡舌香与丁香同种，花实丛生，其中心最大者为鸡舌，乃是母丁香也。"《开宝本草》注云："医家所用，惟用根子如钉，长三、四分，紫色。"明代陈嘉谟《本草蒙筌》记述："（丁香）形有大小，名列雌雄。雄丁香如钉子长，雌丁香似枣核大。"其书所附药材丁香图与现今药材商品完全一致。从历代本草文献对丁香药用部位的描述可知，与今药典相符的，有公丁香和母丁香之分。丁香作为舶来品，首先是作为香药传入我国，后收入本草典籍中。丁香作为药食两用品种，药用和食用部位一致，均为干燥花蕾或果实。

三、历代本草记载

1.《汤液本草》 与五味子、广茂同用，亦治奔豚之气，能泄肺，能补胃，大能疗肾。（“广茂”即现在的蓬莪术）。

2.《本草蒙筌》 味辛，气温。属火，有金，纯阳。无毒。生交趾广州，收春前秋后。形有大小，名列雌雄。雄丁香如钉子长，雌丁香似枣核大。凡资主治，母者用多。专入肾胃二经，又走太阴肺脏。诸香能发，凡气善驱。口舌气，奔豚气殊功，且止噫忒，气逆；翻胃呕，霍乱呕立效，兼除心腹冷疼。暖腰膝壮阳，杀疳坚齿。治奶头绽裂，消虫毒胀膨。细末研成，犹有两治。妇人阴户常冷，纱囊盛纳阴内，旋使转温；老人拔去白须，姜汁和涂孔中，重生即黑。丁皮止齿痛验，根捣敷风肿良。

3.《本草纲目》【附方】（旧八，新十八）。暴心气痛（鸡舌香末，酒服一钱。《肘后方》）。干霍乱痛（不吐不下。丁香十四枚，研末，以沸汤一升和之，顿服。不瘥更作。思邈《千金方》）。小儿吐泻（丁香、橘红等分，炼蜜丸黄豆大。米汤化下。《刘氏小儿方》）。小儿呕吐（不止。丁香、生半夏各一钱，姜汁浸一夜，晒干为末，姜汁打面糊丸黍米大。量大小，用姜汤下。《全幼心鉴》）。婴儿吐乳（小儿百日晬内吐乳，或粪青色。用年少妇人乳汁一盏，入丁香十枚，陈皮去白一钱，石器煎一二十沸，细细与服。《陈文中小儿方》）。小儿冷疳（面黄腹大，食即吐者。母丁香七枚，为末，乳汁和蒸三次，姜汤服之。《卫生易简方》）。胃冷呕逆［气厥不通。母丁香三个，陈橘皮一块（去白焙），水煎，热服。《十便良方》］。反胃吐食［《袖珍方》：用母丁香一两为末，以盐梅入捣和，丸芡子大。每噙一丸。《圣惠方》：用母丁香、神曲（炒）等分，为末。米饮服一钱］。朝食暮吐（丁香十五个研末，甘蔗汁、姜汁和，丸莲子大。噙咽之。《摘玄方》）。反胃关格（气噎不通。丁香、木香各一两。每服四钱，水一盏半，煎一盏。先以黄泥做成碗，滤药汁于内，食前服。此方乃掾史吴安之传于都事盖耘夫有效，试之果然。土碗取其助脾也。《德生堂经验方》）。伤寒呃逆［及哕逆不定。丁香一两，干柿蒂（焙）一两，为末。每服一钱，煎人参汤下。《简要济众方》］。毒肿入腹（鸡舌香、青木香、熏陆香、麝香各一两，水四升，煮二升，分二服。《肘后方》）。食蟹致伤（丁香末，姜汤服五分。《证治要诀》）。妇人崩中（昼夜不止。丁香二两，酒二升，煎一升，分服。《梅师方》）。妇人产难（母丁香三十六粒，滴乳香三钱六分，为末，同活兔胆和杵下，丸作三十六丸，每服一丸，好酒化下，立验。名如意丹。《颐真堂经验方》）。妇人阴冷（母丁香末，纱囊盛如指大，纳入阴中，病即已。《本草衍义》）。鼻中瘜肉（丁香绵裹纳之。《圣惠方》）。风牙宣露（发歇口气。鸡舌香、射干各一两，麝香一分，为末，日揩。《圣济总录》）。龋齿黑臭（鸡舌香煮汁，含之。《外台秘要》）。唇舌生疮（鸡舌香末，绵裹含之。《外台》）。乳头裂破（丁香末，傅之。《梅师方》）。妒乳乳痈（丁香末，水服方寸匕。《梅师方》）。痈疽恶肉（丁香末傅之，外以膏药护之。《怪证奇方》）。桑蝎螫人（丁香末，蜜调涂。《圣惠方》）。香衣辟汗（丁香一两为末，川椒六十粒和之。绢袋盛佩，绝无汗气。《多能鄙事》）。

4.《本草从新》 辛温纯阳，泄肺温胃，大能疗肾，壮阳事，暖阴户。治胃冷壅胀，呕哕呃逆（呃逆，有痰阻气滞，食塞不得升降者；有火郁下焦者；有伤寒汗、吐、下后中气大虚者；有阳明内热失下者；有痢疾大下，胃虚而阴火上冲者。丹溪曰：人之阴气，依胃为养。土伤则木挟相火直冲清道而上，古人以为胃寒，用丁香、柿蒂，不能清痰利气，唯助火而已。时珍曰：当视虚实阴阳，或泄热、或降气，或温或补，或吐或下可也。古方单用柿蒂，取其苦温降气。《济生方》加丁香、生姜以取其开郁散痰，亦尝收效。朱氏但执以寒治热，矫枉之过矣）。痃癖奔豚，

 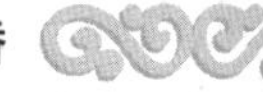

腹痛口臭（丹溪曰：脾有郁火，溢入肺中，浊气上行，发为口气，治以丁香，是扬汤止沸耳，唯香薷最捷）。脑疳齿䘌，痘疮灰白不发。辛热而燥，非属虚寒，概勿施用。雄者颗小，为公丁香，雌者颗大，为母丁香，即鸡舌香，畏郁金，忌火。

四、用法与用量

丁香为《中国药典》2020年版品种，用量为1~3g，内服或研末外敷。丁香是著名的香辛料，现代的加工食品如香肠、利口酒、焙烤食品、咖喱粉、沙司、番茄酱等，烹调食品如肉类菜肴、烤苹果等食品中均将丁香作为香料添加剂使用。丁香作为食品可适量食用。

五、药膳应用

（一）粥类

丁香粥
【来源】经验方。
【材料】丁香10g，莲子肉20g，生姜7片，糯米（洗）50g。
【做法】将方中丁香布包，然后倒入砂锅中，加水适量，煎煮成稀粥，拣去丁香即可。
【功效】温中和胃，降逆止呕。

（二）茶类

丁香茶
【来源】经验方。
【材料】丁香3个，藿香3g，陈皮5g。
【做法】上述3味用水煎，代茶温饮。
【功效】散寒化湿，行气止呕。

（三）酒类

丁香煮酒
【来源】经验方。
【材料】丁香10g，肉桂5g，黄酒100ml。
【做法】将酒入瓷杯中，加入丁香和肉桂，再把瓷杯放入有水的蒸锅中加热蒸炖10min，趁热一次服下。
【功效】温中散寒。

（四）相关食用制品

1. 养胃茶食
【来源】专利：养胃茶叶。
【材料】绿茶53份、普洱茶32份、菊花茶14份、丁香茶28份、黄芪2.5份、山药2份、薏苡仁1.8份、灵芝2.4份、黄精2.8份、刺五加1.4份、沙参3.4份、大枣2.7份、甘草5份、莲子2.6份、人参2.4份、党参1.8份、白术2份、使君子1.7份、木香3份、荷叶2.5份、茯苓2份等。
【做法】①将成品绿茶、普洱茶、菊花茶、丁香茶分别粉碎待用；②其余物品分别切碎、研磨成粉，然后与上一步骤的茶叶粉混合；③包装成小袋，即得。

【功效】健脾养胃，温中散寒。

2. 丁香姜糖

【来源】《食品与药品》。

【材料】生姜末 30g，丁香粉 5g，白糖 250g。

【做法】①将白糖放入锅中，加水少许，以文火煎熬至较稠；②加入生姜末、丁香粉搅匀；③再以文火煎熬至挑呈丝状而不黏手时置冷、切块。

【功效】健脾养胃。

六、现代研究

（一）主要成分

1. 营养成分　糖类、脂肪、纤维素、维生素 B_2、维生素 E，以及铜、锌、铁、锰等人体必需微量元素。

2. 其他成分　挥发油（乙酸丁香酚酯、丁香酚、β- 石竹烯等），三萜酸（山楂酸、科罗索酸、白桦脂酸等）。

（二）主要活性

现代药理研究证明丁香具有抑菌、抗炎、抗氧化、抗癌、增强体液免疫、抗血栓、抗病毒等多种药理活性，丁香在消化系统及口腔科中的应用最为广泛。丁香还可用于水果、蔬菜等食品的保鲜，又可作调味剂、除臭剂、麻醉剂等，还广泛应用于医疗行业，具有较高的开发及应用价值。

（三）毒理学评价

现代研究未见对丁香的花蕾或丁香花蕾提取物进行相关毒理学试验的报道。仅有针对丁香叶片进行小鼠急性和大鼠亚急性的毒理试验，该试验表明，给小鼠 250 倍的治疗剂量灌胃，未见异常。给大鼠以 1/10 和 1/5 治疗量投喂，未发现丁香叶片对主要脏器的毒性作用。

七、安全小贴士

婴幼儿、孕妇及老年人慎用。胃热引起的呃逆或兼有口渴、口苦、口干者不宜食用，热性病及阴虚内热者忌食。根据中医九种体质学说，适宜食用丁香的人群为气郁体质型，适当摄入可理气解郁、调理脾胃功能，阴虚体质、湿热体质的人群应忌食或少食。另据“十八反”“十九畏”提示，丁香不宜与郁金同用。

八、参考文献

[1] 杨荣华，张国农．香辛料的香气成分及其在食品中的利用[J]．中国调味品，2000(10)：26-28.

[2] 郭振东．冬季温胃养胃六膳方[J]．山东食品科技，2004，6(2)：12.

[3] 阮静．丁香中微量元素形态及其生物活性应用研究[D]．西安：西安建筑科技大学硕士学位论文，2006.

[4] 黎彧，凌伟忠，叶勇，等．可见光及紫外光分光光度法测定丁香总黄酮含量的研究[J]．时珍国医国药，2007，18(2)：271-272.

[5] 屠寒,江汉美,卢金清,等.丁香药理作用研究进展[J].香料香精化妆品,2015(5):59-62.

[6] 朱金段,袁德俊,林新颖.丁香的药理研究现状及临床应用[J].中国药物经济学,2013(1):32-35.

[7] 王峰,文玉晶,牛俊奇,等.丁香叶片药理和毒理的实验研究[J].临床肝胆病杂志,2000,16(2):94-96.

[8] 彭艳,郭秀蕊,杨新鸣,等.中医体质学说应用于妇科疾病探讨[J].现代中西医结合杂志,2019,28(9):1007-1010.

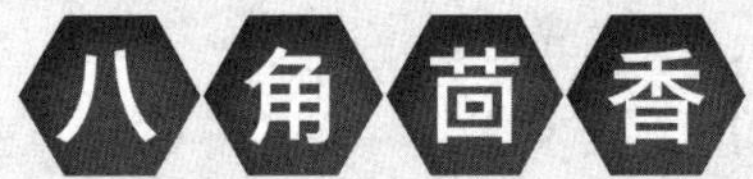

八角茴香

一、概述

八角茴香，别称八角、大茴香、大料、舶茴香等，为木兰科植物八角茴香 *Illicium verum* Hook. f. 的干燥成熟果实。秋、冬二季果实由绿变黄时采摘，置沸水中略烫后干燥或直接干燥。明代《本草品汇精要》最早收载入药。八角茴香性温，味辛。归肝、肾、脾、胃经。主要用于寒疝腹痛，肾虚腰痛，胃寒呕吐，脘腹冷痛。民间主要用作调味料。八角中含有茴香脑、茴香醛、茴香醚、莽草酸、八角酸、倍半萜类化合物等化学成分；研究表明其具有抗菌、升白细胞、镇痛、抗病毒、雌激素样作用、抗疲劳等药理作用，临床主要用于癌症、感冒、胃痛、呕吐等方面的治疗。

二、来源考证

(一) 品种考证

八角茴香始载于《本草品汇精要》,《本草纲目》于“莳香”项下载：“自番舶来者，实大如柏实，裂成八瓣，一瓣一核，大如豆，黄褐色有仁，味更甜，俗呼舶茴香，又曰八角茴香，广西左右江峒中亦有之，形色与中国茴香（即指小茴香）迥别，但气味同尔。”据以上记载，其药材形状、气味及产地等皆与今用之八角茴香相符。

(二) 药用部位

根据历代本草记载，药用部位均为其果实。《本草品汇精要》对八角茴香形态的描述为：“其形大如钱，有八角如车辐而锐，赤黑色，每角中有子一枚，如皂荚子小匾而光明可爱，今药中多用之。”细析此段记载，并参考其彩图，表明《大明一统志·外夷》记载的占城国土产茴香就是木兰科的八角茴香。观其所附药材彩图，确为具有 8 个蓇葖的果实，由此可以确定中药八角茴香的原植物就是木兰科八角茴香的果实。

三、历代本草记载

1.《本草品汇精要》 八角茴香，主一切冷气及诸疝痛……八角者佳。

2.《本草蒙筌》（即莳香子。）味辛，气平。无毒。乡落多生，秋月方采。壳有八角，子赤藏中。嚼甚香甜，盐酒炒用。入心肾二脏，及小肠膀胱。主肾劳疝气，小肠吊气挛疼；理干热脚气，膀胱冷气肿痛。开胃止呕下食，调馔止臭生香。为诸瘘霍乱捷方，补命门不足要药。疗恶肿痈毒，捣根叶汁吞。又小茴香，家园栽种。类蛇床子，色褐轻虚。亦治疝散疼，每同煎取效。饮馔大料，增入尤奇。别种莳萝，出自闽广。颗粒似蔓椒开口（俗呼莳萝椒，

 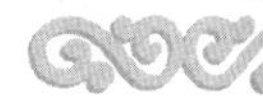

内有黑子,但皮薄色褐不红耳)。气味比茴香更辛。散气除胁肋膨,调馔杀鱼肉毒。消食开胃,温中健脾。

3.《本草纲目》（莳香）【附方】大小便闭(鼓胀气促。八角茴香七个,大麻仁半两,为末。生葱白三七根,同研煎汤。调五苓散末服之,日一服。《普济方》)。肾邪冷气(力弱者,用大茴香六两,分作三分;用生附子一个去皮,分作三分。第一度:用附子一分,茴香一分,同炒黄,出火毒一夜,去附子,研茴香为末,空心盐酒下一钱。第二度:用二味各一分,同炒存性,出火毒,以附子去一半,留一半,同茴香为末,如前服。第三度:各一分,同炒存性,出火毒,全研为末,如前服之。《朱氏集验方》)。腰痛如刺(《简便方》:用八角茴香炒研,每服二钱,食前盐汤下。外以糯米一二升,炒热袋盛,拴于痛处。《活人心统》思仙散:用八角茴香、杜仲各炒研三钱,木香一钱,水一钟,酒半钟,煎服。)。腰重刺胀(八角茴香炒为末,食前酒服二钱。《仁斋直指方》)。小肠气坠(《直指》:用八角茴香、小茴香各三钱,乳香少许,水服取汗。《孙氏集效方》:治小肠疝气,痛不可忍。用大茴香、荔枝核炒黑各等分,研末。每服一钱,温酒调下。《濒湖集简方》:用大茴香一两,花椒五钱,炒研。每酒服一钱)。膀胱疝痛(《本事方》:用舶茴香、杏仁各一两,葱白焙干五钱,为末。每酒服二钱,嚼胡桃送下。《集要》:治疝气膀胱小肠痛。用茴香盐炒,晚蚕沙盐炒,等分为末,炼蜜丸弹子大。每服一丸,温酒嚼下)。疝气偏坠(大茴香末一两,小茴香末一两,用猪尿胞一个,连尿入二末于内系定,罐内以酒煮烂,连胞捣,丸如梧子大。每服五十丸,白汤下。仙方也。《邓才笔峰杂兴》)。

4.《本草从新》 小茴香项下:八角茴香(又名舶茴香)。辛甘平,功用略同(小茴香)。自番舶来,实大如柏实,裂成八瓣,一瓣一核,黄褐色。

5.《得配本草》（俗呼八角茴香)辛、甘、温。入手足少阴、太阳经气分。补命门,暖丹田,开胃下食,调中止呕。治膀胱冷气,癞疝阴疼,胸腹冷痛,霍乱胀闷,干湿脚气。得枳壳,麸炒研末,盐酒调服,治胁下刺痛。得杏仁、葱白,治疝气。配荔枝核,治小肠气坠。配川楝子,等分为末酒服,治肾消饮,盐水炒,或酒炒。多食损目发疮。

6.《本草害利》 茴香,……自番舶来者,实大如柏实,裂成八瓣,一瓣一核,大如豆,黄褐色,有仁,味更甜,俗呼舶茴香,又曰八角茴香,又名大茴香,入下焦药,盐水炒用。

四、用法与用量

八角茴香为《中国药典》2020年版品种,用量为3~6g。从八角茴香中提取的八角油树脂多用于肉类制品、调味品、软饮料、冷饮、糖果以及面包、蛋糕、糕点等食品加工业,作卤味、腌渍、炒货调味用。另从八角中提取的反式大茴香脑,可用于合成大茴香醛、大茴香醇。这些单体香料常用于日化香精、化妆品及食品中,如复合调味料五香粉、十三香等。八角茴香作食品可适量食用。

五、药膳应用

（一）汤类

决明茴香汤

【来源】经验方。

【材料】八角茴香10个,决明子15g,黑芝麻10g。

【做法】将以上3味研烂,加水煎20min,略沉淀,取清汤即可。

【功效】温胃理气，润肠通便。

（二）酒类

四香酒料

【来源】经验方。

【材料】八角茴香 120g，丁香 120g，藿香 120g，小茴香 15g。

【做法】上药以绢袋盛好，浸入烧酒 5kg 中，10d 后可用。每日早晚各饮 1 次，每次 1~2 盅。

【功效】醒脾健胃，散寒止痛，芳香化湿。

（三）相关食用制品

调味十三香

【来源】《现代食品科技》。

【材料】花椒、大料（八角茴香）各约 5 份；肉桂、山柰、陈皮、高良姜、白芷各约 2 份，肉豆蔻、豆蔻、砂仁、丁香、木香、干姜各约 1 份。

【做法】①原料晒干或烘干，单独用粉碎机粉碎、过筛；②放在双层塑料袋中，防止回潮或走味；③用时按上述比例取用混合，即成调味十三香。

【功效】去腥，暖胃。

六、现代研究

（一）主要成分

1. 营养成分　蛋白质、脂肪、糖类、胡萝卜苷、维生素 A、维生素 E、铁、锰、锌、铜、镍、镁、铝、钾、钙、磷等。

2. 其他成分　挥发油类（萜类化合物、芳香族化合物及有机酸类化合物）、黄酮类（3- 芸香糖、3- 葡萄糖、3- 半乳糖取代的山柰酚和槲皮素，3- 鼠李糖槲皮素，3- 木糖槲皮素等）等。

（二）主要活性

现代药理研究表明，八角茴香具有抑菌、镇痛、抗病毒、抗疲劳作用，可降低氧化应激和提高第二阶段酶的浓度，有助于增强抗癌能力等多方面的药理活性。以八角为原料提取的莽草酸可合成抗癌药和制取抗甲型或乙型流行性感冒药物。目前，对八角茴香的研究主要集中在八角茴香油上，其芳香油主要用于制取茴香脑，也用于配制饮料（如可口可乐等）、食品、烟草等的增香剂。

（三）毒理学评价

现代研究未见对八角茴香的食用部位或其提取物进行毒理学试验的相关报道。

七、安全小贴士

婴幼儿、孕妇及老年人慎用。阴虚火旺的眼病患者和干燥综合征、更年期综合征、活动性肺结核、支气管哮喘、痛风、糖尿病患者及热盛者少食忌食。根据中医九种体质学说，阳虚体质人群食用更为合适。

八、参考文献

[1] 杨春澍,常章富.八角茴香的本草考证[J].现代中药研究与实践,2005,19(S1):25-26.

[2] 王琴,蒋林,温其标.八角茴香研究进展[J].粮食与油脂,2005(5):42-44.

[3] 王海平,黄和升,黄秀锦,等.十三香调味料精油的抑菌作用研究[J].现代食品科技,2012,28(12):1675-1676,1729.

[4] 李雪艳.生姜、八角和丹参对莱芜黑猪生产性能、胴体品质和抗氧化性能的影响[D].泰安:山东农业大学硕士学位论文,2015.

[5] 王新平.火焰原子吸收光谱法测定八角茴香中的8种微量元素[J].药物分析杂志,2005,25(3):336-338.

[6] 韩林宏.八角茴香挥发油提取方法与药理研究进展[J].中南药学,2018,16(11):1594-1597.

[7] 黄建梅,杨春澍.八角科植物化学成分和药理研究概况[J].中国药学杂志,1998,33(6):321-327.

[8] 黄丽贞,谢滟,姜露,等.八角茴香化学与药理研究进展[J].辽宁中医药大学学报,2015,17(2):83-85.

[9] 刘启.辛香料及其深加工产品的现状和发展前景[J].广西林业科学,1996,25(3):162-165.

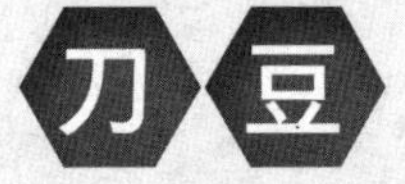

刀豆

一、概述

刀豆，别名挟剑豆、刀鞘豆、大刀豆等，因其豆荚很长，其形如刀而得名。为豆科植物刀豆 *Canavalia gladiate*（Jacq.）DC. 的干燥成熟种子。秋季采收成熟果实，剥取种子，晒干。刀豆始载于《救荒本草》，味甘，性温。归胃、肾经。功能温中，下气，止呃。用于虚寒呃逆，呕吐。《本草纲目》记载刀豆能温中下气，利肠胃，止呃逆，益肾补元，中医用于虚寒呃逆、呕吐病症的治疗。刀豆是典型的药食同源代表，鲜嫩刀豆质地脆嫩，可炒食；老豆种子补肾止呕，可煮熟或用药，民间多研磨煎汤或冲服使用。刀豆种子内含尿素酶、红细胞凝集素、刀豆氨酸、没食子酸等化学成分，现代药理研究表明其具有抗肿瘤、抗结核、激活脂加氧酶等功效。临床上主要用于虚寒呃逆、胃痛、肾虚腰痛及肿瘤的治疗。

二、来源考证

（一）品种考证

本品最早在《酉阳杂俎》记载，名挟剑豆。《滇南本草》名刀豆。《救荒本草》云："苗叶似豇豆，叶肥大，开淡粉红色花，结角如皂角状而长，其形似屠刀样，故以名之。味甜，微淡。"《本草纲目》云："刀豆人多种之，三月下种，蔓生引一二丈，叶如豇豆叶而稍长大，五六七月开紫花如蛾形，结荚，长者近尺，微似皂荚，扁而剑脊，三棱宛然。嫩时煮食、酱食、蜜煎皆佳。老则收子，子大如拇指头，淡红色。"以上本草记载的特征和附图形态，均与今所用之刀豆相符。

（二）药用部位

刀豆的使用部位可分为种子和果皮两种。一为刀豆子（种子），李时珍指出刀豆子的食用性："刀豆老则收子，子大如拇指头，淡红色。同猪肉、鸡肉煮食，尤美。"同时也举出了刀豆子治病案例："又有人病后呃逆不止，声闻邻家。或令取刀豆子烧存性，白汤调服二钱即止。此亦取其下气归元，而逆自止也。"此后清代本草如《本草征要》《本草便读》等多将刀豆子作为一味独立药物收入其中。食疗类本草《随息居饮食谱》也指出"刀豆子老入药，甘平下气，温中止哕"。可见，刀豆子历史上就是药食两用品种。二是刀豆荚（果皮），《本草纲目》载："结荚，长者近尺，微似皂荚，扁而剑脊，三棱宛然。嫩时煮食、酱食、蜜煎皆佳"，指出了刀豆荚可作为蔬菜食用，气味鲜美。《随息居饮食谱》也指出："刀豆嫩荚可酱以为蔬，蜜以为果"，都说明了刀豆荚可作为食品使用的特性。清代《本草纲目拾遗》将刀豆壳（荚）作为药物附于刀豆根条，指出其药用功效，可以用来治疗腰痛、久痢等多种疾病。《种福堂公选良方》载："治久痢如神:用刀豆荚,饭上蒸熟,洋糖蘸食,一二日即愈”,都说明了刀豆荚的药用价值。因此,刀豆子和刀豆荚在历史上均具有药食两用特性,而现代药典仅收载种子药用。

三、历代本草记载

1.《本草蒙筌》 刀豆长有尺许,亦堪入酱用之。仍有筋豆、蛾眉豆、虎爪豆、羊眼豆、豇豆,只可供茶,别无他用。

2.《本草纲目》【集解】(颖曰)刀豆长尺许,可入酱用。(时珍曰)刀豆人多种之。三月下种,蔓生引一二丈,叶如豇豆叶而稍长大,五六七月开紫花如蛾形。结荚,长者近尺,微似皂荚,扁而剑脊,三棱宛然。嫩时煮食、酱食、蜜煎皆佳。老则收子,子大如拇指头,淡红色。同猪肉、鸡肉煮食,尤美。

3.《本草从新》 甘温,温中下气,利肠胃,益肾归元,止呃逆。

四、用法与用量

刀豆为《中国药典》2020 年版品种,用量 6~9g。刀豆作食品可适量食用。

五、药膳应用

(一)粥类

刀豆粥

【来源】经验方。

【材料】刀豆 50g,黑豆 30g,籼米 200g。

【做法】先将上述食材淘洗干净,在锅内加入适量开水,小火煮熬,待籼米煮成粥时即可。

【功效】温中补脾,滋补肝肾。

(二)汤类

刀豆饮

【来源】经验方。

【材料】刀豆 20g,生姜 3 片,红糖适量。

【做法】将刀豆切碎,同生姜加水煮,去渣,加红糖适量。

【功效】温中止呕。

(三)茶类

刀豆茶

【来源】经验方。

【材料】刀豆、桑椹各 100g,研末。

【做法】每次取 20g,用开水适量冲泡,盖闷 20min,频频饮用。每日 1~2 剂。

【功效】温中益肾。

（四）酒类

刀豆酒

【来源】经验方。

【材料】老刀豆 30g，黄精 30g，黄酒 600ml。

【做法】将刀豆、黄精研为细末，浸入黄酒中，10d 后饮用，每次 30ml，每日 1 次，连服数日。

【功效】补肾健脾。

（五）相关食用制品

五香刀豆

【来源】《农村新技术》。

【材料】鲜刀豆 50kg，精盐 2.5kg，花椒粉 1g，小茴香 4g，甘草 3g，桂皮 2g，丁香 2.5g。

【做法】①选适宜刀豆洗净去老筋，切块，晒至半干备用；②将半干刀豆入缸，搅拌，蘸上精盐；③ 24h 后翻缸复腌，再过 24h 捞出，连晒 2~3d，使其减重 2/3；④将混合香料与刀豆拌和，加入少许精盐，装坛封口，2 个月后开坛食用。

【功效】温中和胃。

六、现代研究

（一）主要成分

1. 营养成分　蛋白质、淀粉、可溶性糖、脂肪、纤维素、维生素 B_1、维生素 B_2、胡萝卜素、钙、磷、铁、锌等。

2. 其他成分　没食子酸、没食子酸甲酯、尿素酶、红细胞凝集素、刀豆氨酸、刀豆球蛋白 A（concanavalin A，ConA）等。

（二）主要活性

现代药理研究证实刀豆中的刀豆毒素具有脂加氧酶激活作用，因此，刀豆具有抗肿瘤、抗结核等药理作用。近年来又发现刀豆赤霉 Ⅰ 和 Ⅱ 等成分，有治疗肝性昏迷和抗癌的作用。刀豆种子内含刀豆球蛋白 A、脲酶（urease）、L- 刀豆氨酸（L-canavanine）、胰蛋白酶抑制剂（trypsin inhibitors）等物质，可对肿瘤和癌症患者的治疗起到积极作用。

（三）毒理学评价

现代研究未见对刀豆的食用部位种子或种子提取物进行相关毒理学试验的报道，另有文献报道称民间出现食用未熟透的刀豆子导致急性循环衰竭病例，值得注意。

七、安全小贴士

婴幼儿、孕妇及老年人慎用。中医认为，阳虚体质人群更为适宜，不适宜湿热、痰湿体质人群。另外，刀豆含有的皂素、植物凝集素、胰蛋白酶抑制物等为有毒成分，要用 100℃的温度破坏，生吃刀豆会导致中毒，所以食用刀豆时必须注意火候，将其煮透，如遇火候不够，口尝有豆腥味和生硬感,则应停止食用。

八、参考文献

[1] 陈明来,李秀英. 几种豆类防癌抗癌的药理及其应用[J]. 药膳食疗研究,2000(3):2-3.
[2] 古崇. 两款风味刀豆食品加工方法[J]. 农村新技术,2008(10):60-61.
[3] 姚继霞. 养生保健话刀豆[J]. 健身科学,2002(4):45.
[4] 田栓磊. 刀豆补肾又止呕[J]. 饮食科学,2011(4):15.
[5] 李宁,李铣,冯志国,等. 刀豆的化学成分[J]. 沈阳药科大学学报,2007,24(11):676-678.
[6] 张修礼,曲建慧. 小鼠 ConA 性肝损伤模型[J]. 世界华人消化杂志,2001,9(5):571-574.
[7] 蔡贤芝. 刀豆子中毒所致循环衰竭 2 例报告[J]. 中国乡村医生杂志,1990(8):15-16.
[8] 王晓波. 鲜脆五香刀豆加工法[J]. 农村新技术,2009(20):52.

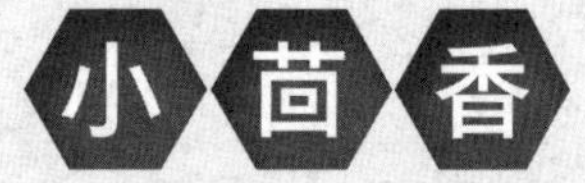

小茴香

一、概述

小茴香，别名莳香、莳香子、茴香子、茴香苗、香菜丝等，来源于伞形科植物茴香 *Foeniculum vulgare* Mill. 的干燥成熟果实。秋季果实初熟时采割植物，晒干，打下果实，除去杂质。小茴香性温，味辛。归肝、肾、脾、胃经。具有散寒止痛，理气和胃的功效，用于寒疝腹痛，睾丸偏坠，痛经，少腹冷痛，脘腹胀痛，食少吐泻等症。民间多取小茴香的嫩叶用于炒熟食用或将其种子炒研用。小茴香主含挥发油、脂肪油、甾醇及糖苷、生物碱等化学成分，药理研究表明小茴香有促进胃肠蠕动和分泌、抗炎、抗溃疡、利胆、镇痛、保肝等作用，临床主要用于腹痛、胃痛等方面的治疗。

二、来源考证

（一）品种考证

茴香入药，首见于《药性论》，原名莳香。《新修本草》名莳香子，云："叶似老胡荽极细，茎粗，高五六尺，丛生。"《本草图经》云："七月生花，头如伞盖，黄色；结实如麦而小，青色。"《本草蒙筌》云："小茴香，家园栽种，类蛇床子，色褐轻虚。"其后《本草纲目》亦有"茴香宿根，深冬生苗作丛，肥茎丝叶"等记载。依据上述植物特征，再参考《本草图经》所附"莳香子"及"简州莳香子"图的形态考证，以及《救荒本草》茴香图，可知古今所用小茴香原植物均为伞形科植物茴香，且早有栽培。

（二）药用部位

小茴香子（果实）：本草书中所述药用小茴香的部位均为其果实，多作食疗和饮食的调味品。如《本草纲目》中记载："小茴香性平，理气开胃，夏月祛蝇辟臭，食料宜之。"《救荒本草》："（小茴香）子调和诸般食味香美。"《备急千金要方·食治》："（小茴香）其子主蛇咬疮久不瘥者，捣敷之。"说明小茴香子具有药食两用的特性。《中国药典》2020 版也收载小茴香的干燥成熟果实作为药材。

小茴香茎叶：除小茴香果实外，小茴香的茎叶在古代也作为药食两用品种，多为文献所记载。如《食疗本草》记载："莳香（小茴香）(一)（恶心）：取莳香华、叶煮服之。(二)国人重之，云有助阳道，用之未得其方法也。生捣茎叶汁一合，投热酒一合。服之治卒肾气冲胁、如刀刺痛，喘息不得。亦甚理小肠气"，第一方用小茴香花和叶治疗恶心，第二方用小茴香茎叶治疗"肾气冲胁、如刀刺痛，喘息不得"。《救荒本草》载："采叶煠熟，换水浸去苦味，淘洗净，油盐调食"，用小茴香叶充饥。

三、历代本草记载

1.《本草图经》 莳香子，亦名茴香，《本经》不载所出，今交广诸蕃及近郡皆有之。入药多用蕃舶者，或云不及近处者有力。三月生叶似老胡荽，极疏细，作丛，至五月高三、四尺；七月生花，头如伞盖，黄色；结实如麦而小，青色，北人呼为土茴香。茴，莳声近，故云耳。八、九月采实，阴干。今近地人家园圃种之甚多。古方疗恶毒痈肿，或连阴髀间疼痛，急挛牵入少腹不可忍，一宿则杀人者，用茴香苗叶，捣取汁一升服之，日三、四用，其滓以贴肿上。冬中根亦可用，此外国方。永嘉以来用之，起死神效。

2.《本草纲目》【附方】开胃进食（茴香二两，生姜四两，同捣匀，入净器内，湿纸盖一宿。次以银、石器中，文武火炒黄焦为末，酒糊丸梧子大。每服十丸至二十五丸，温酒下。《经验后方》）。瘴疟发热（连背项者。茴香子捣汁服之。《普济》）。小便频数（茴香不以多少，淘净，入盐少许，炒研为末，炙糯米糕蘸食之）。伤寒脱阳（小便不通。用茴香末，以生姜自然汁调傅腹上。外用茴香末，入益元散服之。《摘玄方》）。肾消饮水（小便如膏油。用茴香炒，苦楝子炒，等分为末。每食前酒服二钱。《朱氏集验方》）。肾虚腰痛（茴香炒研，以猪腰子批开，掺末入内，湿纸裹煨熟。空心食之，盐酒送下。《直指方》）。疝气入肾（茴香炒作二包，更换熨之。《邓才笔峰杂兴》）。胁下刺痛（小茴香一两炒，枳壳五钱麸炒，为末。每服二钱，盐酒调服，神效。《袖珍方》）。辟除口臭（茴香煮羹及生食，并得。《食医心镜》）。蛇咬久溃（小茴香捣末，傅之。《千金》）。

3.《本草从新》 小茴香 辛平，理气开胃，亦治寒疝，食料宜之（煮臭肉、下少许即无臭气，臭酱入末亦香，大茴尤捷，故名茴香）。小如粟米，炒黄，得酒良，得盐则入肾，发肾邪，故治阴疝（受病于肝，见证于肾。大小茴各一两，为末，猪胞一个连尿入药，酒煮烂为丸、每服五十丸）。

4.《得配本草》 辛，平。入足少阴经。运脾开胃，理气消食。治霍乱呕逆，腹冷气胀，闪挫腰疼。炒研用。肺胃有热及热毒盛者禁用。

四、用法与用量

小茴香为《中国药典》2020年版品种，用量3~6g。小茴香果实可提取芳香油，为食品加工业调味的香料，常用于配制酒、糖果、香水等。小茴香作为食品不宜短期大量使用，每天应以10g为上限。

五、药膳应用

（一）粥类

茴香粥

【来源】经验方。

【材料】嫩茴香10g，生姜10g，白米50g。

【做法】如常法煮米做粥。

【功效】温肾散寒。

（二）茶类

1. 茴姜糖水

【来源】经验方。

【材料】小茴香 60g，高良姜 15g，肉桂 5g，红糖适量。

【做法】先煎小茴香、高良姜、肉桂，取滤液 120ml。将红糖加入滤液中，熬化即成。2 次 /d，早晚各饮 60ml（热服）。

【功效】温中暖肾。

2. 茴香茶

【来源】《四川大学学报（医学版）》。

【材料】小茴香 5g，沸水 120ml。

【做法】小茴香加入沸水，待温度适宜时频服，泡水代茶饮。

【功效】散寒止痛。

（三）酒类

茴香酒

【来源】经验方。

【材料】小茴香 30g，桑寄生 30g，黄精 30g，菟丝子 20g，白酒 500ml。

【做法】将上药加工粉碎，装入净瓶中，倒入白酒，加盖密封，置阴凉处，每日摇动数下，经 24d 后开启，静置澄明即成。

【功效】补肾气，温肾阳，止遗尿。

（四）相关食用制品

五香粉

【来源】《中医学报》。

【材料】小茴香、花椒各 30g，大茴香、砂姜各 50g，桂皮 10g。

【做法】共研细末。食用时适量调入菜肴中。

【功效】健脾温中。

六、现代研究

（一）主要成分

1. 营养成分　蛋白质、脂肪、膳食纤维、维生素 B_2、维生素 C、胡萝卜素等以及钙、钠、锌、磷、锰、镁、钾、铁等营养元素。

2. 其他成分　小茴香含挥发油（茴香醚、小茴香酮、草蒿脑等）、脂肪酸（洋芫荽子酸、油酸、亚油酸等）、甾醇（豆甾醇、菜油甾醇、β- 谷甾醇等）、黄酮类（茴香苷、山柰酚、芦丁等）、生物碱（胆碱、乙酰胆碱）等。

（二）主要活性

现代研究表明小茴香中含有脂肪油、挥发油、甾醇、糖苷、氨基酸、三萜、鞣质、黄酮、强心苷、生物碱、皂苷、香豆素、挥发性碱、蒽醌等多种化合物，具有显著的抑菌、调节胃肠功能、利尿等作用，同时还具有利胆、保肝、护肾、抗癌、抗突变及性激素样等作用。小茴香广泛用于医药、食品和化妆品等行业。小茴香作为食疗和药膳在现代也有许多应用。小茴香籽精油对食源性致病菌和腐败真菌具有优良的广谱性抗菌作用，还有祛风、祛寒、止痛和健脾之功效，可用于治胃气弱胀痛、消化不良、腰痛、呕吐等疾病。另外，用小茴香制成的花草茶有温肾散寒、和胃理气的作用，对于饮食过量所引起的腹胀以及女性痛经也有一定效果。小茴香作食品时可适量食用。

（三）毒理学评价

未见相关毒理学试验报道。

七、安全小贴士

婴幼儿、孕妇及老年人慎用。阴虚火旺者禁服小茴香，肺、胃有热及热毒盛者禁用小茴香。小茴香性燥热，较适合虚寒体质者食之，每次食用量也不宜过多。多食茴香会产生损伤视力的副作用，不宜短期大量使用。

八、参考文献

[1] 王婷，苗明三，苗艳艳．小茴香的化学、药理及临床应用[J]. 中医学报，2015，30(6)：856-858.

[2] 杜英俊，张丽军．浅谈大量应用药食同源物品的危害[J]. 黑龙江医药，2004，7(1)：66-67.

[3] 陆占国，张怀涛，李伟．茴香籽香气成份研究[J]. 中国调味品，2008，33(11)：76-79.

[4] 王峥业，魏玉梅．茴香茶中小茴香等挥发油的提取和 β- 环糊精包合工艺研究[J]. 齐鲁药事，2007，26(7)：432-434.

[5] 马宏伟，赵际童，赵霞．小茴香代茶饮对妇科恶性肿瘤术后肠道功能恢复的研究[J]. 四川大学学报(医学版)，2015，46(6)：940-943.

[6] 蹇黎，朱利泉．贵州几种常见野菜营养成分分析[J]. 北方园艺，2008(9)：45-47.

[7] 董思敏，张晶．小茴香化学成分及药理活性研究进展[J]. 中国调味品，2015，40(4)：121-124.

[8] 柯永建．小茴香的药物现代研究[J]. 海峡药学，2009，21(11)：101-102.

[9] 付起凤，张艳丽，许树军，等．小茴香化学成分及药理作用的研究进展[J]. 中医药信息杂志，2008，25(5)：24-26.

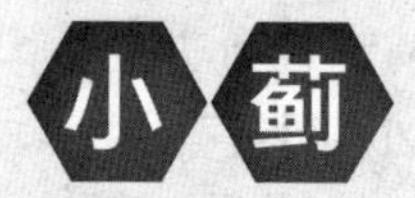

小蓟

一、概述

小蓟，别名猫蓟、青刺蓟、千针草、刺蓟菜等，其来源于菊科植物刺儿菜 *Cirsium setosum* (Willd.) MB. 的干燥地上部分。夏、秋二季花开时采割，除去杂质，晒干。宋代《济生方》记载的以小蓟为君药的复方"小蓟饮子"是中医治疗血淋、尿血的最经典方剂。小蓟性凉，味甘、苦，归心、肝经，具有凉血止血、散瘀解毒消痈之功效，用于治疗衄血、吐血、尿血、血淋、便血、崩漏、外伤出血、痈肿疮毒等症。民间将嫩茎、叶作野菜食用，鲜蓟根作药用。小蓟主要含黄酮类、萜类、生物碱类、植物甾醇类等化学成分，具有止血凝血、抗肿瘤、降血压、抗菌抗炎、抗氧化等多种药理活性。临床主要用于各种急、慢性炎症及湿热证、各种出血证、高血压、传染性肝炎、膀胱癌、痈疮等方面的治疗。

二、来源考证

（一）品种考证

小蓟始载于《名医别录》，与大蓟同条。《本草图经》云："小蓟根，《神农本草经》不著所出州土，今处处有之，俗名青刺蓟。苗高尺余，叶多刺，心中出花头，如红蓝花而青紫色。北人呼为千针草。当二月苗初生二三寸时，并根作茹，食之甚美。"并附"冀州小蓟根"图。其所绘花序形态与刺儿菜相似。宋代《本草衍义》云："大、小蓟皆相似，花如髻。但大蓟高三、四尺，叶皱。小蓟高一尺许，叶不皱，以此为异。"叶不皱与刺儿菜相符。而《本草蒙筌》中记载的小蓟，可以认定即为现时的刺儿菜。

（二）药用部位

根据历代本草中记载，小蓟的来源较为明确。《名医别录》首次将小蓟收载入典籍，载："大、小蓟根，味甘，温。主养精保血。大蓟主治女子赤白带，安胎，止吐血，衄鼻，令人肥健，五月采。"《本草纲目》引《太平圣惠方》云："心热吐血（口干。用刺蓟叶及根，捣绞取汁，每顿服二小盏）"，又引《普济方》云："舌硬出血（不止，刺蓟捣汁，和酒服……）。"结合历代本草的记载，小蓟作为药用主要为根及地上部分，古今一致。

三、历代本草记载

1.《本草经集注》 陶隐居云：大蓟是虎蓟，小蓟是猫蓟，叶并多刺，相似。田野甚多，方药不复用，是贱之故。大蓟根甚疗血，亦有毒。

2.《新修本草》 唐本注云：大、小蓟，叶欲相似，功力有殊，并无毒，亦非虎、猫蓟也。大蓟生山谷，根疗痈肿，小蓟生平泽，俱能破血，小蓟不能消肿也。

3.《本草衍义》 大、小蓟皆相似，花如髻。但大蓟高三四尺，叶皱。小蓟高一尺许，叶不皱，以此为异。小蓟，山野人取为蔬，甚适用。虽有微芒，亦不能害人。

4.《本草蒙筌》 味甘、苦，气温。一云气凉。无毒。虽系两种，气味不殊。随处田野俱生，北平（今改顺天）出者力胜……小蓟苗高尺许，花亦如前，但叶略差，有刺不皱。仅理血疾，不治外科。

5.《本草纲目》【附方】（旧五，新九）。心热吐血（口干。用刺蓟叶及根，捣绞取汁，每顿服二小盏。《圣惠方》）。舌硬出血（不止。刺蓟捣汁，和酒服。干者为末，冷水服。《普济方》）。九窍出血（方同上。《简要济众》）。卒泻鲜血（小蓟叶捣汁，温服一升。《梅师方》）。崩中下血（大小蓟根一升，酒一斗，渍五宿，任饮。亦可酒煎服，或生捣汁温服。又方：小蓟茎叶洗切，研汁一盏，入生地黄汁一盏，白术半两，煎减半，温服。《千金方》）。堕胎下血（小蓟根叶、益母草五两，水三大碗，煮汁一碗，再煎至一盏，分二服，一日服尽。《圣济总录》）。金疮出血（不止。小蓟苗捣烂涂之。孟诜《食疗本草》）。小便热淋（马蓟根捣汁服。《圣惠方》）。鼻塞不通（小蓟一把，水二升，煮取一升，分服。《外台秘要方》）。小儿浸淫（疮痛不可忍，发寒热者。刺蓟叶新水调傅疮上，干即易之。《简要济众方》）。癣疮作痒（刺蓟叶捣汁服之。《千金方》）。妇人阴痒（小蓟煮汤，日洗三次。《普济方》）。诸瘘不合（虎蓟根、猫蓟根、酸枣根、枳根、杜衡各一把，斑蝥三分，炒为末，蜜丸枣大。日一服，并以小丸纳疮中。《肘后方》）。丁疮恶肿（千针草四两，乳香一两，明矾五钱，为末。酒服二钱，出汗为度。《普济方》）。

6.《本草从新》 甘，苦，凉。皆能破血退热。治吐衄肠痈。小蓟力微，能破瘀生新，不能如大蓟之消痈毒（丹溪曰：小蓟治下焦结热血淋。《本事方》：一人冷气入阴囊、肿满疼痛、煎大蓟汁服立瘥）。两蓟相似，花如髻，大蓟茎高而叶皱，小蓟茎低而叶不皱，皆用根。

四、用法与用量

小蓟为《中国药典》2020年版品种，用量为5~12g。一般作为野菜食用，可拌、炝、炖、炒、蒸、煮、做汤、制粥等。小蓟作为食品可适量食用。

五、药膳应用

（一）粥类

小蓟粥

【来源】经验方。

【材料】小蓟15g，蒲公英10g，红糯米100g。

【做法】先将小蓟、蒲公英用清水洗干净，放入锅中煎汤，去渣取汁。用药汁煮红糯米，粥熟加红糖调食。

【功效】解毒消痈，凉血止血。

（二）汤类

小蓟猪肉汤

【来源】《江苏中医杂志》。

【材料】鲜小蓟120g，精猪肉120g。

【做法】上述材料共煮,待肉烂,去渣,吃肉喝汤。3~5d 吃一次,连用 3~5 次。
【功效】凉血生津。

(三) 茶类

蓟前茶
【来源】经验方。
【材料】大蓟、小蓟、车前草鲜草各 30g。
【做法】将鲜草洗净捣烂,绞取药汁,以温开水和服,2 剂 /d。
【功效】清热解毒,利尿通淋。

(四) 酒类

小蓟酒
【来源】经验方。
【材料】小蓟 200g,白茅根 200g,黄酒 600ml。
【做法】上 2 味洗净切碎,置于瓶中,用黄酒浸泡,5d 后过滤即可饮用。药渣晾干后研末,可外敷止血用。
【功效】清热凉血止血。

六、现代研究

(一) 主要成分

1 营养成分　水分、蛋白质、糖类、矿物质、维生素 C、胡萝卜素、维生素 B_2、钙、磷、镁、钾、锌、铁、锰、铜、硒等。

2. 其他成分　黄酮类(刺槐素、蒙花苷、黄芩苷等)、萜类化合物(羽扇豆醇乙酸酯、β- 香树脂醇、蒲公英甾醇等)、苯丙素类(咖啡酸、绿原酸等)、苯乙醇苷类(红景天苷等)、生物碱类(乙酸橙酰胺、马齿苋酰胺、尿嘧啶等)、植物甾醇类(谷甾醇、胆甾醇、豆甾醇等)等化学成分。

(二) 主要活性

现代研究证实,小蓟具有以下药理作用:止血凝血、抗菌抗炎、降血压、抗衰老、抗疲劳、抗癌、收缩支气管平滑肌、兴奋子宫等。小蓟对心血管系统也有一定的作用。小蓟被应用于治疗麻风性鼻出血、产后子宫收缩不全、疮疡、传染性肝炎以及预防痢疾等。

(三) 毒理学评价

现代研究未见对小蓟的食用部位或其相关提取物进行毒理学试验的报道。

七、安全小贴士

婴幼儿、孕妇及老年人慎用,气虚之人不宜食用。过敏体质或脾胃虚寒而无瘀滞者忌服。

八、参考文献

[1] 陈毓,丁安伟,杨星昊,等. 小蓟化学成分药理作用及临床应用研究述要[J]. 中医药学刊,2005,23(4):

614-615.
[2] 李鹏飞,苗明三．小蓟的现代研究与应用分析[J]. 中医学报,2014,29(3):381-383.
[3] 谢宗万．中药品种理论与应用[M]. 北京:人民卫生出版社,2008.
[4] 张欣．小蓟多糖的分离纯化及生物学作用研究[D]. 西安:陕西师范大学硕士学位论文,2006.
[5] 李桂凤,董淑敏,李兴福,等．野生刺儿菜营养成分分析[J]. 营养学报,1999,21(4):478-479.
[6] 杨炳友,杨春丽,刘艳,等．小蓟的研究进展[J]. 中草药,2017,48(23):5039-5048.
[7] 戚翠平,孙强．小蓟饮子治疗血尿 18 例[J]. 中国民间疗法,1998(3):34-35.
[8] 李桂敏,田林忠．小蓟花生酒治疗原发性高血压 100 例疗效观察[J]. 国医论坛,1989,4(5):31.
[9] 姜清钊,姜蕊．止血粉胃内灌注治疗胃及十二指肠溃疡所致的上消化道出血 11 例[J]. 华人消化杂志,1998,6(7):366-367.
[10] 赵理明．小蓟治关节炎[J]. 中国民间疗法,1997(4):26.

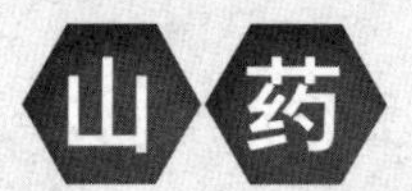

山药

一、概述

山药，别名薯蓣、怀山药、白苕等，为薯蓣科植物薯蓣 *Dioscorea opposita* Thunb. 的干燥根茎。因古时产于河南怀庆府，习惯称"怀山药"。山药是最早被列入本草的中药之一，《神农本草经》中将其列为上品，是众所周知的滋补佳品。山药味甘，性平，归脾、肺、肾经，具有补脾养胃、生津益肺、补肾涩精之功效，用于脾虚食少，久泻不止，肺虚喘咳，肾虚遗精，带下，尿频，虚热消渴。山药中含有多糖、脂肪酸、蛋白质、黏蛋白、淀粉酶及微量元素等多种化学成分，具有抗氧化、抗衰老、降血糖、降血脂、肾缺血再灌注损伤的保护、肝损伤的保护、免疫调节和抗肿瘤、抗突变等多种药理作用。临床主要用于肾炎、糖尿病、血管动脉硬化和肿瘤等方面的治疗，既是慢性病患者的食疗佳肴，也是老少皆宜的功能食品。

二、来源考证

（一）品种考证

山药原名薯蓣。《神农本草经》列为上品。宋代寇宗奭《本草衍义》认为因唐代宗名预（豫），避讳改为薯药，又因宋英宗讳曙，遂改为山药。《名医别录》谓："薯蓣生嵩高山谷，二月八月采根，暴干"。嵩山在今河南境。陶弘景曰："今近道处处有，东山、南江皆多掘取食之以充粮。南康间最大而美，服食亦用之。"可见山药作为食品历史悠久。

宋代《本草图经》描述了山药的植物形态："今处处有之……春生苗，蔓延篱援，茎紫、叶青，有三尖角，似牵牛更厚而光泽，夏开细白花，大类枣花，秋生实于叶间，状如铃，二月、八月采根。"其描述和今薯蓣科薯蓣一致。李时珍称："薯蓣入药，野生者为胜，若供馔则家种者为良。"《救荒本草》有山药图，谓："人家园圃种者，肥大如手臂，味美，怀（指旧河南怀庆府）孟（孟县）间产者入药最佳，味甘性温平无毒。"其所描述的情况和今道地药材"怀山药"一致。

（二）药用部位

《名医别录》谓："二月八月采根，暴干"，《本草经集注》云："掘取食之以充粮"，《救荒本草》谓："人家园圃种者，肥大如手臂，味美。"历代描述山药的药食两用部位均为地下部分，即根状茎入药，栽培历史悠久。

三、历代本草记载

1.《神农本草经》 味甘，温。主伤中，补虚羸，除寒热邪气，补中，益气力，长肌肉。久服耳目聪明，轻身，不饥，延年。一名山芋。

2.《本草经集注》 陶隐居云：今近道处处有，东山、南江皆多掘取食之以充粮。南康间最大而美，服食亦用之。

3.《新修本草》 唐本注云：薯蓣，日干捣细，筛为粉，食之大美，且愈疾而补。此有两种：一者白而且佳；一者青黑，味亦不美。蜀道者尤良。

4.《本草纲目》【附方】（旧一，新十）。补益虚损（益颜色，补下焦虚冷，小便频数，瘦损无力。用薯蓣于沙盆中研细，入铫中，以酥一大匙熬令香，旋添酒一盏煎搅令匀，空心饮之。每旦一服。《圣惠方》）。心腹虚胀（手足厥逆，或饮苦寒之剂多，未食先呕，不思饮食。山药半生半炒，为末。米饮服二钱，一日二服，大有功效。忌铁器、生冷。《普济方》）。小便数多[山药（以矾水煮过）、白茯苓等分，为末。每水饮服二钱。《儒门事亲》]。下痢禁口（山药半生半炒，为末。每服二钱，米饮下。《卫生易简方》）。痰气喘急（生山药捣烂半碗，入甘蔗汁半碗，和匀，顿热饮之，立止。《简便单方》）。脾胃虚弱（不思饮食。山芋、白术各一两，人参七钱半，为末，水糊丸小豆大，每米饮下四五十丸。《普济方》）。湿热虚泄（山药、苍术等分，饭丸，米饮服。大人小儿皆宜。《濒湖经验方》）。肿毒初起（带泥山药、蓖麻子、糯米等分，水浸研，傅之即散也。《普济方》）。胯眼脊疡（山药、沙糖同捣，涂上即消。先以面涂四围，乃上此。《简便单方》）。项后结核（或赤肿硬痛。以生山药一挺去皮，蓖麻子二个同研，贴之如神。《救急易方》）。手足冻疮（山药一截磨泥，傅之）。

5.《本草从新》 一名薯蓣。色白入肺，味甘归脾，补其不足，清其虚热。润皮毛，化痰涎（姜汁拌炒）。固肠胃，止泻痢。肺为肾母，故又益肾强阴，治虚损劳伤。脾为心子，故又益心气（子能令母实）。治健忘遗精（性涩）。生捣敷痈疮，消肿硬。色白而坚者佳（形圆者为西山药，形扁者为怀山药、入药为胜，俱系家种，野生者更胜），勿同面食。零余子（山药藤上所结子）甘，温。功用强于山药。益肾强腰脚，补虚损，食之不饥。

四、用法与用量

山药为《中国药典》2020年版品种，用量15~30g；食用可制成罐头、糕、果冻、酱，以及用于多种形式。山药作为食品可适量食用。

五、药膳应用

（一）粥类

1. 山药粥

【来源】经验方。

【材料】生山药60g，茯苓60g，白米100g，白糖适量。

【做法】将山药去皮，与茯苓蒸熟，研为糊后，加入煮成的米粥中搅拌均匀，加糖少许。

【功效】补肾健脾。

2. 山薏莲子粥

【来源】经验方。

【材料】山药、薏苡仁各30g，莲子（去心）15g，小米50g，白糖少许。

【做法】将以上各味与小米同放入砂罐中，加清水，煮至粥熟汤成后，加入白糖调味即可。

【功效】健脾益气，祛湿和胃。

3. 山药芡实粥

【来源】经验方。

【材料】山药 60g,芡实 60g,糯米 100g。

【做法】山药去皮切块,芡实打碎。二者同粳米共入锅内煮粥,待粥熟时加油、盐调味即可。

【功效】补虚固摄。

4. 山药桂圆粥

【来源】经验方。

【材料】鲜生山药 100g,桂圆肉 10g,枸杞子 15g,白糖 30g。

【做法】将鲜生山药刮洗干净,切成小薄片,将桂圆、枸杞子洗净,与山药一同加入适量清水中,慢火煎煮,待山药烂熟时,佐以白糖即可食用。

【功效】补益肝肾,养心健脾。

5. 山药羊肉粥

【来源】经验方。

【材料】羊肉 50g,鲜山药 120g,生姜 10g,粳米 150g。

【做法】将羊肉、山药切块,生姜切碎,入锅加水 800ml,文火煮烂,入粳米煮成粥。

【功效】健脾温肾。

6. 山药黑豆粥

【来源】经验方。

【材料】黑豆 40g,山药 50g,粳米 100g,冰糖适量。

【做法】分别将黑豆、山药与粳米一同入煲内加水适量,煮至粥熟,入冰糖调匀即可。

【功效】益气养阴,健脾补肾。

7. 莲藕山药粥

【来源】经验方。

【材料】老藕 200g,山药 100g,桑椹 20g,粳米 100g,白糖适量。

【做法】将老藕、山药洗净,刮皮切片,与洗净的桑椹、粳米一同放入砂锅内,加适量清水,置武火上煮沸后,改文火继续煮至藕、山药烂熟,粥成汤稠时,加白糖调味即成。

【功效】益气养阴,健脾开胃补肾,固精涩肠。

(二)汤类

1. 山药汤

【来源】经验方。

【材料】山药 200g,百合 100g,粟米 250g,酥油适量。

【做法】先将粟米炒研面,山药、百合煮熟,山药去皮,两者混匀作泥。用水煮粟米面成汤,放入适量山药泥及酥油调匀饮服。

【功效】健脾益气,滋阴润肺。

2. 山药羊肉汤

【来源】经验方。

【材料】羊肉 200g,山药 50g,姜 15g,胡椒粉 6g,黄酒 10ml,盐 3g。

【做法】将羊肉剔去筋膜,洗净,入沸水锅焯去血水。姜拍破,山药用清水润透后,切成

2cm 厚的片。羊肉、山药放入锅内，加清水适量、姜、胡椒粉、黄酒，先用武火煮沸后，撇去浮沫，改用文火炖至羊肉酥烂，捞出羊肉晾凉。将羊肉切成片，装入碗内，再将原汤除去姜，加盐、味精，搅匀，连同山药一起倒入羊肉碗内即可食用。

【功效】健脾益肾。

3. 山药白鸽汤

【来源】经验方。

【材料】白鸽 1 只，山药、北沙参各 25g。

【做法】先将白鸽宰杀，去毛及内脏，取肉切小块，与山药、北沙参装砂罐中，加清水，煎煮至肉烂汤稠，加调味料即可。

【功效】滋肾养阴，生津止渴。

4. 山药猪肾汤

【来源】经验方。

【材料】猪肾 200g，山药 50g，生姜 10g，大枣 15g，调料适量。

【做法】将猪肾剔去筋膜、臊腺，洗净，与山药、生姜一同入锅，清炖至熟；将猪肾取出用冷开水漂清，切成薄片，加入调料后装盘备用；取汤入碗，加盐少许即可。

【功效】健脾益气，补肾健骨。

（三）茶类

山药茶

【来源】经验方。

【材料】山药 250g，红枣 200g。

【做法】山药去皮切片，与红枣置砂锅中煮熟，盖闷 20min 后取汁代茶频饮。

【功效】补脾养血。

（四）酒类

山药酒

【来源】经验方。

【材料】山药 20g，黄精 20g，灵芝 25g，白酒 1L。

【做法】将以上诸药洗净放入净坛内，倒入白酒浸泡，密封，30d 后开封即可。每日 2 次，早晚各饮 10ml。

【功效】益气生津，滋补肝肾。

（五）相关食用制品

山药保健软糖

【来源】《食品工业》。

【材料】山药粉 8kg，琼脂 4kg，白砂糖 24kg，葡萄糖浆 48kg。

【做法】①将琼脂切成小碎粒，投入 20 倍 85~90℃水中，待完全溶解后将混合糖液加入；② 120℃熬至固形物为 77%~78%，降温到 105℃；③加入山药糊（山药粉糊化：将山药粉投入 8 倍水中，放入沸水浴中糊化 50min），保温 5min，充分混合后冷却到 75℃，滴入香精，搅拌均匀，然后冷却到 60℃，倒入 50℃的模内成型并让其自然冷却；④将冷却到室温的糖块放入烘箱内,先50℃烘2h,再45℃烘18h,使糖块水分在16%左右即可。

【功效】健脾益气。

六、现代研究

(一)主要成分

1. 营养成分　淀粉、蛋白质、油脂、氨基酸、胡萝卜素、维生素C、钾、钠、钙、镁、磷、铁、锌、硒、铜、锰等。

2. 其他成分　多糖(葡萄糖、甘露聚糖、半乳糖等)、黄酮类物质等。

(二)主要活性

现代研究证明山药具有如下药理作用:调节或增强免疫功能、调整胃肠功能、降血糖、抗衰老、降脂、抗肿瘤、抗炎抗菌、抗突变等作用。山药含有丰富的微量元素,其中锌和铁与体内多种酶的活性有关,对蛋白质和核酸的合成、免疫过程和细胞的繁殖都有直接或间接作用,能调节细胞免疫功能。

(三)毒理学评价

未见相关毒理学试验报道。

七、安全小贴士

生山药不宜直接食用,少数人接触会引起过敏而发痒,处理山药时应避免直接接触。中医认为,气虚体质人群更为适宜,不适宜湿热体质人群。

八、参考文献

[1] 赵宏,谢晓玲,万金志,等.山药的化学成分及药理研究进展[J].今日药学,2009,19(3):49-52.

[2] 徐微,于成龙,宋宏光,等.山药的保健功能及其在食品加工中的应用[J].畜牧与饲料科学,2012,33(5-6):84-85.

[3] 王资生.芦荟山药酸奶的研制[J].食品科学,2007,28(9):675-678.

[4] 潘明,王世宽,杨东,等.山药保健软糖的研制[J].食品工业,1999(6):13-14.

[5] 张兵,谢九皋.山药营养成分的研究[J].湖北农业科学,1996(6):56-58.

[6] 姜红波.山药的药理活性研究及产品开发现状[J].化学与生物工程,2011,28(4):9-12.

[7] 刘晓梅.山药的药理研究及临床新用[J].光明中医,2010,25(6):1087-1088.

[8] 袁书林.山药的化学成分和生物活性作用研究进展[J].食品研究与开发,2008,29(3):176-179.

山楂

一、概述

山楂，别名山里果、山里红、胭脂果等，为蔷薇科植物山里红 *Crataegus pinnatifida* Bge. var. *major* N. E. Br. 或山楂 *C. pinnatifida* Bge. 的干燥成熟果实。秋季果实成熟时采收，切片，干燥。山楂性微温，味酸、甘，入脾、胃、肝经，有消食健脾、行气散瘀、化浊降气之效。中医临床用于治疗肉食积滞，胃脘胀满，泻痢腹痛，瘀血经闭，产后瘀阻，心腹刺痛，胸痹心痛，疝气作痛。山楂含黄酮类、有机酸类、多糖、三萜类化合物、甾体类、原花青素、酚酸等化学成分，具有助消化、保护心脑血管、抗菌、抗氧化、降血压、降血脂、抗肿瘤、抗菌等药理作用，临床常用于治疗食积、高脂血症、高血压、动脉粥样硬化、细菌性痢疾等疾病。

二、来源考证

（一）品种考证

山楂，《新修本草》名赤爪草（木），一名羊梂，一名鼠查，《本草图经》名棠梂子。山楂之名始见于《本草衍义补遗》。《新修本草》载有赤爪木："小树生高五六尺，叶似香葇，子似虎掌爪，木如小林檎，赤色。出山南申州（今河南信阳县），安州（今湖北安陆县）、随州（今湖北随州市）。"《本草纲目》曰："其类有二种，皆生山中。一种小者，山人呼为棠杭子、茅楂、猴楂，可入药用，树高数尺，叶有五尖，桠间有刺，三月开五出小白花，实有赤、黄二色，肥者如小林檎，小者如指头，九月乃熟；一种大者，山人呼为羊杭子，树高丈余，花叶皆同，但实稍大而色黄绿，皮涩肉虚为异尔。初甚酸涩，经霜乃可食，功应相同而采药者不收。"所描述小者的山楂，生于山中，与今之山楂相符，大者与今之大山楂（山里红）不同。今之山里红是山楂的栽培变种，作为药食两用物品已有悠久的历史。

（二）药用部位

《本草纲目》记载："实：九月霜后取山楂实带熟者，去核曝干，或蒸熟去皮核，捣作饼子，日干用。（气味）酸，冷，无毒。（时珍曰）酸、甘，微温。生食多令人嘈烦易饥，损齿，齿龋人尤不宜也。"由此可知，古今山楂的药食两用均为其成熟果实。

三、历代本草记载

1.《新修本草》 唐本注云：小树生高五六尺，叶似香葇，子似虎掌爪，大如小林檎，赤色。出山南申州、安州、随州。

2.《本草蒙筌》 山楂子，味甘、辛，气平。无毒。一名糖球子，俗呼山里红。深谷沿生，立秋摘取。蒸熟去核，曝干收藏。益小儿摩宿食积，扶产妇除儿枕疼。消滞血，理疮疡。行结气，疗颓疝。脾胃可健，膨胀立驱。煮肉少加，须臾即烂。

3.《本草纲目》【附方】(新六)。偏坠疝气[山棠梂肉、茴香(炒)各一两为末，糊丸梧子大。每服一百丸，空心白汤下。《卫生易简方》]。老人腰痛[及腿痛。用棠梂子、鹿茸(炙)等分为末，蜜丸梧子大。每服百丸，日二服]。肠风下血[用寒药、热药及脾弱药俱不效者。独用山里果(俗名酸枣，又名鼻涕团)干者为末，艾汤调下，应手即愈。《是斋百一选方》]。痘疹不快(干山楂为末，汤点服之，立出红活。又法：猴楂五个，酒煎入水，温服即出。《世医得效方》)。痘疮干黑(危困者。用棠梂子为末，紫草煎酒调服一钱。《全幼心鉴》)。食肉不消(山楂肉四两，水煮食之，并饮其汁。《简便方》)。

4.《本草从新》 山楂，酸，甘，微温。健脾行气，消食磨积(善去腥膻油腻之积，与麦芽消谷积者不同。凡煮老鸡、硬肉，投数枚则易烂，其消肉积可知)。散瘀化痰。发小儿痘疹，行乳食停留，止儿枕作痛(恶露积于太阴，少腹作痛，名儿枕痛，砂糖调服)。疗小肠疝气(茴香佐之)。多食令人嘈烦易饥，反伐脾胃生发之气(凡服人参不相宜者，服山楂即解，一补气，一破气也)。胃中无积及脾虚恶食者忌服。有大小二种，小者入药，一名棠球子，去皮核(核亦有用，化食磨积，治疝，催生)。

四、用法与用量

山楂为《中国药典》2020年版品种，用量为9~12g。新鲜山楂可以做粥、代茶饮、煮汤、做冰糖葫芦、酿酒、做糕。山楂作为食品可适量食用。

五、药膳应用

(一) 粥类

山楂粥

【来源】经验方。

【材料】山楂20g，麦芽15g，粳米80g，砂糖10g。

【做法】将山楂、麦芽煎出浓汁去渣，再加入粳米、砂糖煮成稀粥。

【功效】消食积，散瘀血。

(二) 汤类

1. 山楂汤

【来源】经验方。

【材料】新鲜山楂10枚，红枣10枚，木耳15g，红糖30g。

【做法】选取新鲜上等的山楂果10枚，红枣10枚，洗净，用木槌打碎；放入砂锅中，加水适量，并入红糖同煎煮，至果烂为宜。

【功效】消食化积。

2. 山楂饮

【来源】经验方。

【材料】山楂肉20g，红糖20g。

【做法】以水煮熬山楂，滤汁放入红糖融化即可。不拘时温服之。

【功效】消食。

3. 楂菊淡菜羹

【来源】经验方。

【材料】淡菜 100g，山楂 40g，味精 2g，精盐 1g，熟猪油 30g，黄酒 7ml。

【做法】将山楂用清水淘洗干净，煎成药汁，澄清去沉淀。将淡菜发胀洗净，切成片状。锅置于火上，下油烧至七成热放入淡菜炒变色，加黄酒炒一下，再取少量鲜汤及中药汁煮至淡菜熟时，放味精、精盐即可。

【功效】消食健脾。

（三）茶类

1. 山楂茶

【来源】经验方。

【材料】生、炒山楂各 10g，决明子 10g，红茶适量。

【做法】上述药放入保温瓶中，冲入沸水大半瓶，塞紧浸泡 10min。当茶频饮，1 日饮完。

【功效】消食，通便。

2. 山楂菊花茶

【来源】经验方。

【材料】山楂（拍碎）、菊花、荷叶各 10g。

【做法】将上述药放入保温瓶中，冲入适量沸水浸泡，盖闷 15min。频频代茶饮用，1 日饮尽。

【功效】减肥降脂。

3. 楂术茶

【来源】《中医外科学》。

【材料】山楂 20g，苍术 10g。

【做法】将上述材料切碎，共置保温瓶中，用沸水冲泡，盖闷 20~30min，取汁代茶饮。每日 1 剂。

【功效】健脾，祛湿，生发（阴虚血少者慎服）。

4. 山楂消食茶

【来源】经验方。

【材料】鲜山楂、鸡内金等份。

【做法】上述两味捣碎，取 10g 置保温杯中，冲入适量沸水，盖闷 20min，饮时加少量食用糖调味，不拘次数，频频代茶饮用。

【功效】消食化滞。

5. 山楂益母茶

【来源】经验方。

【材料】山楂、益母草各 15g，陈皮 5g，红糖适量。

【做法】将上述 3 味药切碎置保温瓶中，以沸水 200~300ml 泡闷 20min，倾出药汁加入红糖适量，温饮。每日 1 剂。

【功效】活血散瘀。

6. 山楂红茶

【来源】经验方。

【材料】炒山楂 15g,红枣 10g,食糖、红茶各 15g。

【做法】按照原方剂量,将药打成粗粉,置保温瓶中,以沸水适量冲泡,加入适量红糖,盖闷 20min 后,频频饮服。每日 1 剂。

【功效】健脾理气,解毒止痢。

7. 山楂荷叶茶

【来源】经验方

【材料】山楂(去核)30g,荷叶(去梗)10g,桑叶 10g。

【做法】将山楂、荷叶、桑叶装砂罐中,加清水 2 碗,煎至 1 碗,去渣取汁即可。

【功效】解暑热,清头目,消食积。

(四) 酒类

山楂酒

【来源】经验方。

【材料】山楂、桑椹各 250g,红枣、红糖各 30g。

【做法】将 3 味药研碎,与糖拌匀盛于容器,加入米酒 1L,密封浸泡 10d 后备用。每日 2 次,每次饮 10~30ml。

【功效】消食、补肾。

(五) 相关食用制品

1. 山楂糕

【来源】中国专利。

【材料】山楂 50g、饴糖 10g、糯米粉 50g、燕麦粉 40g、鸡内金 3g、陈皮 4g、白兰花叶 3g、连翘 2g、生大黄 2g、石斛 3g、桂圆汁 10g、白莲汁 10g、营养添加剂 6g(营养添加剂由当归油、龟甲粉、虾壳粉按 0.02∶3∶3 的重量比组成)。

【做法】①将山楂去核后,打碎成泥,加入饴糖,混合均匀,待用;②将鸡内金、陈皮、白兰花叶、连翘、生大黄、石斛一起加入适量水中,加热提取,得提取液;③将糯米粉与燕麦粉混合,然后将山楂泥、提取液和桂圆汁、白莲汁、营养添加剂等剩余成分加入其中,搅拌混合,分成小份,放入模具按压成型,再转移至蒸锅中,隔水蒸熟,冷却即得。

【功效】健脾开胃,助消化。

2. 山楂冬菇红枣饭

【来源】《新编中国药膳食疗秘方全书》。

【材料】鲜山楂 50g,红枣 4 枚,冬菇 3 个,白糖适量,粳米 250g。

【做法】将山楂洗净切片、去核;红枣洗净去核,冬菇泡软切丝;粳米淘洗干净,上锅,待米饭煮至水分快干时,再将山楂、红枣、冬菇丝、白糖均匀放在米饭表面,盖严盖,慢火焖至熟。

【功效】活血化瘀,补脾和胃,益气生津。

六、现代研究

（一）主要成分

1. 营养成分　有机酸（苹果酸、柠檬酸等）、维生素（A、B、C、E）、胡萝卜素、蛋白质、脂肪、氨基酸、钙、钾、铁、磷、钠、硒、镁等。

2. 其他成分　黄酮类（山楂总黄酮）、三萜类化合物、前花青素（儿茶素、表儿茶素、棓儿茶素等）、原花青素等。

（二）主要活性

山楂作为传统中药，其果肉、叶及核均可入药。中医认为，山楂能开胃消食，消积化滞，活血化瘀，收敛止痢。现代研究表明，山楂的主要成分是黄酮类物质，主要有黄酮苷类、黄酮醇及其苷类、双氧黄酮苷类、聚合黄酮类。对心血管系统有明显的药理作用。另一类较为重要的成分是三萜类物质，有强心、增加冠脉血流、改善血流循环等重要作用。因此，山楂具有助消化、降压、降血脂、舒张血管、抗心律失常、抗肿瘤等作用，应用范围广。山楂营养丰富，其蛋白质含量是苹果的 17 倍，维生素 C 含量比苹果高 10 余倍，仅次于红枣和猕猴桃；钙含量也较高。山楂所含的 13 种氨基酸中，有 8 种为人体必需氨基酸。

（三）毒理学评价

现代研究未见对山楂的食用部位或其提取物进行相关毒理学试验的报道。

七、安全小贴士

脾胃虚弱者及孕妇慎服；糖尿病患者不宜食用；儿童不宜多食。食用后要注意及时漱口、刷牙。

八、参考文献

[1] 王春雷，芦柏震，侯桂兰．山楂的化学成分、药理作用及临床应用[J]. 海峡药学，2010，22（3）：75-78.

[2] 努尔尼沙，叶尔波力．山楂品种营养成分的测定[J]. 新疆农业科技，2009（5）：54.

[3] 柴军红，任荣，柴小军，等．山楂的应用研究进展[J]. 中国林副特产，2010（2）：98-101.

[4] 张锦，包永睿，孟宪生．不同产地山楂无机元素质量差异分析[J]. 医药导报，2012，31（2）：226-229.

[5] 王坦，苗明三，苗艳艳．山楂的现代研究特点分析[J]. 中医学报，2015，30（5）：708-710.

[6] 卢伟，耿楠，陆宁．山楂功能性成分分析及检测方法[J]. 包装与食品机械，2017，35（3）：65-69.

[7] 孙波．山楂的现代药理与临床应用分析[J]. 中国医药指南 2009，12：122-123.

[8] 李贵海，孙敬勇，张希林，等．山楂降血脂有效成分的实验研究[J]. 中草药，2002，33（1）：50-52.

[9] 冯凤莲，张奔朱．山楂的研究进展[J]. 河北医科大学学报，1997，18（6）：383-384.

[10] 张妍，李厚伟，孙建平，等．山楂果总黄酮的提取分离及体外抗肿瘤活性[J]. 中草药，2004，35（7）：787-789.

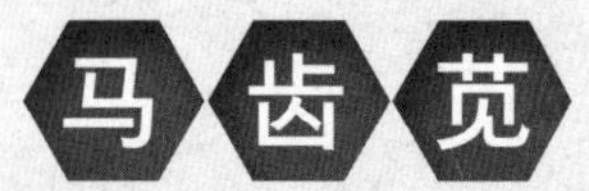

马齿苋

一、概述

马齿苋,别名马苋、五行草、长命菜等,为马齿苋科植物马齿苋 *Portulaca oleracea* L. 的干燥地上部分。夏、秋二季采收,除去残根和杂质,洗净,略蒸或烫后晒干。马齿苋是古今药食两用品种,其味酸,性寒,归肝、大肠经,具有清热解毒、凉血止血、止痢之功效,常用于热毒血痢、痈肿疔疮、湿疹、丹毒、蛇虫咬伤、便血、痔血、崩漏下血等症。民间常用鲜马齿苋开水烫软后煮汤、炒食或凉拌,也可晒干与其他原料一起作馅食用。马齿苋主要含有生物碱类、萜类、香豆素类、黄酮类、有机酸类、挥发油及多糖等化学成分,具有抗炎抑菌、镇痛、降血脂、降血糖、抗肿瘤、抗氧化、抗衰老、增强免疫、抗疲劳、抗惊厥、止咳平喘等药理作用,临床上主要用于糖尿病、炎症、瘙痒症、肠胃保护、鼻疔等方面的治疗。在开发利用方面,马齿苋主要涉及药品、保健食品、化妆品、护发品、日用品及动物饲料等,是极具开发前景的中药材。

二、来源考证

(一)品种考证

马齿苋始载于《本草经集注》,陶弘景于"苋实"项下云:"今马苋别一种,布地生,实至微细,俗呼为马齿苋。亦可食,小酸。"指出了马齿苋的特点是铺地而生,种子细小,味酸。《开宝本草》始将马齿苋单独列为一条。《本草图经》曰:"马齿苋旧不著所出州土,今处处有之。虽名苋类而苗叶与人苋辈都不相似。又名五行草,以其叶青、梗赤、花黄、根白、子黑也。"《本草纲目》谓:"马齿苋处处园野生之。柔茎布地,细叶对生。六七月开细花,结小尖实,实中细子如葶苈子状。人多采苗煮晒为蔬。"对照《本草图经》《本草纲目》附图,上述形态特征与今所用之马齿苋一致,为马齿苋科植物马齿苋。

(二)药用部位

根据历代本草,马齿苋药用和食用历史悠久,主要用其地上部分,即肉质的茎和叶。历代本草多记载其地上部分可外敷治疮或止血或治疗血痢。而一些食疗类本草如《食疗本草》《食医心镜》等记述了其地上部分用作食疗方面的作用。《本草蒙筌》还指出了其根亦可用于疔疮。综上,马齿苋作为药用主要为其地上部分,古今一致。

三、历代本草记载

1.《本草蒙筌》 一种马齿苋性滑,野地最多;主治与苋实颇同,疮科尤善。杖疮敷散血,疔疮敷出根。

 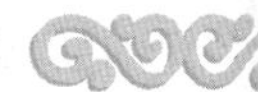

2.《本草纲目》【附方】(旧十五,新二十三)三十六风(结疮。马齿苋一石,水二石,煮取汁,入蜜蜡三两,重煎成膏,涂之。《食疗》)。诸气不调(马齿苋煮粥,食之。《食医心镜》)。禳解疫气(六月六日,采马齿苋晒干。元旦煮熟,同盐、醋食之,可解疫疠气。《唐瑶经验方》)。筋骨疼痛[不拘风湿气、杨梅疮及女人月家病,先用此药止疼,然后调理。干马齿苋一斤(湿马齿苋二斤),五加皮半斤,苍术四两,舂碎,以水煎汤洗澡。急用葱、姜擂烂,冲热汤三碗,服之。暖处取汗,立时痛止也。《海上名方》]。脚气浮肿(心腹胀满,小便涩少。马齿草和少粳米,酱汁煮食之。《食医心镜》)。男女疟疾(马齿苋捣,扎手寸口,男左女右)。产后虚汗(马齿苋研汁三合服。如无,以干者煮汁。《妇人良方》)。产后血痢(小便不通,脐腹痛。生马齿苋菜杵汁三合,煎沸入蜜一合,和服。《产宝》)。小儿血痢(方同上。《心镜》)。肛门肿痛(马齿苋叶、三叶酸草等分,煎汤熏洗,一日二次,有效。《濒湖方》)。痔疮初起(马齿苋不拘鲜干,煮熟急食之。以汤熏洗。一月内外,其孔闭,即愈矣。《杨氏经验方》)。赤白带下(不问老、稚、孕妇悉可服。取马齿苋捣绞汁三大合,和鸡子白二枚,先温令热,乃下苋汁,微温顿饮之。不过再作即愈。《崔元亮海上方》)。小便热淋(马齿苋汁服之。《圣惠方》)。阴肿痛极(马齿苋捣傅之,良。《永类钤方》)。中蛊欲死(马齿苋捣汁一升饮,并傅之。日四五次。《寿域》)。腹中白虫(马齿苋水煮一碗,和盐、醋空腹食之。少顷白虫尽出也。《孟诜食疗》)。紧唇面疱(马齿苋煎汤日洗之。《圣惠方》)。目中息肉(淫肤、赤白膜。马齿苋一大握洗净,和芒消末少许,绵裹安上。频易之。《龙木论》)。风齿肿痛(马齿苋一把,嚼汁渍之。即日肿消。《本事方》)。漏耳诸疮(治耳内外恶疮,及头疮、肥疮、㾊疮。黄马散:用黄檗半两,干马齿苋一两,为末,傅之。《圣惠》)。项上疬疮(《外台》:用马苋阴干烧研,腊猪脂和,以暖泔洗拭,傅之。《简便》:治瘰疬未破。马齿苋同靛花捣掺,日三次)。腋下胡臭(马齿苋杵,以蜜和作团,纸裹泥固半寸厚,日干,烧过研末。每以少许和蜜作饼,先以生布揩之,以药夹胁下,令极痛,久忍,然后以手巾勒两臂。日用一次,以瘥为度。《千金方》)。小儿火丹(热如火,绕脐即损人。马苋捣涂,日二。《广利方》)。小儿脐疮,久不瘥者(马齿苋烧研傅之。《千金》)。豌豆癍疮(马齿苋烧研傅之,须臾根逐药出。不出更傅。《肘后》)。丁疮肿毒(马齿菜二分,石灰三分,为末,鸡子白和,傅之。反花恶疮马齿苋一斤烧研,猪脂和傅。《圣惠》)。蛀脚臁疮(干马齿苋研末,蜜调傅上。一宿其虫自出,神效。《海上方》)。足趾甲疽(肿烂者。屋上马齿苋、昆仑青木香、印成盐,等分和匀,烧存性,入光明朱砂少许,傅之。《外台秘要》)。疮久不瘥(积年者。马齿苋捣烂封之。取汁煎稠傅亦可。《千金》)。马咬人疮(毒入心者。马齿苋煮,并汤食之。《圣惠》)。射工溪毒(马齿苋捣汁一升服,以滓傅之,日四五次良。《海上方》)。毛虫螫人(赤痛不止。马齿苋捣熟封之,妙。《灵苑方》)。蜂虿螫人(方同上。《张文仲方》)。蜈蚣咬伤(马齿汁涂之。《肘后》)。小儿白秃(马齿苋煎膏涂之。或烧灰,猪脂和涂。《圣惠方》)。身面瘢痕(马齿苋汤日洗二次。《圣惠方》)。杂物眯目(不出。用东墙上马齿苋烧灰研细,点少许于眦头,即出也。《圣惠方》)。

3.《本草从新》 马齿苋,酸,寒。散血解毒,祛风杀虫。治诸淋疳痢(《海上方》捣汁合鸡子服、治赤白痢)。血癖恶疮(多年恶疮、敷两三遍即瘥。煎膏、涂秃疮湿癣)。小儿丹毒(捣汁饮、以滓涂之)。利肠滑产。叶如马齿,有小大二种,小者入药。性至难燥。去茎。亦忌与鳖同食。

四、用法与用量

马齿苋为《中国药典》2020年版品种,用量为9~15g,外用适量捣敷患处。马齿苋为民间常用食物,可做粥、凉拌、炒制、做汤等。

五、药膳应用

(一) 粥类

1. 马齿苋粥

【来源】经验方。

【材料】鲜马齿苋 60g(或干者 30g),粳米 50g。

【做法】如常法煮米做粥,将熟时入马齿苋,煮沸即可。

【功效】清热解毒,除湿止痢。

2. 长命粥

【来源】经验方。

【材料】长命菜(马齿苋)60g,粳米 60g,猪肉末 30g,精盐 3g,麻油 10ml。

【做法】先将粳米淘洗干净,沥尽水。再把采摘过的长命菜拣洗干净,切成碎段。炒锅置于火上,倒入麻油,加入猪肉末拌炒片刻,再加入长命菜、粳米、精盐及清水,烧开后转用小火熬煮成粥。

【功效】清热解毒。

(二) 汤类

1. 马齿苋冬瓜汤

【来源】经验方。

【材料】新鲜马齿苋 100g(或干品 50g),冬瓜 50g。

【做法】将新鲜马齿苋和冬瓜共入锅加水煮汤。每日 1~2 次,连服 3d。

【功效】清热解毒,利水消肿。

2. 马齿苋玫瑰汤

【来源】经验方。

【材料】马齿苋 50g,玫瑰花 30g,精盐、味精各少许。

【做法】将马齿苋、玫瑰花分别洗净,切成 2cm 长段,放入锅内,加水 500ml,煮 3min,加精盐、味精调匀即可。

【功效】清热解毒,疏肝解郁。

3. 马齿苋阿胶汤

【来源】经验方。

【材料】马齿苋 50g,金银花 30g,阿胶 10g。

【做法】马齿苋、金银花入砂锅,加水 600ml,煎至 300ml,去渣留汁。阿胶烊化,兑入和匀即成。

【功效】清热解毒,滋阴补血。

(三) 茶类

马齿苋茶

【来源】经验方。

【材料】马齿苋 50g（或干品 15g）。

【做法】取鲜马齿苋，洗净，先干蒸 5min，捣烂取汁。加适量冷开水再捣取汁。二者合并，随意当茶饮之。或干品煎沸后去渣饮用。

【功效】清热解毒，凉血止痢。

（四）相关食用制品

马齿苋脯

【来源】《农村新技术》。

【材料】马齿苋、白糖。

【做法】①新鲜马齿苋剪根摘掉枝叶，洗净，沥干；②将菜体剪成 5cm 的小段，置于 95℃热水中上下翻动烫漂 90s；③将物料装入网袋中，先在热糖液中煮制 4~8min；④取出立即放入冷糖液中浸泡，交替 4~5 次，逐渐将糖浓度从 30% 提高到 55% 以上；⑤待物料糖制彻底，取出，沥糖。

【功效】清热解毒。

六、现代研究

（一）主要成分

1. 营养成分　蛋白质、脂肪、纤维素、胡萝卜素、氨基酸、钾、钠、钙、镁、磷、铁、锌、硒、铜、锰等。

2. 其他成分　生物碱类（去甲肾上腺素、多巴胺、甜菜红色素等）、萜类和甾醇类（羽扇豆醇、木栓酮、胡萝卜苷等）、香豆素类（反式 - 对香豆酸、佛手内酯、伞形花内酯等）、黄酮类（芹菜素、山柰酚、黄豆苷元等）、有机酸类（原儿茶酸、阿魏酸、没食子酸等）、挥发油、多糖等。

（二）主要活性

现代研究表明，马齿苋具有抗炎抑菌、镇痛、降血脂、降血糖、抗肿瘤、抗氧化、抗衰老、增强免疫、抗疲劳、抗惊厥、止咳平喘等作用。马齿苋钾含量很高，高钾饮食具有一定的降血压效果；此外，马齿苋还含有多种丰富的微量元素，其中元素锌与人体 80 多种酶的组成和代谢有关，直接参与核酶与蛋白质的合成；铁是组成血红蛋白、细胞色素、铁硫蛋白的必要元素，故人们称马齿苋为“长寿菜”。

（三）毒理学评价

现代研究未见对马齿苋的食用部位或其提取物进行相关毒理学试验的报道，仅有学者以马齿苋多糖为对象，对其进行小鼠急性经口毒理学试验，结果表明马齿苋多糖实际无毒。

七、安全小贴士

马齿苋性寒，脾胃虚寒的腹泻人群忌食；孕妇慎食。

八、参考文献

[1] 王天宁,刘玉婷,肖凤琴,等.马齿苋化学成分及药理活性的现代研究整理[J].中国实验方剂学杂志,2018,24(6):224-234.

[2] 王迪轩.5 款马齿苋食品加工技术[J].农村新技术,2010(13):35-36.

[3] 李长江,许广毅.马齿苋的营养成分与药用价值[J].中国食物与营养,2010(9):73-74.

[4] 袁晓玲,杨跃华,南建忠,等.原子吸收光谱法测定马齿苋中微量元素[J].安徽农业科学,2008,36(16):6858-6859.

[5] 杜士明,蔡华,梁俊,等.马齿苋药理研究进展及开发思路[J].中国药房,2007,18(27):2145-2147.

[6] 王红艳,王松丽,黄群策.野生蔬菜马齿苋的研究进展[J].中国农学通报,2004,20(2):31-33,36.

[7] 范玉生.马齿苋多糖降血糖作用研究[D].咸阳:西北农林科技大学硕士学位论文,2008.

乌梅

一、概述

乌梅，别名酸梅、黄仔、合汉梅、干枝梅，为蔷薇科植物梅 *Prunus mume*（Sieb.）Sieb. et Zucc. 的干燥近成熟果实。夏季果实近成熟时采收，低温烘干后闷至色变黑。乌梅作为药用和食用的历史颇久，味酸、涩，性平，归肝、脾、肺、大肠经，具敛肺、涩肠、生津、安蛔之功效。用于肺虚久咳，久痢滑肠，虚热消渴，蛔厥呕吐腹痛。民间以新鲜成熟果实生食或榨汁食用，以烟熏炮制成乌梅作药用。乌梅含黄酮类、有机酸及氨基酸类、萜类、生物碱类及挥发性成分等化学成分。现代研究其具有抗菌、镇咳、镇静催眠及抗惊厥、抗病毒、抗肿瘤、抗氧化、止血等广泛的药理作用，临床上用于大肠息肉、肝病、蛔痛、过敏性结肠炎、子宫脱垂、真菌性阴道炎、荨麻疹、过敏性鼻炎、幼儿腹泻等方面的治疗。

二、来源考证

（一）品种考证

乌梅始载于《神农本草经》，列为中品，原作“梅实”。《名医别录》载：“梅实，生汉中（今陕西南部、四川北部）川谷，五月采，火干。”《本草经集注》云：“此亦是乌梅也，用当去核……生梅子及白梅亦应相似，今人多用白梅和药……。”《本草图经》曰：“梅实，生汉中川谷，今襄汉、川蜀、江湖、淮岭皆有之。其生实酸而损齿，伤骨，发虚热，不宜多食之，服黄精人尤不相宜。……五月采其黄实，火熏干作乌梅。”《本草行义》载：“熏之为乌梅，曝干藏密器中为白梅。”《本草纲目》载：“梅，花开于冬，而实熟于夏……叶有长尖，先众木而花……绿萼梅，枝跗皆绿……红梅，花色如杏。”综上所述，并对照《本草图经》及《本草纲目》附图，古之乌梅即蔷薇科植物梅的近成熟果实经加工而成者。

学者根据《本草图经》和《本草纲目》乌梅附图考证：梅实、乌梅的原植物即为蔷薇科植物梅 *Prunus mume*（Sieb.）Sieb. et Zucc.。乌梅的使用品种，以栽培的原变种梅为主，如《中国药典》2020 年版一部仅收载梅为药用品种。但其他变种如厚叶梅、毛梅、毛茎梅的果实在云南、贵州等地作乌梅入药。

（二）药用部位

乌梅作为药食两用品种，其使用部位历代记载并无差异，均为乌梅之果实。《中药品种理论与应用》一书提及：同为蔷薇科的杏、山杏、李、桃及樱桃李等的果实，曾出现于伪品。其鉴别要点在于果核表面的情况，正品乌梅表面有众多凹点及网状纹理，杏核表面光滑，边缘厚而有沟；山杏核表面略平滑，边缘锋利；李核表面具有网状纹理，但无凹点；桃核表面有众多麻点，边缘沟状；樱桃李核表面无凹点。

总之，乌梅作为中药在本草典籍中多有记载，食用与药用部位一致，均为梅之果实。

三、历代本草记载

1.《神农本草经》 梅实，味酸，平。主下气，除热烦满，安心，肢体痛，偏枯不仁，死肌，去青黑痣，恶疾。

2.《名医别录》 无毒。止下痢，好唾，口干。生汉中川谷，五月采，火干。

3.《本草经集注》 陶隐居云：此亦是乌梅也，用当去核，微熬之。伤寒烦热，水渍饮汁。生梅子及白梅亦应相似，今人多用白梅和药，以点痣蚀恶肉也。服黄精人，云禁食梅实。

4.《新修本草》 梅实，利筋脉，去痹。

5.《嘉祐本草》 梅核人亦可单用，味酸，无毒。能除烦热。

6.《本草图经》 梅实，生汉中川谷，今襄汉、川蜀、江湖、淮岭皆有之。其生实酸而损齿，伤骨，发虚热，不宜多食之，服黄精人尤不相宜。……五月采其黄实，火熏干作乌梅，主伤寒烦热及霍乱躁渴，虚劳瘦羸，产妇气痢等方中，多用之。

7.《本草衍义》 食梅则津液泄，水生木也。津液泄，故伤齿。肾属水，外为齿，故也。王叔和曰：膀胱、肾合为津府。此语虽鄙，然理存焉。熏之为乌梅，曝干藏密器中为白梅。

8.《汤液本草》 气平，味酸，酸温阳也，无毒。《象》云：主下气，除热烦满，安心调中，治痢止渴。以盐为白梅，亦入除痰药。去核用。

9.《本草蒙筌》 味酸，气平。可升可降，阳也。无毒。处处栽植，夏月摘收。火熏干者色乌，日曝干者色白。因制有二，故名不同。凡欲用之，俱宜去核。乌梅收敛肺气，解渴除烦。因涩大肠，禁痢止泻。却伤寒温疟，逐虚劳骨蒸。同建茶干姜为丸，治休息久痢尤验。黑痣可脱，虫痛能安。白梅杵烂成膏，敷攻恶毒。治妇人乳痈最效，拔肉中箭镞如神。中风紧闭牙关，急宜将肉摩擦。叶煮汁服，久痢亦除。

10.《本草纲目》【附方】（旧十三，新二十）。诸疮弩肉（方见上）。痈疽疮肿（已溃未溃皆可用。盐白梅烧存性为末，入轻粉少许，香油调，涂四围。《王氏易简方》）。喉痹乳蛾（冰梅丸：用青梅二十枚，盐十二两，淹五日，取梅汁入明矾三两，桔梗、白芷、防风各二两，猪牙皂角三十条，俱为细末，拌汁和梅入瓶收之。每用一枚，噙咽津液。凡中风痰厥，牙关不开，用此擦之尤佳。总录：用白梅包生矾末作丸含咽，或纳吞之）。消渴烦闷（乌梅肉二两，微炒为末。每服二钱，水二盏，煎一盏，去滓，入豉二百粒，煎至半盏，温服。《简要济众方》）。泄痢口渴（乌梅煎汤，日饮代茶。《扶寿精方》）。产后痢渴（乌梅肉二十个，麦门冬十二分，以水一升，煮七合，细呷之。《必效方》）。赤痢腹痛［《直指》：用陈白梅同真茶、蜜水各半，煎饮之。《圣惠》：用乌梅肉（炒）、黄连各四两，为末，炼蜜丸梧子大。每米饮服二十丸，日三服］。便痢脓血（乌梅一两去核，烧过为末。每服二钱，米饮下，立止。《圣济总录》）。久痢不止（肠垢已出。《肘后》：用乌梅肉二十个，水一盏，煎六分，食前分二服。《袖珍》：用乌梅肉、白梅肉各七个捣烂，入乳香末少许，杵丸梧桐子大。每服二三十丸，茶汤下，日三）。大便下血（及酒痢、久痢不止。用乌梅三两，烧存性为末，醋煮米糊和，丸梧子大。每空心米饮服二十丸，日三。《济生方》）。小便尿血（乌梅烧存性研末，醋糊丸梧子大。每服四十丸，酒下）。血崩不止（乌梅肉七枚，烧存性研末。米饮服之，日二）。大便不通（气奔欲死者。乌梅十颗，汤浸去核，丸枣大。纳入下部，少时即通。《食疗本草》）。霍乱吐利（盐梅煎汤，细细饮之。《如宜方》）。蛔虫上行（出于口鼻。乌梅煎汤频饮，并含之，即安。《食鉴本草》）。水气满急（乌梅、大枣各三枚，水四升，煮二升，纳蜜和匀，含咽之。《圣济总录》）。梅核膈气（取半青半黄梅子，每个用盐一两淹一日夜，晒干又浸又晒，至水尽乃止。用青钱三个，夹二梅，麻线缚定，通装磁罐内封埋地下，百日取出。每用一枚，含之咽汁，入喉即消。收一年者治一人，二年者治二人，其妙绝伦。《龚氏经验方》）。心腹胀痛（短气欲绝者。乌梅七枚，水五升，煮一沸，纳大钱二七枚，煮二升半，顿服之。《肘后》）。劳疟劣弱（乌梅十四枚，豆豉二合，桃、柳枝各一虎口，甘草三寸，生姜一块，以童子小便二升，煎一半，温服即止。《图经本草》）。久咳不已（乌梅肉微炒，罂粟壳去筋膜蜜炒，等分为末。每服二钱，睡时蜜汤调下）。痰厥头痛（如破者。乌梅肉三十个，盐三撮，酒三升，煮一升，顿服取吐即愈。《肘后方》）。伤寒头痛（壮热，胸中烦痛，四五日不解。乌梅十四枚，盐五合，水一升，煎半升，温服取吐。吐后避风良。《梅师方》）。折伤金疮（干梅烧存性傅之，一宿瘥。《千金方》）。马汗入疮（作痛。用乌梅连核捣烂，以头醋和傅。仍先刺疮，出去紫血，乃傅之系定。《经验方》）。猘犬伤毒（乌梅末，酒服二钱。《千金》）。指头肿毒（痛甚者。乌梅肉和鱼鲊捣，封之妙。《李楼奇方》）。伤寒䘌疮（生下部者。乌梅肉三两炒为末，炼蜜丸梧子大。以石榴根皮煎汤，食前下三十丸。《圣惠方》）。小儿头疮（乌梅烧末，生油调涂。《圣济录》）。香口去臭（曝干梅脯，常时含之。《毛诗疏》）。硫黄毒发，令人背膊疼闷，目暗漠漠（乌梅肉焙一两，沙糖半两，浆水一大盏，煎七分，呷之。《总录》）。

11.《本草从新》 乌梅，酸涩而温脾肺，血分之果，涩肠敛肺（肺欲收、急食酸以收之），止血涌痰，消肿解毒。

12.《得配本草》 乌梅，忌猪肉。酸涩，温，入手足太阴经气分，兼入足厥阴经血分。敛肺涩肠，生津止渴，治久嗽泻痢，反胃噎膈，虚劳骨蒸，霍乱劳疟，蛔厥吐利，止血涌痰，醒酒杀虫，去黑痣，蚀恶肉，解鱼毒、硫黄毒。得川连，治赤痢肠痛。配建茶、干姜，治休息痢。佐麦冬，治产后痢渴。入补脾药，止久泄虚脱。汤浸去核，捣丸如枣大，纳入谷道，导大便不通。去核煅炭，敷疮蚀恶肉立效。其核中仁，能清妇人子脏风气积滞。病宜发散，疟痢初起者禁用。怪症，下颊忽落，用乌梅口衔一枚，外用南星、姜汁调涂两颊，一夜即上。

13.《本草崇原》 气味酸温平涩，无毒。主治下气、除热，烦满，安心，止肢体痛，偏枯不仁，死肌，去青黑痣，蚀恶肉。梅花放于冬，而实熟于夏，独得先春之气，故其味酸，其气温平而涩，涩附于酸也。主下气者，得春生肝木之味，生气上升，则逆气自下矣。除热烦满者，禀冬令水阴之精，水精上滋，则烦热除而胸膈不满矣。安心者，谓烦热除而胸膈不满，则心气亦安。肢体痛，偏枯不仁，死肌，皆阳气虚微，不能熏肤充身泽毛，若雾露之溉。梅实结于春而熟于夏，主敷布阳气于肌腠，故止肢体痛，及偏枯不仁之死肌。阳气充达，则其颜光，其色鲜，故去面上之青黑痣，及身体虫蚀之恶肉。

四、用法与用量

乌梅为《中国药典》2020年版品种，用量为6~12g；内服：煎汤，3~10g；或入丸；外用：适量，烧存性研末撒或调。乌梅为民间常用食物，可做零食，制作成饮料、汤、茶等。乌梅作为食品可适量食用。

五、药膳应用

(一) 粥类

乌梅粥

【来源】《中华药粥谱》。

【材料】乌梅 15g,粳米 60g,冰糖适量。

【做法】先将乌梅煎煮,取汁去渣,再加入粳米、冰糖煮成稀粥。

【功效】敛肺涩肠,生津止渴。

(二) 汤类

1. 乌梅百合汤

【来源】经验方。

【材料】乌梅 15g,百合 120g,冰糖 30g。

【做法】将乌梅用温开水泡 1d,连汤放入锅内,加百合及冰糖,烧开,改用微火煮 20min,取汁。每日 1 剂,分 2 次饮服。

【功效】敛肺止咳。

2. 冰糖乌梅汤

【来源】《中华药汤谱》。

【材料】冰糖 15g,乌梅 1 枚。

【做法】将上述材料共同煎汤。

【功效】生津止渴,敛肺止咳。

(三) 茶类

1. 两姜乌梅饮

【来源】经验方。

【材料】生姜 10g,高良姜 10g,乌梅肉 30g,红茶 5g,红糖少许。

【做法】生姜、高良姜切丝,乌梅肉剪碎,与红茶以开水冲泡,加盖泡 30min,再加入少许红糖即可。

【功效】温胃,止泻。

2. 玉竹乌梅茶

【来源】《中国药膳学》。

【材料】玉竹、北沙参、石斛、麦冬、乌梅。

【做法】将上药共研粗末。每服取 50~70g,置保温瓶中,以沸水冲泡,盖闷 20min,代茶频饮。清液饮完,可再用沸水冲入,继饮,至药汁尽为止。

【功效】滋阴润肺,养胃生津。

3. 梅豉茶

【来源】《中华药茶谱》。

【材料】乌梅 6g,淡豆豉 3g。

【做法】原方用量加倍,将乌梅肉切碎与淡豆豉相合,置于保温杯中,用沸水冲泡,盖闷

20min，频频代茶饮用。饮完复加开水，以药汁泡尽为止。每日 1 剂。

【功效】生津止渴；敛肺、涩肠、除烦。

4. 橄竹梅茶

【来源】《中华药茶谱》。

【材料】咸橄榄 5 个，淡竹叶 5g，乌梅 5 个，绿茶 5g，白糖 10g。

【做法】上药共捣碎，置保温瓶中，沸水冲泡，盖闷 15min 左右，频频代茶饮用。每日 2 剂。

【功效】清肺解毒，利咽润喉。

5. 乌梅荷叶茶

【来源】经验方。

【材料】乌梅 10g，鲜荷叶 9g。

【做法】鲜荷叶切碎，与乌梅共置保温瓶中，以沸水适量冲泡，闷置 15min 后，代茶凉饮。每日 1 剂。

【功效】清热祛暑，生津止渴。

6. 人参乌梅茶

【来源】《中华药茶谱》。

【材料】人参 3g，乌梅 10g，炒莲子、木瓜各 9g，炙甘草 4.5g。

【做法】先将人参切成薄片，置保温杯中，再取莲子（去心）、木瓜、炙甘草、乌梅肉（5 枚）煎取汁，趁热冲泡人参片，盖闷 15min 后，代茶饮。最后将参渣吞服。每日 1 剂。

【功效】益气养阴，生津止渴。

（四）药酒

红花乌梅山楂酒

【来源】《中华药酒谱》。

【材料】红花 50g，乌梅 50g，山楂 50g，红糖 20g，白酒 300ml。

【做法】红花、乌梅、山楂，用白纱布袋盛之，放入净器中，入白酒浸泡，密封。每日摇动，7~10d 后开启，过滤后装瓶备用。

【功效】活血通经，生肌安蛔，消积化滞。

（五）相关食用制品

乌梅绿豆沙复合保健饮料

【来源】《北方园艺》。

【材料】乌梅、绿豆、白砂糖、柠檬酸、酸梅香精、维生素 C、食用盐、羧甲基纤维素钠、饮用水（符合 GB10791—89 标准）。

【做法】①制作绿豆沙：将绿豆进行浸泡，煮好后将绿豆过滤去皮渣，用胶体磨立即进行磨浆备用；②乌梅汁的萃取：取 200g 药用乌梅清洗干净，于 4L 水中浸提 7~8h 后，再在电炉上熬煮 1h；③制备成品：将配方中各原料按照绿豆沙 15%、乌梅汁 30%、白砂糖 10%、柠檬酸 0.15%、环状糊精 0.25%、海藻酸钠 0.25%、酸梅香精 0.1% 配比调用。

【功效】生津止渴。

六、现代研究

（一）主要成分

1. 营养成分　蛋白质、脂肪、糖类、维生素 C、维生素 B_1、维生素 B_2 等，并富含钙、铜、铁、钾、镁、锰、钠、磷、锌等营养元素。

2. 其他成分　黄酮类、有机酸类、萜类、生物碱类、挥发性成分类等。

（二）主要活性

现代研究表明乌梅具有增强平滑肌张力、抗菌和抑制肠道菌群、抗肿瘤、抗过敏性及组胺休克、抗凝血、抗纤维蛋白溶解、抗疲劳、抗衰老和保肝等多种药理作用。乌梅还具有降血糖、抑制结石形成、止血等作用。乌梅中含钾多而含钠较少，因此，需要长期服用排钾性利尿药者宜食之；含有的茶酸能促进肠蠕动；梅中含多种有机酸，有改善肝功能的作用，适合肝病患者食用；梅酸可软化血管，延缓血管硬化，具有防老抗衰作用。

（三）毒理学评价

目前未见关于乌梅毒理学研究的有关文献报道。

七、安全小贴士

乌梅为收涩之药，感冒发热、咳嗽多痰、胸膈痞闷之人忌食；菌痢、肠炎初期忌食；有实邪者忌服。乌梅有调节平滑肌的作用，妇女月经期以及怀孕妇人产前产后忌食。根据中医九种体质学说，湿热、痰湿体质人群忌服或少服。

八、参考文献

[1] 杨莹菲，胡汉昆，刘萍，等．乌梅化学成分、临床应用及现代药理研究进展[J]. 中国药师，2012，15(3)：415-418.

[2] 谢宗万．中药品种理论与应用[M]. 北京：人民卫生出版社，2008.

[3] 徐国钧，徐珞珊，王峥涛，等．常用中药材品种整理和质量研究：第四册[M]. 福州：福建科学技术出版社，2001.

[4] 方元平，朱孟良，项俊．乌梅绿豆沙复合保健饮料的研制[J]. 北方园艺，2008(10)：191-193.

[5] 任少红，王峰，王红．微波消解 ICP-AES 测定乌梅中的多种元素[J]. 光谱实验室，2013，30(3)：1350-1352.

[6] 沈红梅，乔传卓，苏中武．乌梅的化学、药理及临床研究进展[J]. 中成药，1993，15(7)：35-36.

[7] 张英福，邱小青，田治锋，等．乌梅对豚鼠膀胱逼尿肌运动影响的实验研究[J]. 山西中医，2000(2)：43-45.

[8] 沈红梅，乔传卓，苏中武，等．采收、加工、植物基原对乌梅抑菌作用的影响[J]. 中药材，1994，17(8)：24-27.

[9] 沈红梅，程涛，乔传卓，等．乌梅的体外抗肿瘤活性及免疫调节作用初探[J]. 中国中药杂志，1995，20(6)：365-368，384.

木瓜

一、概述

木瓜，别名贴梗海棠、皱皮木瓜、宣木瓜等，来源于蔷薇科植物贴梗海棠 *Chaenomeles speciosa*（Sweet）Nakai 的干燥近成熟果实。夏、秋二季果实绿黄时采收，置沸水中烫至外皮灰白色，对半纵剖，晒干。木瓜味酸，性温，归肝、脾经。功能舒筋活络，和胃化湿，用于湿痹拘挛，腰膝关节酸重疼痛，暑湿吐泻，转筋挛痛，脚气水肿。民间多鲜食或炖煮食用，以切片晒干或与其他药煎煮配伍作药用。木瓜作为药食两用物品，应用悠久。其味较酸，古代多采取多种方法去除酸味以供食用，但是本草中多云木瓜不宜长期食用。木瓜中含多糖类、酶类、有机酸类、萜类化合物、黄酮类、甾醇类等化学成分；药理研究表明其有抗肿瘤、消炎镇痛、保肝、降血脂等药理作用，现代临床用于急性病毒性黄疸型肝炎、急性菌痢、风湿性及类风湿关节炎、三叉神经痛等方面的治疗。

二、来源考证

（一）品种考证

木瓜始载于《名医别录》。《雷公炮炙论》云："木瓜，皮薄，微赤黄，香，甘、酸，不涩……向里子头尖，一面方，是真木瓜。"《本草经集注》载："山阴兰亭尤多。"《本草图经》谓："今处处有之，而宣城者为佳。其木状如柰，花生于春末而深红色，其实大者如瓜，小者如拳。"据此描述，与今宣城产的宣木瓜（皱皮木瓜）一致，植物为蔷薇科贴梗海棠。《本草图经》又云："榠栌，有重蒂如乳者为木瓜，无此者为榠栌也。"这里所指榠栌与木瓜很相似，即今药材中的光皮木瓜。

李时珍指出了几种类似品的区别："木瓜可种可接，可以枝压。其叶光而浓，其实如小瓜而有鼻，津润味不木者，为木瓜；圆小于木瓜，味木而酢涩者，为木桃；似木瓜而无鼻，大于木桃，味涩者，为木李，亦曰木梨，即榠楂及和圆子也。鼻乃花脱处，非脐蒂也。木瓜性脆，可蜜渍之为果。去子蒸烂，捣泥入蜜与姜作煎，冬月饮尤佳。木桃、木李性坚，可蜜煎及作糕食之"。可见李时珍对这几种已非常熟悉，其将榠楂亦另列一条。从食物性本草来看，《食疗本草》在"木瓜"项下亦列有"榠楂"和"楂子"，可见三者是明显区别的，而历代食物性本草中对木瓜的描述均和药用木瓜一致，而非指他物，其来源为蔷薇科植物贴梗海棠。

（二）药用部位

历代本草文献关于木瓜的药用部位均记载为果实，古今一致。《本草经集注》："木瓜，山阴兰亭尤多，彼人以为良果。"《雷公炮炙论》："用铜刀削去皮并子，薄切，于日中晒干。"均为果实入药的记载。

三、历代本草记载

1.《名医别录》 木瓜实,味酸,温,无毒。主湿痹邪气,霍乱,大吐下,转筋不止。其枝亦可煮用。

2.《本草经集注》 木瓜,山阴兰亭尤多,彼人以为良药,最疗转筋。如转筋时,但呼其名及书上作木瓜字皆治愈,理亦不可寻解。俗人拄木瓜杖,云利筋胫。又有榠楂,大而黄,可进酒去痰。又楂子,涩,断利。

3.《嘉祐本草》 其树枝状如柰,花作房生,子形似栝楼,火干甚香。《尔雅》云:楙,木瓜。注云:实如小瓜,酢可食,然多食亦不益人。又《尔雅》注:楂似梨而酢涩。

4.《本草衍义》 得木之正,故入筋。以铅霜涂之,则失醋味。受金之制,故如是。今人多取西京大木瓜为佳,其味和美。至熟止青白色,入药绝有功。胜、宣州者味淡。此物入肝,故益筋与血。病腰肾脚膝无力,此物不可阙也。

5.《汤液本草》 气温,味酸。入手足太阴经。

6.《本草蒙筌》 木瓜实,味酸,气温。无毒。各处俱产,宣州独良。经入手太阴,用之勿犯铁器。气脱能固,气滞能和。平胃以滋脾,益肺而去湿。助谷气,调荣卫,除霍乱,止转筋。

7.《本草纲目》【附方】(旧二,新十)。项强筋急(不可转侧,肝、肾二脏受风也。用宣州木瓜二个取盖去瓤,没药二两,乳香二钱半,二味入木瓜内缚定,饭上蒸三四次,烂研成膏。每用三钱,入生地黄汁半盏,无灰酒二盏,暖化温服。许叔微云:有人患此,自午后发,黄昏时定。予谓此必先从足起。足少阴之筋自足至项。筋者肝之合。今日中至黄昏,阳中之阴,肺也。自离至兑,阴旺阳弱之时。故《灵宝毕法》云:离至乾,肾气绝而肝气弱。肝、肾二脏受邪,故发于此时。予授此及都梁丸服之而愈。《本事方》)。脚气肿急(用木瓜切片,囊盛踏之。广德顾安中,患脚气筋急腿肿。因附舟以足阁一袋上,渐觉不痛。乃问舟子:袋中何物?曰宣州木瓜也。及归,制木瓜袋用之,顿愈。《名医录》)。脚筋挛痛(用木瓜数枚,以酒、水各半,煮烂捣膏,乘热贴于痛处,以帛裹之。冷即换,日三五度。《食疗本草》)。脐下绞痛(木瓜三片,桑叶七片,大枣三枚,水三升,煮半升,顿服即愈。《食疗》)。小儿洞痢(木瓜捣汁服之。《千金方》)。霍乱转筋(木瓜一两,酒一升,煎服。不饮酒者,煎汤服。仍煎汤浸青布裹其足。《圣惠》)。霍乱腹痛(木瓜五钱,桑叶三片,枣肉一枚,水煎服。《圣惠方》)。四蒸木瓜圆(治肝、肾、脾三经气虚,为风寒暑湿相搏,流注经络。凡遇六气更变,七情不和,必至发动,或肿满,或顽痹,憎寒壮热,呕吐自汗,霍乱吐利。用宣州大木瓜四个,切盖剜空听用。一个入黄芪、续断末各半两于内,一个入苍术、橘皮末各半两于内,一个入乌药、黄松节末各半两于内(黄松节即茯神中心木也),一个入威灵仙、苦葶苈末各半两于内。以原盖簪定,用酒浸透,入甑内蒸熟晒,三浸、三蒸、三晒,捣末,以榆皮末、水和糊,丸如梧子大。每服五十丸,温酒、盐汤任下。《御药院方》)。肾脏虚冷(气攻腹胁,胀满疼痛。用大木瓜三十枚,去皮、核,剜空,以甘菊花末、青盐末各一斤填满,置笼内蒸熟,捣成膏,入新艾茸二斤搜和,丸如梧子大。每米饮下三十丸,日二。《圣济总录》)。发槁不泽(木瓜浸油梳头。《圣惠方》)。反花痔疮(木瓜为末,以鳝鱼身上涎调,贴之,以纸护住。《医林集要》)。辟除壁虱(以木瓜切片,铺于席下。《臞仙神隐书》)。

8.《本草从新》 木瓜,酸涩而温。和脾理胃,敛肺伐肝,化食(酸能敛、敛则化,与山楂

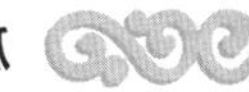

同)。止渴(酸能生津)。气脱能收,气滞能和,调营卫,利筋骨(筋急者得之即舒,筋缓者遇之即利)。去湿热,消水胀。治霍乱转筋(邪伤脾胃,清浊不分,挥霍扰乱,上吐下泻,甚则肝木乘脾,而筋为之转也。时珍曰:肝虽主筋,而转筋则因风寒湿热袭伤脾胃所致。转筋必起于足腓,腓及宗筋皆属阳明。木瓜治转筋,取其理脾以伐肝也。土病则金衰而木盛,故用酸温以收脾肺之耗散,而借其走筋以平肝邪,乃土中泻木以助金也)。泻痢脚气(脾主四肢,或寒湿伤于足络,或胃受湿热之物,上输于脾,下流至足,则成脚气。恶寒发热,状类伤寒,但胫肿掣痛为异尔。宜利湿清热,忌用补剂及淋洗。昔有患足痹者,趁舟,见舟中一袋,以足倚之,比及登岸,足已善步矣。询袋中何物,乃木瓜也)。腰足无力。多食损齿及骨,病癃闭。(酸收太甚。郑奠一曰:木瓜乃酸涩之品、世用治水肿腹胀误矣。有大寮舟过金陵,爱其芬馥,购数百颗置之舟中,举舟人皆病溺不得出,医以通利罔效。迎予视之,闻四面皆木瓜香,笑谓诸人曰:撤去此物,溺即出矣,不必用药也。于是尽投江中,顷之,溺即如旧)。陈者良。忌铁。

9.《得配本草》 酸、涩、温。入手足太阴,兼足厥阴经血分。和胃理脾,伐肝敛肺。专治筋病,能疗暑湿(血为热迫,筋转而痛。气为湿滞,筋缓而软。木瓜凉血收脱,故可并治)。得桑叶,治霍乱腹痛。配槟榔,治香港脚冲心。配杜仲酒,治久痢(木瓜醒筋骨之湿,杜仲合筋骨之离,用以收之,痢疾自止)。佐生地黄,加乳、没,治项强筋急(肝肾受邪也)。和青盐、甘菊、艾茸,治肾脏虚冷,气攻腹胁,胀满疼痛。调鳝鱼涎,贴反花痔疮。宣州陈久者良。勿犯铁器,以铜刀切片。多食损齿及骨,病癃闭。血虚脚软者禁用。

四、用法与用量

木瓜为《中国药典》2020 年版品种,用量为 6~9g。木瓜食用可以做粥、汤、茶等,也可用来制作蜜饯。木瓜作为食品可适量食用。

五、药膳应用

(一) 粥类

木瓜粥

【来源】《中华药粥谱》。

【材料】木瓜 1 个(干品 20g),大米 50g,白糖少许。

【做法】先将木瓜煮汁去渣,水开后,再加入洗净的大米,小火熬煮,待粥成时,调入少许白糖即可食用。

【功效】舒筋活络,化湿和脾。

(二) 汤类

木瓜汤

【来源】《中华药汤谱》。

【材料】木瓜 4 个(蒸熟、去皮研烂如泥),白沙蜜 100g。

【做法】将二物调和匀,放入干净瓷器内盛之。每日晨起空腹,用滚开水冲调 1~2 匙。

【功效】通痹止痛。

（三）茶类

1. 人参乌梅茶

【来源】《中华药茶谱》。

【材料】人参 3g，乌梅 10g，炒莲子、木瓜各 9g，炙甘草 4.5g。

【做法】先将人参切成薄片，置保温杯中，再取莲子（去心）、木瓜、炙甘草、乌梅肉（5 枚）煎取汁，趁热冲泡人参片，盖闷 15min 后，代茶饮。最后将参渣嚼碎吞服。每日 1 剂。

【功效】益气养阴，生津止渴。

2. 六和茶

【来源】《中华药茶谱》。

【材料】藿香、半夏、杏仁、人参、白术、扁豆、赤茯苓各 6g，木瓜 4.5g，砂仁 2.4g，厚朴、甘草各 3g，生姜、大枣。

【做法】上述材料除人参用 3g 加水小半碗清炖半小时外，余药共研为末，分作 2 包。每日用 1 包，加生姜 2 片，大枣 1 枚，置于保温瓶中，冲入沸水适量浸泡，盖闷 30min。兑入人参汤，于 1 日内频频代茶饮用。

【功效】健脾化湿，发表清暑。

3. 养真茶

【来源】《中华药茶谱》。

【材料】熟地黄、当归、川芎、白芍、羌活、天麻、木瓜、菟丝子各等份。蜜适量。

【做法】上述材料各用 50g，研成粗末。每次取 30~40g，置保温瓶中，冲入适量沸水，盖闷 30min，去沉渣后兑入适量蜂蜜饮用，1 日分 2~3 次服完。

【功效】补肝益肾，通经活络。

4. 健脾利水茶

【来源】《中华药茶谱》。

【材料】猪苓、泽泻、党参、白术各 20g，木瓜、木香、槟榔各 10g，紫苏、陈皮、麦冬各 15g，茯苓、海藻各 30g。

【做法】按原方比例剂量，研成粗末。每日用 50~70g，置保温瓶中，以沸水适量冲泡，盖闷 20~30min，频频代茶饮用。

【功效】健脾利水，宽中理气行水。

（四）酒类

1. 木瓜酒

【来源】经验方。

【材料】木瓜 200g，乌梢蛇 100g，白酒 500ml。

【做法】以上 2 味捣为粗末，置容器中，加入白酒，密封，浸泡 10d 后去渣，即成。

【功效】祛风止痛。

2. 仙灵木瓜酒

【来源】《中华药酒谱》。

【材料】淫羊藿 30g，甘草 10g，木瓜 30g，白酒 1.5L。

【做法】将上药加工粉碎，盛入净瓶中，倒入白酒，加盖密封，置阴凉处。经常摇动，14d

后开封，滤去药渣，贮入净瓶中。

【功效】补肾阳，舒筋活络。

3. 加味养生酒

【来源】《中华药酒谱》。

【材料】枸杞子 60g，五加皮 120g，牛膝 60g，山茱萸 60g，生地黄 60g，桑寄生 120g，杜仲 60g，龙眼肉 240g，菊花 60g，木瓜 30g，白芍 60g，桂枝 9g，当归 30g，白酒 5L。

【做法】将上药加工粉碎，用绢袋盛，扎紧口将白酒倒入净坛中，放入药袋，加盖密封，置阴凉处；每日摇动数下，经 7d 后开封，去掉药袋，贮入净瓶中备用。

【功效】补肾养肝，益精血，强筋骨，祛风湿。

（五）相关食用制品

木瓜脯

【来源】《农村实用技术》。

【材料】木瓜、蔗糖比例为 1∶1~1.2∶1。

【做法】①选择充分成熟、色泽金黄的果实，将其洗净沥干并切头去尾，切成 1cm 厚的圆片，除去种子，浸入浓度 1% 的食盐溶液中。②将蔗糖与木瓜片按 1∶1~1.2∶1 比例浸渍。③将果块从食盐水中捞出，冲洗后沥干。④将沥干的木瓜片均匀摆入烤盘内，厚度 1cm，放入烤箱中，迅速升温至 60℃，6h 后升温到 70℃。⑤烘烤结束前 6h 降至 60℃。烘烤 20h，烘烤过程中倒盘 1~2 次，在第 2 次倒盘时对产品进行整形，压平，送入烤箱继续烘烤。⑥当产品含水量达 18%，表面不黏手时即出箱。将烘烤好的木瓜脯装入真空包装袋。

【功效】化湿和胃。

六、现代研究

（一）主要成分

1. 营养成分　蛋白质、氨基酸、总多糖、胡萝卜素、维生素 C、维生素 E、维生素 B_1、维生素 B_2、果胶等，营养元素钾、钙、镁、铁、锌、锰、铜等。

2. 其他成分　多糖类、酶类、有机酸类、萜类化合物、黄酮类、甾醇类、鞣质等。

（二）主要活性

现代研究表明，木瓜具有如下药理作用：抗肿瘤、消炎镇痛、抑菌、保肝、降血脂等。木瓜所含的蛋白分解酵素，可以补偿胰和肠道的分泌液以及胃液的不足，有助于分解蛋白质和淀粉。木瓜含有胡萝卜素和丰富的维生素 C，它们有很强的抗氧化能力，能够帮助机体修复组织，消除有毒物质，增强人体免疫力，抵抗病毒侵袭。木瓜中含有的多种微量元素等人体所需的营养成分，能够提高机体免疫力。

（三）毒理学评价

现代研究未见对木瓜的食用部位进行毒理学试验的报道。

七、安全小贴士

孕妇、对木瓜过敏者慎食；体质虚弱及脾胃虚寒者不宜食用冷冻后的木瓜。

八、参考文献

[1] 孙连娜,洪永福.简述中药木瓜的化学、药理与临床应用研究[J].药学实践杂志,1999,17(5):281-284.

[2] 李媛媛.木瓜系列食品加工[J].农村实用技术,2014(5):41.

[3] 王绍美,何照范.木瓜营养成分分析[J].营养学报,2000,22(2):190-192.

[4] 谢海伟,文冰.木瓜药理成分及产品开发研究进展[J].生命科学研究,2012,16(1):79-84.

[5] 齐红,秦华,郭庆梅.皱皮木瓜组分含量测定及药理作用研究进展[J].中国执业药师,2016,13(8):39-42.

[6] 袁志超,汪芳安,王慧溪,等.皱皮木瓜提取物增强体内免疫活性研究[J].武汉轻工大学学报,2007,26(2):22-26.

火麻仁

一、概述

火麻仁，别名大麻仁、麻仁、火麻子等，来源于桑科植物大麻 *Cannabis sativa* L. 的干燥成熟果实。秋季果实成熟时采收，除去杂质，晒干。火麻仁最早以“麻子”载入《神农本草经》，列为“上品”。味甘性平，归脾、胃、大肠经，具有润肠通便的功效，用于血虚津亏，肠燥便秘。民间主要通过蒸、煮等方法以供食用，亦有多个地区榨油食用。火麻仁中含脂肪酸和酯类、木脂素酰胺类、甾体类、大麻酚类、黄酮和苷类、生物碱等化学成分，具有抗溃疡、治疗便秘、降血压、心肌损伤保护、调节脂质代谢、抗氧化、抗衰老、镇痛等药理作用，临床上主要用于便秘、术后胃肠功能恢复、神经性皮炎、高血压等方面的治疗。

二、来源考证

（一）来源考证

火麻仁入药始见于《神农本草经》，原名麻子。历代本草又名麻蕡、麻子、麻子仁、麻仁、大麻子、大麻仁、冬麻子、火麻子等。“火麻仁”之名始见于元代吴瑞所撰的《日用本草》。《神农本草经》始作麻蕡，并又将“麻子”附在麻蕡条下。《本草纲目》收载大麻子于谷部麻麦稻类，李时珍曰：“大麻即今火麻，亦曰黄麻。处处种之，剥麻收子……大科如油麻。叶狭而长，状如益母草叶，一枝七叶或九叶。五六月开细黄花成穗，随即结实，大如胡荽子，可取油。剥其皮作麻。其秸白而有棱，轻虚可为烛心。”其植物形态特征与今之桑科植物大麻相符合。《证类本草》“麻贲”项下所附植物图与今用之大麻非常相似。明代李时珍《本草纲目》对大麻雌雄分株及其植物学特征做了详细的描述，同样符合桑科植物大麻的植物形态特征。综合相关考证认为，历代本草记载的大麻就是现今桑科大麻属植物大麻。

（二）药用部位

宋代《本草图经》载：“今处处有，皆田圃所莳，绩其皮以为布者。麻蕡，一名麻勃，麻上花勃勃者，七月七日采。麻子九月采，入土者不用。”说明当时大麻种植已相当广泛。火麻仁的使用部位在《神农本草经》《名医别录》中并未明确用种仁，陶弘景《本草经集注》伊始明确用种仁：“其子中人（仁），合丸药并酿酒，大善，而是滑利性。”此后本草方书中基本以种仁入药为主，并且记载了详细的去皮壳方法。《备急千金要方》：“治连用饮酒咽喉烂，舌生疮方，大麻仁（一升）……。”宋代《图经本草》则记载其去壳方法：“今用麻仁，极难去壳，医家多以水浸。经三、两日，煮令壳破，曝干。新瓦上擂取自用。”《本草衍义》记载麻子去壳之法更为翔实：“取麻子，帛包之，沸汤中浸，汤冷出之，垂井中一夜，勿令着水，次日日中曝干，就新瓦上挼去壳，簸扬取仁，粒粒皆完。张仲景麻仁丸，是用此大麻子。”对于去壳使用的原因，李时珍已经在《本草纲目》中直接指出：“壳有毒而仁无毒也。”综合火麻仁的应用历史及历代综合性本草和食物性本草的记载可以看出，尽管火麻仁历代记载名称有别，来源是明确的，即桑科植物大麻。从部位来看，其药用部位当是大麻种子之去壳种仁。

三、历代本草记载

1.《神农本草经》 麻子，味甘，平，主补中益气，肥健不老。

2.《名医别录》 无毒。疗中风汗出，逐水，利小便，破积血，复血脉，乳妇产后余疾，长发，可为沐药。久服神仙。九月采。入土中者贼人。生太山川谷。

3.《本草经集注》 陶隐居云：麻蕡即牡麻，牡麻则无实，今人作布及履用之。麻勃，方药亦少用，术家合人参服之，令逆知未来事。其子中仁，合丸药并酿酒，大善，而是滑利性。麻根汁及煮饮之，亦主瘀血、石淋。

4.《新修本草》《唐本注》云：蕡，即麻实，非花也。《尔雅》云：蕡，枲实。《礼》云：苴，麻之有蕡者。注云：有子之麻为苴。皆谓子耳。陶以一名麻勃，谓勃勃然如花者，即以为花，重出子条，误矣。既以麻蕡为米之上品，今用花为之，花岂堪食乎？根主产难胞衣不出，破血壅胀，带下，崩中不止者，以水煮服之，效。沤麻汁，主消渴。捣叶水绞取汁，服五合，主蛔虫。捣敷蝎毒，效。今按《陈藏器本草》云：麻子，下气，利小便，去风痹皮顽，炒令香，捣碎，小便浸取汁服。妇人倒产，吞二七枚即正。麻子去风，令人心欢。压为油，可以油物。早春种，为春麻子，小而有毒；晚春种，为秋麻子，入药佳。

5.《嘉祐本草》 蕡，枲实。释曰：枲，麻也；蕡，麻子也。《仪礼》注：苴，麻之有蕡者。又《禹贡》青州厥贡岱畎丝枲是也。又曰莩麻。释曰：直麻之盛子者也。一名莩，一名麻母。《药性论》云：麻花，白麻是也。味苦，微热，无毒。方用能治一百二十种恶风，黑色遍身苦痒，逐诸风恶血。主女人经候不通，䗪虫为使。又叶沐发，长润。青麻汤淋瘀血，又主下血不止。麻青根一十七枚，洗去土，以水五升，煮取三升，冷，分六服。又云：大麻仁，使。治大肠风热结涩及热淋。又麻子二升，大豆一升，熬令香，捣末，蜜丸，日二服，令不饥，耐老益气。子五升研，同叶一握捣相和，浸三日去滓，沐发，令白发不生，补下焦，主治渴。又子一升，水三升，煮四、五沸，去滓，冷服半升，日二服，瘥。陈士良云：大麻人，主肺藏，润五藏，利大小便，疎风气。不宜多食，损血脉，滑精气，痿阳气，妇人多食发带疾。《日华子》云：大麻，补虚劳，逐一切风气，长肌肉，益毛发，去皮肤顽痹，下水气及下乳，止消渴，催生，治横逆产。

6.《本草衍义》 海东来者最胜，大如莲实，出毛罗岛。其次出上郡、北地，大如豆，南地者子小。去壳法：取麻子，帛包之，沸汤中浸，汤冷出之，垂井中一夜，勿令着水，次日日中曝干，就新瓦上去壳，簸扬取仁，粒粒皆完。张仲景麻仁丸，是用此大麻子。

7.《汤液本草》 味甘平。无毒。入足太阴经，手阳明经。《本草》云：主补中益气，中风汗出，逐水，利小便，破积血，复血脉，乳妇产后余疾。长发，可为沐药。久服肥健不老。《液》云：入足太阴、手阳明。汗多胃热便难，三者皆燥湿而亡津液，故曰脾约。约者，约束之义，《内经》谓：燥者润之，故仲景以麻仁润足太阴之燥及通肠也。

8.《本草蒙筌》 味甘，气平。无毒。乡落俱有，平地沿栽。根实花茎，依时收采。各有用度，并无弃遗。麻骨可作炬心，麻皮堪绩布疋。麻子入药，修制宜精。始用帛包浸沸汤，待冷检出；井内，隔水勿沾。务过一宵，方取曝日。候干燥置平地面，压重板揩净壳皮。择起细仁，随宜索效。或搀粳米煮粥，或佐血药为丸。经入阳明大肠及足太阴脾脏。恶茯苓一味，畏牡蛎白薇。益气补中，催生下乳。去中风出汗，皮肤顽痹；润大肠风热，结涩便难。止消渴而小水能行，破积血而血脉可复。胎逆横生易顺，产后余疾总除。和菖蒲鬼臼为丸，吞服即见鬼魅。合豆子头发着井，祝敕能辟瘟魔。乃作沐汤，头发滋润。久服肥健，不老神仙。重压取油，亦能油物。麻花味苦性热，堪调经水不通。驱恶风黑色遍身，散诸风瘙痒难抵。麻根煮服，更通石淋。除难产带下崩中，逐踠折挞打瘀血。麻叶捣汁，又杀蛔虫。或被蝎伤，敷之即效。麻沸汤专主虚热，渍麻汁善解渴消。

9.《本草纲目》【附方】(旧二十，新十八)。服食法(麻子仁一升，白羊脂七两，蜜蜡五两，白蜜一合，和杵蒸食之，不饥耐老。《食疗》)。耐老益气(久服不饥。麻子仁二升，大豆一升，熬香为末，蜜丸。日二服。《药性论》)。大麻仁酒(治骨髓风毒疼痛，不可运动。用大麻仁水浸，取沉香一大升曝干，于银器中旋旋慢炒香熟，入木臼中捣至万杵，待细如白粉即止，平分为十帖。每用一帖，取家酿无灰酒一大碗，同麻粉，用柳槌蘸入砂盆中擂之，滤去壳，煎至减半。空腹温服一帖。轻者四五帖见效，甚者不出十帖，必失所苦，效不可言。《箧中方》)。麻子仁粥(治风水腹大，腰脐重痛不可转动。用冬麻子半斤，研碎，水滤取汁，入粳米二合，煮稀粥，下葱、椒、盐豉。空心食。《食医心镜》)。老人风痹(麻子煮粥，上法食之)。五淋涩痛(麻子煮粥，如上法食之。同上)。大便不通(麻子煮粥，如上法服之。《肘后方》)。麻子仁丸(治脾约，大便秘而小便数。麻子仁二升，芍药半斤，厚朴一尺，大黄、枳实各一斤，杏仁一升，熬研，炼蜜丸梧桐子大。每以浆水下十丸，日三服。不知再加。《张仲景方》)。产后秘塞(许学士云：产后汗多则大便秘，难于用药，惟麻子苏子粥最稳。不惟产后可服，凡老人诸虚风秘，皆得力也。用大麻子仁、紫苏子各二合，洗净研细，再以水研，滤取汁盏，分二次煮粥啜之。《本事方》)。产后瘀血(不尽。麻子仁五升，酒一升渍一夜，明旦去滓温服一升，先食服。不瘥，夜再服一升，不吐不下。不得与男子通一月，将养如初产法。《千金方》)。胎损腹痛(冬麻子一升，杵碎熬香，水二升煮汁，分服。《心镜》)。妊娠心痛(烦闷。麻子仁一合研，水二盏，煎六分，去滓服。《圣惠》)。月经不通(或两三月，或半年、一年者。用麻子仁二升，桃仁二两，研匀，熟酒一升，浸一夜。日服一升。《普济方》)。呕逆不止(麻仁三合杵熬，水研取汁，着少盐吃，立效。李谏议常用，极妙。《外台》)。虚劳内热［下焦虚热，骨节烦疼，肌肉急，小便不利，大便数，少气吸吸，口燥热淋。用大麻仁五合(研)，水二升，煮减半，分服。四五剂。《外台》］。补下治渴(麻子仁一升，水三升，煮四五沸去滓。冷服半升，日二。《药性论》)。消渴饮水日(至数斗，小便赤涩。用秋麻子仁一升，水三升，煮三四沸。饮汁，不过五升瘥。《肘后方》)。乳石发渴(大麻仁三合，水三升，煮二升。时时呷之。《外台》)。饮酒咽烂(口舌生疮。大麻仁一升，黄芩二两，为末，蜜丸。含之。《千金方》)。脚气肿渴(大麻仁熬香，水研取一升。别以水三升，煮一升赤小豆，取一升汁，即内麻汁，更煎三五沸。食豆饮汁。《外台秘要》)。脚气腹痹(大麻仁一升研碎，酒三升，渍三宿。温服大良。《外台》)。血痢不止(《必效方》:用麻子仁汁煮绿豆。空心食，极效。《外台》)。小儿痢下(赤白，体弱大困者。麻子仁三合，炒香研细末。每服一钱，浆水服，立效。《子母秘录》)。截肠怪病(大肠头出寸余，痛苦，干则自落，又出，名为截肠病，若肠尽即不治。但初觉截时，用器盛脂麻油坐浸之，饮大麻子汁数升，即愈也。《夏子益奇疾方》)。金疮瘀血(在腹中。用大麻仁三升，葱白十四枚，捣熟，水九升，煮一升半，顿服。血出不尽，更服。《千金》)。腹中虫病(大麻仁三升，东行茱萸根八升，渍水。平日服二升，至夜虫下。《食疗》)。小儿疳疮(嚼麻子傅之，日六七度。《子母秘录》)。小儿头疮(麻子五升研细，水绞汁，和蜜傅之。《千金》)。白秃无发(麻子三升炒焦研末，猪脂和涂，发生为度。《普济方》)。发落不生(蕡麻子汁煮粥，频食之。《圣济总录》)。聤耳出脓(麻子一合,花胭脂一分,研匀,作梃子,绵裹塞之。《圣惠方》)。大风癞疾(大麻仁三升淘晒,以酒一斗浸一夜,研取白汁,滤入瓶中,重汤煮数沸收之。每饮一小盏,兼服茄根散、乳香丸,取效。《圣惠方》)。卒被毒箭(麻仁数升,杵汁饮。《肘后》)。解射罔毒(大麻子汁饮之良。《千金》)。辟禳温疫(麻子仁、赤小豆各二七枚,除夜着井中。饮水良。《龙鱼河图》)。赤游丹毒(麻仁捣末,水和傅之。《千金方》)。湿癣肥疮(大麻湝傅之,五日瘥。《千金方》)。瘭疽出汁(生手足肩背,累累如赤豆状。剥净,以大麻子炒研末摩之。《千金方》)。

10.《本草从新》 一名火麻。甘,平,滑利。缓脾润燥。治阳明病胃热,汗多而便难(汗出愈多、则精枯而大便愈燥。仲景治脾约有麻仁丸。成无己曰:脾欲缓、急食甘以缓之。麻仁之甘以缓脾润燥。子和曰:诸燥皆三阳病。宣风利关节,催生而通乳。陈士良云:多食损血脉.滑精气,痿阳事,妇人多食,即发带疾。以其滑利下行,走而不守也,肠滑者尤忌。极难去壳,帛裹置沸汤中,待冷,悬井中一夜,晒干,就新瓦上挼去壳,捣用。畏牡蛎、白薇、茯苓。

11.《得配本草》 一名火麻,畏茯苓、牡蛎、白薇。甘,平。滑利。入足太阴,兼手阳明经血分。理女子经脉,治汗多胃燥,除里结后重,去皮肤顽痹,能催生下乳。合苏子研汁煮粥,治虚风便秘。同紫菀、杏仁煎服,治大便不利(肺气润,便自利)。以葱、椒、盐豉入麻仁粥食之,治风水腹大,腰脐重痛。去壳研用。多食滑精痿阳发带疾。怪症:肠头出寸许,痛苦非常,干则自落,又出又落,名截肠。宜于初起麻油浸之,食大麻仁汁数升而愈。"

12.《本草崇原》 气味甘平,无毒。主补中、益气。久服肥健,不老神仙(大麻即火麻,俗名黄麻。始出泰山川谷,今处处种之,其利颇饶。叶狭茎长,五六月开细黄花成穗,随结子可取油。《齐民要术》曰:麻有雌雄,于放花时拔出雄者,若未花先拔,则不结子)。大麻放花结实于五六月之交,乃阳明太阴主气之时。《经》云:阳明者,午也。五月盛阳之阴也。又,长夏属太阴主气,夫太阴、阳明,雌雄相合,麻仁禀太阴、阳明之气,故气味甘平。主补中者,补中土也。益气者,益脾胃之气也。夫脾胃气和则两土相为资益,阳明燥土得太阴湿气以相资,太阴湿土得阳明燥气以相益,故久服肥健,不老神仙。

四、用法与用量

火麻仁为《中国药典》2020年版品种,用量为10~15g。火麻仁作为食品可以做粥、汤、茶等,适量食用。

五、药膳应用

(一)粥类

1. 麻仁粥

【来源】经验方。

【材料】火麻仁60g,黑芝麻20g,粳米250g,葱白、姜末、细盐、味精各少许。

【做法】将火麻仁、粳米分别洗净沥干,一同入锅,加适量水烧开,小火慢煮,至米烂仁熟时,可依不同口味调入葱白、姜末、细盐和味精,稍煮成粥即可。

【功效】润燥滑肠。

2. 紫苏麻仁粥

【来源】《中华药粥谱》。

【材料】紫苏子12g，火麻仁12g，粳米100g。

【做法】上述材料分别洗净沥干，入锅煮成粥即可。

【功效】润肠通便。

（二）汤类

1. 火麻仁长寿汤

【来源】《中华养生保健》。

【材料】火麻仁50g，芥菜（或其他野菜）250g，食盐、味精、花生油各适量，上汤1 500ml。

【做法】先将火麻仁洗净，与少量干净水用石磨磨成浆，再用白纱布过滤，去渣取浆；芥菜洗净切成段，上汤放锅内，大火煮开，放入火麻仁浆和芥菜，煮熟后加入花生油、食盐和味精，调匀即可食用。

【功效】润肠。

2. 麻仁决明汤

【来源】经验方。

【材料】茴香8个，火麻仁30g，决明子15g。

【做法】将以上3味研烂，加水煎20min，略沉淀，取清汤即可。

【功效】温胃理气，润肠通便。

（三）茶类

麻仁蜜茶

【来源】经验方。

【材料】火麻仁50g，桑椹50g，蜜适量。

【做法】上药炒香研为细末，每次3~5g，加入适量蜂蜜，以开水冲服，1日1次。

【功效】润燥滑肠。

（四）酒类

火麻仁酒

【来源】《中华药酒谱》。

【材料】火麻仁160g，白酒500ml。

【做法】将火麻仁炒香后捣碎，置于净瓶中，入好酒浸泡，封口；3d后开启，过滤后备用。每次饭前随量温饮。

【功效】润肠通便，兼补中虚。

（五）相关食用制品

火麻仁蛋白功能饮料

【来源】中国专利。

【材料】重量份为火麻仁1~30份，饮用水60~150份，白砂糖1~25份，六偏磷酸钠0.01~0.20份，单脂肪酸甘油酯0.05~0.40份，羧甲基纤维素钠0.01~0.20份。

【做法】①按配方量称取火麻仁原料，用水重复漂洗3遍，去除其中的泥沙及火麻仁壳等杂质；②向漂洗干净的火麻仁原料中加入配方量的饮用水，进行打浆，打浆时料液比控制在1：10~1：30，保证水温在40~90℃，采用浆渣自分磨浆机，将分离的渣滓进行二次磨浆，混合打浆所得浆液和二次磨浆所得浆液，即得火麻仁蛋白原浆；③按配方量称取白砂糖、六偏磷酸钠、单脂肪酸甘油酯、羧甲基纤维素钠，混合均匀，即得辅料混合物；④使用胶体磨将经过上述工艺步骤制得的火麻仁蛋白原浆和辅料混合物分别精磨；⑤采用120~500目的精密过滤器；将步骤④磨好的火麻仁蛋白原浆过滤1次，将滤液与磨好的辅料混合物混合均匀，得到火麻仁蛋白混合液；⑥将步骤⑤得到的火麻仁蛋白混合液进行二次高压均质，一次均质压力为5~30MPa，二次均质压力为20~50MPa，均质时保证所述蛋白混合液温度在40~90℃，均质后的蛋白混合液经管式超高温瞬时灭菌器灭菌，灭菌温度为100~200℃，灭菌时间为2~30s，将灭菌后的蛋白混合液进行灌装。

【功效】润肠。

六、现代研究

（一）主要成分

1. 营养成分　脂肪油、蛋白质、氨基酸、维生素 B_1、维生素 B_2 等，营养元素铁、钠、锰、锌、镁、钙、钾等。

2. 其他成分　脂肪酸和酯类、木脂素酰胺类、甾体类、大麻酚类、黄酮和苷类、生物碱、挥发油、蛋白质和氨基酸等。

（二）主要活性

现代药理研究表明：火麻仁具有广泛的药用价值，对许多疾病均有较好的治疗作用，尤其是对便秘、高血压、肿瘤等疗效较好。

（三）毒理学评价

含有一定量的毒蕈碱和大麻素等生物活性很高的成分，食用过量（超过50g）有中毒可能，产生恶心、呕吐、腹泻、四肢麻木、哭闹、失去定向力、瞳孔散大、抽搐、甚至昏迷。

七、安全小贴士

中医认为，火麻仁多食损血脉，滑精气，妇人多食发带疾；脾肾不足之便溏、阳痿、遗精、带下者慎服。

八、参考文献

[1] 尹燕霞，吴和珍，魏群．火麻仁的研究进展[J]．中国中医药信息杂志，2003，10(6)：92-94.

[2] 唐慎微．证类本草[M]．尚志钧，校点．北京：华夏出版社，1998.

[3] 卫莹芳，王化东，郭山山，等．火麻仁品种与药用部位本草考证[J]．中国中药杂志，2010，35(13)：1773-1776.

[4] 孙思邈．备急千金要方[M]．江户医学影北宋本．北京：人民卫生出版社，1982.

[5] 农训学．“长寿汤”——火麻仁汤[J]．健康生活，2005(2)：52.

[6] 陈聪颖,唐年初,崔淼,等.巴马火麻仁的组分测定及营养评价[J].食品工业科技,2011,32(12):435-437,440.

[7] 贺海波,石孟琼.火麻仁的化学成分和药理活性研究进展[J].中国民族民间医药,2010,19(15):56-57.

[8] 张明发,沈雅琴.火麻仁药理研究进展[J].上海医药,2008,29(11):511-513.

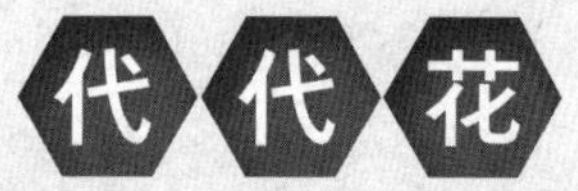

代代花

一、概述

代代花，别名酸橙、回青橙、玳玳，为芸香科植物代代花 *Citrus aurantium* L. var. *amara* Engl. 的干燥花蕾，5—6 月花未开放时分批采摘，及时干燥。代代花味甘、微苦，性平。功能理气、宽胸、开胃，用于胸脘胀满、恶心、食欲缺乏，民间用法多为泡茶，煎汤等。代代花始载于《开宝本草》，古代本草多记载代代的未成熟果实入药，称玳玳花枳壳或苏枳壳。代代花的花蕾含有挥发油类成分，主要为柠檬烯、萜二烯、芳樟醇、香草醇、香叶醇、黄酮类、生物碱等化学成分；药理研究表明代代花有抑制胃肠平滑肌收缩、溶解胆石、镇痛、中枢抑制和抗菌等药理作用；代代花临床上主要用于胸腹满闷胀痛、胃部下垂、脱肛、妇科疾病等方面的治疗。

二、来源考证

（一）品种考证

代代又称玳玳（*C. aurantium* L. var. *daidai*），是芸香科柑橘亚属植物，为酸橙的变种，在我国的福建、四川、浙江等地都有栽培。代代的成熟果实呈橙红色，留于树上至次年夏天，变为污绿色，状如回生，故其果又名回青橙、回春橙。“代代”即谓其可回生续代也。代代（果）性微寒，味苦、酸，有行气宽中、消食、化痰的功效。宋代以前，正品枳壳的来源为枸橘。宋代和明代之间正品枳壳的原植物来源发生了变化，宋代以前为枸橘，至明代则为酸橙类植物。因代代为酸橙的变种之一，民间有用其果实替代作为枳实、枳壳入药。其花蕾作为药用，具有疏肝理气、和胃止呕的功效，用于脘腹胀痛、胸胁不舒、恶心呕吐、不思饮食等症。用法为泡茶，煎汤等。代代作为酸橙的一个栽培变种，其未成熟果实作为枳壳入药出现较晚，主产于浙江杭州和江苏苏州，药材习称“苏枳壳”“苏枳实”，在市场上并不是主要品种。综上，宋代之后的代代为芸香科柑橘亚属植物酸橙的栽培变种。

（二）药用部位

《药材资料汇编》载代代花，《草花谱》称枳壳花，又有别名称为酸橙花。《中华本草》载代代花的药用部位为干燥花蕾。

三、历代本草记载

1.《饮片新参》 理气宽胸，开胃止呕。

2.《福建药物志》 理气宽胸，开胃解酒。主治食欲不振，食后胀闷，恶心呕吐，醉酒。

3.《浙江药用植物志》 疏肝利气，止痛。主治气郁不舒，胃脘作痛，脘腹胀满。

4.《中药志》 枳壳，原植物来源为酸橙、代代花、香圆。

5.《浙江中药手册》 调气疏肝，治胸膈及脘宇痞痛。

6.《中华药海》 代代的未成熟果实称玳玳花枳壳或苏枳壳。

7.《中华本草》 代代花，果实加工成枳壳，故称枳壳花。其成熟果橙红色，留于树干上至次年夏季转为污绿色，状如回生，故其果又名回青橙，回春橙。代代者，谓其回升续代也。代讹传为玳。

8.《中药大辞典》 代代花枳壳为：芸香科植物代代花 *Citrus aurantium* L. var. *amara* Engl. 的果实。7—8 月摘取未成熟的绿色果实，自中部横切为两半，晒干或烘干。

9.《食物疗法》 橘皮玳玳花茶，橘皮 6g，玳玳花 6g，甘草 3g。以上 3 药切碎，用开水浸泡，不限时服用。芳香健胃，行气止痛。适宜于胃脘胀痛、胸闷不舒、频频嗳气、食少腹胀、大便不爽等症。”

10.《草花谱》 枳壳花细而香，闻之破郁，结篱旁种之，实可入药。

四、用法与用量

代代花为《中国药典》1977 年版收载品种，用量为 1.5~2.5g。代代花作为食品，可做粥、茶、香料等，适量食用。

五、药膳应用

（一）粥类

代代花粥

【来源】经验方。

【材料】代代花 20g，玫瑰花 5g，粳米 150g，冰糖少许。

【做法】先将粳米洗净，放入开水锅内煮粥，待粥熟时，放入代代花、玫瑰花与冰糖，再煮片刻即可。

【功效】疏肝，和胃，理气。

（二）汤类

代代花汤

【来源】经验方。

【材料】白萝卜 100g，鲜代代花瓣 20g，香菜 10g，鲜汤 500ml，其他调味品适量。

【做法】药材洗净，入锅加水煮熟。

【功效】消食导滞，疏肝和胃。

（三）茶类

代代花茶

【来源】经验方。

【材料】代代花 6g，橘皮 6g，藿香 3g，甘草 3g。

【做法】以上 4 味切碎，用开水浸泡，不限时服用。

【功效】芳香健胃,行气止痛。

(四)相关食用制品

三花减肥茶
【来源】中国专利。
【材料】茉莉花 5~15 份,玫瑰花 15~25 份,代代花 15~25 份,荷叶 40~60 份。
【做法】①将茉莉花、玫瑰花、代代花和荷叶等加工烘干,其含水量≤10%;②取晒干的茉莉花、玫瑰花、代代花和荷叶混合并粉碎成细粉,过 60~80 目筛,放入卫生洁净的器皿中,搅拌混匀,备用;③将上述粉末装无纺布袋,即得。
【功效】减肥。

六、现代研究

(一)主要成分

1. 营养成分　代代花富含挥发油和油脂类成分油酸、亚麻酸、亚油酸乙酯等,含有糖类和有机酸类物质。未见代代花微量元素含量的文献报道。

2. 其他成分　挥发油、黄酮类、生物碱类、香豆素类等,如腺苷、绿原酸、柚皮苷、橙皮苷、新橙皮苷等。

(二)主要活性

代代具有抗炎、抗菌、抗病毒、抗氧化、抗肿瘤、增强胃肠动力等多种药理作用。代代所含的生物碱类、黄酮类成分高于同科中其余种属植物,有很大的药用保健价值和应用前景。代代所含的生物碱主要是辛弗林、*N*- 甲基酪胺,是升压、抗休克的主要有效成分。代代中所含橙皮苷、新橙皮苷、柚皮苷等为黄酮类的主要成分,有抑制平滑肌收缩的功效。代代挥发油类的主要活性成分为柠檬烯,除能抑制胃肠平滑肌收缩,还有溶解胆石及一定的镇痛、中枢抑制和抗菌作用。

(三)毒理学评价

未见到代代花药用或食用的毒理学研究有关文献报道。

七、安全小贴士

月经期间忌用,孕妇慎用。按中医九种体质学说,气郁体质者最适合食用。

八、参考文献

[1] 王婷,娄鑫,苗明三 . 代代花的现代研究与思考[J]. 中医学报,2017,32(2):276-278.

[2] 国家中医药管理局《中华本草》编委会 . 中华本草[M]. 上海:上海科学技术出版社,1999:884.

[3] 肖培根 . 新编中药志[M]. 北京:化学工业出版社,2002.

[4] 于占国,刘贤旺,张寿文,等 . 枳壳的本草考证[J]. 现代中药研究与实践,2004(2):23-24.

[5] 林正奎,华映芳,谷豫红 . 玳玳花、叶和果皮精油化学成分研究[J]. 植物学报,1986,28(6):635-640.

[6] 徐国钧,徐珞珊.常用中药材品种整理和质量研究[M].福州:福建科学技术出版社,2001.

[7] 严欢,左月明,张忠立.基于 UHPLC-Q-TOF-MS 技术分析代代花中的化学成分[J].中药材,2018,41(10):2343-2348.

[8] 陈丹,林超,刘永静,等.代代的研究进展[J].福建中医学院学报,2008,18(1):61-63.

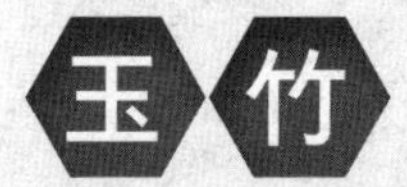

玉竹

一、概述

玉竹，别名女萎、葳蕤等，为百合科植物玉竹 *Polygonatum odoratum*（Mill.）Druce 的干燥根茎。秋季采挖，除去须根，洗净，晒至柔软后，反复揉搓、晾晒至无硬心，晒干；或蒸透后，揉至半透明，晒干。《神农本草经》将其列为上品，是一味药食同源的药材。中医认为，玉竹味甘，性微寒，归肺、胃经，具有养阴润燥、生津止渴的功效，用于肺胃阴伤，燥热咳嗽，咽干口渴，内热消渴。民间常用晒干的玉竹泡茶或煲汤食用，以玉竹干燥片煎汁，或和其他药材配伍煎煮作为药用。玉竹中含有多糖、甾体皂苷、挥发油、生物碱、鞣质等化学成分；药理研究表明其具有降血糖、抗肿瘤、抗衰老、抗疲劳、抑菌等广泛的药理作用；临床上用于中风、头痛、腰痛、面黄疲劳、口舌干燥等方面的治疗。

二、来源考证

（一）品种考证

本品始见于《神农本草经》，原名女萎，列为上品。《名医别录》称葳蕤。《尔雅》郭璞注云："叶似竹，大者如箭竿，有节，叶狭长，而表白里青。根大如指，长一二尺，可啖。"《本草经集注》谓："根似黄精而小异。"《本草图经》曰："生泰山山谷、丘陵。今滁州、岳州及汉中皆有之。叶狭而长，表白里青，亦类黄精，茎干强直似竹，箭干有节，根黄多须，大如指，长一二尺。或云可啖。三月开青花，结圆实。"《本草纲目）云："其根横生似黄精，差小，黄白色，性柔多须，最难燥。其叶如竹，两两相值。"综上所述，与今用之玉竹原植物相符。可判断该品为百合科植物玉竹。宋后本草书中所记载的玉竹均为此品种。

（二）药用部位

历代诸家本草记载玉竹的药用部位为其"根"。《救荒本草》更明确指出"采根，换水煮极熟，食之"。古代本草所说玉竹的根即现在所说玉竹的根状茎。

三、历代本草记载

1.《神农本草经》 女萎，味甘，平。主中风暴热，不能动摇，跌筋结肉，诸不足。久服去面黑皯，好颜色、润泽，轻身、不老。

2.《名医别录》 葳蕤，无毒。心腹结气，虚热、湿毒，腰痛，茎中寒，及目痛眦烂泪出。一名莹，一名地节，一名玉竹，一名马薰。生太山山谷及丘陵。立春后采，阴干。

3.《雷公炮炙论》 以蜜水浸一宿，蒸了，焙干用。

 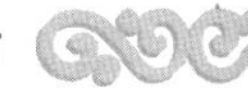

4.《本草经集注》 陶隐居云：按《本经》有女萎无萎蕤。《别录》无女萎有萎蕤，而为用正同，疑女萎即萎蕤也，惟名异尔。今处处有，其根似黄精而小异。服食家亦用之。今市人别用一种物，根形状如续断茎，味至苦，乃言是女青根，出荆州。今疗下痢方，多用女萎，而此都无止泄之说，疑必非也。萎蕤又主理诸石，人服石不调和者，煮汁饮之。

5.《新修本草》 女萎功用及苗蔓，与萎蕤全别，列在中品。今《本经》朱书是女萎能效，墨字乃萎蕤之效。今注：今以朱书为白字。

6.《嘉祐本草》 荧，委萎。释曰：药草也，一名荧，一名委萎。叶似竹，大者如箭竿，有节，叶狭长而表白里青，根大如指，长一二尺，可啖。《药性论》云：萎蕤，君，主时疾寒热，内补不足，去虚劳客热。头痛不安，加而用之，良。陈藏器云：女委、萎蕤二物同传，陶云同是一物，但名异耳。下痢方多用女萎。而此都无止泄之说，疑必非也。按女萎，苏又于中品之中出之，云主霍乱、泄痢、肠鸣，正与陶注上品女萎相会。如此，即二萎功用同矣，更非二物。苏乃剩出一条。苏又云：女萎与萎蕤不同。其萎蕤一名玉竹，为其似竹；一名地节，为其有节。《魏志·樊阿传》：青黏，一名黄芝，一名地节，此即萎蕤，极似偏精。本功外，主聪明，调血气，令人强壮。和漆叶为散，主五藏益精，去三虫，轻身不老，变白，润肌肤，暖腰脚，惟有热不可服。晋代嵇绍有胸中寒疾，每酒后苦唾，服之得愈。草似竹，取根、花、叶阴干。昔华佗入山，见仙人所服，以告樊阿，服之寿百岁也。萧炳云：萎蕤，补中益气，出均州。日华子云：除烦闷，止渴，润心肺，补五劳七伤，虚损，腰脚疼痛，天行热狂，服食无忌。

7.《本草图经》 萎蕤，生泰山山谷丘陵，今滁州、舒州及汉中皆有之。叶狭而长，表白里青，亦类黄精。茎秆强直，似竹箭竿，有节；根黄多须，大如指，长一、二尺，或云可啖；三月开青花，结圆实。立春后采根，阴干用之。《本经》与女萎同条，云是一物二名，又云自是二物，苗蔓与功用全别。《尔雅》：谓荧，委萎（上于为芪，下人垂切）。郭璞注云：药草也。亦无女萎之别名，疑别是一物。且《本经》中品，又别有女萎条。苏恭云：即此女萎。今《本经》朱书是女萎能效，黑字是萎蕤之功。观古方书所用，则似差别。胡洽治时气、洞下、蜸下，有女萎丸。治伤寒蜸冷下结肠丸中，用女萎。治虚劳小黄芪酒云：下痢者加女萎，详此数方所用，乃似中品女萎，缘其性温，主霍乱泄痢故也。又主贼风手足枯痹、四肢拘挛茵芋酒中用女萎，及《古今录验》治身体疬疡斑剥女萎膏，乃似朱字女萎，缘其主中风不能动摇及去皯好色故也。又治伤寒七、八日不解续命鳖甲汤，治脚弱鳖甲汤，并用萎蕤。及延年方，主风热项急痛、四肢骨肉烦热萎蕤饮，又主虚风热发，即头热萎蕤丸，乃似此黑字萎蕤，缘其主虚热湿毒、腰痛故也。三者主治既别，则非一物明矣。然陈藏器以为更非二物，是不然矣。此女萎性平，味甘。中品女萎味辛，性温。性味既殊，安得为一物。又云萎蕤一名地节，极似偏精，疑即青粘。华佗所服漆叶青粘散是此也。然世无复能辨者，非敢以为信然耳。

8.《汤液本草》 葳蕤气平，味甘。无毒。《本草》云：主中风暴热，不能动摇，跌筋结肉，诸不足。心腹结气，虚热湿毒，腰痛，茎中寒，及目痛、烂、泪出。久服，去面黑。《心》云：润肺除热。

9.《本草蒙筌》 萎蕤女萎，味甘，气平。无毒。泰山山谷多生，滁州舒州俱有。叶长而狭，表白里青，茎干黄精相同，强直似竹有节。故一名玉竹，又名地节，咸取象也。根大如指，一二尺长。色黄多须，甘美可啖。开青花春末，结圆实夏初。入剂采根，竹刀刮净，蜜水浸宿，文火烘干。

10.《本草纲目》【附方】（旧一，新六）。服食法（二月九月采萎蕤根，切碎一石，以水二石煮之，从旦至夕，以手挼烂，布囊榨取汁，熬稠。其渣晒为末，同熬至可丸，丸如鸡头子大。每服一丸，白汤下，日三服。导气脉，强筋骨，治中风湿毒，去面皱颜色，久服延年。《臞仙神隐书》)。赤眼涩痛(萎蕤、赤芍药、当归、黄连等分，煎汤熏洗。《卫生家宝方》)。眼见黑花[赤痛昏暗。甘露汤：用萎蕤(焙)四两，每服二钱，水一盏，入薄荷二叶，生姜一片，蜜少许，同煎七分，卧时温服，日一服。《圣济总录》]。小便卒淋(萎蕤一两，芭蕉根四两，水二大碗，煎一碗半，入滑石二钱，分三服。《太平圣惠方》)。发热口干(小便涩。用萎蕤五两，煎汁饮之。《外台秘要》)。乳石发热(萎蕤三两，炙甘草二两，生犀角一两，水四升煮一升半，分三服。《圣惠方》)。痫后虚肿(小儿痫病瘥后，血气上虚，热在皮肤，身面俱肿。萎蕤、葵子、龙胆、茯苓、前胡等分，为末。每服一钱，水煎服。《圣济总录》)。

11.《本草从新》 萎蕤，甘平，补中益气，除烦渴，润心肺，治风淫湿毒，目痛烂。(风湿)寒热疟。中风不能动摇，头痛腰痛(凡头痛不止者属外感，宜发散；乍痛乍止者属内伤，宜补虚；又有偏头风、左属风与血虚、右属痰热与气虚，腰痛亦有肾虚、气滞、痰积、瘀血、风寒、湿热之不同，凡挟虚挟风湿者，宜葳蕤)茎寒自汗，一切不足之证，用代参、地，不寒不燥，大有殊功。去毛，蜜水或酒浸，蒸用。畏咸卤。熬膏良。

12.《得配本草》 萎蕤一名玉竹，畏卤咸。甘，平。入手足太阴、少阴经。柔润补虚，善息肝风。治虚劳寒热疟，风温自汗灼热，头疼目痛烂，男子湿注腰疼，小便频数失精，一切虚损挟风湿诸症。用代参、地，大有殊功。得薄荷、生姜，治目痛昏暗。得芭蕉根、滑石，治卒淋。得葵子、龙胆草、茯苓、前胡，治小儿痫病后身面虚肿。配赤芍、当归、黄连，煎汤熏洗眼赤涩痛。竹刀刮去皮节，蒸用。止嗽，蜜水拌蒸。去风，酒拌蒸。

13.《本草崇原》 葳蕤气味甘平，无毒。主中风暴热，不能动摇，跌筋结肉，诸不足。久服去面皯，好颜色，润泽，轻身不老(《本经》名女萎。《吴氏本草》名葳蕤。《别录》名玉竹。《拾遗》名青粘。始出太山山谷及丘陵，今处处有之。女萎者，性阴柔而质滋润，如女之委顺相随也，葳蕤者，女子娇柔之意。玉竹者，根色如玉，茎节如竹也。青粘，茎叶青翠，根汁稠黏也。春生苗，茎直有节，其叶如竹，两两相对，其根横生如黄精，色白微黄，性柔多脂，最难干)(按：葳蕤叶密者，似乎对生，而实不相对。或云：其叶对生者，即是黄精矣。今浙中采药拣根之细长者为玉竹，根之圆而大者为黄精，其实只是一种年未久者，故根细而长。年久者，其根大而圆。余求真黄精，种数十年不能得)。葳蕤气味甘平，质多津液，禀太阴湿土之精，以资中焦之汁。中风暴热者，风邪中人，身热如曝也。不能动摇者，热盛于身，津液内竭，不濡灌于肌腠也。跌筋者，筋不柔和，则踒蹶而如跌也。结肉者，肉无膏泽，则涩滞而如结也。诸不足者，申明中风暴热，不能动摇，跌筋结肉，是诸不足之证也。久服则津液充满，故去面上之黑皯，好颜色而肌肤润泽，且轻身不老。愚按：葳蕤润泽滑腻，禀性阴柔，故《本经》主治中风暴热，古方主治风温灼热，所治皆主风热之病。近医谓葳蕤有人参之功，无分寒热燥湿，一概投之，以为补剂，不知阴病内寒此为大忌，盖缘不考经书，咸为耳食所误。

四、用法与用量

玉竹为《中国药典》2020年版品种，用量为6~12g。玉竹作为食品，可做粥、茶、面条、饮料、果脯、煲汤等，适量食用。

五、药膳应用

（一）粥类

1. 玉竹粥

【来源】经验方。

【材料】玉竹 20g（鲜者 30g），麦冬 10g，粳米 100g，冰糖少许。

【做法】先将玉竹、麦冬洗净，煎汤取汁，再用药汁熬粳米为粥，待粥熟时加入冰糖，稍煮即可。

【功效】滋阴润肺，生津止渴。

2. 沙参玉竹粥

【来源】《中华药粥谱》。

【材料】北沙参 15g，玉竹 30g，山药 30g，莲子 30g，芡实 15g，薏苡仁 15g。

【做法】莲子洗净，去心；芡实、薏苡仁淘净备用。北沙参、玉竹、山药切小段，入锅煮汤，半小时后，去渣留汁，加芡实、薏苡仁、莲子和适量清水煮粥。

【功效】清补益气，健脾益胃。

3. 玉竹柿蒂粥

【来源】《中华药粥谱》。

【材料】玉竹 15g，柿蒂 10g，粳米 50g。

【做法】先将玉竹、柿蒂入砂锅加清水 300ml，煎至 150ml，去渣取汁备用。粳米加水 400ml，煮至米开花，兑入药汁再煮片刻，待食。

【功效】养阴清热，和胃止呃。

（二）汤类

玉竹猪瘦肉汤

【来源】《中华食物疗法大全》。

【材料】玉竹 30g，猪瘦肉 150g。

【做法】玉竹洗净用纱布包好，猪肉洗净切块。同放入锅内，加水适量煎煮，熟后取出玉竹，加盐、味精调味。

【功效】养阴，润肺，止咳。

（三）茶类

1. 玉竹茶

【来源】经验方。

【材料】玉竹、党参、当归各 10g，甘草 3g。

【做法】上述药研成粗末，每次取 30~40g，放保温瓶中，冲入半瓶沸水，密塞，10~20min 后即可饮用。

【功效】养阴润肺，益气养血。

2. 玉竹麦冬茶

【来源】经验方。

【材料】玉竹、麦冬、枸杞子、石斛各 20g。

【做法】将上述药研成粗末。每次用 30g,放保温瓶中,冲入半瓶沸水,旋紧瓶塞,10~20min 后,代茶随意饮用。

【功效】养阴生津,润肺滋肾。

3. 玉竹益阴茶

【来源】经验方。

【材料】玉竹、麦冬、北沙参、白扁豆各 15g。

【做法】上药切成薄片或研为粗末,置保温杯中,以沸水 200ml 冲泡,盖闷 15min,代茶饮。

【功效】养阴生津润燥。

4. 玉竹乌梅茶

【来源】经验方。

【材料】玉竹、石斛、葛根、乌梅各等量。

【做法】将上药共研粗末。每服取 30~50g,置保温瓶中,以沸水冲泡,盖闷 20min,代茶频饮。清液饮完,可再用沸水冲入,继饮,至药汁尽为止。

【功效】养胃生津。

(四) 酒类

玉竹酒

【来源】经验方。

【材料】蜜炙黄芪 250g,石斛 250g,枸杞子 250g,玉竹 250g,白酒 1 500ml。

【做法】①将所有药材洗净后研细碎,装入纱布袋中;②与白酒一起放入砂锅内,煎煮 40min;③过滤去渣留液,入瓶备用。每次 10~20ml,每日 1 次,临睡前饮用。

【功效】补气补肾。

(五) 相关食用制品

桑荷玉竹茶

【来源】中国专利。

【材料】桑叶 7~14 重量份,荷叶 3~6 重量份,玉竹 2~5 重量份,人参叶 2~5 重量份,丝瓜叶 2~5 重量份,玉米须 5~15 重量份。

【做法】①挑去各原料中的各种杂质,用 50 目左右的筛子筛去其他杂质,用井水或山泉水淘洗 3 遍;②沥干水分后分别放入紫外线烘箱中,桑叶、荷叶、丝瓜叶、玉米须在 26℃以下温度烘 24h 左右;③玉竹在 28℃温度下烘 20h 左右;④上述材料烘干后取出进行冷却,分别打碎成 80 目左右,然后共同在搅拌机内混合均匀,灭菌后真空包装成每份 8~10g。

【功效】益气养阴。

六、现代研究

(一) 主要成分

1. 营养成分　玉竹的营养成分主要是蛋白质、氨基酸、糖、粗纤维等,营养元素有铜、

 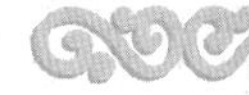

锌、铁、镁、锰、钙、磷、钠等。富含的氨基酸主要为谷氨酸、谷氨酰胺、脯氨酸、丙氨酸、精氨酸、天冬氨酸、天冬酰胺等。

2. 其他成分　多糖、甾体皂苷、挥发油、生物碱、鞣质等。

（二）主要活性

现代药理研究表明，玉竹具有如下的药理作用：降血脂、降血糖、抗肿瘤、提高免疫力、抗衰老、抗疲劳、耐缺氧、抑菌等。常喝玉竹茶，能够减去身上多余的脂肪，且玉竹苷元对离体蛙心还有强心作用。玉竹补而不腻，不寒不燥，作用于脾胃，故久服不伤脾胃。此外，玉竹还有抗衰老及润肤美容的作用。玉竹在沿海一带和东南亚国家还作为食品、饮料、保健品、化妆品等，并用于美容。

（三）毒理学评价

有服用玉竹引起过敏反应的报道，值得注意。

七、安全小贴士

脾虚便溏者慎服；阴病内寒、痰湿气滞者忌服。根据中医九种体质学说，阴虚体质者最适宜食用。

八、参考文献

[1] 杨慧洁，杨世海，张海弢，等．玉竹化学成分、药理作用研究进展及开发利用现状[J]. 人参研究，2012，24(3)：40-45.

[2] 刘塔斯，杨先国，龚力民，等．药食两用中药玉竹的研究进展[J]. 中南药学，2008，6(2)：216-219.

[3] 陈礼刚，刘情，谢晶，等．玉竹保健内酯豆腐制作工艺的初步研究[J]. 湖南农业科学，2011(3)：101-103.

[4] 藤茜华，蔡乐．服用中药玉竹引起过敏反应 1 例[J]. 时珍国医国药，1999，10(3)：219.

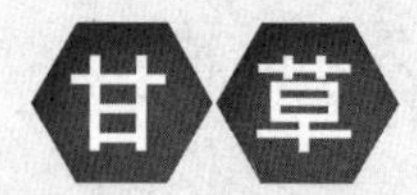

甘草

一、概述

甘草，别名蜜草、甜草、甜根子，因其味甘，故而得名。甘草为豆科植物甘草 *Glycyrrhiza uralensis* Fisch.、胀果甘草 *G. inflata* Bat. 或光果甘草 *G. glabra* L. 的干燥根和根茎。春、秋二季采挖，除去须根，晒干。甘草首载于《神农本草经》，列为上品。中医认为，甘草味甘性平，归心、肺、脾、胃经，有补脾益气、清热解毒、祛痰止咳、缓急止痛、调和诸药之功效，用于脾胃虚弱，倦怠乏力，心悸气短，咳嗽痰多，脘腹、四肢挛急疼痛，痈肿疮毒，以及缓解药物毒性、烈性。甘草含有黄酮、香豆素、生物碱、挥发油、有机酸、糖类等化学成分；现代研究发现其具抗消化性溃疡、解痉、抑制胃酸分泌、抗炎抑菌、抗病毒、抗癌、抗氧化、解毒等药理作用；临床上用于消化性溃疡、肝炎、支气管哮喘、食物中毒等方面的治疗。

二、来源考证

（一）品种考证

甘草始载于《神农本草经》。《名医别录》云："生河西川谷积沙山及上郡。二月、八月除日采根，曝干，十日成。"《本草经集注》解释道："河西、上郡不复通市，今出蜀汉中，悉从汶山诸夷中来。赤皮断理，看之坚实者，是抱罕草，最佳。"抱罕，乃西羌地名，即甘肃兰州、陇江、甘谷一带。《本草图经》云："今陕西及河东州郡皆有之。春生青苗，高一二尺；叶如槐叶；七月间开紫花似柰；冬结实作角，子如荜豆；根长者三四尺，粗细不定，皮赤，上有横梁，梁下皆细根也。二月、八月除日采根，曝干；十日成，去芦头及赤皮，今云阴干用。今甘草有数种，以坚实断理者为佳，其轻虚纵理及细韧者不堪，惟货汤家用之。"李时珍称："甘草枝叶悉如槐，高五、六尺，但叶端微尖而糙涩，似有白毛，结角如相思豆，作一本生，至熟时角拆，子扁如小豆，极坚，齿啮不破，今出河东西界。"

从以上记述的产地、形态、采收、药材性状以及附图特征来看，均与现今所用甘草品种一致。历史上甘草品种早已出现多源化，根据谢宗万等调查，甘草是自汉魏六朝延续至今的主流品种，根据产地有西草和东草之分。2015 年版《中国药典》中所记载的甘草另外两个品种胀果甘草和光果甘草，则是近几十年来由于甘草用途日广，在生产上供不应求，于是在新疆、甘肃等地又开发出的新药源。从本草记载来看，《神农本草经》首载甘草，并将其列为上品，具有解毒、调和诸药的功效，有"国老"之称。

（二）药用部位

《名医别录》载"二月、八月除日采根，曝干"，后续历代本草记载均为根入药，古今保持

 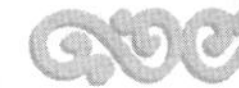

一致。古人所云根亦可能包括地下的根状茎部分,《本草图经》描述甘草"皮赤上有横梁"所指部分即根状茎部分。因此,根据历代应用情况,可以确定甘草药用部位为根及根状茎。

三、历代本草记载

1.《神农本草经》 甘草,味甘,平。主五脏六腑寒热邪气,坚筋骨,长肌肉,倍力,金创尰,解毒。久服轻身延年。

2.《名医别录》 无毒。温中下气,烦满短气,伤脏咳嗽,止咳,通经脉,利血气,解百药毒,为九土之精,安和七十二种石,一千二百种草。一名蜜甘,一名蜜草,一名蕗草。生河西川谷积沙山及上郡。二月、八月除日采根,曝干,十日成。

3.《本草经集注》 河西、上郡不复通市。今出蜀汉中,悉从汶山诸夷中来,赤皮断理,看之坚实者,是抱罕草,最佳。抱罕,羌地名。亦有火炙干者,理多虚疏。又有如鲤鱼肠者,被刀破,不复好。青州间亦有,不如。又有紫甘草,细而实,乏时可用。此草最为众药之主,经方少不用者,犹如香中有沉香也。国老即帝师之称,虽非君而为君所宗,是以能安和草石而解诸毒也。

4.《新修本草》 味甘,平,无毒。主五脏六腑寒热邪气,坚筋骨,长肌肉,倍力,金疮肿,解毒,温中下气,烦满短气,伤脏咳嗽,止渴,通经脉,利血气,解百药毒,为土之精,安和七十二种石,一千二百种草。久服轻身延年。一名密甘、一名美草、一名蜜草、一名蕗草。生河西川谷积沙山及上郡。二月、八月除日采根,曝干,十日成。术、干漆、苦参为之使,恶远志,反大戟、芫花、甘遂、海藻四物。

5.《嘉祐本草》 臣禹锡等谨按《尔雅》云:蘦,大苦。注:今甘草也,蔓延生,叶似荷青黄,茎赤有节,节有枝相当。疏引《诗经·唐风》云:采苓采苓,首阳之巅,是也。《药性论》云:甘草,君,忌猪肉。诸药众中为君,治七十二种乳石毒,解一千二百般草木毒,调和使诸药有功,故号国老之名矣。主腹中冷痛,治惊痛,除腹胀满,补益五藏,制诸药毒,养肾气内伤,令人阴萎。主妇人血沥腰痛。虚而多热,加而用之。日华子云:安魂定魄,补五劳七伤,一切虚损惊悸,烦闷健忘,通九窍,利百脉,益精养气,壮筋骨,解冷热,入药炙用。

6.《本草图经》 甘草,生河西川谷积沙山及上郡,今陕西及河东州郡皆有之。春生青苗,高一、二尺;叶如槐叶;七月间开紫花似柰;冬结实作角,子如毕豆;根长者三、四尺,粗细不定,皮赤,上有横梁,梁下皆细根也。二月、八月除日采根,曝干;十日成,去芦头及赤皮,今云阴干用。今甘草有数种,以坚实断理者为佳。其轻虚纵理及细韧者不堪,惟货汤家用之。

7.《本草衍义》 枝叶悉如槐,高五六尺,但叶端微尖而糙涩,似有白毛。实作角生,如相思角,作一本生。子如小扁豆,齿咬不破。今出河东西界,入药须微炙,不尔,亦微凉。生则味不佳。

8.《汤液本草》 气平,味甘,阳也。无毒。入足厥阴经、太阴经、少阴经。《象》云:生用大泻热火,炙之则温,能补上焦、中焦、下焦元气,和诸药,相协而不争,性缓,善解诸急,故名国老。去皮用。甘草梢子生用为君,去茎中痛,或加苦楝、酒煮玄胡索为主,尤妙。《心》云:热药用之缓其热,寒药用之缓其寒。经曰:甘以缓之。阳不足,补之以甘,中满禁用。寒热皆用,调和药性,使不相悖,炙之散表寒,除邪热,去咽痛,除热,缓正气,缓阴血,润肌。《珍》云:养血补胃,梢子去肾中之痛。胸中积热,非梢子不能除。《本草》云:主五脏六腑寒热邪气,坚筋骨,长肌肉,倍力。金疮尰,解毒,温中下气。烦满短气,伤脏咳嗽。止渴,通经脉,利血气,解百药毒。为九土之精,安和七十二种石,一千二百种草,故名国老。《药性论》云:君。忌猪肉。《内经》曰：脾欲缓，急食甘以缓之。甘以补脾，能缓之也，故汤液用此以建中。又曰：甘者令人中满。又曰：中满者勿食甘。即知非中满药也。甘入脾，归其所喜攻也。或问：附子理中、调胃承气皆用甘草者，如何是调和之意？答曰：附子理中用甘草，恐其僭上也；调胃承气用甘草，恐其速下也。二药用之非和也，皆缓也。小柴胡有柴胡、黄芩之寒，人参、半夏之温，其中用甘草者，则有调和之意。中不满而用甘，为之补，中满者用甘，为之泄，此升降浮沉也。凤髓丹之甘，缓肾湿而生元气，亦甘补之意也。经云：以甘补之，以甘泻之，以甘缓之。《本草》谓：安和七十二种石、一千二百种草，名为国老，虽非君而为君所宗，所以能安和草、石而解诸毒也。于此可见调和之意。夫五味之用，苦直行而泄，辛横行而散，酸束而收敛，咸止而软坚，甘上行而发，如何《本草》言下气？盖甘之味，有升降浮沉，可上可下，可内可外，有和有缓，有补有泻，居中之道尽矣。入足厥阴、太阴、少阴，能治肺痿之脓血而作吐剂，能消五发之疮疽。每用水三碗，慢火熬至半碗，去渣服之。消疮与黄芪同功，黄芪亦能消诸肿毒疮疽。修治之法与甘草同。《本草》又云：术、干漆、苦参为之使。恶远志，反大戟、芫花、甘遂、海藻四物。

9.《本草蒙筌》 味甘，气平。生寒炙温，可升可降。阴中阳也。无毒。产陕西川谷，逢秋后采根。因味甘甜，故名甘草。忌猪肉，恶远志。反甘遂、海藻及大戟、芫花。入太阴、少阴、厥阴足经，用白术、干漆、苦参引使。生泻火，炙温中。梢去尿管涩痛，节消痈疽焮肿。

10.《本草纲目》【附方】（旧十五，新二十）。伤寒心悸（脉结代者。甘草二两，水三升，煮一半，服七合，日一服。《伤寒类要》）。伤寒咽痛（少阴证，甘草汤主之。用甘草二两蜜水炙，水二升，煮一升半，服五合，日二服。张仲景《伤寒论》）。肺热喉痛（有痰热者。甘草炒二两，桔梗米泔浸一夜一两，每服五钱，水一钟半，入阿胶半片，煎服。《钱乙直诀》）。肺痿多涎（肺痿吐涎沫，头眩，小便数而不咳者，肺中冷也，甘草干姜汤温之。甘草炙四两，干姜炮二两，水三升，煮一升五合，分服。张仲景《金匮要略》）。肺痿久嗽（涕唾多，骨节烦闷，寒热。以甘草三两炙，捣为末。每日取小便三合，调甘草末一钱，服之。《广利方》）。小儿热嗽（甘草二两，猪胆汁浸五宿，炙研末，蜜丸绿豆大，食后薄荷汤下十丸。名凉膈丸。《圣惠方》）。初生解毒（小儿初生，未可便与朱砂蜜。只以甘草一指节长，炙碎，以水二合，煮取一合，以绵染点儿口中，可为一蚬壳，当吐出胸中恶汁。此后待儿饥渴，更与之。令儿智慧无病，出痘稀少。《王璆选方》）。初生便闭（甘草、枳壳煨各一钱，水半盏煎服。《全幼心鉴》）。小儿撮口（发噤。用生甘草二钱半，水一盏，煎六分，温服，令吐痰涎，后以乳汁点儿口中。《金匮玉函》）。婴儿目涩（月内目闭不开，或肿羞明，或出血者，名慢肝风。用甘草一截，以猪胆汁炙为末，每用米泔调少许灌之。《幼幼新书》）。小儿遗尿（大甘草头煎汤，夜夜服之。危氏《得效方》）。小儿尿血（甘草一两二钱，水六合煎二合，一岁儿一日服尽。姚和众《至宝方》）。小儿羸瘦（甘草三两，炙焦为末，蜜丸绿豆大。每温水下五丸，日二服。《金匮玉函》）。大人羸瘦（甘草三两炙，每旦以小便煮三四沸，顿服之，良。《外台秘要》）。赤白痢下（崔宣州衍所传方：用甘草一尺，炙，劈破，以淡浆水蘸三二度，又以慢火炙之，后用生姜去皮半两。二味以浆水一升半，煎取八合，服之立效。《梅师方》：用甘草一两炙，肉豆蔻七个煨锉，以水三升，煎一升，分服）。舌肿塞口（不治杀人。甘草煎浓汤，热漱频吐。《圣济总录》）。太阴口疮（甘草二寸，白矾一粟大，同嚼，咽汁。《保命集》）。发背痈疽（崔元亮《海上集验方》云：李北海言，此方乃神授，极奇秘。用甘草三大两，生捣筛末，大麦面九两，和匀，取好酥少许入内，下沸水搜如饼状，方圆大于疮一分，热傅肿上，以绸片及故纸隔，令通风，冷则换之。已成者脓水自出，未成者肿便内消，仍当吃黄芪粥为妙。又一法：甘草一大两，水炙捣碎，水一大升浸之，器上横一小刀子，露一宿，平明以物搅令沫出，去沫服之，但是疮肿发背皆甚效。苏颂《图经》）。诸般痈疽（甘草三两，微炙切，以酒一斗同浸瓶中，用黑铅一片溶成汁，投酒中取出，如此九度。令病者饮酒至醉，寝后即愈也。《经验方》）。一切痈疽（诸发，预期服之，能消肿逐毒，使毒不内攻，功效不可具述。用大横文粉草二斤捶碎，河水浸一宿，揉取浓汁，再以密绢过，银石器内慢火熬成膏以瓷罐收之。每服一、二匙，无灰酒或白汤下，曾服丹药者亦解之，或微利无妨，名国老膏。《外科精要方》）。痈疽秘塞（生甘草二钱半，井水煎服，能疏导下恶物。《仁斋直指方》）。乳痈初起（炙甘草二钱，新水煎服，仍令人咂之。《直指方》）。些小痈疖（发热时，即用粉草节，晒干为末，热酒服一、二钱，连进数服，痛热皆止。《外科精要方》）。痘疮烦渴（粉甘草炙，栝楼根等分，水煎服之。甘草能通血脉，发疮痘也。《直指方》）。阴下悬痈（生于谷道前后，初发如松子大，渐如莲子，数十日后，赤肿如桃李，成脓即破，破则难愈也。用横文甘草一两，四寸截断，以溪涧长流水一碗，河水、井水不用，以文武火慢慢蘸水炙之，自早至午，令水尽为度，劈开视之，中心水润乃止。细锉，用无灰好酒二小碗，煎至一碗，温服，次日再服，便可保无虞。此药不能急消，过二十日，方得消尽。兴化守康朝病已破，众医拱手，服此两剂即合口，乃韶州刘从周方也。李迅《痈疽方》）。阴头生疮（蜜煎甘草末，频频涂之神效。《千金方》）。阴下湿痒（甘草煎汤，日洗三五度。《古今录验》）。代指肿痛（甘草煎汤渍之。《千金方》）。冻疮发裂（甘草煎汤洗之。次以黄连、黄檗、黄芩末，入轻粉、麻油调傅。《谈野翁方》）。汤火灼疮（甘草煎蜜涂。《李楼奇方》。蛊毒药毒（甘草节，以真麻油浸之，年久愈妙。每用嚼咽，或水煎服，神妙。《直指方》）。小儿中蛊（欲死者。甘草半两，水一盏，煎五分服，当吐出。《金匮玉函》）。牛马肉毒（甘草煮浓汁，饮一二升，或煎酒服，取吐或下。如渴，不可饮水，饮之即死。《千金方》）。饮馔中毒（未审何物，卒急无药。只煎甘草荠苨汤，入口便活。《金匮玉函方》）。水莨菪毒（菜中有水莨菪，叶园而光，有毒，误食令人狂乱，状若中风，或作吐。以甘草煮汁服之，即解。《金匮玉函妙方》）。

11.《本草从新》 味甘，生用气平，补脾胃不足，而泻心火。炙用气温，补三焦元气，而散表寒。入和剂则补益，入汗剂则解肌，入凉剂则泻邪热，入峻剂则缓正气，入润剂则养阴血。能协和诸药，使之不争，生肌止痛。通行十二经，解百药毒，故有国老之称。

12.《得配本草》 术、苦参、干漆为之使。恶远志，反大戟、芫花、甘遂、海藻，忌猪肉。味甘。入手少阴、足阳明、太阴、厥阴经气分。益精养气，泻火和中，健脾胃，解百毒，和络血，缓肝急，祛邪热，坚筋骨，长肌肉，疗疮毒。得猪胆汁炙为末，米泔调，灌婴儿月内目闭不开，或肿羞明，或出血者，名慢肝风。得桔梗，清咽喉。配大豆汁，解百药毒奇验。佐陈皮，和气。佐茯苓，泄胀。入汗剂，解肌。入凉剂，泻热。入峻剂，缓正气。入辛热药，温散血中之结。入润剂，养阴血。入辛凉药，行肝胃污浊之血（宜用头）。大而结紧断文者为佳，谓之粉草。泻心火，败火毒，缓肾急，和络血，宜生用。梢止茎中痛，去胸中热。节能消肿毒。和中补脾胃，粳米拌炒，或蜜炙用。酒家、呕家、酒痢初起、中满者，禁用。

13.《本草崇原》 气味甘平，无毒。主五脏六腑寒热邪气，坚筋骨，长肌肉，倍气力，金疮尰，解毒，久服轻身延年（甘草始出河西川谷、积沙山，及上郡，今陕西河东州郡皆有之。一名国老，又名灵通。根长三四尺、粗细不定、皮色紫赤，上有横梁，梁下皆细根也，以坚实断理者为佳。调和脏腑，通贯四旁，故有国老、灵通之名）。甘草味甘，气得其平，故曰甘平。《本经》凡言平者，皆谓气得其平也。主治五脏六腑之寒腑为阳。寒病为阴，热病为阳。甘草味甘，调和脏腑，通贯阴阳，故治理脏腑阴阳之正气，以除寒热阴阳之邪气也。坚筋骨，长肌肉，倍气力者,坚肝主之筋,肾主之骨,长脾主之肉,倍肺主之气,心主之力。五脏充足,则六腑自和矣。金疮乃刀斧所伤,因金伤而成疮。金疮尰,乃因金疮而高尰也。解毒者,解高尰无名之毒,土性柔和,如以毒物埋土中,久则无毒矣。脏腑阴阳之气皆归土中,久服则土气有余,故轻身延年。

四、用法与用量

甘草为《中国药典》2020年版品种,用量为2~10g。甘草作为食品,可做粥、茶、饮料等,适量食用。

五、药膳应用

(一)粥类

1. 绿豆甘草粥

【来源】经验方。

【材料】绿豆80g,生甘草10g,大米150g。

【做法】将甘草布包,绿豆、大米加适量水,慢火煮熟。

【功效】清暑利湿解毒。

2. 莴苣子粥

【来源】《中华药粥谱》。

【材料】莴苣子10~15g,生甘草3~5g,糯米或粳米100g。

【做法】先将莴苣子捣碎,与甘草同煎取汁,去渣,入米煮成稀粥。

【功效】补脾胃,通乳汁。

(二)汤类

1. 甘草杨桃汤

【来源】现代研究。

【材料】甘草20g,净杨桃500g,白糖适量。

【做法】将杨桃洗净劈开,入沸水锅中烫透,捞出去皮和核,改成小丁粒待用;蒸锅内放清水和甘草片煮至味渗出后,打渣,下白糖、杨桃粒烧沸2min,起锅即成。

【功效】清热生津,解毒利水。

2. 甘麦大枣汤

【来源】《金匮要略》。

【材料】甘草三两(9g),淮小麦一升(100g),大枣10枚。

【做法】水煮甘草,取汁,用甘草水煮小麦、大枣,先用武火煮,沸后用文火煨至小麦烂熟即可。

【功效】养肝补脾,和中缓急。

(三)茶类

1. 甘麦大枣茶

【来源】《中华药茶谱》。

【材料】甘草 6g，淮小麦 30g，大枣 10 枚。

【做法】甘草和淮小麦两味研成粗末，每日用 30~50g，加大枣 10 枚（去核），放入保温杯中，冲入沸水，盖闷 10~15min 后不拘时饮用。最后可将大枣嚼服。如治失眠，可在临睡前 1h 饮用。

【功效】养心安神，和中缓急。

2. 四君子茶

【来源】《中华药茶谱》。

【材料】人参 6g，白术、茯苓各 9g，炙甘草 3g。

【做法】按照上述药物组成剂量，研为粗末，放入保温瓶中，用沸水冲泡，盖闷 15~20min。频频饮用，每日 1 剂。

【功效】益气健脾。

3. 银花甘草茶

【来源】经验方。

【材料】甘草 50g，金银花 20g，菊花 15g。

【做法】上药捣碎，置保温瓶中，冲入适量沸水，盖闷 15min，代茶频频饮用。日夜各 1 剂。

【功效】清热解毒。

4. 黄芪六一茶

【来源】《中华药茶谱》。

【材料】炙黄芪 24g，炙甘草 4g。

【做法】上药共研为末，为 1d 用量，置于保温瓶中，冲入适量沸水浸泡，盖闷约 30min。于 1 日内频频代茶饮完。

【功效】益气固表补中。

（四）酒类

甘草苏叶酒

【来源】经验方。

【材料】生甘草 30g，生姜 10g，紫苏叶 15g，白酒 500ml。

【做法】将生甘草、生姜、紫苏叶用酒煎取一半，去渣，随时饮之。

【功效】发表散寒，补虚解毒。

（五）相关食用制品

甘草酸枣

【来源】《农产品加工》。

【材料】酸枣 1kg，甘草粉 5kg，白糖 300g，凉水 400ml，茯苓少许。

【做法】①将酸枣洗净；②将凉水、甘草粉、茯苓和白糖放入锅中后加入酸枣，置于大火中煮沸后改小火煮 30~40min，离火后浸泡 12h；③将酸枣捞出，放在竹屉上沥干汁液，晾晒 1d，晒至七八成干时，将锅中剩余的汁液分 2~3 次喷洒在酸枣表面，搅匀后即可食用。

【功效】益气生津。

六、现代研究

（一）主要成分

1. 营养成分　甘草含有脂肪、糖类、果胶、维生素C等，营养元素钙、钴、铜、铁、镁、锌、锰、镍等。

2. 其他成分　甘草中含有三萜皂苷（主要是甘草酸）、黄酮、香豆素、生物碱、挥发油、有机酸、多糖类等，其中三萜皂苷和黄酮类是主要活性成分。

（二）主要活性

甘草的药理作用广泛，现代研究证实甘草有抗消化性溃疡、解痉、抑制胃酸分泌、抗炎、抗病毒、抗癌、抑菌、抗氧化、解毒等作用。甘草的根含有甘草皂苷，其易溶于水，比蔗糖甜50倍，是糖尿病患者饮食很好的糖替代物。甘草不仅是著名中药，在饮食加工中可作为调味剂用于蜜饯果品中。经研究，甘草提取物可添加到啤酒、饮料、糖果等食品中，以提高上述食品的营养水平。在香烟中添加甘草或其提取物，不仅可降低或缓解烟草对人体的毒害，还可使香烟的口感更好。在啤酒生产中加入适量甘草皂苷不仅可除去苦涩味，还可使啤酒沫丰富持久，风味独特。

（三）毒理学评价

未见甘草单独使用的毒理学研究及安全性报道。

七、安全小贴士

甘草不宜与京大戟、芫花、甘遂同用；甘草不要多服、久服或当甜味剂嚼食（尤其是儿童），因其会产生肾上腺皮质激素样作用，使血钠升高，钾排出增多，导致高血压、低钾血症，出现浮肿、软瘫等临床表现。久服甘草，还会引起低钙血症，出现钙性抽搐等症状，还可能引起肾上腺皮质小球带萎缩，导致肾上腺皮质功能减退等。

八、参考文献

[1] 吕春霞，冯玉红．甘草临床应用概况[J]．内蒙古中医药，2003(S1):42-43.

[2] 杨运庆．贵州苦丁茶、杜仲叶、银杏叶、甘草复合保健茶的研制[J]．食品工业科技，2002，23(1):55.

[3] 胡广洲，马新茹．三根茶饮料的生产技术[J]．食品工业科技，1998，19(1):61-62.

[4] 胡新中，张国权，欧阳韶辉，等．甘草橡皮糖配方优化试验[J]．食品工业，1998(6):14-15.

[5] 陈显荣．甘草的药用食疗[J]．中华综合临床医学杂志，2006，18(2):69-70.

[6] 李红．甘草食品饮品的制作[J]．农产品加工，2011(2):28.

[7] 孟红梅，韩多红．甘草营养成份的分析研究[J]．中国野生植物资源，2002，21(5):59-60.

[8] 赵莉，牟书勇．ICP-MS法测定栽培甘草中的十种微量元素[J]．广东微量元素科学，2007，14(4):54-58.

[9] 王巧娥，任虹，曹学丽．甘草研究开发与利用现状[J]．中国农学通报，2011，27(4):290-295.

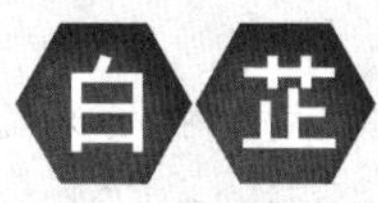

白芷

一、概述

白芷，别名芷、芳香、泽芬、香白芷等，为伞形科植物白芷 *Angelica dahurica*（Fisch. ex Hoffm.）Benth. et Hook. f. 或杭白芷 *A. dahurica*（Fisch. ex Hoffm.）Benth. et Hook. f. var. *formosana*（Boiss.）Shan et Yuan 的干燥根。从历代本草记载来看，白芷多作药用，又因其气味芳香，常用白芷叶作香浴。中医认为，白芷辛，温，归胃、大肠、肺经，具有解表散寒、祛风止痛、宣通鼻窍、燥湿止带、消肿排脓之功效，用于感冒头痛，眉棱骨痛，鼻塞流涕，鼻鼽，鼻渊，牙痛，带下，疮疡肿痛。除药用和食用外，白芷根可作香料或调味辅料用。白芷含有香豆素类、挥发油类、苷类、生物碱及有机酸类等化学成分；药理研究表明白芷具有解热镇痛及抗炎、抗菌、光敏作用、解痉止痛、中枢兴奋、抗肿瘤等药理作用；临床上主要用于各种头痛、炎症、多种皮肤病、妇科疾病等方面的治疗。

二、来源考证

（一）品种考证

白芷入药始见于《神农本草经》，列为中品。《名医别录》曰："生河东下泽。二月、八月采根，曝干。"陶弘景曰："今出近道处处有，近下湿地东间甚多。"《本草图经》载："白芷，生河东川谷下泽今所在有之，吴地尤多。根长尺余，白色，粗细不等。枝干去地五寸已上。春生叶，相对婆娑，紫色，阔三指许。花白微黄，入伏后结子，立秋后苗枯。"并附"泽州白芷"图。"吴地"即今浙江及江苏南部，"泽州"在今山西晋城东北。以上均强调了吴地的白芷与今之杭白芷颇有渊源。根据本草描述及附图基本上和今天的白芷相符。《本草乘雅半偈》描述了浙江白芷的栽培情况："所在有之，吴地尤多，近钱唐笕桥亦种莳矣。春生苗，叶叶对生，花白微黄，入伏后结子，立秋后苗枯，根长尺余，粗细不等，黄泽者为佳。"这种栽培于杭州笕桥的白芷即今之杭白芷并一直延续下来。实际上根据近人考证，今天的川白芷及祁白芷均引自杭白芷。结合古今本草及应用情况，白芷应包括伞形科植物白芷和杭白芷。这两种仅为栽培品种差异，实为同源。

（二）药用部位

《名医别录》曰："二月、八月采根，曝干。"历代本草均只强调用地下肥大的根部。因而白芷药用部位古今一致，为根。

三、历代本草记载

1.《神农本草经》 白芷，味辛，温。主女人漏下赤白，血闭，阴肿，寒热，风头侵目泪出。长肌肤润泽，可作面脂。一名芳香。

2.《名医别录》 无毒，疗风邪，久渴，吐呕，两胁满，风痛。头眩，目痒，可作膏药面脂，润颜色。一名白茝，一名虈，一名莞，一名苻离，一名泽芬。叶名蒚麻，可作浴汤。生河东下泽。二月、八月采根，曝干。

3.《本草经集注》 今出近道处处有，近下湿地东间甚多。叶亦可作浴汤，道家以此香浴，去尸虫，又用合香也。

4.《新修本草》 味辛，温，无毒。主女人漏下赤白，血闭，阴肿，寒热，风头侵目泪出。长肌肤润泽，可作面脂。疗风邪，久渴，吐呕，两胁满，风痛，头眩，目痒，可作膏药面脂，润颜色。一名芳香，一名白茝，一名虈，一名莞，一名苻离，一名泽芬。叶名蒚麻，可作浴汤。生河东川谷下泽。二月、八月采根，曝干。当归为之使，恶旋复花。今出近道，处处有，近下湿地，东间甚多。叶亦可作浴汤，道家以此香浴去尸虫，又用合香也。

5.《嘉祐本草》 臣禹锡等谨按范子计然云：白芷，出齐郡。以春取黄泽者善也。《药性论》云：白芷，君，有治心腹血刺痛，除风邪，主女人血崩，及呕逆，明目止泪出。疗妇人沥血腰痛，能蚀脓。日华子云：治目赤努肉，及补胎漏滑落，破宿血，补新血，乳痈发背，瘰疬，肠风痔瘘，排脓，疮痍疥癣，止痛生肌，去面皯疵瘢。

6.《本草图经》 白芷，生河东川谷下泽，今所在有之，吴地尤多。根长尺余，白色，粗细不等。枝秆去地五寸已上。春生叶，相对婆娑，紫色，阔三指许。花白微黄，入伏后结子，立秋后苗枯。二月、八月采根，曝干。

7.《本草衍义》 白芷 是也，出吴地者良。经曰：能蚀脓。今人用治带下、肠有败脓、淋露不已，腥秽殊甚，遂至脐腹更增冷痛。此盖为败脓血所致，卒无已期，须以此排脓。白芷一两，单叶红蜀葵根二两，芍药根白者、白矾各半两，矾烧枯别研，余为末，同以蜡丸，如梧子大。空肚及饭前米饮下十丸或十五丸。俟脓尽。仍别以他药补之。

8.《汤液本草》 白芷 气温，味大辛，纯阳。无毒。气味俱轻，阳也。阳明经引经药，手阳明经本经药。行足阳明经，于升麻汤四味内加之。《象》云：治手阳明头痛，中风寒热，解利药也。以四味升麻汤主之。《珍》云：长肌肉，散阳明之风。《心》云：治风通用，去肺经风热。《本草》云：主女子漏下赤白，血闭阴肿寒热，风头侵目泪出，长肌肤润泽可作面脂，疗风邪，久渴吐呕，两胁满，风痛头眩目痒。《日华子》云：补胎漏滑落，破宿血，补新血。乳痈发背，一切疮疥，排脓止痛生肌，去面皯疵瘢，明目。其气芳香，治正阳阳明头痛。与辛夷、细辛同用，治鼻病。内托，用此长肌肉，则阳明可知矣。又云：当归为之使，恶旋复花。

9.《本草蒙筌》 白芷 味辛，气温。气味俱轻，升也，阳也。无毒。所在俱生，吴地尤胜。气甚香窜，又名芳香。根收处暑蛀无（是日收，则不蛀）。色选黄泽效速。恶旋覆，使当归。通行手足阳明二经，又为太阴经之引使也。乃本经头痛中风寒热解利之要药，亦女人漏下赤白血闭阴肿之仙丹（宜炒黑用）。作面脂去面瘢，散目痒止目泪。去肺经风寒，治风通用；疗心腹血痛，止痛多宜。外散乳痈背疽，内托肠风痔。排脓消毒，长肉生肌。一切疮疡，并用调治。与细辛、辛夷作料，治久患鼻塞如神。叶名蒚麻，道家常采煎汤浴体，能杀尸虫。

10.《本草纲目》【附方】（旧一，新三十三）。一切伤寒（神白散，又名圣僧散：治时行一切伤寒，不问阴阳轻重、老少男女孕妇，皆可服之。用白芷一两，生甘草半两，姜三片，葱白三

 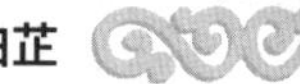

寸,枣一枚,豉五十粒,水二碗,煎服取汗。不汗再服。病至十余日未得汗者,皆可服之。此药可卜人之好恶也。如煎得黑色,或误打翻,即难愈;如煎得黄色,无不愈者。煎时要至诚,忌妇人鸡犬见。《卫生家宝方》)。一切风邪(方同上)。风寒流涕(香白芷一两,荆芥穗一钱,为末,蜡茶点服二钱。《百一选方》)。小儿流涕(是风寒也。白芷末、葱白,捣丸小豆大,每茶下二十丸。仍以白芷末,姜汁调涂太阳穴,乃食热葱粥取汗。《圣惠方》)。小儿身热(白芷煮汤浴之,取汗避风。《子母秘录》)。头面诸风(香白芷切,以萝卜汁浸透,日干为末。每服二钱,白汤下。或以嗅鼻。《直指方》)。偏正头风(百药不治,一服便可,天下第一方也。香白芷炒二两五钱,川芎炒、甘草炒、川乌头半生半熟各一两,为末。每服一钱,细茶、薄荷汤调下。《谈野翁试效方》)。头风眩运(都梁丸,见发明下)。眉棱骨痛(属风热与痰。白芷、片芩酒炒等分,为末。每服二钱,茶清调下。《丹溪纂要》)。风热牙痛(香白芷一钱,朱砂五分,为末,蜜丸芡子大,频用擦牙。此乃濠州一村妇以医人者,庐州郭医云,绝胜他药也。或以白芷、吴茱萸等分,浸水漱涎。《医林集要》)。一切眼疾(白芷、雄黄为末,炼蜜丸龙眼大,朱砂为衣。每服一丸,食后茶下,日二服。名还睛丸。《普济方》)。口齿气臭(《百一选方》:用香白芷七钱为末,食后井水服一钱。《济生方》:用白芷、川芎等分,为末,蜜丸芡子大,日噙之)。盗汗不止(太平白芷一两,辰砂半两,为末。每服二钱,温酒下,屡验。《朱氏集验方》)。血风反胃(香白芷一两,切片,瓦炒黄为末。用猪血七片,沸汤泡七次,蘸末食之,日一次。《妇人良方》)。脚气肿痛(白芷、芥子等分,为末,姜汁和,涂之效。《医方摘要》)。妇人白带(白芷四两,以石灰半斤,淹三宿,去灰切片,炒研末。酒服二钱,日二服。《医学集成》)。妇人难产(白芷五钱,水煎服之。《唐瑶经验方》)。胎前产后(乌金散:治胎前产后虚损,月经不调,崩漏及横生逆产。用白芷、百草霜等分,为末,以沸汤入童子小便同醋调服二钱。丹溪加滑石,以芎归汤调之。《普济方》)。大便风秘(香白芷炒,为末。每服二钱,米饮入蜜少许,连进二服。《十便良方》)。小便气淋(结涩不通。白芷醋浸焙干,二两,为末。煎木通、甘草酒调下一钱,连进二服。《普济方》)。鼻衄不止(就以所出血调白芷末,涂山根,立止。《简便方》)。小便出血(白芷、当归等分,为末,米饮每服二钱。《经验方》)。肠风下血(香白芷为末,每服二钱,米饮下,神效。《余居士选奇方》)。痔漏出血(方同上,并煎汤熏洗。《直指方》)。痔疮肿痛(先以皂角烟熏之,后以鹅胆汁调白芷末涂之,即消。《医方摘要》)。肿毒热痛(醋调白芷末傅之。《卫生易简方》)。乳痈初起(白芷、贝母各二钱,为末,温酒服之。《秘传外科方》)。疔疮初起(白芷一钱,生姜一两,擂酒一盏,温服取汗,即散。此陈指挥方也。《袖珍方》)。痈疽赤肿(白芷、大黄等分,为末,米饮服二钱。《经验方》)。小儿丹瘤(游走入腹必死。初发,急以截风散截之。白芷、寒水石为末,生葱汁调涂。《全幼心鉴》)。刀箭伤疮(香白芷嚼烂涂之。《集简方》)。解砒石毒(白芷末,井水服一钱。《事林广记》)。诸骨哽咽(白芷、半夏等分,为末。水服一钱,即呕出。《普济方》)。毒蛇伤螫(临川有人被蝮伤,即昏死,一臂如股,少顷遍身皮胀,黄黑色。一道人以新汲水调香白芷末一升,灌之。觉脐中搰搰然,黄水自口出,腥秽逆人,良久消缩如故云。以麦门冬汤调尤妙,仍以末搽之。又径山寺僧为蛇伤,一脚溃烂百药不愈。一游僧以新水数洗净腐败,见白筋,挹干,以白芷末,入胆矾、麝香少许掺之,恶水涌出。日日如此,一月平复。洪迈《夷坚志》)。

11.《本草从新》 白芷宣、发表、祛风燥湿。色白味辛,行手阳明庚金(大肠)。性温气浓,行足阳明戊土(胃)。芳香上达,入手太阴辛金(肺)。故主治不离三经。通窍发汗,除湿散风。治头目昏痛(阳明之脉萦于面,故治头面诸疾。杨吉老方,白芷汤泡四五遍,蜜丸弹子大,名都梁丸。每服一丸,荆芥点腊茶嚼下)。眉棱骨痛(风热与痰、同酒浸黄芩为末,茶下)。牙痛(上龈属足阳明,下龈属手阳明,二经风热)。鼻渊(肺主鼻,风热乘肺,上烁于脑,故鼻多浊涕而渊。经曰:脑渗为涕,宜同细辛、辛夷治之)。目痒泪出面皯(干,去声。面黑气)。瘢疵(可作面脂)。皮肤燥痒,三经风热之病,及血崩血闭,肠风痔瘘。痈疽疮疡,三经湿热之病。活血排脓(肠有败脓血,淋露腥秽,致脐腹冷痛,须以此排之)。生肌止痛,解砒毒,蛇伤(先以绳扎伤处,酒调下白芷末五钱。种白芷能辟蛇)。又治产后伤风,诸种头痛(自鱼尾上攻。血虚头痛,多在日晚,宜四物加辛芷;气虚头痛,多在清晨,宜芎、藁倍参。刘松石《保寿堂经验方》。治偏正头风,白芷、川芎各三钱,搽牛脑上,加酒顿熟,热食尽醉,其病如失)。燥能耗血,散能损气,有虚火者勿用,痈疽已溃,宜渐减去。色白气香者佳(名官白芷。不香者名水白芷)。不堪用。微焙。当归为使。恶旋复花。

12.《得配本草》 当归为之使。恶旋复花。制雄黄、硫黄。辛,温。入手足阳明经气分。其气芳香,通窍发汗,除湿散风。退热止痛,排脓生肌。凡鼻渊目泪,头疼颊热,眉棱骨痛,牙痛疮瘘,项生块磊,崩带肠风,败脓腥秽,因风湿致疾者,皆可施治。解砒石、蛇虫毒。得辰砂,治盗汗不止(湿热去也)。并擦风热牙痛。得荆芥、腊茶,治风寒流涕。得椿根皮,治湿热带下。配黄芩,治眉棱骨痛(湿热致痛)。配白芥子、生姜汁,调涂香港脚肿痛。配红葵根、白芍、枯矾,以蜡化丸,治带下败脓(如脓尽,以他药补之)。佐蒌仁,治乳痈。和猪血,治血风。色白气香者佳。削去皮切碎,用黄精等分拌蒸两次,晒干去黄精用。提女人崩带,炒炭用。去面上黚斑,生用。其性燥烈而发散,血虚、气虚者禁用。痈疽已溃者勿用。怪症:饥饱失时,不能消化,腹中生鳖,行止无常,人形削瘦者,用白芷为君,合雄黄、白马尿和丸,童便下三钱,每日不断,至愈而止。

13.《本草崇原》 气味辛温,无毒。主治女人漏下赤白,血闭,阴肿,寒热头风侵目泪出,长肌肤,润泽颜色,可作面脂(白芷处处有之,吴地尤多,根长尺余,粗细不等,色白气香)。白芷臭香色白,气味辛温,禀阳明金土之气化。主治妇人漏下赤白,血闭阴肿者,《经》云:阳明胃脉,其气下行而主阖。白芷辛温,禀阳明燥金之气下行,则漏下赤白,血闭阴肿可治也。治寒热头风侵目泪出者,白芷芳香,气胜于味,不但禀阳明燥金之气下行,且禀阳明中土之气上达,故寒热头风侵目泪出可治也。土主肌肉,金主皮肤,白芷得阳明金土之气,故长肌肤,面乃阳明之分部,阳气长,则其颜光,其色鲜,故润泽颜色。白芷色白,作粉如脂,故可作面脂。

四、用法与用量

白芷为《中国药典》2020年版品种,用量为3~10g。白芷在现代食品中应用广泛,主要作为香料和调味,适量食用。

五、药膳应用

(一) 粥类

白芷粥

【来源】经验方。

【材料】白芷10g,黄芪5g,大米100g。

【做法】将白芷、黄芪择净,放入锅中,加清水适量,浸泡5~10min后,水煎取汁,加大米煮为稀粥,每日1~2剂,连续2~3d。

【功效】祛风解表,益气补虚,宣通鼻窍。

（二）茶类

1. 白芷菊花茶

【来源】经验方。

【材料】白芷、菊花、薄荷各 5g。

【做法】上药共研细末，置保温瓶中，用开水适量冲泡，盖闷 15min 后代茶饮用。

【功效】疏风清热止痛。

2. 天麻川芎茶

【来源】《药茶治百病》。

【材料】川芎 10g，明天麻、雨前茶、白芷各 3g。

【做法】上 4 味药置 500ml 黄酒中，煎至 250ml。原药再加黄酒 500ml，煎至 250ml，头二煎药液混匀。每次饮用 30~60ml，1 日 2~3 次。

【功效】养血祛风，清窍止痛。

3. 黄芩白芷茶

【来源】《中华药茶谱》。

【材料】黄芩（酒浸炒），白芷，茶叶适量。

【做法】取黄芩（酒浸炒）、白芷各 30g，共研细末，混匀。每服取茶叶 6g，置保温瓶中，冲入沸水泡闷 10min。取清液趁热兑入药末 6~12g，摇匀，分次代茶饮用。1 日内饮完。

【功效】清热燥湿，祛风止痛。

4. 祛风白芷茶

【来源】经验方。

【材料】当归、防风、白芷各 100g。

【做法】上药共研细末混匀。每服用茶叶 10g，加水 250ml 煮沸，取汁置保温瓶中，兑入药末 6~10g，盖闷 15min 后摇匀，代茶分次服用。

【功效】祛风，止痛。

5. 苏芷茶

【来源】经验方。

【材料】紫苏叶、白芷、荷叶各等份。

【做法】上药等量，研末分包，每包约 10g。每次取 1 包与新茶（3~6g）共置保温杯中，以沸水 200ml 冲闷 15min，倾出药汁，加入蜂蜜少许混合后温饮，1 日 2~3 次。

【功效】祛风清热止痛。

（三）酒类

1. 黑料白芷酒

【来源】经验方。

【材料】黑豆（炒）250g，桑椹 100g，黄精 100g，白芷 30g，黄酒 1.5L。

【做法】将药捣碎，用白纱布袋盛之，置于净器中，入酒浸泡，密封，7d 后开启，去掉药袋，过滤后装瓶备用。每日适量饮之。

【功效】补肾填精，祛风止痛。

2. 花椒酒

【来源】经验方。

【材料】花椒 60g，白芷 60g，旋覆花 60g，肉桂 25g，白酒 1L。

【做法】花椒（去目并闭口者），微炒，使之出汗，连同白芷、旋覆花、肉桂共捣碎末，置于净瓶中，用白酒浸泡，封口，5d 后开启，过滤去渣备用。

【功效】温里散寒，祛风止痛。

3. 五香料酒

【来源】《清太医院配方》。

【材料】白芷 100g，甘草 100g，菊花 100g，甘松 100g，官桂 100g，藿香 100g，山柰 100g，青皮 100g，薄荷 100g，檀香 50g，砂仁 50g，丁香 50g，大茴香 120g，细辛 10g，红曲 10g，木香 18g，干姜 12g，小茴香 15g，烧酒 9L。

【做法】将上药用白纱布袋盛之，置净坛中，入酒浸泡，密封 10d，开启，过滤即可饮用。

【功效】温中理气，消食化积。

六、现代研究

（一）主要成分

1. 营养成分　蛋白质、脂肪、维生素 B_1、维生素 B_2、烟酸、维生素 C、维生素 E、胡萝卜素、膳食纤维等；营养元素有铁、铜、锌、钙、镁、钡等。

2. 其他成分　香豆素类成分、挥发油类成分、苷类成分、谷甾醇、生物碱、有机酸类等。

（二）主要活性

现代药理研究证实白芷具有解热、解痉、镇痛、平喘、降压、兴奋运动和呼吸中枢、抗菌、抑制脂肪细胞合成等药理作用。

目前白芷作为香料、调味品以及在药膳上有广泛应用。白芷作为一种常用香料，常与砂仁、豆蔻等芳香药物在食品加工业中广泛使用。如四川四大腌菜之一的川冬菜在制作中所用的香料就包括白芷，著名调味品“十三香”中也包括白芷。药膳中也经常使用白芷，如白芷炖银耳等。此外，由白芷、干姜、大蒜等制成的植物抑菌香料可用于榨菜、大头菜等腌菜的调味剂及保鲜剂，在不含化学防腐剂的情况下能长期保存。

鉴于白芷在皮肤及人体血液循环中的功效，目前白芷越来越多应用于美容方面，特别是祛斑类化妆品。此外，白芷制成的脚气露、防晒露、洗发水等化妆品可治疗头癣、头皮屑等疾病。

（三）毒理学评价

白芷的安全性值得关注，临床上有白芷导致中毒、全身过敏反应以及引起流产的相关报道。

七、安全小贴士

阴虚血热者忌服。

八、参考文献

[1] 梓萱. 白芷美容称上品[J]. 中国保健营养,2010(9):40-42.

[2] 朱艺欣,李宝莉,马宏胜,等. 白芷的有效成分提取、药理作用及临床应用研究进展[J]. 中国医药导报,2014,11(31):159-162,166.

[3] 戴跃进,谢成科,李宏宇. 白芷中微量元素的分析[J]. 华西药学杂志,1990,5(1):22-23.

[4] 吴媛媛,蒋桂华,马玉瑛,等. 白芷的药理作用研究进展[J]. 时珍国医国药,2009,20(3):625-627.

[5] 高学敏,党毅. 中医美容学[M]. 北京:中国科学技术出版社,2000:162,469,564.

[6] 席孝萍,王多德. 白芷中毒 1 例报告[J]. 中国社区医师(医学专业),2011,13(16):187.

[7] 陈淑侠. 白芷致全身过敏反应 1 例临床护理[J]. 齐鲁护理杂志,2008,14(17):36.

[8] 陈绪忠. 内服白芷引起流产[J]. 湖北中医杂志,1993,1(2):48.

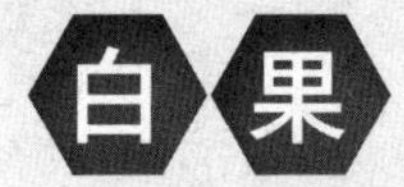

白果

一、概述

白果，别名鸭脚子、灵眼、佛指柑等，因银杏所结的种子为白色，故而得名。白果为银杏科植物银杏 *Ginkgo biloba* L. 的干燥成熟种子。秋季种子成熟时采收，除去肉质外种皮，洗净，稍蒸或略煮后，烘干。中医认为，白果味甘、苦、涩，性平；有毒。归肺、肾经，有敛肺定喘、止带缩尿之功效，用于痰多喘咳，带下白浊，遗尿尿频。民间多将白果蒸熟、炒熟或煨熟食用，单用白果或与其他药配伍作药用。白果中含有黄酮类、萜类、酚类、多糖、生物碱等化学成分；药理研究表明其具有降血压、扩张血管、抑制血小板凝集、抗菌等药理作用；临床上用于哮喘、遗尿、白带、遗精、尿频等方面疾病的治疗。

二、来源考证

（一）品种考证

本品始载于《绍兴本草校注》，原名银杏，云："银杏……诸处皆产之，唯宣州形大者佳。七月八月采实暴干。"《本草纲目》载："银杏，原生江南，以宣城者为胜，树高二、三丈，叶薄，纵理俨如鸭掌形，有刻缺，面绿背淡，二月开花成簇，青白色，二更开花，随即卸落，人罕见之。一枝结子百十，经霜乃熟，烂去肉，取核为果，其核两头尖，其仁嫩时绿色，久则黄。"上述形态及《本草纲目》附图均指银杏科植物银杏。

（二）药用部位

历代本草文献关于白果的药用部位记载为"核"，即现代植物学上的种子，实为去外种皮的银杏种子，如明代《本草纲目》将白果列入果部。

三、历代本草记载

1.《本草蒙筌》 白果，（一名银杏，俗呼鸭脚）。在处俱产，树大而高。二更开花，三更结实。秋熟击落，壳白肉青。生食戟人喉，炒食味甘苦。少食堪点茶餍酒，多食则动风作痰。食满一千，令人少死。阴毒之果，不可不防。古方取其所能，仅治白浊获效。小儿勿食，极易发惊。

2.《本草纲目》【附方】（新十七）寒嗽痰喘（白果七个煨熟，以熟艾作七丸，每果入艾一丸，纸包再煨香，去艾吃。《秘韫方》）。哮喘痰嗽（用银杏五个，麻黄二钱半、甘草炙二钱，水一钟半，煎八分，卧时服。又金陵一铺治哮喘，白果定喘汤，服之无不效者，其人以此起家。其方：用白果二十一个炒黄，麻黄三钱，苏子二钱，款冬花、法制半夏、桑白皮蜜炙各二钱，杏仁去皮尖、黄芩微炒各一钱半，甘草一钱，水三钟，煎二钟，随时分作二服。不用姜。《摄生方》）。咳嗽失声（白果仁四两，白茯苓、桑白皮二两，乌豆半升炒，蜜半斤，煮熟日干为末，以乳汁半碗拌湿，九蒸九晒，丸如绿豆大，每服三五十丸，白汤下。神效。《余居士方》）。小便频数（白果十四枚，七生七煨，食之，取效止）。小便白浊（生白果仁十枚，擂水饮。日一服。取效止）。赤白带下（下元虚惫。白果、莲肉、江米各五钱，胡椒一钱半，为末。用乌骨鸡一只，去肠盛药，瓦器煮烂，空心食之。《集简方》）。肠风下血（银杏煨熟，出火气，食之，米饮下）。肠风脏毒（银杏四十九枚，去壳生研，入百药煎末和，丸弹子大。每服二三丸，空心细嚼，米饮送下。《证治要诀》）。牙齿虫䘌（生银杏，每食后嚼一二个，良。《永类钤方》）。手足皴裂（生白果嚼烂，夜夜涂之）。鼻面酒齄（银杏、酒浮糟同嚼烂，夜涂旦洗。《医林集要》）。头面癣疮（生白果仁切断，频擦取效。《邵氏经验方》）。下部疳疮（生白果杵，涂之。赵原阳）。阴虱作痒（阴毛际肉中生虫如虱，或红或白，痒不可忍者。白果仁嚼细，频擦之，取效。《刘长春方》）。狗咬成疮（白果仁嚼细涂之）。乳痈溃烂（银杏仁半斤，以四两研酒服之，以四两研傅之。《救急易方》）。水疔暗疔（水疔色黄，麻木不痛；暗疔疮凸色红，使人昏狂。并先刺四畔，后用银杏去壳浸油中年久者，捣盦之。《普济方》）。

3.《本草从新》 一名白果。涩、敛肺、去浊痰。甘苦收涩。熟食温肺益气（色白属金，故入肺）。定痰哮，敛喘嗽，缩小便，止带浊（带浊赤者热伤血分，从心、小肠来；白者湿伤气分，从肺、大肠来；并有寒热二证，亦有因痰而带浊者，宜二陈、加升柴二术）。生食。降浊痰。解酒消毒。杀虫（花夜开，人不得见，性阴、有小毒，故能消毒杀虫）。浆泽手面。浣油腻（时珍曰：去浊痰之功，可以类推）。多食则收涩太过，令人壅气胪胀，小儿发惊动疳。

4.《得配本草》 一名白果。甘、苦、涩。有小毒。入手太阴经。熟用：益肺气，定喘嗽，缩小便，止带浊。生用：降痰，消毒杀虫。配百药煎，治肠风。配麻黄、甘草，治哮喘。多食壅气动风，发惊暴厥（白鲞汤可解）。

四、用法与用量

白果为《中国药典》2020 年版品种，用量为 5~10g。白果作为食品，适量食用。

五、药膳应用

（一）粥类

1. 白果山药粥

【来源】经验方。

【材料】白果仁 10g，山药 15g，粳米 100g，白糖适量。

【做法】先将白果仁去心，与山药捣碎，再把洗净的米加入同煮成粥。吃时，调入白糖即可。

【功效】敛肺定喘，收涩止带。

2. 白果枸杞粥

【来源】经验方。

【材料】粳米 250g，白果 150g，枸杞子 50g，精盐、麦片各少许。

【做法】粳米洗净，以少许盐拌匀；再将白果去壳，切开两边，去掉果中白心。将米、白果、枸杞子放进开水锅里同煮。待粥煮成即可。

【功效】敛肺定喘，滋养固肾。

3. 白果莲肉粥

【来源】经验方。

【材料】白果 10 枚，莲子 30g，糯米 100g。

【做法】上 3 味依常法加水煮成粥。

【功效】健脾补肾，固涩敛精。

（二）汤类

白果发菜汤

【来源】《肿瘤药膳》。

【材料】白果 20 枚，发菜 20g，鸡丝、鸭丝、肉丝各 20g。

【做法】将白果煮烂、去壳。用水煮发菜，加入鸡丝、鸭丝、肉丝、白果肉，制成白果发菜鲜汤。

【功效】补益阴阳，软坚散结。

（三）茶类

银杏饮

【来源】经验方。

【材料】银杏 50 枚，金樱子 30 枚，乌梅 10 个，清水 500ml。

【做法】将银杏去壳，置砂锅中，加清水 500ml，煎煮 1h，去渣取汁备用。每日于晨起时 1 次顿服。

【功效】敛肺止咳，缩尿止遗。

（四）酒类

白果山力酒

【来源】中国专利。

【材料】白果 60~120g，山药 120~300g，桂圆 30~50 粒，枸杞子 100~200g，葡萄干 250~600g，高粱白酒（按照所述原料每 500g 配高粱白酒 50~150g），红曲，（按照所述原料：每 100g 原料，配红曲 4~7g）。

【做法】①备料：白果炒熟，打磨成粉状；山药，打磨成粉状；鲜桂圆，以自来水冲洗 2 遍后，沥干水分，去壳，去核；葡萄干，第 1 遍用自来水冲洗，第 2 遍用冷开水冲洗，沥干后，切数段；枸杞子，用冷开水清洗，沥干后，切数段。②调配：以上果品切碎后，按照所述用量添加高粱白酒和红曲、适量冷开水，调匀。③入坛：调匀配料装入清洁酒坛中。④发酵：坛口密封，经 1~3 个月发酵酿造。⑤酒出坛过滤，装瓶出品。

【功效】补气血，益精髓。

（五）相关食用制品

白果梨柿膏

【来源】《食物疗法》。

【材料】白果汁 120g，山药汁 120g，秋梨汁 120g，霜柿饼 120g，鲜藕汁 120g，生核桃仁

 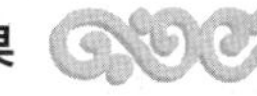

120g，甘蔗汁 120g，蜂蜜 120g。

【做法】先将需取汁的各药取足量汁水，再将霜柿饼捣如膏，生核桃仁捣如泥。将蜂蜜溶化稀释，与柿饼膏、核桃泥、山药汁一起搅匀，微微加热，融合后，离火稍凉，趁温（勿过热），将其余四汁加入，用力搅匀，用瓷罐收贮。每日 3~4 次，每次 2 茶匙。

【功效】清虚热，止咳止血。

六、现代研究

（一）主要成分

1. 营养成分　淀粉、粗蛋白、粗脂肪、蔗糖、还原糖、粗纤维、矿物质、氨基酸、维生素，铁、锰、铜、锌、硒等微量元素。

2. 其他成分　黄酮类、萜类、酚类、多糖、生物碱、聚异戊二烯、长链醇酮等。

（二）主要活性

现代药理研究表明，白果具有降血压、扩张血管、抑制血小板聚集、抗菌、平喘、排结石、抗过敏等药理作用。

（三）毒理学评价

白果蛋白粗提取物可致豚鼠发生过敏反应。豚鼠给予白果蛋白粗提取物后显过敏症状；白果蛋白致敏后，豚鼠的足垫厚度显著增加；皮肤试验现阳性反应；血清 IgG 和 IgE 水平均极显著高于对照组，组织病理学分析发现肺、肠和气管有炎症细胞浸润。

七、安全小贴士

喘咳痰稠，不易咳出者慎用；有实邪者禁服。本品有小毒，不宜生食，尤其不可多食；多食可出现呕吐、腹痛、腹泻、抽搐、烦躁不安等症状，亦可引起末梢感觉障碍，下肢迟缓性瘫痪。

八、参考文献

[1] 顾泳连 . 美食良药话白果[J]. 食品与健康，1998(8)：16.
[2] 邓荫伟 . 银杏的贮藏品质选择与食用方法[J]. 广西林业，2001(1)：30-31.
[3] 董爱娥 . 药食俱佳话白果[J]. 东方食疗与保健，2005(12)：41-42.
[4] 杜文明，徐克涵 . 银杏的营养和药用价值[J]. 河北林业科技，2002(3)：48.
[5] 曾造，文竹，欧阳菲 . 银杏中微量元素及黄酮含量的测定[J]. 贵州工程应用技术学院学报，2015，33(6)：138-142.
[6] 游松，姚新生，陈英杰 . 银杏的化学及药理研究进展[J]. 沈阳药科大学学报，1988，5(2)：142-145.
[7] 常吉梅，史红波 . 银杏的药理研究进展[J]. 新乡医学院学报，1994(2)：187-188.
[8] 杨剑婷 . 白果过敏蛋白及其致敏机理的研究[D]. 南京：南京林业大学博士学位论文，2010.

白扁豆

一、概述

白扁豆，别名火镰扁豆、峨眉豆，扁豆子、茶豆，为豆科植物扁豆 *Dolichos lablab* L. 的干燥成熟种子。秋、冬二季采收成熟果实，晒干，取出种子，再晒干。始载于《名医别录》，作为果蔬食用。中医认为，白扁豆味甘，性微温，归脾、胃经，具有健脾化湿、和中消暑之功效，用于脾胃虚弱，食欲缺乏，大便溏泄，白带过多，暑湿吐泻，胸闷腹胀。炒扁豆能健脾化湿，用于脾虚泄泻，白带过多。民间常单用白扁豆作为时蔬炒食，也将其晒干或炒制以作药用，或与其他药配伍煎煮。白扁豆含蛋白质类、糖类、豆甾醇及皂苷类等化学成分；现代研究表明其具有提高免疫力、抗菌、抗病毒、抗肿瘤、降低血糖等药理作用；临床上主要用于肿瘤、细菌性痢疾、肠胃炎、中暑、黄褐斑、妇女带下等疾病的治疗。

二、来源考证

（一）品种考证

本品始载于《名医别录》，原名扁豆，列为中品。至唐代《药性论》才开始明确用“白扁豆”，并以白扁豆为药名。宋代《本草图经》更加明确地指出以扁豆种子的颜色分为黑扁豆和白扁豆二种，黑扁豆又叫鹊豆。《本草经集注》：“人家种之于篱援，其荚蒸食甚美。”《本草图经》云：“扁豆，旧不著所出州土，今处处有之，人家多种于篱援间，蔓延而上，大叶细花，花有紫、白二色，荚生花下。其实亦有黑、白二种，白者温而黑者小冷，入药当用白者。”《本草纲目》记载：“扁豆二月下种，蔓生延缠。叶大如杯，团而有尖。其花状如小蛾，有翅尾形。其荚凡十余样，或长或团，或如龙爪、虎爪，或如猪耳、刀镰，种种不同，皆累累成枝。子有黑、白、赤、斑四色。种荚硬不堪食。豆子粗圆而色白者可入药。”《植物名实图考》亦载：“豆入药用，余皆供蔬。”《本草思辨录》云：“扁豆花白实白，实间藏芽处，别有一条，其形如眉，格外洁白，且白露后实更繁衍。盖得金气之最多者。”从以上历代本草文献所述植物生长与形态特点，以及种子色白者入药等，可见古今白扁豆的药用情况基本一致。

然而，在唐代之前，本草学并未区分黑、白二种扁豆，《名医别录》和《本草经集注》中所说的作为食用的扁豆其实包含了黑扁豆和白扁豆二种。唐代之后的食疗本草著作中作为食用的扁豆也都黑、白不分，直至清代，《随息居饮食谱》提出“扁豆，甘平。嫩荚亦可为蔬。子以白者为胜”，《食鉴本草》单列“白扁豆”条，开始将食用扁豆也确定为白扁豆。据谢宗万的考证，药用扁豆从唐代起开始明确使用花白、实白的白扁豆，而原产非洲的开紫花、种子紫黑色的黑扁豆不作药用，前者即 *Lablab purpureus*（L.）Sweet（异名，1753 年用），即《中国药典》收载的 *Dolichos lablab* L.。有鉴于此，应选择白扁豆作为药食两用品种。

 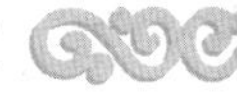

（二）药用部位

白扁豆以种子入药和食物，遍见于历代食疗本草，此不赘述。《本草经集注》中记载，“人家种之于篱援，其荚蒸食甚美，无正用取其豆者”，说明晋代扁豆所食用的部位除其种子外，扁豆荚即扁豆的果皮也可以食用。《本草纲目》中载：“其荚凡十余样，或长或团，或如龙爪、虎爪，或如猪耳、刀镰，种种不同，皆累累成枝。白露后实更繁衍，嫩时可充蔬食茶料，老则收子煮食”。《随息居饮食谱》亦载“扁豆，嫩荚亦可为蔬也”，这都说明了扁豆荚可作为蔬食食用，而且以嫩者为佳。作为药用，《本草便读》曰扁豆皮“达肌行水”。《江苏植物志》载：“治疗脚气足肿。”

综上，白扁豆的子（种子）、荚（果皮）以及花均作药食两用，其中又以种子常用。

三、历代本草记载

1.《名医别录》 扁豆 味甘，微温。主和中，下气。叶，主治霍乱吐下不止。

2.《本草经集注》 陶隐居云：人家种之于篱援，其荚蒸食甚美，无正用取其豆者。叶乃单行用之。患寒热病者，不可食。

3.《新修本草》 此北人名鹊豆，以其黑而间白故也。

4.《嘉祐本草》 臣禹锡等谨按孟诜云：扁豆，疗霍乱吐痢不止，末和醋服之，下气。又吐痢后转筋，生捣叶一把，以少酢浸，取汁服之，立瘥。其豆如绿豆，饼食亦可。《药性论》云：白扁豆，亦可单用。主解一切草木毒，生嚼及煎汤服，取效。日华子云：平，无毒。补五藏。叶傅蛇虫咬。

5.《本草衍义》 扁豆 有黑、白、鹊三等，皆于豆脊有白路。白者，治霍乱筋转。

6.《本草蒙筌》 味甘，气微温。无毒。园圃俱种，苗蔓引长。开花紫白两般，结实黑白二种。实藏荚内，秋老采收。白者扁豆名，黑者鹊豆唤。惟白入药，下气和中。霍乱吐逆能除，河豚酒（曝干研末，米饮调服）。叶敷蛇虫咬伤（和醋捣烂，敷咬处）。

7.《本草纲目》【附方】（新九）。霍乱吐利（扁豆、香薷各一升，水六升，煮二升，分服。《千金方》）。霍乱转筋（白扁豆为末，醋和服。《普济方》）。消渴饮水（金豆丸：用白扁豆浸去皮，为末，以天花粉汁同蜜和，丸梧子大，金箔为衣。每服二三十丸，天花粉汁下，日二服。忌炙煿酒色。次服滋肾药。《仁存堂方》）。赤白带下（白扁豆炒为末，用米饮每服二钱）。毒药堕胎（女人服草药堕胎腹痛者。生白扁豆去皮，为末，米饮服方寸匙。浓煎汁饮亦可。凡服药胎气已伤未堕者，或口噤手强，自汗头低，似乎中风，九死一生。医多不识，作风治，必死无疑）。中砒霜毒（白扁豆生研，水绞汁饮。《永类方》）。六畜肉毒（白扁豆烧存性研，冷水服之，良。《事林广记》）。诸鸟肉毒（生扁豆末，冷水服之。同上。恶疮痂痒作痛以扁豆捣封，痂落即愈。《肘后》）。

8.《本草从新》 白扁豆，甘平，腥香微黄（脾之谷也），调脾和胃，降浊升清，消暑除湿（能消脾胃之暑）。止渴止泻，专治中宫之病（土强湿去、正气自旺，所以能疗呕吐霍乱及带下诸证。赤白带下，炒研末，米饮服二钱；霍乱转筋，研末，醋汤和服，俱妙）。中和轻缓，故无禁忌，然多食能壅气，伤寒邪炽者勿服，生用或炒研。

9.《得配本草》 白扁豆，甘、淡。入足太阴经气分。调和脾胃，通利三焦，化清降浊，消暑除湿。治霍乱，疗呕逆，止泄泻，解消渴；配花粉，治消渴饮水；配龙芽，疗肠风下血；配香薷，治寒热吐泻；合绿豆，解热毒痢。炒研用。恐气滞，同陈皮炒。治吐泻，醋制。止湿火吐血，炒炭。

单食多食,壅气伤脾。花:米饮调末,治赤白带下。入盐少许,疗血崩不止。叶:捣汁,治霍乱吐泻转筋。罨蛇咬毒。

四、用法与用量

白扁豆为《中国药典》2020 年版品种,用量为 9~15g。老熟的豆籽可煮食,还可做豆沙馅和扁豆泥。扁豆可以熬粥、煲汤,也可做菜,作为食品可以适量食用。

五、药膳应用

(一) 粥类

1. 三豆粥

【来源】经验方。

【材料】白扁豆 10g,黑豆 10g,红豆 10g,大米 100g,白糖适量。

【做法】将白扁豆、黑豆、红豆、大米择洗干净,同放入锅中,加清水适量煮粥,待熟时调入白糖,再煮一二沸即成。

【功效】健脾补虚,化湿消暑。

2. 白扁豆粥

【来源】经验方。

【材料】白扁豆 60g,山药 15g,粳米 30g。

【做法】取白扁豆、山药与粳米同煮,使白扁豆煮至烂熟,早晚食用。

【功效】健脾养胃,清暑止泻。

(二) 茶类

1. 扁豆茶

【来源】经验方。

【材料】扁豆 30g,绿豆 15g。

【做法】取脱皮白扁豆、绿豆,加适量水煮至豆烂,取豆汁,代茶频频饮之。

【功效】健脾和中,消暑化湿。

2. 参苓扁豆茶

【来源】经验方。

【材料】党参、白扁豆、茯苓、陈皮、紫苏叶各 6g。

【做法】上药研成粗末,置保温瓶中,冲入沸水适量,泡闷 20min 后,不拘时代茶饮。

【功效】健脾和胃,理气止泻。

(三) 酒类

八宝养心酒

【来源】《现代养生》。

【材料】人参、龙眼、大枣、百合、山药各 15g,白扁豆、薏苡仁各 20g,莲子 12g,冰糖适量,白酒适量。

【做法】上述用白酒浸制。每日 2 次,早晚饮服。

【功效】补心脾,益气血,定神志。

(四)相关食用制品

白扁豆酸奶

【来源】《食品研究与开发》。

【材料】白扁豆、鲜牛奶、嗜热链球菌和保加利亚乳杆菌(1∶1)混合菌种、蔗糖、海藻酸丙二醇酯(PGA)。

【做法】①白扁豆经100℃烘烤1.5h,再用温水浸泡,打浆后,用中温α-淀粉酶将其中的淀粉降解;②得到的白扁豆乳与鲜牛奶以2∶10(V/V)混合,加入6%的蔗糖和0.2%的海藻酸丙二醇酯(PGA),接入4%的嗜热链球菌和保加利亚乳杆菌(1∶1)混合菌种,在42℃发酵4h;③最后放于冰箱(0~5℃)中冷藏16h,可制得优质白扁豆酸奶。

【功效】益气健脾。

六、现代研究

(一)主要成分

1. 营养成分　糖类(淀粉、棉子糖、水苏糖、蔗糖、果糖)、蛋白质类(酪氨酸酶、红细胞凝集素A、B等)、脂类、维生素类(维生素A、B、C)、矿物质(钙、磷、铁、镁、锌)等。

2. 其他成分　苷类成分(淀粉氰苷等)、甾体类成分(豆甾醇等)、扁豆皂苷Ⅰ等。

(二)主要活性

现代药理研究证实,白扁豆有提高免疫力、抗菌、抗病毒、抗肿瘤、抗氧化、对神经细胞缺氧性凋亡的保护、提高造血功能、升高白细胞数、降低血糖、降低胆固醇、防治酒精性肝病等药理作用。白扁豆为药食兼优的食物,营养丰富,常食对人体肌肉、骨骼的生长发育与代谢具有良好的促进作用。白扁豆中含有丰富的优质纤维素,能协调和刺激肠蠕动,改善胃肠功能,从而减少胃肠道肿瘤的发生,是习惯性便秘、高血压、高脂血症患者的保健食品。

(三)毒理学评价

需注意的是,因扁豆含有凝血物质和溶血性皂苷,如煮不透,半生半熟食用可引起中毒现象,出现头晕、头痛、呕吐、恶心等症状,因此,吃扁豆一定要煮熟烧透。若误食未煮熟的扁豆出现中毒现象,可饮绿豆甘草汤解之。

七、安全小贴士

白扁豆含有凝集素,有一定的毒性,加热处理可以使其失去毒性,如果没有煮熟,食用后很可能发生中毒,在食后的三四个小时内出现头痛、恶心、呕吐等现象,所以食用时一定煮熟蒸透。体内气虚生寒,脏腑被寒气所困,表现为腹胀、腹痛、面色发青、手脚冰凉者不宜食用白扁豆。白扁豆不能食用过多,多食容易气滞、腹胀。

八、参考文献

[1] 卢金清,蔡君龙,戴艺,等. 白扁豆的研究进展[J]. 湖北中医杂志,2013,35(12):77-79.

[2] 谢宗万．中药品种理论与应用[M]. 北京:人民卫生出版社,2008.
[3] 吴建妹,曾益明,谢觉林．菜药两用白籽扁豆[J]. 长江蔬菜,2002(10):12.
[4] 刘加．自制养生酒[J]. 现代养生,2011(19):6.
[5] 房健,李朝霞,陈洪兴．白扁豆酸奶的研制[J]. 食品研究与开发,2006,27(11):120-122.
[6] 颜正华．中药学[M]. 北京:人民卫生出版社,2008.
[7] 郑家龙．扁豆的药理作用与临床应用[J]. 时珍国药研究,1997(4):330-331.

白扁豆花

一、概述

白扁豆花，别名扁豆花、南豆花，为豆科植物扁豆 *Dolichos lablab* L. 的花，主产于安徽、湖南、河南、浙江等地，7—8 月采摘未完全开发的花，迅速晒干或烘干，晒时要经常翻动，至干透为止。鲜用时随用随采。白扁豆花始载于《本草图经》。中医认为，白扁豆花性平，味甘淡，无毒，具有解暑化湿、和中健脾之功效，可以用于治疗夏伤暑湿、发热、泄泻、痢疾、赤白带下、跌打伤肿。白扁豆花的主要化学成分有原花青苷、花青素、香豆素、黄酮类化合物等。现代药理研究发现白扁豆花可用于治疗细菌性痢疾，并可抑制宋内氏痢疾杆菌和弗氏痢疾杆菌生长。

二、来源考证

（一）品种考证

同白扁豆。

（二）药用部位

《随息居饮食谱》载："扁豆花，治痢疾、崩带，解诸药毒。"《必用食治方》载："一切泄痢：白扁豆花正开者，择净勿洗，以滚汤瀹过，和小猪脊肉一条，葱一根，胡椒七粒，酱汁拌匀，就以瀹豆花汁和面，包作小馄饨，炙熟食之。"食疗本草和方书中均记载扁豆花，说明了其药食两用性。

三、历代本草记载

同白扁豆。

四、用法与用量

扁豆花为《中国药典》1977 年版品种，用量为 4.5~9g。白扁豆花作为食品，被用于制成茶饮、粥等，适量食用。

五、药膳应用

（一）茶类

白扁豆花茶
【来源】经验方。

【材料】白扁豆花 10g,厚朴花 10g,白糖 9g。
【做法】清晨用开水泡服。
【功效】化湿和胃。

(二) 粥类

白扁豆花粥
【来源】经验方。
【材料】白扁豆花 30g(鲜品增至 60g),代代花 30g,粳米 100g。
【做法】每次取白扁豆花、代代花煮水过滤,再加入粳米 100g,同煮为粥。
【功效】化湿和胃。

(三) 酒类

白扁豆花酒
【来源】经验方。
【材料】白扁豆花、玫瑰花、白砂糖、白酒。
【做法】以白酒为基酒,加入白扁豆花、玫瑰花、白砂糖,浸泡后配制成白扁豆花酒。
【功效】健脾养血。

(四) 相关食用制品

白扁豆花馄饨
【来源】经验方。
【材料】白扁豆花、小猪里脊肉 200g、葱、生姜、胡椒、酱汁等。
【做法】选择干净、正在开放的白扁豆花,开水焯过,配小猪里脊肉搅碎,加入大葱、生姜、胡椒、酱汁各少许调味,制成馅料。焯白扁豆花水放凉后和面,配馅料包小馄饨,煮熟即食。
【功效】健脾化湿。

六、现代研究

(一) 主要成分

1. 营养成分　蛋白质、粗纤维、多糖、脂肪、氨基酸,营养元素钙、镁、铁、锌等。
2. 其他成分　原花青苷、花青素、香豆素、芦丁、木犀草素等。

(二) 主要活性

白扁豆花具有众多的药理作用,对多种疾病有较好的治疗效果。现代研究表明,白扁豆花中含有的芦丁成分能维持及恢复毛细血管的正常弹性,增强其抵抗力,防止血细胞凝聚,临床可用于防治脑出血、高血压等心脑血管疾病。其中所含花青素、原花青苷具有抗氧化、保护视网膜、抗肿瘤、抗炎、抗病毒等作用。

(三) 毒理学评价

未见白扁豆花毒理学评价有关的文献报道。

七、安全小贴士

根据中医九种体质学说，痰湿体质者更为适宜食用白扁豆花。

八、参考文献

[1] 中药大辞典．中药大辞典[M].2版．上海：上海科学技术出版社，2005:2440.
[2] 谢宗万．中药品种理论与应用[M]．北京：人民卫生出版社，2008.
[3] 梁侨丽，林生．扁豆花化学成分研究[J]．中国药科大学学报，1996，27(4):205-207.
[4] 陈文梅，金鸣，吴伟，等．芦丁抑制家兔血小板激活因子诱导血小板活化作用的实验研究[J]．中国中西医结合杂志，2002，22(4):283-285.
[5] 李聪，周玉涛，朱雪松，等．原花青素的提取分离及药理作用研究进展[J]．国际中医中药杂志，2017，39(3):285-288.

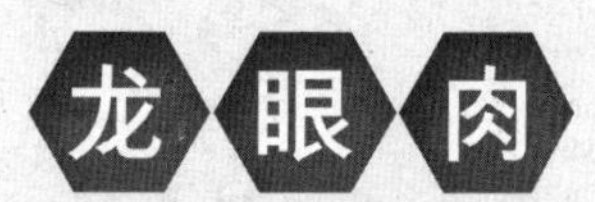

龙眼肉

一、概述

龙眼肉,别名龙眼、桂圆、益智、比目、木弹、骊珠、燕卵、鲛泪、圆眼、蜜脾、圆眼肉,系无患子科龙眼属植物龙眼 *Dimocarpus longan* Lour. 的假种皮。夏、秋二季采收成熟果实,干燥,除去壳、核,晒干至干爽不黏。始载于《神农本草经》,列为中品,为临床常用中药。龙眼肉味甘,性温,归心、脾经,具有补益心脾、养血安神之功效。用于气血不足,心悸怔忡,健忘失眠,血虚萎黄。龙眼肉含有糖类、核苷类、脂类、黄酮类、维生素、挥发性成分、多酚类等成分;现代研究表明龙眼肉具有抗焦虑、抗应激、抗氧化、抗菌、延缓衰老、提高免疫功能、改善睡眠、抗肿瘤等药理作用。龙眼是我国南方比较有特色的水果之一,其果球形,壳淡黄色或褐色,果肉白色透明,汁多味甜。民间常将此鲜果作为水果食用或晒干当作食物煲汤或者煮粥等。连壳的龙眼还可加工焙晒成龙眼干(即桂圆肉)。

二、来源考证

(一) 品种考证

本品始载于《神农本草经》,名龙眼,列为中品。晋代《南方草木状》已有原植物形态描述,《新修本草》云:"其龙眼树似荔枝,叶若林檎,花白色,子如槟榔,有鳞甲,大如雀卵,味甘酸。"《开宝本草》云:"此树高二丈余,枝叶凌冬不凋,花白色,七月始熟,一名亚荔枝,大者形似槟榔而小有鳞甲,其肉薄于荔枝而甘美堪食。"《本草图经》载:"龙眼,生南海山谷,今闽、广、蜀道出荔枝处皆有之。木高二丈许,似荔枝而叶微小,凌冬不凋。春末夏初生细白花。七月而实成,壳青黄色,纹作鳞甲,形圆如弹丸,核若无患而不坚,肉白有浆,甚甘美。其实极繁,每枝常二三十枚。荔枝才过,龙眼即熟,故南人目为荔枝奴,一名益智,以其味甘归脾,而能益智耳。下品自有益智子,非此物也。"根据以上本草描述及《本草图集》和《植物名实图考》附图,可知本草龙眼即今龙眼的果实。

(二) 药用部位

历代本草关于龙眼肉的药用部位记载为"龙眼肉"。《本草从新》载有:"道家用龙眼肉细嚼、待津液生、和津汩汩而咽、此即服玉泉之法也。"又如《本草蒙筌》中所言:"味甘,气平。无毒。树颇大,叶微小凌冬常青;实极圆,壳淡黄纹作鳞甲。肉甘甚薄,名亚荔枝。取肉入药,因甘归脾。古方归脾汤中,功与人参并奏。"龙眼肉实为龙眼的假种皮。故历代龙眼的药用部位为假种皮。

 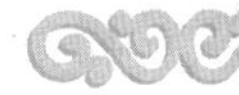

三、历代本草记载

1.《神农本草经》 龙眼，味甘，平。主疗五脏邪气，安志厌食，久服强魂魄，聪察，轻身不老，通神明。一名益智。

2.《名医别录》 无毒。除虫去毒。其大者似槟榔。生南海山谷。

3.《本草经集注》 陶隐居云：广州别有龙眼，似荔枝而小，非益智，恐彼人别名，今者为益智耳，食之并利人。

4.《新修本草》 益智，似连翘子，头未开者，味甘、辛，殊不似槟榔。其苗、叶、花、根与豆蔻无别，唯子小耳。龙眼一名益智，而益智非龙眼也。其龙眼树，似荔枝，叶若林檎，花白色，子如槟榔，有鳞甲，大如雉卵，味甘酸。

5.《嘉祐本草》 龙眼，除蛊毒，去三虫。

6.《本草图经》 龙眼，生南海山谷，今闽、广、蜀道出荔枝处皆有之。木高二丈许，似荔枝而叶微小，凌冬不凋。春末夏初生细白花，七月而实成，壳青黄色，纹作鳞甲，形圆如弹丸，核若无患而不坚，肉白有浆，甚甘美。其实极繁，每枝常三二十枚。荔枝才过，龙眼即熟，故南人目为荔枝奴，一名益智，以其味甘归脾，而能益智耳。下品自有益智子，非此物也。《东观汉记》云：南海旧献龙眼、荔枝，十里一置，五里一候，奔驰险阻，道路为患。孝和时，汝南唐羌为临武长县接南海，上书言状，帝下诏，太官勿复受献，由是而止。其为世所贵重久矣。今人亦甚珍之，曝干寄远，北中以为佳果，亚于荔枝。

7.《本草衍义》 龙眼，经曰：一名益智。今专为果，未见入药。《补注》不言，《神农本草经》编入木部中品，果部中复不曾收入。今除为果之外，别无龙眼。若为益智子，则专调诸气，今为果者复不能也。矧自有益智条，远不相当，故知木部龙眼，即便是今为果者。按今《注》云：甘味归脾，而能益智。此说甚当。

8.《本草蒙筌》 龙眼，味甘，气平。无毒。树颇大，叶微小凌冬常青；实极圆，壳淡黄，纹作鳞甲。肉甘甚薄，名亚荔枝。亦产蜀闽岭南，荔枝过后才熟。士人鄙之，又呼荔枝奴也。取肉入药，因甘归脾。古方归脾汤中，功与人参并奏。《本经》一名益智，禅益脾之所藏（脾藏智故云）。解毒去虫，安志厌食。养肌肉，美颜色，除健忘，却怔忡。多服强魂聪明，久服轻身不老。

9.《本草纲目》【附方】（新一）归脾汤［治思虑过度，劳伤心脾，健忘怔忡，虚烦不眠，自汗惊悸。用龙眼肉、酸枣仁（炒）、黄芪（炙）、白术（焙）、茯神各一两，木香、人参各半两，炙甘草二钱半，㕮咀。每服五钱，姜三片，枣一枚，水二钟，煎一钟，温服。《济生方》。

10.《本草从新》 俗呼圆眼。补心脾。甘平润，补心长智（一名益智），悦胃培脾，疗健忘与怔忡，能安神而熟寐，一切思虑过度，劳伤心脾，及血不归脾诸证（归脾汤，用为向导者，五味入口，甘先归脾也，凡心脾伤而血耗，致有健忘怔忡惊悸，及吐血血崩，肠风下血等证，归脾汤，能引血归脾而生补之。道家用龙眼肉细嚼，待津液生，和津汩汩而咽，此即服玉泉之法也）。

11.《得配本草》 龙眼，一名圆眼。甘，平。润。入手少阴、足太阴经血分。益脾胃，葆心血，润五脏，治怔忡。蒸熟细嚼，生津。膈满者禁用。过食润肠不助脾。

四、用法与用量

龙眼肉为《中国药典》2020年版品种，用量为9~15g。龙眼肉作为食品应用广泛，可做粥、茶、汤、饮料等,适量食用。

五、药膳应用

(一) 粥类

1. 龙眼粥

【来源】经验方。

【材料】龙眼肉 50g,枸杞子 30g,粳米 150g,白糖适量。

【做法】先以水煮粳米粥,将熟时下龙眼肉、枸杞子,略煮数沸,加糖即成。

【功效】补益心脾,养血安神。

2. 龙眼红枣粥

【来源】经验方。

【材料】龙眼肉 20g,红枣 15g,粳米 150g,红糖。

【做法】将龙眼肉、红枣、粳米同置锅内,加水煮成粥,加红糖即成。

【功效】益气健脾,养血安神。

3. 龙眼莲子粥

【来源】经验方。

【材料】龙眼肉 30g,莲子 30g,糯米 100g,白糖适量。

【做法】先将龙眼肉用清水略冲洗,莲子去皮心,与糯米同煮,烧开后,改用中火熬煮30~40min 即可。食时加糖适量。

【功效】健脾养心。

4. 龙眼栗子粥

【来源】经验方。

【材料】龙眼肉 30g,栗子 10 个,粳米 100g,白糖少许。

【做法】先将栗子去壳切碎,与米同煮如常法,将熟时放入龙眼肉稍煮即可,食时加白糖少许。

【功效】补益心肾。

(二) 汤类

1. 龙眼木耳汤

【来源】经验方。

【材料】龙眼肉 15g,白木耳 30g。

【做法】将龙眼肉、白木耳洗净,放入锅内加水适量炖熟,此汤浓郁甜美。

【功效】养心安神。

2. 龙眼肉花生汤

【来源】经验方。

【材料】花生米 100g,龙眼肉 30g,白糖适量。

【做法】将花生米、龙眼肉放入铝锅中,加水煮沸一段时间后,加糖继续煮至花生米熟烂即成。

【功效】健脾养血。

 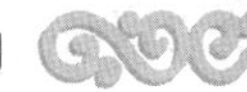

3. 龙眼红枣桑椹汤

【来源】经验方。

【材料】龙眼肉 30g,红枣 15g,桑椹 30g。

【做法】龙眼肉、红枣、桑椹洗净放入锅内,加水 500ml,煮沸后投入砂锅内,文火煨熟。

【功效】养血补脾。

4. 龙眼枣仁汤

【来源】经验方。

【材料】龙眼肉 15g,炒枣仁 20g,茯苓 20g。

【做法】三味加水适量,合煮成汁。

【功效】养血安神。

5. 龙眼山药汤

【来源】经验方。

【材料】龙眼干 14 粒,山药 15g,生姜片 3 片。

【做法】龙眼、山药(去皮)、生姜洗净放入锅内,加水煎汤服。

【功效】健脾止泻。

6. 龙眼生姜汤

【来源】经验方。

【材料】龙眼、生姜各适量。

【做法】取龙眼、生姜洗净,加水适量文火炖熟。

【功效】养血健脾。

7. 龙眼洋参饮

【来源】经验方。

【材料】龙眼肉 30g,西洋参 6g(亦可用太子参 10g),大枣 10g,白糖 3g。

【做法】将四物放入带盖的碗中,置锅中隔水反复蒸至成膏状备用。

【功效】补益心气,宁心安神。

8. 羊脑龙眼煲

【来源】经验方。

【材料】羊脑 1 具,龙眼肉 30g,生姜 10g。

【做法】先用开水将羊脑烫过,除去表面薄膜,与龙眼肉、生姜同置砂锅中,加清水适量,以文火炖至熟烂,加佐料调味后即可食用。

【功效】滋阴补髓,养心安神。

(三)茶类

1. 龙眼枸杞茶

【来源】经验方。

【材料】龙眼肉 10g(或鲜龙眼 50g),枸杞子 10g。

【做法】将龙眼肉、枸杞子放入砂锅,加水适量,煮至充分鼓胀后,代茶饮,也可加白糖调味。

【功效】补肝益血,养心安神。

2. 龙眼莲芡茶

【来源】经验方。

【材料】龙眼肉 4~6 枚,莲子、芡实各 20g。

【做法】龙眼取净肉,莲子、芡实杵碎,以清水适量煎沸后,置保温瓶中,盖闷 20min,连渣饮用。

【功效】健脾止泻,养血安神。

3. 龙眼枣仁茶

【来源】经验方。

【材料】龙眼 15g,酸枣仁 6g,茯苓 10g。

【做法】将龙眼剥去壳、核,留肉;酸枣仁微炒黄后捣碎,茯苓研碎。置保温杯中,以沸水冲泡,盖闷 15min,于晚间代茶饮。

【功效】补血安神。

(四) 酒类

1. 龙眼酒

【来源】经验方。

【材料】龙眼肉 200g,枸杞子 200g,桑椹 200g,白酒(60%V/V)500ml。

【做法】将洗净的龙眼肉、枸杞子、桑椹装入细口玻璃瓶内,倒入白酒,密封瓶口,浸泡半个月,每日振摇 1 次,即可开封备用。

【功效】益心养血,宁心安神。

2. 龙杞酒

【来源】经验方。

【材料】枸杞子 60g,龙眼肉 60g,黄精 50g,白酒 500ml。

【做法】将上药捣碎,置入瓶中,入白酒浸泡,封口 7d 后开启,静置澄清后即可饮用。可随饮随加酒,味薄为止。

【功效】补肝肾,益精血,养心脾。

(五) 相关食用制品

龙杞膏

【来源】经验方。

【材料】枸杞子、龙眼肉各 100g,阿胶 30g。

【做法】将枸杞子、龙眼肉等 2 味放入砂罐中,加水适量,用小火煎熬至枸杞子、龙眼肉无味,去渣留汁,继续放入阿胶煎熬成稠膏状,再加少量蜂蜜收成蜜膏,起锅装瓶备用。

【功效】滋补肝肾,养血安神。

六、现代研究

(一) 主要成分

1. 营养成分　蛋白质、氨基酸(天冬氨酸、苏氨酸等)、多肽类、糖类(果糖、葡萄糖、蔗糖等)、脂类(溶血磷脂酰胆碱、磷脂酰胆碱、磷脂酰肌醇等),钙、镁、铁、铜、锌、锰等营养元素。

 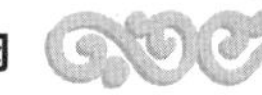

2. 其他成分　核苷类(腺苷、胞苷、尿苷等)、皂苷类、多酚类(没食子酸、鞣花单宁、鞣花酸)、挥发性成分(苯并噻唑、1,2-苯并异噻唑、正十三烷等)。

(二) 主要活性

现代科学研究表明,龙眼肉有抗应激、抗焦虑、抗氧化、抗菌、延缓衰老、提高免疫功能、抗肿瘤、改善睡眠等药理作用。

(三) 毒理学评价

现代研究未见相关毒理学试验报道。

七、安全小贴士

湿热、痰湿体质人群慎用,体弱者和妇女适宜食用。

八、参考文献

[1] 王建,张冰 . 临床中药学[M]. 北京:人民卫生出版社,2012.

[2] 于水永 . 龙眼肉的食疗应用[J]. 中药材,1994,17(10):7.

[3] 盛康美,王宏洁 . 龙眼肉的化学成分与药理作用研究进展[J]. 中国实验方剂学杂志,2010,16(5):236-238.

[4] 肖维强 . 龙眼果肉生理活性成分及加工特性研究[D]. 长沙:湖南农业大学硕士学位论文,2005.

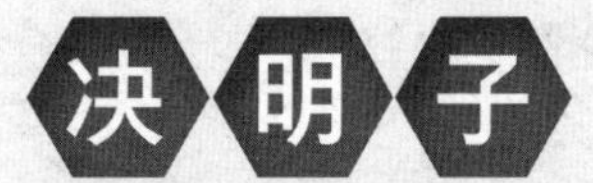

决明子

一、概述

决明子，别名马蹄决明、决明、草决明，自古作为明目要药，故而得名决明子，为豆科植物决明 *Cassia obtusifolia* L. 或小决明 *C. tora* L. 的干燥成熟种子。秋季采收成熟果实，晒干，打下种子，除去杂质。始载于《神农本草经》，列为上品药之一，为临床常用中药。决明子性微寒，味甘、苦、咸，归肝、大肠经，具清热明目、润肠通便之功效，用于目赤涩痛，羞明多泪，头痛眩晕，目暗不明，大便秘结。决明子化学成分复杂，含蒽醌类、吡酮类和脂肪酸类等化学成分；药理研究发现决明子有降血压、降血脂、保肝、抑菌等活性；临床多用于高血压、高胆固醇血症、便秘、眼科抗炎消肿等方面。

二、来源考证

（一）品种考证

决明始载于《神农本草经》，列为上品。《名医别录》云："生龙门川泽。"《本草经集注》解释道："龙门乃在长安北：今处处有：叶如茳芒，子形似马蹄，呼为马蹄决明。"《本草图经》描述了决明的形态特征："夏初生苗，高三四尺许。根带紫色，叶似苜蓿而大，七月有花黄白色，其子作穗如青绿豆而锐。"《本草衍义》谓："决明子，苗高四五尺，春亦为疏，秋深结角。其子生角中，如羊肾。今湖南北人家园圃所种甚多。"《本草纲目》曰"决明有二种：一种马蹄决明，茎高三四尺，叶大于苜蓿而本小末茤，昼开夜合，两两相帖，秋开淡黄花五出，结角如初生细豇豆，长五六寸，角中子数十粒，参差相连，状如马蹄，青绿色，入眼目药最良。一种茳芒决明，《救荒本草》所谓山扁豆是也。"上述本草所载决明或马蹄决明的特征，与今用之决明子原植物形态基本一致，来源于豆科植物决明或小决明。

（二）药用部位

根据记载，决明子的药用部位为种子。《本草经集注》云："今处处有。叶如茳芒，子形似马蹄，呼为马蹄决明。用之当捣碎。""马蹄"描述的是种子的形态。历代本草多以决明子称呼，药用部位当为种子。

三、历代本草记载

1.《神农本草经》 味咸、平。主青盲，目淫，肤赤，白膜，眼赤痛，泪出。久服益精光，轻身。

2.《名医别录》 苦、甘，微寒，无毒。疗唇口青。生龙门川泽，石决明生豫章。十月十日采,阴干百日。

3.《本草经集注》 陶隐居云:龙门乃在长安北。今处处有。叶如茳芒,子形似马蹄,呼为马蹄决明。用之当捣碎。又别有草决明,是萋蒿子,在下品中也。

4.《新修本草》 石决明,是蚌蛤类,形似紫贝,附见别出在鱼兽条中,皆主明目,故并有决明之名。俗方惟以疗眼也,道术时须。

5.《嘉祐本草》 臣禹锡等谨按唐本云:石决明,是蚌蛤类,形似紫贝,附见别出在鱼兽条中。皆主明目,故并有决明之名,俗方惟以疗眼也,道术时须。《蜀本图经》云:叶似苜蓿而阔大,夏花,秋生子作角,实似马蹄,俗名马蹄决明。今出广州、桂州,十月采子,阴干。《尔雅》云:薢茩,芙茪。释曰:药草决明也。郭云:叶黄锐,赤华,实如山茱萸,或曰蔆也,关西谓之薢茩。《药性论》云:决明,臣。利五藏,常可作菜食之。又除肝家热,朝朝取一匙,挼令净,空心吞之,百日见夜光。

6.《本草图经》 决明子,生龙门川泽,今处处有之。人家园圃所莳。夏初生苗,高三、四尺许,根带紫色;叶似苜蓿而大;七月有花,黄白色;其子作穗,如青绿豆而锐。十月十日采,阴干百日。按《尔雅》:薢茩,芙茪。释曰:药草,决明也。郭璞注云:叶黄锐,赤华,实如山茱萸。关西谓之,与此种颇不类。又有一种马蹄决明,叶如茳芏,子形似马蹄,故得此名。又萋蒿子亦谓之草决明,未知孰为入药者。然今医家但用子,如绿豆者。其石决明,是蚌蛤类,当在虫兽部中。

7.《本草衍义》 决明子,苗高四五尺,春亦为蔬,秋深结角。其子生角中,如羊肾。今湖南北人家园圃所种甚多,或在村野成段种。《蜀本图经》言:叶似苜蓿而阔大,甚为允当。

8.《本草蒙筌》 决明子:味咸、苦、甘,气平、微寒。无毒。川泽多生,苗高数尺。叶类苜蓿阔大,堪作菜蔬;子如绿豆锐圆,可入药剂。冬月采曝,捣碎才煎。恶火麻,使蓍实。除肝热尤和肝气,收目泪且止目疼。诚为明目仙丹,故得决明美誉。仍止鼻衄,水调末急贴脑心;更益寿龄,蜜为丸空心吞服。治头风须筑枕卧,消肿毒亦调水敷。头痛兼驱,蛇毒可解。

9.《本草纲目》【附方】(旧一,新七)积年失明(决明子二升为末,每食后粥饮服方寸匕。《外台秘要》)。青盲雀目(决明一升、地肤子五两,为末,米饮丸梧子大,每米饮下二三十丸。《普济方》)。补肝明目(决明子一升,蔓菁子二升,以酒五升煮,暴干为末。每饮服二钱,温水下,日二服。《圣惠方》)。目赤肿痛(决明子炒研,茶调傅两太阳穴,干则易之,一夜即愈。《医方摘玄》)。头风热痛(方同上)。鼻衄不止(方见主治)。癣疮延蔓(决明子一两为末。入水银、轻粉少许,研不见星,擦破上药,立瘥,此东坡家藏方也。《奇效良方》)。发背初起(草决明生用一升捣,生甘草一两,水三升,煮一升,分二服。大抵血滞则生疮,肝主藏血,决明和肝气,不损元气也。许学士《本事方》)。

10.《本草从新》 草决明,一名青葙子。泻肝明目。味苦微寒。除风热。治一切目疾。虫疥恶疮。能动阳火。瞳子散大者勿服。类鸡冠而穗尖长。决明子(泻肝明目)。甘苦咸平。祛风热(作枕、能治头风)。治青盲内障。翳膜遮睛。赤肿眶烂。泪出羞明。状如马蹄,以能明目,故名。捣碎煎。叶作菜食。利五脏。明目。

11.《得配本草》 决明子,实为之使。恶大麻子。甘、苦,微寒。入足厥阴经。除肝热,和肝气。凡因血热,以致头风、鼻衄、肿毒、目翳赤泪、唇口青色者,均得此而愈。得生甘草,治发背初起。配地肤子,治青盲雀目。

12.《本草崇原》 决明子,气味咸平,无毒。主治青盲、目淫、肤赤、白膜、眼赤痛、泪出。久服益精光,轻身(决明子处处有之,初夏生苗,茎高三四尺,叶如苜蓿,本小末大,昼开夜合,秋开淡黄花五出，结角如细豇豆，长二三寸，角中子数十粒，色青绿而光亮，状如马蹄，故名马蹄决明，又别有草决明，乃青葙子也）。目者肝之窍，决明气味咸平，叶司开合，子色紫黑而光亮，禀太阳寒水之气，而生厥阴之肝木，故主治青盲、目淫、肤赤。青盲则生白膜，肤赤乃眼肤之赤，目淫则多泪，故又曰：白膜眼赤泪出也。久服则水精充溢，故益精光，轻身。

四、用法与用量

决明子为《中国药典》2020年版品种，用量为9~15g。决明子作食品可做粥、茶、饮料等，适量食用。

五、药膳应用

（一）粥类

1. 决明苏子粥

【来源】经验方。

【材料】决明子（炒）20g，紫苏子15g，粳米60g，冰糖适量。

【做法】先煮决明子、紫苏子取汁，去渣，再放入粳米煮粥，待粥熟时加入冰糖，再煮1~2沸。

【功效】清肝明目，润肠通便。

2. 决明枸杞子粥

【来源】经验方。

【材料】决明子20g，菊花15g，枸杞子10g，粳米100g，冰糖少许。

【做法】先将决明子放入铁锅内，炒至起爆微有香气时取出，待冷后，与菊花同放入砂罐，加清水，煎煮30min，去渣留汁，加入枸杞子、粳米煮至粥熟时，加入冰糖，再煮1~2沸即可。

【功效】清肝明目，平抑肝阳，润肠通便。

（二）汤类

决明猪肝汤

【来源】经验方。

【材料】猪肝60g，决明子15g，食盐适量。

【做法】将猪肝洗净备用；决明子以3层纱布包好，与猪肝一同放入锅内，加水适量，煮至肝熟汤浓，弃纱布包，加食盐调味备用。

【功效】补肝养血，清热明目。

（三）茶类

1. 决明菊花茶

【来源】经验方。

【材料】炒决明子25g，菊花15g，佛手6g。

【做法】上药放置保温瓶中，冲入沸水，盖闷15min后，代茶频饮。

【功效】清肝明目。

2. 保健决明茶

【来源】《食品工业科技》。

【材料】决明子 1g,绿茶为 6g。

【做法】上药放置杯中,冲入沸水,盖闷 15min 后,代茶频饮。

【功效】减肥,保健。

六、现代研究

(一) 主要成分

1. 营养成分　蛋白质、氨基酸(胱氨酸、γ- 羟基氨基酸、组氨酸等)、糖类(半乳糖配甘露聚糖、葡萄糖、半乳糖等)、钾、钠、钙、镁、锌、铝、锰、铜、铁等。

2. 其他成分　蒽醌类(大黄酚、大黄素、大黄素甲醚等)、萘并吡咯酮类(决明苷、决明内酯和红镰玫素等)、脂肪酸类(软脂酸、硬脂酸、油酸等)、非皂化物质(十六烷三十一烷、胆甾醇、豆甾醇等)等。

(二) 主要活性

现代研究表明,决明子具有降血脂、降血压、抑菌、减肥、润肠通便、明目、抗衰老及增强记忆力等作用。目前决明子在食品保健中有广泛应用,常作为代茶饮或制成各种决明子茶用于减肥和保健。

(三) 毒理学评价

决明子各剂量组(0.315g/kg,1.575g/kg,3.15g/kg,6.30g/kg)大鼠肝组织切片可见肝细胞空泡样化、肿胀,肝细胞核固缩、坏死,肝窦内炎症细胞浸润;肾组织切片可见肾小管上皮细胞肿胀变性、肾间质炎症细胞浸润;且随着剂量的增大,病变例数越多,病变损伤越严重。决明子 1.575g/kg,3.15g/kg,6.30g/kg 剂量组大鼠血液中天冬氨酸转氨酶,丙氨酸转氨酶水平与模型组比较明显升高,提示决明子长期服用存在一定的肝毒性与肾毒性,不宜大剂量长期服用。

赵艺萌等初步总结了与决明子安全性相关的临床病例特点及影响因素,发现决明子安全风险主要为以乏力、纳差、厌油,尿黄如浓茶水样,大便灰白为主要临床特点的肝、肾系统损伤,以腹泻、腹胀、恶心、大便松软为主要临床特点的消化系统损伤,以阴道流血为主要临床特点的生殖系统损伤,以及以口舌发麻、皮肤瘙痒、恶心呕吐、腹泻里急、喘憋、口唇发绀为主要临床特点的过敏反应。

魏若尧等将决明子冻干粉(低剂量:0.5g/kg、中剂量:2.2g/kg、高剂量:10.0g/kg)灌胃大鼠,连续给药 52 周,发现在整个实验周期中未出现因决明子药物本身所致的大鼠死亡毒性反应;大鼠连续灌胃 26 周时,中、高剂量组雌性大鼠以及高剂量组雄性大鼠的总胆红素水平偏低,且恢复 4 周后,高剂量组雄性大鼠的总胆红素水平依旧偏低。持续给药 39 周后,高剂量组雌性与雄性大鼠的总胆红素水平偏低;给药 52 周后高剂量组雄性大鼠的三酰甘油显著降低。连续灌胃 26 周及 39 周时,中、高剂量组雄性大鼠的肾脏指数显著性高于对照组;连续灌胃 26 周、39 周、52 周后,高剂量组出现肾脏毒性且不可逆。

七、安全小贴士

慢性肠炎、慢性腹泻患者，孕妇，先兆流产者慎用。对决明子有过敏反应的患者禁用。外感风寒、内伤生冷、脾胃虚寒等证，低血压患者，胃溃疡患者不宜大量长期服用。

八、参考文献

[1] 杨昌国，彭飞，陈秀娟，等．决明子的研究综述[J]. 中国中医药现代远程教育，2016，14(23)：147-150.

[2] 吴照民．决明子乳饮料的工艺研究[J]. 食品工业科技，2009(5)：256-258.

[3] 姜绍通，潘丽军，郑志．速溶保健决明茶的研制[J]. 食品工业科技，1998(6)：42-43.

[4] 王琴，丁更强，黄艳文，等．决明子山楂叶保健软糖的工艺研究[J]. 现代食品科技，2005，21(2)：91-93.

[5] 刘训红，王玉玺．决明子中营养成分分析[J]. 时珍国医国药，2000，11(10)：865-866.

[6] 杨黎燕，陈蓁，张雪娇．原子吸收法测定决明子中微量元素的研究[J]. 广东微量元素科学，2008，15(6)：43-46.

[7] 刘斌，巩鸿霞，肖学凤，等．决明子化学成分及药理作用研究进展[J]. 药物评价研究，2010，33(4)：312-315.

[8] 李金金，罗长浩．中药决明子有效成分、药理作用与发展前景[J]. 农产品加工，2018(9)：71-72，76.

[9] 刘飞，郭换，梁乙川，等．基于降血脂功效的决明子安全性评价[J]. 中国实验方剂学杂志，2017，23(17)：183-189.

[10] 赵艺萌，吴丽，张烁，等．决明子的安全性评价与风险控制措施的探讨[J]. 中国中药杂志，2017，42(21)：4074-4078.

[11] 魏若尧，裴彦宇，高虹，等．决明子冻干粉对SD大鼠的长期毒性研究[J]. 中国医药导报，2017，14(15)：4.

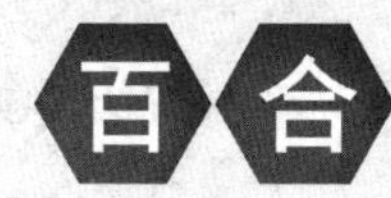

百合

一、概述

百合，别名番韭、重迈、中庭、重箱、强翟、百合蒜、摩罗等，为百合科植物卷丹 *Lilium lancifolium* Thunb.、百合 *L. brownii* F. E. Brown var. *viridulum* Baker 或细叶百合 *L. pumilum* DC. 的干燥肉质鳞叶。秋季采挖，洗净，剥取鳞叶，置沸水中略烫，干燥。始载于《神农本草经》，属于中品，为中医临床常用中药。百合味甘，性寒，归心、肺经；具有养阴润肺，清心安神之功效；用于肺虚燥咳，劳嗽咳血，虚烦惊悸，失眠多梦，精神恍惚。百合中含有多种化学成分，如皂苷、多糖、生物碱等；现代研究表明，百合具有抗疲劳、抗肿瘤、降血糖、免疫调节、抗氧化、镇静、抗应激、镇咳、平喘等多种药理作用。民间常将此煮粥或煲汤食用，也可作为主料或辅料做成菜肴食用。

二、来源考证

（一）品种考证

百合始载于《神农本草经》。《本草经集注》云："根如胡蒜，数十片相累。"《新修本草》云："此药有二种，一种细叶，花红白色；一种叶大，茎长，根粗，花白，宜入药用。"《本草图经》云："百合，生荆州川谷，今近道处处有之。春生苗，高数尺，干粗如箭，四面有叶如鸡距，又似柳叶，青色，叶近茎微紫，茎端碧白，四五月开红白花，如石榴嘴而大，根如胡蒜重叠，生二三十瓣。二月、八月采根，暴干。人亦蒸食之，甚益气。又有一种，花黄有黑斑，细叶，叶间有黑子，不堪入药。"《本草纲目》云："叶短而阔，微似竹叶，白花四垂者，百合也。叶长而狭，尖如柳叶，红花，不四垂者，山丹也。茎叶似山丹而高，红花带黄而四垂，上有黑斑点，其子先结在枝叶间者，卷丹也。"综上所述，可见古代药用的百合来源于百合属多种植物，从唐代开始就根据叶的大小分为两类，李时珍明确了阔叶者为百合，而细叶者有山丹和卷丹。《本草图经》所述花黄有黑斑、叶间有黑子者，为卷丹。现在江苏、浙江、广东连县等地栽培供药用和食用的百合，就是卷丹，在江苏宜兴已有上百年的栽培历史。而山丹根据描述为今之细叶百合。综上，历史上百合为多种，主要为百合科卷丹、百合或细叶百合。

（二）药用部位

历代本草文献关于百合的药用部位记载均称为"根"，古人所述之"根"并非现代植物学中所称的"根"，而是百合的地下鳞茎。如《名医别录》中记载："生荆州川谷。二月、八月采根，曝干。"

三、历代本草记载

1.《神农本草经》 百合，味甘，平。主邪气腹胀，心痛，利大小便，补中益气。

2.《名医别录》 无毒。除浮肿，胪胀，痞满，寒热，通身疼痛，及乳难喉痹肿，止涕泪。一名重箱，一名重迈，一名摩罗，一名中逢花，一名强瞿。生荆州川谷。二月、八月采根，曝干。

3.《本草经集注》 近道处处有，根如胡蒜，数十片相累。人亦蒸煮食之，乃言初是蚯蚓相缠结变作之。俗人皆呼为强仇，仇即瞿也，声之讹尔。亦堪服食。

4.《新修本草》 此药有二种：一种细叶，花红白色；一种叶大，茎长，根粗，花白，宜入药用。

5.《嘉祐本草》 百合，使，有小毒。主百邪鬼魅，涕泣不止。除心下急满痛，治脚气热咳逆。吴氏云：百合，一名重迈，一名中庭。生冤朐及荆山。日华子云：白百合，安心，定胆，益志，养五藏，治癫邪啼泣狂叫，惊悸，杀蛊毒气，熁乳痈发背，及诸疮肿，并治产后血狂运。

6.《本草图经》 百合，生荆州川谷，今近道处处有之。春生苗，高数尺，干粗如箭；四面有叶如鸡距，又似柳叶，青色，叶近茎微紫，茎端碧白；四、五月开红白花，如石榴嘴而大；根如葫蒜重叠，生二三十瓣。二月、八月采根，曝干。人亦蒸食之，甚益气。又有一种，花黄有黑斑细叶，叶间有黑子，不堪入药。徐锴《岁时广记》：二月种百合法，宜鸡粪。或云百合是蚯蚓所化，而反好鸡粪，理不可知也。又百合作面，最益人，取根曝干，捣细，筛，食之如法。张仲景治百合病，有百合知母汤、百合滑石代赭汤、百合鸡子汤、百合地黄汤，凡四方，病名百合，而用百合治之，不识其义。

7.《本草衍义》 百合，张仲景用治伤寒坏后百合病须此也。茎高三尺许，叶如大柳叶，四向攒枝而上。其颠即有淡黄白花，四垂向下覆，长蕊。花心有檀色，每一枝颠，须五六花。子紫色，圆如梧子，生于枝叶间。每叶一子，不在花中，此又异也。根即百合，其色白，其形如松子壳，四向攒生，中间出苗。

8.《汤液本草》 百合，气平，味甘，无毒。《本草》云：主邪气腹胀心痛，利大小便，补中益气，除浮肿胪胀，痞满寒热，遍身疼痛，及乳难喉痹，止涕泪。仲景治百合病，有百合知母汤、百合滑石代赭石汤、百合鸡子汤、百合地黄汤。或百合病已经汗者，或未经汗下吐者，或病形如初，或病变寒热。并见《活人书》，治伤寒腹中疼，百合一两，炒黄为末，米饮调服。孙真人云：治百合除毒，煮百合浓汁服一升。

9.《本草蒙筌》 百合，味甘，气平。无毒。洲渚山野俱生，花开红白二种。根如葫蒜，小瓣多层。人因美之，称名百合。白花者，养脏益志，定胆安心。逐惊悸狂叫之邪，消浮肿痞满之气。止遍身痛，利大小便。辟鬼气，除时疫咳逆；杀蛊毒，治外科痈疽。乳痈喉痹殊功，发背搭肩立效。又张仲景治伤寒坏后，已成百合病证，用此治之，固此名同，然未识有何义也。蒸食能补中益气，作面可代粮过荒。赤花者，仅治外科，不理他病。凡采待用，务必分留。

10.《本草纲目》【附方】(旧三，新十三)。百合病(百合知母汤：治伤寒后百合病，行住坐卧不定，如有鬼神状，已发汗者。用百合七枚，以泉水浸一宿，明旦更以泉水二升，煮取一升，却以知母三两，用泉水二升煮一升，同百合汁再煮取一升半，分服。百合鸡子汤：治百合病已经吐后者。用百合七枚，泉水浸一宿，明旦更以泉水二升，煮取一升，入鸡子黄一个，分再服。百合代赭汤：百合病已经下后者。用百合七枚，泉水浸一宿，明旦更以泉水二升，煮取一升，却以代赭石一两，滑石三两，水二升，煮取一升，同百合汁再煮取一升半，分再服。百合地黄汤：治百合病未经汗吐下者。用百合七枚，泉水浸一宿，明旦更以泉水二升，煮取一升，入生地黄汁一升，同煎取一升半，分再服。并仲景《金匮要略》方）。百合变渴（病已经月，变成消渴者。百合一升，水一斗，渍一宿，取汁温浴病人。浴毕食白汤饼。陈延之《小品方》）。百合变热者（用百合一两，滑石三两，为末，饮服方寸匕。微利乃良。《小品方》）。百合腹满（作痛者。用百合炒为末，每饮服方寸匕，日二。《小品》）。阴毒伤寒（百合煮浓汁，服一升良。《孙真人食忌》）。肺脏壅热（烦闷咳嗽者。新百合四两，蜜和蒸软，时时含一片，吞津。《圣惠方》）。肺病吐血（新百合捣汁，和水饮之。亦可煮食。《卫生易简》）。耳聋耳痛（干百合为末，温水服二钱，日二服。《胜金方》）。拔白换黑（七月七日，取百合熟捣，用新瓷瓶盛之，密封挂门上，阴干百日。每拔去白者掺之，即生黑者也。《便民图纂》）。游风隐疹（以楮叶掺动，用盐泥二两，百合半两，黄丹二钱，醋一分，唾四分，捣和贴之。《摘玄方》）。疮肿不穿（野百合同盐捣泥，傅之良。《应验方》）。天泡湿疮（生百合捣涂，一二日即安。《濒湖集简方》）。鱼骨哽咽（百合五两研末，蜜水调围颈项包住，不过三五次即下。《圣济》）。

11.《本草从新》 百合，润肺止咳。甘平，润肺宁心，清热止嗽（朱二允曰：久嗽之人，肺气必虚，虚则宜敛，百合之甘敛，胜于五味之酸收）。利二便，止涕泪（涕泪，肺肝热也。经曰：肺为涕，肝为泪，心为汗，脾为涎，肾为唾）。治浮肿胪胀痞满，寒热疮肿乳痈，伤寒百合病（行住坐卧不定，如有鬼神状。苏颂曰：病名百合，而用百合治之，不识其义。士材曰：亦清心宁神之效）。善通二便，中寒下陷者忌之。花白者入药（肺病吐血，鲜百合捣汁、和水饮之，亦可煮食）。

12.《得配本草》 百合，甘、苦、平。入手太阴及手少阴经。润肺宁心，清热止嗽，利二便，除浮肿，疗虚痞，退寒热，定惊悸，止涕泪，治伤寒百合病（行住坐卧不定）。得川贝母，降肺气。配款冬花，治痰血。白花者入药。鲜者可煎可煮，干者作粉食，最益人。肠滑者禁用。多服伤脾气（中气寒则下陷）。

13.《本草崇原》 百合，气味甘平，无毒。主治邪气腹胀心痛，利大小便，补中益气（百合近道山谷处处有之。三月生苗，高二三尺，一茎直上，叶如竹叶，又似柳叶，四向而生，五月茎端开白花，芬芳六出，四垂向下，昼开夜合，故名夜合花。其根如蒜，细白而长，重叠生二三十瓣。煮食甘美，取瓣分种，如种蒜法，一种花红不四垂者，山丹也。一种花红带黄而四垂，上有黑斑点，其子黑色，结在枝叶间者，卷丹也。其根皆同百合，皆可煮食，而味不美。盖一类三种，唯白花者入药，余不可用）。百合色白属金，味甘属土，昼开夜合，应天道之昼行于阳，夜行于阴，四向六合，应土气之达于四旁。主治邪气腹胀心痛者，邪气下乘于脾，则地气不升而腹胀。邪气上乘于肺，则天气不降而心痛。盖腹者脾之部，肺者心之盖也。利大小便者，脾气上升，肺气下降，则水津四布，糟粕营运矣。补中者，补脾。益气者，益肺也。

四、用法与用量

百合为《中国药典》2020年版品种，用量为6~12g。百合作为食品，可蒸、可煮、可炸、可炒，做成菜肴羹汤。百合还可以做成米酒、饮料等，作食品适量食用。

五、药膳应用

（一）粥类

1. 百合粥

【来源】经验方。

【材料】鲜百合 40g(或干百合粉 20g),鲜山药 40g(或干山药粉 20g),粳米 100g,冰糖适量。

【做法】先把粳米放入瓦锅,煮至粥将熟时,再加入洗净的鲜百合、山药,煮至百合、山药熟烂即成;若用干百合粉、山药粉,可待粥成后和入,再加冰糖调味即可。

【功效】养阴生津,益气健脾。

2. 百合杏仁粥

【来源】经验方。

【材料】鲜百合 60g,杏仁 10g,粳米 100g,白糖适量。

【做法】将杏仁去皮尖打碎,与百合、粳米同煮为粥,熟后加白糖适量。

【功效】润肺止咳。

(二)汤类

1. 百合红枣汤

【来源】经验方。

【材料】百合 30g,红枣 20 枚,茯苓 30g。

【做法】百合、茯苓煮至半熟,放入红枣,再煮至熟,即成。可酌加白糖、桂花。

【功效】滋阴润肺,健脾利湿。

2. 百合芦笋汤

【来源】《健美与抗衰老菜谱》。

【材料】鲜百合 150g,罐头芦笋 250g,料酒、精盐、味精、素汤适量。

【做法】将百合放清水中浸泡,洗净。锅中注入素汤,将百合放入汤锅内加热煮沸 10min,捞出百合不用。加料酒、精盐、味精调好味,将调好味的汤倒在盛芦笋的碗内即成。

【功效】安神降压,化痰止咳。

3. 百合鸡

【来源】经验方。

【材料】母鸡 1 只,百合 60g,香菇 30g,姜、椒、盐、酱油各适量。

【做法】将母鸡宰杀后,去毛、剖腹,去杂脏,洗净。将洗净的百合、香菇装入鸡腹内,缝合后,下锅,加姜、椒、盐、酱油少许,用水煮熟。开鸡腹,取百合、香菇作菜肴,并饮汤吃肉。

【功效】补脾益气,养血滋阴。

(三)茶类

百合杷藕茶

【来源】《药茶治百病》。

【材料】百合(鲜良者),枇杷(去核),鲜藕(洗净,切片)各 30g。

【做法】上药切成薄片或捣成碎末,每次用 40~50g,置保温瓶中,以沸水冲泡大半瓶,盖闷 10min 左右,即开始饮用。

【功效】清热,润肺,止咳。

（四）相关食用制品

百合面

【来源】《饮馔服食谱》。

【材料】干百合 50g（鲜品 100g），面粉 200g，面肥适量。

【做法】将百合焙干，磨成粉（鲜百合捣烂），过 100 目筛，与面肥、面粉调匀，加水和成面团，制成 2~3 个圆饼，放锅中烙熟即可。

【功效】健脾和胃，养心安神，清热润肺。

六、现代研究

（一）主要成分

1. 营养成分　蛋白质、氨基酸、糖类、淀粉、脂肪、维生素、果胶以及磷、钾、钠、铁、钙、镁、锌、锰、铜等营养元素。

2. 其他成分　百合多糖、百合甾体皂苷（螺甾皂苷、异螺甾皂苷、变形螺甾烷皂苷等）、秋水仙碱等。

（二）主要活性

现代科学研究表明，百合具有抗疲劳、抗肿瘤、降血糖、免疫调节、抗氧化、镇静、抗应激、镇咳、平喘等作用。

（三）毒理学评价

现代研究未见相关毒理学试验报道。

七、安全小贴士

风寒咳嗽及中寒便溏者禁服。大量食用百合，可能会造成肾、肺功能的损害。直接接触百合的球茎，有可能会引起皮肤瘙痒。根据中医九种体质学说，阴虚体质人群最为适宜食用。

八、参考文献

[1] 王建，张冰．临床中药学[M]. 北京：人民卫生出版社，2012：249.

[2] 刘成梅，游海，郑为完，等．百合食品研制[J]. 南昌大学学报，1994，16（2）：62-66.

[3] 肖玫，尹恒，刘晓明，等．酸枣、百合、莲肉、淮小麦、甘草复合安神保健饮料的生存工艺[J]. 食品科学，2006，27（10）：656-661.

[4] 史经略．百合米酒的研制[J]. 江苏调味副食品，2007（5）：18-21.

[5] 赵兴华，商万有．百合的食用价值研究[J]. 吉林农业，2011（6）：301.

[6] 茅云枫，李枝林，段青，等．4 种百合营养成分的差异性研究[J]. 云南农业大学学报（自然科学版），2017，32（2）：366-370.

[7] 李艳，苗明三．百合的化学、药理与临床应用分析[J]. 中医学报，2015（7）：1021-1023.

[8] 南京中医药大学．中药大辞典[M].2 版．上海：上海科学技术出版社，2005：1174-1177.

[9] 钟惺辑．饮馔服食谱[M]. 北京：中医古籍出版社，1996.

肉豆蔻

一、概述

肉豆蔻，别名豆蔻、肉果、迦拘勒、玉果、扎地、麻尖等。本品为肉豆蔻科植物肉豆蔻 *Myristica fragrans* Houtt. 的干燥种仁，始载于《本草纲目拾遗》，是中医临床常用中药之一。肉豆蔻味辛，性温，归脾、胃、大肠经；具有温中行气、涩肠止泻之功，用于脾胃虚寒，久泻不止，脘腹胀痛，食少呕吐。肉豆蔻具有抗氧化、止泻、镇咳、祛痰、镇静、镇痛、保肝、抗肿瘤及免疫调节等作用，也可作为调味品用于日常烹饪。

二、来源考证

（一）品种考证

西晋郭义恭《广志》云："生大秦国及昆仑。"《本草拾遗》云："大舶来即有，中国无。"《开宝本草》记载："其形圆小，皮紫紧薄，中肉辛辣。生胡国，胡名迦拘勒。"《本草纲目》形态描述颇详："肉豆蔻，花及实状虽似草豆蔻，而皮肉之颗则不同。颗外有皱纹，而内有斑缬纹，如槟榔纹，最易生蛀，惟烘干密封，则稍可留。"以上所述之产地、形态均与肉豆蔻科植物肉豆蔻一致。《本草图经》所述"今惟岭南人家种之。春生苗，花实似豆蔻而圆小，皮紫紧薄，中肉辛辣"，形态似姜科植物，非本品。

（二）药用部位

《本草衍义》载有："肉豆蔻，对草豆蔻言之。去壳，只用肉，肉油色者佳。枯白，味薄，瘦虚者下等。亦善下气，多服则泄气，得中则和来其气。"故历代本草文献记载肉豆蔻的药用部位为现在植物学认知中的"种仁"，古今药用部位一致。

三、历代本草记载

1.《嘉祐本草》《药性论》云：肉豆蔻，君，味苦、辛。能主小儿吐逆，不下乳，腹痛，治宿食不消，痰饮。日华子云：调中下气，止泻痢，开胃消食，皮外络下气，解酒毒，治霍乱，味珍，力更殊。

2.《本草图经》 肉豆蔻，出胡国，今惟岭南人家种之。春生苗，花实似豆蔻而圆小，皮紫紧薄，中肉辛辣，六月、七月采。《续传信方》：治脾泄气痢等，以豆蔻二颗，米醋调面裹之，置灰火中煨令黄焦，和面碾末，更以炒党子末一两，相和，又焦炒陈廪米为末，每用二钱七煎作饮，调前二物三钱匕，旦暮各一，便瘥。

3.《本草衍义》 肉豆蔻，对草豆蔻言之。去壳，只用肉，肉油色者佳。枯白，味薄，瘦虚者下等。亦善下气，多服则泄气，得中则和来其气。

4.《汤液本草》 肉豆蔻，气温，味辛，无毒。入手阳明经。《本草》云：主鬼气，温中，治积冷心腹胀痛，霍乱，中恶冷疰，呕沫，冷气，消食止泄，小儿伤乳霍乱。

5.《本草蒙筌》 肉豆蔻，味苦、辛，气温。无毒。胡国多生，岭南亦产。一名肉果，形类弹丸。油色肥实佳，面包煨熟用。所入经络，惟手阳明。疗心腹胀疼，卒成霍乱者可止；理脾胃虚冷，不消宿食者能温。男妇伤暑血痢有功，小儿伤乳吐泻立效。痢疾助之白粥饮，吐泻佐以生姜汤。

6.《本草纲目》【附方】(旧一，新六)。暖胃除痰(进食消食。肉豆蔻二个，半夏姜汁炒五钱，木香二钱半，为末，蒸饼丸芥子大，每食后津液下五丸、十丸。《普济方》)。霍乱吐利(肉豆蔻为末，姜汤服一钱。《普济方》)。久泻不止(肉豆蔻煨一两，木香二钱半，为末，枣肉和丸，米饮服四五十丸。又方：肉豆蔻煨一两，熟附子七钱，为末糊丸，米饮服四五十丸。又方：肉豆蔻煨，粟壳炙，等分为末，醋糊丸，米饮服四五十丸。并《百一选方》)。老人虚泻(肉豆蔻三钱。面裹煨熟，去面研，乳香一两，为末，陈米粉糊丸梧子大。每服五七十丸，米饮下。此乃常州侯教授所传方。《瑞竹堂方》)。小儿泄泻(肉豆蔻五钱，乳香二钱半，生姜五片，同炒黑色，去姜，研为膏收，旋丸绿豆大。每量大小，米饮下。《全幼心鉴》)。脾泄气痢(豆蔻一颗，米醋调面裹，煨令焦黄，和面研末，更以樘子炒研末一两，相和。又以陈廪米炒焦，为末和匀。每以二钱煎作饮，调前二味三钱，旦暮各一服，便瘥。《续传信方》)。冷痢腹痛(不能食者。肉豆蔻一两去皮，醋和面裹煨，捣末。每服一钱，粥饮调下。《圣惠方》)。

7.《本草从新》 肉豆蔻，一名肉果。温中涩肠。辛温气香。理脾暖胃。下气调中(日华子称其下气，以其脾得补而善运化，气自下也，非若陈皮香附之泄耳)。逐冷除痰，消食解酒，辟鬼杀虫。治积冷，心腹胀痛，中恶吐沫，小儿吐逆，乳食不下。又能涩大肠，止虚泻冷痢。病患有火，泻痢初起，皆不宜服。出岭南。似草蔻。外有绉纹，内有斑纹。糯米粉裹或面裹，煨熟。须去油净。忌铁(阴寒滑痢、腹痛不能食，肉果醋和面裹，煨为末，粥饮调服一钱)。

8.《得配本草》 肉豆蔻，一名肉果，辛，温。入手足阳明经。理脾暖胃，温中下气。化痰饮，消宿食，解酒毒，辟恶气。治积冷除心腹胀痛，涩大肠止泻痢滑泄，及小儿胃寒，伤乳吐泻。配木香，下气消胀(脾健运，气自下)。配补骨脂，使戊癸化火，以运谷气。勿犯铜、铁器，糯米粉裹煨熟，或面裹煨熟，去油净用。滞下初起，及暴注火泻者，禁用。肉果补土中之火，制土之湿也，亦所以润土之燥。盖脾本湿，虚则燥，然其燥有二，如夏火灼干之燥，如秋凉清肃之燥。火盛以致燥者，当用水润之，生熟地、麦冬之类是也。寒肃以致燥者，宜假火蒸之，肉果、附子之类是也。用寒用热，治毋混施。

四、用法与用量

肉豆蔻为《中国药典》2020年版品种，用量为3~10g。肉豆蔻可以作为香料加入平时的食材中，也可做粥、汤等，作食品可适量食用。

五、药膳应用

(一) 粥类

肉豆蔻粥

【来源】经验方。

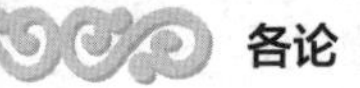

【材料】肉豆蔻末 3g，肉桂末 3g，粳米 60g，生姜 3 片。

【做法】先将粳米放入砂锅，加水煮沸 10min 左右，再加肉豆蔻末、肉桂末、生姜，同煮至粥熟即可。

【功效】温中开胃，涩肠止泻。

（二）汤类

豆蔻羊肉汤

【来源】《人参研究》。

【材料】羊肉 1 500g，肉豆蔻及调料适量。

【做法】将羊肉洗净，切块，与肉豆蔻及调味品同放锅中，加适量清水煮沸后，去浮沫，文火炖至羊肉烂后服食。

【功效】温阳散寒。

（三）相关食用制品

1. 豆蔻面

【来源】经验方。

【材料】肉豆蔻 30g，面粉 100g，红糖 100g。

【做法】先将肉豆蔻去壳，焙干，研为细末，过 120 目筛备用；制作时，将面粉、肉豆蔻粉末及红糖放入瓷盆中，以水和匀成面团，做成小饼约 30 块，然后放入平底锅内，烙熟即可。

【功效】温中止泻，理气开胃。

2. 陈皮香蔻槟榔

【来源】《人参研究》。

【材料】陈皮 20g，槟榔 200g，丁香、肉豆蔻、砂仁各 10g，食盐 10g。

【做法】将以上材料洗净，和食盐一起放入锅中，加清水适量，武火煮沸后，转文火慢炖，煮至水干后，停火放冷，待冷却后将槟榔取出，用刀剁为黄豆大小的碎块。每次饭后含服少许。

【功效】行气健脾，消食化积。

六、现代研究

（一）主要成分

1. 营养成分　蛋白质、脂肪、糖类、膳食纤维、维生素以及钙、铜、铁、钾、镁、钠、锌等营养元素。

2. 其他成分　挥发油、肉豆蔻醚、榄香素、萜类、甲基异丁香酚、榄香脂素、不饱和脂肪酸。

（二）主要活性

肉豆蔻具有抗氧化、止泻、镇咳、祛痰、镇静、镇痛、保肝、抗肿瘤、免疫调节等作用。

（三）毒理学评价

肉豆蔻挥发油的急性毒性研究表明，小鼠灌胃给予肉豆蔻挥发油的 LD_{50} 为生药 7.67g/kg

 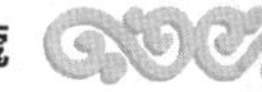

(95% *CI*:生药 6.34~9.00g/kg)。大多数中毒小鼠做环形运动,呼吸急促,步态蹒跚。死亡大多发生于给药后 4h 内,雌性和雄性小鼠死亡率无明显差异。

肉豆蔻的毒性成分是肉豆蔻醚,在研究中,黄樟醚也往往作为肉豆蔻毒性变化的指标。肉豆蔻炮制后,二者的含量降低,则说明肉豆蔻的毒性降低。贾天柱等比较了肉豆蔻及其炮制品毒性,结果按毒性大小顺序是生品 > 滑石粉烙 > 麸煨 > 面煨。

七、安全小贴士

有实热火邪者忌用。肉豆蔻精油中含有肉豆蔻醚,不宜多食,多食使人麻痹。

八、参考文献

[1] 杨新全,弓宝,冯锦东,等 . 中药肉豆蔻特色产品果脯的开发探索[J]. 南方农业,2013,7(11):43-44.

[2] 盛君益 . 常用天然食用香料制成品介绍[J]. 上海食品科技,1985(2):52-53.

[3] 夏光辉,孙佰吉 . 肉豆蔻的营养保健功能及开发利用[J]. 人参研究,2011,23(1):37-39.

[4] 李东星,解成喜,钱秀英 . 肉豆蔻与肉豆蔻衣的微量元素比较研究[J]. 光谱实验室,2010,27(4):1361-1364.

[5] 张爱武,刘乐乐,何学敏,等 . 肉豆蔻化学成分与药理活性的研究进展[J]. 内蒙古医科大学学报,2014(1):85-88.

[6] 郭秀英 . 肉豆蔻木脂素对顺铂所致肝毒性的保护作用与 JNK 激活有关[J]. 现代药物与临床,2009,24(2):117-118.

[7] 远志,李宏志 . 两种肉豆蔻挥发油对人癌细胞体外增殖影响的比较研究[J]. 辽宁中医杂志,2008,35(6):847-848.

[8] 韩蕾,马颖芳,袁子民,等 . 肉豆蔻挥发油的药理毒理研究[J]. 中华中医药学刊,2007(5):900-902.

[9] 江苏新医学院 . 中药大辞典[M]. 上海:上海科学技术出版社,1977:894.

[10] 贾天柱,李洁,周粮,等 . 肉豆蔻不同炮制品止泻作用及急性毒性比较[J]. 中国中药杂志,1997,22(4):216.

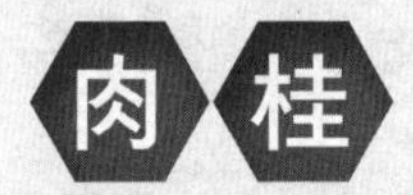

肉桂

一、概述

肉桂，别名牡桂、桂、大桂、菌桂、筒桂、辣桂、玉桂等，其来源于樟科植物肉桂 *Cinnamomum cassia* Presl 的干燥树皮。多于秋季剥取，阴干。肉桂，始载于《神农本草经》，列为上品，为中医临床常用中药。肉桂辛、甘，大热；归肾、脾、心、肝经；具有补火助阳、引火归原、散寒止痛、温通经脉之功效；用于阳痿宫冷，腰膝冷痛，肾虚作喘，虚阳上浮，眩晕目赤，心腹冷痛，虚寒吐泻，寒疝腹痛，痛经经闭等。肉桂的化学成分主要是挥发油（桂皮油），现代研究表明其具有扩张血管、促进血液循环、增加冠脉及脑血流量、降低血管阻力、抗血小板聚集、抗凝血酶等作用。肉桂是民间餐桌上常见的调味品，也是常见的食品添加剂和香料。在工业生产中，肉桂因其桂皮酸等物质含量丰富，常作为化妆品、香皂、杀虫剂等的添加剂和矫味剂的主要来源。

二、来源考证

（一）品种考证

《神农本草经》中载有“牡桂”与“箘桂”，至《名医别录》又出“桂”一条。陶弘景曰：“按《神农本草经》唯有箘、牡二桂，而桂用体大同小异，今俗用便有三种，以半卷多脂者，单名桂，入药最多。”《新修本草》载：“今案桂有二种，唯皮稍不同，若箘桂老皮坚板无肉，全不堪用。其小枝皮薄卷，乃二三重，或名箘桂，或名筒桂。其牡桂嫩枝皮，名为肉桂，亦名桂枝。”《本草拾遗》指出：“箘桂、牡桂、桂心，以上三色，并同是一物。”《本草别说》亦持这一观点。《本草图经》：“郭璞云：南人呼桂，浓皮者，为木桂。苏恭以谓牡桂，即木桂，及单名桂者是也。今岭表所出，则有筒桂、肉桂、桂心、官桂、板桂之名，而医家用之，罕有分别者。”《本草纲目》云：“桂即牡桂之厚而辛烈者，牡桂即桂之薄而味淡者。”故将桂与牡桂合为一条，又称桂“即肉桂也，厚而辛烈，去粗皮用，其去内外皮者即为桂心”。综上所述，桂、牡桂、箘桂为同一物，《本草图经》所云“筒桂、肉桂、桂心、官桂、板桂”均为现在所用之肉桂，商品规格不同而已，因皮之老嫩、薄厚，味之浓烈而名称不同。

（二）药用部位

历代本草文献关于肉桂的药用部位记载为“皮”，从植物学角度上为木质部以外的部分。如《名医别录》记载：“箘桂，无毒。生交趾、桂林山谷岩崖间。无骨，正圆如竹，生桂林山谷。立秋采。牡桂，无毒。……生南海山谷。桂 味甘、辛，大热，有毒。……生桂阳。二月、七八月、十月采皮，阴干。”《新修本草》：“小枝皮肉多，半卷。中心皱起，味辛美。一名肉桂，

 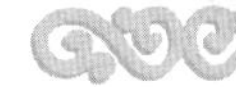

一名桂枝，一名桂心。”由此可知，肉桂的古今药用部位一致。

三、历代本草记载

1.《神农本草经》 箘桂味辛，温。主百病，养精神，和颜色，为诸药先聘通使。久服轻身不老，面生光华媚好，常如童子。牡桂味辛，温，无毒。主上气咳逆，结气，喉痹，吐吸。利关节，补中益气。久服通神，轻身、不老。

2.《名医别录》 箘桂，无毒。生交趾、桂林山谷岩崖间。无骨，正圆如竹，生桂林山谷。立秋采。牡桂，无毒。心痛，胁风，胁痛，温筋通脉，止烦出汗。生南海山谷。桂 味甘、辛，大热，有毒。主温中，利肝肺气，心腹寒热，冷疾，霍乱，转筋，头痛、腰痛，出汗，止烦、咳嗽、鼻齆，能堕胎，坚骨节，通血脉，理疏不足，宣导百药，无所畏。久服神仙，不老。生桂阳。二月、七八月、十月采皮，阴干。

3.《本草经集注》 陶隐居云：箘桂 交趾属交州，桂林属广州，而《蜀都赋》云：箘桂临崖。今俗中不见正圆如竹者，惟嫩枝破卷成圆，犹依桂用，恐非真箘桂也。《仙经》乃有用箘桂，云三重者良，则判非今桂矣，必当别是一物，应更研访。牡桂 南海郡即是广州。今俗用牡桂，状似桂而扁广殊薄，皮色黄，脂肉甚少，气如木兰，味亦类桂，不知当是别树，为复犹是桂生，有老宿者耳，亦所未究。桂 案《本经》唯有箘桂、牡桂、而无此桂，用体大同小异，今俗用便有三种。以半卷多脂者单名为桂，入药最多，所用悉与前说相应。《仙经》乃并有三种桂，常服食，以葱涕合和云母蒸化为水者，正是此种耳。今出广州湛惠为好，湘州、始兴、桂阳县即是小桂，亦有，而不如广州者，交州、桂州者形段小，多脂肉，亦好。《经》云桂叶如柏叶，泽黑，皮黄心赤。齐武帝时，湘州送桂树，以植芳林苑中，今东山有山桂皮，气粗相类，而叶乖异，亦能凌冬，恐或是牡桂，时人多呼丹桂，正谓皮赤耳。北方今重此，每食辄须之。盖《礼》所云姜桂以为芬芳也。

4.《新修本草》 箘者，竹名；古方用筒桂者是，故云三重者良。其筒桂亦有二、三重卷者，叶似柿叶，中三道文，肌理紧薄如竹，大枝小枝皮俱是箘桂。然大枝皮不能重卷，味极淡薄，不能入药，今惟出韶州。牡桂《尔雅》云：梫，木桂。古方亦用木桂，或云牡桂，即今木桂，及单名桂者，是也。此桂花子与箘桂同，唯叶倍长，大小桂皮俱名牡桂。然大枝皮肌理粗虚如木兰，肉少味薄，不及小枝皮也。小枝皮肉多，半卷。中心皱起，味辛美。一名肉桂，一名桂枝，一名桂心。出融州、柳州、交州甚良。桂 箘桂，叶似柿叶，中有纵文三道，表衷无毛而光泽。牡桂叶长尺许，陶云小桂，或言其叶小者。陶引《经》云：叶似柏叶，验之殊不相类，不知此言从何所出。今案桂有二种，唯皮稍不同，若箘桂老皮坚板无肉，全不堪用。其小枝皮薄卷，乃二三重，或名箘桂，或名筒桂。其牡桂嫩枝皮，名为肉桂，亦名桂枝。其老者，名牡桂，亦名木桂，得人参等良。本是箘桂，剩出单桂条，陶为深误矣。今按《陈藏器本草》云：箘桂、牡桂、桂心，以上三种，并同是一物。按桂林、桂岭，因桂为名，今之所生，不离此郡，从岭以南际海尽，有桂树，惟郴、象州最多。味既辛烈，皮又厚坚，土人所采，厚者必嫩，薄者必老，以老薄者为一色，以厚嫩者为一色。嫩既辛香，兼又筒卷。老必味淡，自然板薄。板薄者即牡桂也，以老大而名焉。筒卷者即箘桂也，以嫩而易卷。古方有筒桂，字似箘字，后人误而书之，习而成俗。至于书传，亦复因循。桂心即是削除皮上甲错，取其近里辛而有味。

5.《嘉祐本草》 箘桂 叶似柿叶而尖狭光净，花白蕊黄，四月开，五月结实。树皮青黄，薄卷若筒，亦名筒桂。厚硬味薄者名板桂。又不入药用。三月、七月采皮，日干。牡桂 叶狭长于箘桂叶一二倍。其嫩枝皮半卷多紫，而肉中皱起，肌理虚软，谓之桂枝，又名肉桂。削去上皮，名曰桂心。药中以此为善，其厚皮者名曰木桂。二月、八月采皮，日干之。尔雅疏云：梫，一名木桂。郭云：今南人呼桂厚皮者为木桂。桂树叶似枇杷而大，白华，华而不著子。丛生崖岭。枝叶冬夏常青，间无杂木。本草谓之牡桂是也。《药性论》云：牡桂，君，味甘、辛。能去冷风疼痛。桂 按此有三种：箘桂，叶似柿叶；牡桂，叶似枇杷叶；此乃云叶如柏叶。苏以桂叶无似栢叶者，乃云陶为深误。剩出此条。今据陶注云：菌桂正圆如竹，三重者良。牡桂皮薄，色黄多脂肉，气如木兰，味亦辛，此桂则是半卷多脂者。此云《仙经》有三桂，以葱涕合和云母，蒸化为水服之。此则有三种明矣。陶又云：齐武帝时，湘州得树，以植芳林苑中。陶隐居虽是梁武帝时人，实生自宋孝武建元三年，历齐为诸王侍读，故得见此树而言也。苏恭但只知有二种，亦不能细寻事迹，而云陶为深误，何臆断之甚也。抱朴子云：桂可以竹沥合饵之，亦可以龟脑和服之。《药性论》云：桂心，君。亦名紫桂。杀草木毒，忌生葱。味苦、辛，无毒。主治九种心痛，杀三虫，主破血，通利月闭，治软脚，痹不仁，治胞衣不下，除咳逆，结气痈痹，止腹内冷气，痛不可忍，主下痢，治鼻息肉。日华子云：桂心，治一切风气，补五劳七伤，通九窍，利关节，益精明目，暖腰膝，破痃癖癥瘕，消瘀血，冶风痹骨节挛缩，续筋骨，生肌肉。

6.《本草图经》 菌桂生交趾山谷。牡桂生南海山谷。桂生桂阳。旧经载此三种之异，性味功用亦别。而《尔雅》但言“木桂”一种。郭璞云：南人呼桂，浓皮者，为木桂。苏恭以谓牡桂，即木桂，及单名桂者是也。今岭表所出，则有筒桂、肉桂、桂心、官桂、板桂之名，而医家用之，罕有分别者。旧说菌桂正圆如竹，有二、三重者，则今所谓筒桂也。筒、菌字近，或传写之误耳。或云即肉桂也。牡桂，皮薄色黄少脂肉，气如木兰，味亦相类，削去皮，名桂心。今所谓官桂，疑是此也。桂是半卷多脂者，今所谓板桂，疑是此也。今观宾、宜、韶、钦诸州所图上者，种类亦各不同，然皆题曰桂，无复别名。参考旧注，谓菌桂，叶似柿叶，中有三道纹，肌理紧，薄如竹，大枝、小枝、皮俱是筒，与今宾州所出者相类。牡桂，叶狭于菌桂而长数倍，其嫩枝皮半卷多紫，与今宜州、韶州者相类。彼土人谓其皮为木兰皮，肉为桂心。此又有黄、紫两色，益可验也。桂，叶如柏叶而泽黑，皮黄心赤；今钦州所出者，叶密而细，亦恐是其类，但不作柏叶形为疑耳。皮浓者名木桂，即板桂是也。苏恭以牡桂与单名桂为一物，亦未可据。其木俱高三、四丈，多生深山蛮洞中，人家园圃亦有种者，移植于岭北，则气味殊少辛辣，固不堪入药也。三月、四月生花，全类茱萸。九月结实，今人多以装缀花果作筵具。其叶甚香，可用作饮香尤佳。二月、八月采皮；九月采花，并阴干，不可近火。中品又有天竺桂，云生西胡国，功用似桂，不过烈，今亦稀有，故但附于此。张仲景治伤寒用桂枝汤。《甲乙经》治阴受病发痹内熨方，用醇酒二十斗，蜀椒一斗，干姜一斗，桂一斗，凡四物吹咀渍酒中。用绵絮一斤，细白布四丈，皆并内酒中，置马矢煴中，善封涂，勿使泄气，五日五夜出布、棉絮，曝干，复渍之，以尽其汁。每渍必晬其日，乃出布绵，干之；并用滓与絮复布为巾，其布长六、七尺，为六、七巾。即用之，生桑炭炙巾，以熨寒痹所刺之处，令热入至于病所；寒则复炙巾以熨之，三十遍而止；汗出炙巾以拭身，亦三十遍而止。起步内，无见风，每刺必熨，如此病已矣，此所谓内熨也。又治躄筋急，亦以白酒和桂涂之。《续传信方》造桂浆法：夏月饮之，解烦渴，益气消痰。桂末二大两，白蜜一升，以水二斗，先煎取一斗，待冷，入新瓷瓶中；后下二物，搅二三百转令匀，先以油单一重覆上，加纸七重，以绳封之；每日去纸一重，七日开之，药成，气香味美，格韵绝高。今人亦多作，故并着其法。

7.《本草衍义》 桂 大热。《素问》云：辛甘，发散为阳。故汉张仲景桂枝汤，治伤寒表虚皆须此药，是专用辛甘之意也。《本草》第一又云：疗寒以热药。故知三种之桂，不取菌桂、牡桂者，盖此二种，性止温而已，不可以治风寒之病。独有一字桂，《本经》言甘辛大热，此正

 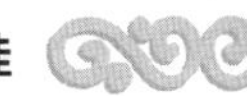

合《素问》辛甘发散为阳之说，尤知菌、牡二桂不及也，然《本经》只言桂，仲景又言桂枝者，盖亦取其枝上皮。其木身粗浓处，亦不中用。诸家之说，但各执己见，终无证据。今又谓之官桂，不知缘何而立名。虑后世为别物，故书之。又有桂心，此则诸桂之心，不若一字桂也。

8.《汤液本草》 桂 桂心、肉桂、桂枝附 气温，味甘辛，有小毒。入手少阴经。桂枝入足太阳经。《本草》云：主温中利肝肺气，心腹寒热冷疾，霍乱转筋，头痛腰痛，出汗、止烦，止唾，咳嗽鼻齆。能堕胎。坚骨节，通血脉，理疏不足。宣导百药，无所畏。久服神仙不老。生桂阳，二月、八月、十月采皮，阴干。有菌桂、牡桂、木桂、筒桂、肉桂、板桂、桂心、官桂之类。用者罕有分别。《衍义》所言，不知何缘而得官之名。予考《本草》有出观、宝、宜、韶、钦诸州者佳。世人以笔画多而懒书之，故只作官也。如写黄檗作黄柏，薑作姜同意。菌桂生交趾山谷，牡桂生南海山谷，木桂生桂阳，从岭南至海尽有桂树，惟柳州、象州最多。大抵细薄者为枝、为嫩，厚脂者为肉、为老，处其身者为中也。不必黄色为桂心，但不用皮与里，止用其身中者为桂心。不经水而味薄者亦名柳桂。易老用此以治虚人使不生热也。《衍义》谓桂大热。《素问》谓辛甘发散为阳，故张仲景桂枝汤治伤寒表虚，皆须此药，是专用辛甘之意也。又云：疗寒以热。故知三种之桂，不取菌桂、牡桂者，盖此二种性止温而已，不可以治风寒之病。独有一字桂，《本经》谓甘辛大热，正合《素问》辛甘发散为阳之说，尤知菌桂、牡桂不及也。然《本经》止言桂，而仲景又言桂枝者，盖亦取其枝上皮也，其本身粗厚处亦不中用。诸家之说，但各执一己见，终无证据。今又谓之官桂，不知何缘而立名，虑后世以为别物，故无此书之。又有桂心，此则诸桂之心，不若一字桂也。别说交广商人所贩者，及医家见用，惟陈藏器之说最是。然筒桂厚实，气味厚重者，宜入治脏及下焦药。轻薄者，宜入治眼目发散药。《本经》以菌桂养精神，以牡桂利关节。仲景伤寒发汗用桂枝。桂枝者桂条也，非身干也，取其轻薄而能发散。一种柳桂乃小嫩枝条也，尢宜入上焦药。仲景汤液用桂枝发表，用肉桂补肾，本乎天者亲上，本乎地者亲下，理之自然，性分之所不可移也。一有差易，为效弥远。岁月既久，习以成弊，宜后世之不及古也。桂心通神，不可言之，至于诸桂数等，皆大小老壮之不同。观，作官也。《本草》所言有小毒，或云久服神仙不老。虽云小毒，亦从类化。与黄芩、黄连为使，小毒何施；与乌、附为使，止是全得热性；若与有毒者同用，则小毒既去，大毒转甚；与人参、麦冬、甘草同用，能调中益气，则可久服。可知此药能护荣气而实卫气，则在足太阳经也。桂心入心，则在手少阴也。若指荣字立说，止是血药，故《经》言通血脉也。若与巴豆、硇砂、乾漆、川山甲、水蛭、虻虫如此有毒之类同用，则小毒化为大毒，其类化可知矣。汤液发汗用桂枝，补肾用肉桂，小柴胡止云加桂何也。《药象》谓肉桂大辛，补下焦热火不足，治沉寒痼冷，及治表虚自汗。春夏二时为禁药。《珍》云：秋冬治下部腹痛，非桂不能止也。《心》云：桂枝气味俱轻，故能上行发散于表。内寒则肉桂，补阳则柳佳。桂，辛热散经寒，引导阳气。若正气虚者，以辛润之。散寒邪，治奔豚。

9.《本草蒙筌》 桂 味辛、甘，气大热。浮也，阳中之阳也。有小毒。采皮宜冬至，同饵忌生葱。收必阴干（勿见火日）。用旋咀片。余剩须密纸重裹，犯风免辛气泄扬。种类多般，地产各处。

桂正圆无骨（形类竹）。生交趾桂林。牡桂广薄皮，产南海山谷。官桂品极高而堪充进贡（州名，属广东。一说：世人以观字笔画多，懒书之，故只作官，如写黄檗作黄柏，薑作姜，同意亦通）。木桂皮极浓而肉理粗虚，乃发从岭。

筒桂因皮嫩如筒卷束，板桂谓皮老若板坦平。柳桂系至软枝梢，肉桂指至浓脂肉。桂枝枝梗小条，非身干粗浓之处；桂心近木黄肉，但去外甲错粗皮。品分既明，欺罔难入。又各主治，亦须详知。菌桂筒桂相同。养精神，和颜色耐老；牡桂板桂一类，坚骨节，通血脉堕胎。

四者性并辛温，难作风寒正治。柳桂桂枝味淡，能治上焦头目，兼横行手臂，调荣血，和肌表，止烦出汗，疏邪散风，经云气薄则发泄是也；肉桂木桂性热，堪疗下焦寒冷，并秋冬腹疼，泄贲豚，利水道，温筋暖脏，破血通经。经云气浓则发热是也。桂心美之之义，性略守，治多在中；官桂贵之之辞，味甚辛，治易解表。如此之异，盖缘本乎天者亲上，本乎地者亲下。理之自然，性分所不可移也。然柳桂桂枝，入足太阳之腑；桂心少阴之经。《本经》注云：桂有小毒，亦从类化。与黄芩、黄连为使，小毒何施；与乌头、附子为使，全得热性。与人参、麦冬、甘草同用，能调中益气，实卫护荣；与柴胡、紫石英、干地黄同用，却主吐逆。与巴豆、硇砂、干漆、穿山甲、水蛭、虻虫，如此有毒之类同用，则小毒化为大毒矣。春夏禁服，秋冬宜煎。

（谟）按：诸桂所治不同，无非各因其材而致用也。然《本经》谓：桂止烦出汗。仲景治伤寒乃云：无汗不得服桂枝。又云：汗过多者，桂枝甘草汤。是又用其闭汗，何特反其经义耶？抑一药而二用耶？噫！此正所谓殊途而合辙也。盖桂善通血脉。《本经》言：桂止烦出汗者，非桂能开腠理而发出汗也，以之调其荣血，则卫气自和，邪无容地，遂自汗出而解矣。仲景言：汗多用桂枝者，亦非桂枝能闭腠理而止住汗也，以之调和荣卫，则邪从汗出，邪去而汗自止矣。昧者不解出汗止汗之意，凡病伤寒，便用桂枝汤，幸遇太阳伤风自汗者，固获奇效。倘系太阳伤寒无汗者，而亦用之，为害岂浅浅乎？犹有谓仲景之治表虚，而一概同敛虚汗者，此又大失经旨矣。

10.《本草纲目》【附方】（旧二十，新十三）。阴痹熨法（寒痹者，留而不去，时痛而皮不仁。刺布衣者，以火焠之；刺大人者，以药熨之。熨法：用醇酒二十斤，蜀椒一斤，干姜一斤，桂心一斤。凡四物，㕮咀渍酒中。用棉絮一斤，细白布四丈，并纳酒中，置马矢煴中，封涂勿使泄气。五日五夜，出布、絮暴干，复渍以尽其汁；每渍必晬其日，乃出干之。并用滓与絮复布为复巾，长六、七尺，为六、七巾。每用一巾，生桑炭火炙巾，以熨寒痹所刺之处，令热入至病所。寒则复炙巾以熨之，三十遍而止。汗出以巾拭身，亦三十遍而止。起步内中，无见风。每刺必熨，如此病已矣。《灵枢经》）。足躄筋急（桂末，白酒和涂之，一日一上。皇甫谧《甲乙经》）。中风口喎（面目相引，偏僻颊急，舌不可转：桂心酒煮取汁，故布蘸搨病上，正即止。左喎搨右，右喎搨左。常用大效。《千金方》）。中风逆冷（吐清水，宛转啼呼。桂一两，水一升半，煎半升，冷服。《肘后方》）。中风失音（桂着舌下，咽汁。又方：桂末三钱，水二盏，煎一盏服，取汗。《千金方》）。喉痹不语（方同上）。偏正头风（天阴风雨即发：桂心末一两，酒调如膏，涂傅额角及顶上。《圣惠方》）。暑月解毒［桂苓丸：用肉桂（去粗皮，不见火）、茯苓（去皮）等分，为细末，炼蜜丸龙眼大。每新汲水化服一丸。《和剂方》］。桂浆渴水（夏月饮之，解烦渴，益气消痰。桂末一大两，白蜜一升，以水二斗，先煎取一斗，待冷，入新瓷瓶中，乃下二物，搅二、三百转。先以油纸一重复上，加七重封之。每日去纸一重，七日开之，气香味美，格韵绝高，今人多作之。《图经本草》）。九种心痛（《圣惠方》：用桂心二钱半，为末。酒一盏半，煎半盏饮，立效。《外台秘要》：桂末，酒服方寸匕，须臾六七次）。心腹胀痛（气短欲绝。桂二两，水一升二合，煮八合，顿服之。《肘后方》）。中恶心痛（方同上。《千金》）。寒疝心痛（四肢逆冷，全不饮食。桂心研末一钱，热酒调下取效。《圣惠方》）。产后心痛（恶血冲心，气闷欲绝。桂心三两为末，狗胆汁丸芡子大。每热酒服一丸。《圣惠》）。产后瘕痛（桂末，酒服方寸匕，取效。《肘后》）。死胎不下（桂末二钱，待痛紧时，童子小便温热调下。名观音救生散，亦治产难横生。加麝香少许，酒下，比之水银等药，不损人。《何氏方》）。血崩不止（桂心不以多少，砂锅内煅存性，为末。每米饮空腹服一二钱。名神应散。《妇人良方》）。反腰血痛（桂末和苦酒涂之。

 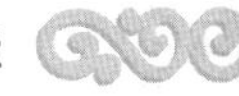

干再上。《肘后方》)。吐血下血(《肘后》:用桂心为末,水服方寸匕。王璆曰:此阴乘阳之症也,不可服凉药。南阳赵宣德暴吐血,服二次而止。其甥亦以二服而安)。小儿久痢赤白[用桂(去皮,以姜汁炙紫)、黄连(以茱萸炒过)等分,为末。紫苏、木瓜煎汤服之。名金锁散。《全幼心鉴》]。小儿遗尿(桂末、雄鸡肝等分,捣丸小豆大。温水调下,日三服。《外台》)。婴儿脐肿(多因伤湿。桂心炙热熨之,日四五次。《姚和众方》)。外肾偏肿(桂末,水调方寸匕,涂之。《梅师方》)。食果腹胀(不拘老小。用桂末,饭和丸绿豆大吞五六丸,白汤下。未消再服。《经验方》)。打扑伤损(瘀血溷闷,身体疼痛。辣桂为末,酒服二钱。《直指方》)。乳痈肿痛(桂心、甘草各二分,乌头一分炮,为末,和苦酒涂之,纸覆住。脓化为水,神效。《肘后方》)。重舌鹅口(桂末,和姜汁涂之。《汤氏宝书》)。诸蛇伤毒(桂心、栝楼等分,为末,竹筒密塞。遇毒蛇伤,即傅之。塞不密,即不中用也)。闭口椒毒(气欲绝,或出白沫,身体冷。急煎桂汁服之,多饮新汲水一二升。《梅师方》)。中钩吻毒,解芫青毒(并煮桂汁服)。

11.《本草从新》 大燥,补命门火,平肝通血脉,引火归原。辛,甘,大热,有小毒。气厚纯阳,入肝肾血分。补命门相火之不足(两肾中间,先天祖气,乃真火也。人若无此真阳之火,则无以蒸糟粕而化精微,脾胃衰败,气尽而亡矣)。益阳消阴;治痼冷沉寒。疏通血脉,宜导百药(热则通行)。能发汗,去营卫风寒(辛则善散)。下焦腹痛,奔豚疝瘕。木得桂而枯(削桂钉木根,其木即死)。又能抑肝风而扶脾土(肝木盛则克土,辛散肝风,甘益脾土),疗胁痛惊痫,寒热久虐(用净肉桂钱余,将发时口中噙之)。虚寒恶食,湿盛泄泻(土为木克,不能防水,古行水方中多用之,如五苓散之类)。引无根之火降而归元,从治咳逆结气,目赤肿痛,格阳喉痹等证(以热攻热,名曰从治)。通经催生堕胎(辛热能动血故也)。出交趾者最佳,今甚难得,浔州者庶几。必肉厚气香,色紫有油,味辛甘,尝之舌上极清楚者方可用。若尝之舌上不清,及切开有白点者是洋桂,大害人。去粗皮(其毒在皮)。不见火(须临用切碎,群药煎好方入,煎一、二沸即服)。得人参、甘草、麦冬良。忌生葱,石脂。

12.《得配本草》 畏生葱、石脂。甘、辛、热。有小毒。入足少阴经,兼足厥阴经血分。补命门之相火,通上下之阴结,升阳气以交中焦,开诸窍而出阴浊,从少阳纳气归肝,平肝邪扶益脾土,一切虚寒致病,并宜治之(端温营分之里,与躯壳经络之病无涉)。得人参、甘草、麦冬、大黄、黄芩,调中益气。得柴胡、紫石英、干地黄,疗吐逆。蘸雄鸡肝,治遗尿。入阳药,即汗散。入血药,即去皮,勿见火,研末吞。若入药煎服,必待诸药煎好投入,煎五六沸,即倾出取服。痰嗽咽痛,血虚内燥,孕妇,产后血热,四者禁用。附子救阴中之阳,肉桂救阳中之阳,以桂性轻扬,能横行达表,走窜百脉也。

13.《本草崇原》 气味辛温,无毒。主上气咳逆,结气,喉痹,吐吸,利关节,补中益气。久服通神,轻身不老。(《本经》有牡桂、菌桂之别,今但以桂摄之。桂木臭香,性温,其味辛甘。始出桂阳山谷及合浦、交趾、广州、象州、湘州诸处。色紫黯,味辛甘者为真。若皮色黄白,味不辛甘,香不触鼻,名为柳桂,又名西桂。今药肆中此桂居多。真广者,百无一二。西桂只供发散,不能助心主之神,壮木火之气,用者不可不择。上体枝干质薄,则为牡桂。牡,阳也。枝干治阳本乎上者,亲上也。下体根荄质厚,则为菌桂。菌,根也。根荄治阴本乎下者,亲下也。仲祖《伤寒论》有桂枝加桂汤,是牡桂、菌桂并用也。又云:桂枝去皮。去皮者,只取梢尖嫩枝,外皮内骨皆去之不用。是枝与干又各有别也,今以枝为桂枝,干为桂皮,为官桂,即《本经》之牡桂也。根为肉桂,去粗皮为桂心,即《本经》之菌桂也。生发之机在于干枝,故录《本经》牡桂主治,但题以桂而总摄焉)。桂木凌冬不凋,气味辛温,其色紫赤,水中所生之木火也。上气咳逆者,肺肾不交,则上气而为咳逆之证。桂启水中之生阳,上交于肺,则上气平而咳逆除矣。结气喉痹者，三焦之气，不行于肌腠，则结气而为喉痹之证。桂秉少阳之木气，通利三焦，则结气通而喉痹可治矣。吐吸者，吸不归根，即吐出也。桂能引下气与上气相接，则吸入之气，直至丹田而后出，故治吐吸也。关节者，两肘两腋、两髀两腘，皆机关之室。周身三百六十五节，皆神气之所游行。桂助君火之气，使心主之神，而出入于机关，游行于骨节，故利关节也。补中益气者，补中焦而益上下之气也。久服则阳气盛而光明，故通神。三焦通会元真于肌腠，故轻身不老。

四、用法与用量

肉桂为《中国药典》2020 年版品种，用量为 1~5g。肉桂作为常用食材，作食品添加剂和调味品使用，常常添加在一些糕点和饮料中。肉桂作食品可适量食用。

五、药膳应用

（一）粥类

肉桂粥

【来源】经验方。

【材料】肉桂 3g，干姜 6g，粳米 100g，红糖适量。

【做法】先将肉桂、干姜煎取浓汁待用，再将粳米用清水熬成粥，粥将熟时加入桂姜汁和红糖，稍煮即可。

【功效】补火助阳，散寒止痛。

（二）汤类

羊肉肉桂汤

【来源】经验方。

【材料】羊肉 150g，肉桂 5g，生姜，大枣，料酒，食盐，食用油。

【做法】将羊肉洗净，切成块，加入料酒、食用油及食盐少许，拌匀腌渍；将肉桂生姜放入锅中，加清水适量煎煮，去渣，加入羊肉、大枣，煲至肉烂熟时，加入食盐调味，即可食肉喝汤。

【功效】温脾散寒。

（三）茶类

肉桂红糖茶

【来源】经验方。

【材料】肉桂、高良姜各 5g，红糖适量。

【做法】上药水煎去渣，分两次温服。

【功效】散寒止痛。

（四）酒类

1. 肉桂酒

【来源】经验方。

【材料】肉桂 15g，黄芪 30g，白酒 1 000ml。

【做法】将肉桂、黄芪洗净，焙干，研成细末，过 40 目筛，放入酒瓶，密封浸泡 15d，即可开封备用。

【功效】温肾补气，散寒止痛。

2. 归桂酒

【来源】经验方。

【材料】肉桂 30g，当归 50g，黄酒 1 000ml。

【做法】以上 2 味，共捣为细末，用白纱布袋盛之，置于净器中，用黄酒浸泡 7d，去掉药袋，过滤备用。

【功效】调经，温中。

六、现代研究

（一）主要成分

1. 营养成分　氨基酸、矿物质（钙、铜、铁、镁、锌、磷、硒等）。

2. 其他成分　多糖、挥发油、脂肪酸、二萜类、黄酮类物质、黏蛋白、淀粉酶等。

（二）主要活性

主要药理作用为抗炎、降血糖、抗氧化、抑制活性氧生成、抗溃疡、抗肿瘤、抗变态反应、抗血栓、抑制血小板凝集、抑菌等。

（三）毒理学评价

现代研究未见相关毒理学试验报道。

七、安全小贴士

有出血倾向者及孕妇慎用；婴幼儿及老年人不宜长期大量服用。根据中医九种体质学说，阳虚体质人群更为合适，不适宜湿热体质人群。不宜与赤石脂同用。

八、参考文献

[1] 王建，张冰．临床中药学[M]. 北京：人民卫生出版社 2012：131.

[2] 王淑培，史昌蓉，吴玉财，等．罗汉果复配武夷肉桂凉茶饮料的制备[J]. 亚热带农业研究，2016，12(2)：113-119.

[3] 洪永健，陈维挺．滋补药膳的临床应用举隅[J]. 中国乡村医药，2001，8(9)：24-25.

[4] 李艳，苗明三．肉桂的化学、药理及应用特点[J]. 中医学报，2015，30(9)：1335-1337.

[5] 赵凯，薛培凤，屠鹏飞．肉桂的化学成分及其生物活性研究进展[J]. 内蒙古医科大学学报，2013，35(1)：63-74.

[6] 王雨，林志健，张冰．温里类中药饮片安全问题分析与用药警戒思考[J]. 中华中医药杂志，2016，31(7)：2688-2693.

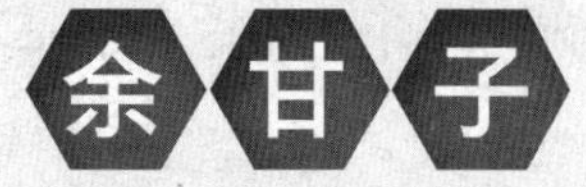

余甘子

一、概述

余甘子，别名菴摩勒、庵摩勒、滇橄榄、鱼木果、喉甘子、橄榄子、牛甘子、油甘子、望果、土橄榄、庵摩洛迦果、余甘等。本品为大戟科植物余甘子 *Phyllanthus emblica* L. 的干燥成熟果实。冬季至次春果实成熟时采收，除去杂质，干燥。余甘子始载于《新修本草》，系藏族习用药材。余甘子味甘、酸、涩，性凉，归肺、胃经，具有清热凉血、消食健胃、生津止咳之功效，用于血热血瘀，消化不良，腹胀，咳嗽，喉痛，口干。现代药理研究证实余甘子具有抗衰老、抗肿瘤、抗炎、抗菌、降血压、降血脂等多种药理活性。

二、来源考证

(一) 品种考证

本品首载于《南方草木状》，原名庵摩勒。《新修本草》云庵摩勒："一名余甘。生岭南交、广、爱等州。……树叶细似合欢，花黄，子似李、柰，青黄色，核圆，作六、七棱，其中仁亦入药。"《本草图经》载："庵摩勒，余甘子也……今二广诸郡及西川蛮界山谷中皆有之。木高一、二丈，枝条甚软。叶青细密，朝开幕敛如夜合，而叶微小，春生冬凋。三月有花，着条而生，如粟粒，微黄。随即结实作荚，每条三、两子，至冬而熟，如李子状，青白色，连核作五、六瓣，干即并核皆裂。其俗亦作果子啖之，初觉味苦，良久便甘，故以名也。"《云南记》云："泸水南岸有余甘子树，子如弹丸许，色微黄，味酸苦，核有五棱。其树枝如拓枝，叶如小夜合叶。"以上所述产地、植物形态特征、果实滋味等均与今之余甘子一致。

(二) 药用部位

历代本草文献关于余甘子的药用部位记载为"果实"。如陈藏器《本草拾遗》载："人食其子，先苦后甘，故曰余甘。"《绍兴本草》记载："作果实食之，以解酒毒。"

三、历代本草记载

1.《新修本草》 庵摩勒，味苦、甘，寒，无毒。主风虚热气。一名余甘。生岭南交、广、爱等州。……树叶细似合欢，花黄，实似李、柰，青黄色，核圆，作六、七棱。其中仁亦入药。

2.《本草图经》 庵摩勒，余甘子也。生岭南交、广、爱等州，今二广诸郡及西川蛮界山谷中皆有之。木高一、二丈，枝条甚软。叶青细密，朝开暮敛如夜合，而叶微小，春生冬凋。三月有花，着条而生，如粟粒，微黄。随即结实作荚，每条三、两子，至冬而熟，如李子状，青白色，连核作五、六瓣，干即并核皆裂，其俗亦作果子啖之，初觉味苦，良久更甘，故以名也。

3.《本草衍义》 庵摩勒，余甘子也。解金石毒，为末，作汤点服。佛经中所谓庵摩勒果者是此，盖西方亦有。

4.《本草纲目》【附方】(新一)。大风发脱(毗梨勒烧灰，频擦有效。《圣惠方》)。

四、用法与用量

余甘子为《中国药典》2020年版品种，是藏族习用药材，用量为3~9g。余甘子可作为水果或蜜饯食品的原料，可适量食用。

五、药膳应用

(一)茶类

余甘子饮料

【来源】《四川农业大学学报》。

【材料】余甘子。

【做法】余甘果经原料选别、清洗、破碎、酶处理、热浸提、粗滤、精滤、添加防腐剂、杀酶处理、冷却、低温保存，制成余甘果提取液。加入按比例配制的糖浆，补加纯净水，调整糖酸比，脱气，均质，加入香精，预热，装罐密封，杀菌，冷却，制成余甘子饮料。

【功效】抗氧化。

(二)酒类

余甘子果酒

【来源】《食品科学》。

【材料】余甘子。

【做法】余甘果在2.5%~4.0%NaOH溶液(温度70~80℃)中去皮20~40s，再用100℃蒸汽处理1.5~2min，浆体中果胶酶和$NaHSO_3$分别按0.1%(浆体重)、120~150mgSO_2/L(浆体重)进行添加，采用一次加糖法将浆液糖度调至20%~25%，pH值控制在3.5~4.0(酸度为1.0~1.10g/100ml)的条件下主发酵10~12d(发酵温度15~20℃)，后发酵3~4d并陈酿2~3个月，采用明胶澄清法澄清酒体并过滤，最后在65~70℃、杀菌时间15min条件下进行巴氏杀菌。

(三)其他食用制品

1. 低糖多味余甘果脯

【来源】《食品工业科技》。

【材料】余甘子，盐，甘草，丁香，大茴香，葡萄糖，蔗糖等。

【做法】新鲜余甘果经拣选、盐渍(10%盐水浸泡)、漂洗、晒干、糖煮与浸泡(糖液为45%含有甘草、丁香、大茴香的混合糖液)、烘干制成。

【功效】对咳嗽、喉咙疼痛有较好的辅助治疗作用。

2. 余甘子果粉

【来源】《云南热作科技》。

【材料】余甘子。

【做法】余甘子经清洗杀青、去核打浆、胶体磨细化、均质、喷雾干燥制成果粉；或者经

60~70℃加热浸提、离心去渣、真空浓缩、喷雾干燥制成果粉。

【功效】清血热，降血压，防治肝胆疾病。

六、现代研究

（一）主要成分

1. 营养成分　蛋白质、氨基酸、脂肪、糖类、维生素C以及锌、铜、锰、铁、钾、钠、镁、钙等营养元素。

2. 其他成分　有机酸类、多糖类、黄酮类等，如槲皮素、5-羟甲基糠醛、没食子酸、β-胡萝卜苷、鞣花酸等。

（二）主要活性

现代药理研究证实余甘子具有抗衰老、抗肿瘤、抗炎、抗菌、降血压、降血脂、抗动脉粥样硬化、抗氧化、镇痛、保肝、保护心血管、降血糖等多种活性。

（三）毒理学评价

现代研究未见相关毒理学试验报道。

七、安全小贴士

脾胃虚寒腹泻者慎食；孕妇忌食。不宜与辛辣、鱼类食物同食。

八、参考文献

[1] 南京中医药大学．中药大辞典[M].2版．上海：上海科学技术出版社，2005：1601-1602.

[2] 吴雪辉，谢治芳，黄永芳．余甘子的化学成分和保健功能作用[J]. 中国野生植物资源，2003，22(6)：69-72.

[3] 卫生部药品生物制品检定所，云南省药品检验所，内蒙古自治区药品检验所，等．中国民族药志：第一卷[M]. 北京：人民卫生出版社，1984：286.

[4] 罗干明，吴子超，徐纪文．余甘子的生药鉴定[J]. 中草药，2000，31(6)：461.

[5] 刘晓丽，赵谋明．余甘子的综合利用研究[J]. 食品与机械，2006，22(4)：90.

[6] 张敏，陈志琳，朱继信．贵州余甘果汁饮料加工研究[J]. 四川农业大学学报，1997，15(4)：520-523.

[7] 赵苹，刘凤书．余甘子营养成分及果脯加工的研究[J]. 食品工业科技，1997(4)：71-72.

[8] 张敏．余甘果酒酿制工艺的研究[J]. 食品科学，2002，23(10)：65-68.

[9] 陈建白．余甘子的食品功能性及产品开发[J]. 云南热作科技，2000，23(3)：20-22.

[10] 张俊巍，任永全，何平．余甘子微量元素含量及功效研究[J]. 微量元素与健康研究，1996，13(1)：32-35.

[11] 王辉．余甘子的化学成分和药理作用研究进展[J]. 中国现代中药，2011，13(11)：52-56.

[12] 李秀丽，叶峰，俞腾飞．余甘子的药理研究进展[J]. 时珍国医国药，2006，17(2)：266-267.

佛手

一、概述

佛手，别名佛手香橼、佛手柑、枸橼、蜜罗、蜜筩柑、密罗柑、五指柑、福寿柑等，本品形状神似手状，故多称其为佛手。佛手是芸香科植物佛手 *Citrus medica* L. var. *sarcodactylis* Swingle 的干燥果实。秋季果实尚未变黄或变黄时采收，纵切成薄片，晒干或低温干燥。始载于《本草纲目》，系临床常用中药之一。佛手味辛、苦、酸，性温，归肝、脾、胃、肺经，具有疏肝理气、和胃止痛、燥湿化痰之功效，用于肝胃气滞证，胸胁胀痛，胃脘痞满，食少呕吐，咳嗽痰多。佛手含有挥发油、香豆素类化合物即佛手内酯、柠檬内酯、橙皮苷、布枯叶苷等化学成分。现代科学研究表明，佛手具有抑制肠道平滑肌、扩张冠状动脉血管、增加冠脉血流量、减缓心率、降血压、抗心肌缺血、促进免疫功能等作用。佛手还常作成果脯、佛手酒、佛手茶和佛手饮料等食用。

二、来源考证

（一）品种考证

中药佛手，以佛手柑、柑橼、香橼等名称见于历代本草中，因性温与橘、橼一类相近，常与枸橼、香橼相混淆。李时珍的《本草纲目》将其列于果部枸橼名下，云："枸橼产闽广间，木似朱栾而叶尖长，枝间有刺，植近水乃生，其实状如人手，有指，俗称为佛手柑。有长一尺四五寸者，皮如橙柚而浓，皱而光泽。其色如瓜，生绿熟黄，其核细。"到《本经逢原》，才开始将佛手、枸橼分列。根据本草产地、形态特征描述，特别是果实形态证明历史上所指枸橼即今之佛手 *Citrus medica* L. var. *sarcodactylis* Swingle。

（二）药用部位

历代本草文献关于佛手的药用部位记载为其果实，古今一致。《本草图经》记载："形长如小瓜状，其皮若橙而光泽可爱，肉甚浓，白如萝卜而松虚。"《滇南本草》记载："实如桔柚而大，至滇中则形锐益大，有尺许长者。"《本草品汇精要》云："四月开花，九月十月采实，皮黄肉白。"

三、历代本草记载

《本经逢原》 柑橼乃佛手、香橼两种，性温相类，故《纲目》混论不分。盖柑者，佛手也，专破滞气。今人治痢下后重，取陈年者用之。但痢久气虚非其所宜。橼者，香橼也，兼破痰水。近世治咳嗽气壅，亦取陈者，除去瓤核用之，庶无酸收之患。

四、用法与用量

佛手为《中国药典》2020 年版品种,用量为 3~10g。佛手作食品可适量食用。

五、药膳应用

(一) 粥类

佛手柑粥

【来源】《新编中国药膳食疗秘方全书》。

【材料】佛手柑 15g,粳米 100g,冰糖少许。

【做法】先将佛手柑煎汤去渣,再入粳米、冰糖,同煮为粥。

【功效】健脾养胃,理气止痛。

(二) 茶类

1. 佛手玫瑰茶

【来源】经验方。

【材料】佛手、玫瑰花各 6g,砂糖少许。

【做法】将佛手切碎,加入玫瑰花,放入保温杯中,再加砂糖少许,用沸水冲泡,盖闷 15min 后,代茶饮。

【功效】理气解郁,化痰止咳。

2. 佛手茶

【来源】《中华药茶谱》。

【材料】鲜佛手 25g(或干品 10g)。

【做法】上药切碎,以沸水冲泡,盖闷 10min 后代茶饮,兑水再饮,每日 1 剂。

【功效】疏肝理气,和胃化痰。

(三) 酒类

佛手红酒

【来源】经验方。

【材料】佛手 50g,玫瑰花 30g,枸杞子 15g,白酒 1 000g。

【做法】将佛手洗净,用清水润透后切片,再切成 1cm 的正方形小块,待风吹略收水汽后,放入坛(瓶)内,然后注入白酒,加入玫瑰花、枸杞子,封口浸泡。每隔 5d,将坛摇动 1 次,10d 后即可开坛,滤去药渣即成。饮用时,根据自己的酒量,每次可服用 3~5g。

【功效】疏肝理气,补益肝肾。

六、现代研究

(一) 主要成分

1. 营养成分　蛋白质、脂肪、维生素,以及铁、硒、铜、锌、锰等微量元素。

2. 其他成分　挥发油、佛手内酯、柠檬内酯、橙皮苷、布枯叶苷、多糖。

(二) 主要活性

现代药理研究表明,佛手具有止咳平喘、保护心血管系统、免疫调节、抗肿瘤、解痉、镇痛、抗炎、祛痰、镇惊、抗菌、抗胆结石等药理作用。

(三) 毒理学评价

小鼠急性毒性试验研究表明,佛手挥发油的 LD_{50} 为(0.376 9 ± 0.057 9)ml/20g,相当于临床用量的 58 倍。

七、安全小贴士

阴虚体热、体质虚弱者少食。根据中医九种体质学说,气郁体质者最适宜食用。

八、参考文献

[1] 王建,张冰. 临床中药学[M]. 北京:人民卫生出版社,2012:143.

[2] 袁旭江,林励. 中药佛手不同品种间的研究及其存在问题[J]. 广州中医药大学学报,2002,19(1):73-76.

[3] 白若杂纳. 妙音本草[M]. 藏文版. 北京:民族出版社,2006:381.

[4] 何云芳,金晓玲. 佛手的研究现状及发展前景[J]. 经济林研究,2001,19(4):41-43.

[5] 杜先锋. 佛手瓜营养成分的分析研究[J]. 食品科技,2002(2):72-73.

[6] 金晓玲. 金华佛手营养成分的分析[J]. 浙江师范大学学报(自然科学版),1998,21(4):86-88.

[7] 曾琦斐. 浙江佛手柑中氨基酸和微量元素含量的测定[J]. 嘉应学院学报,2010,28(5):75-77.

[8] 严玮. 佛手化学成分和药理作用研究进展[J]. 实用中医药杂志,2015(8):788-790.

[9] 阴健. 中药现代研究与临床应用[M]. 北京:中医古籍出版社,1995:198-199.

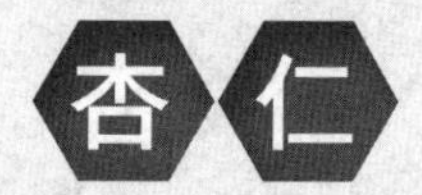

杏仁

（苦、甜）

一、概述

杏仁，别名杏核仁、杏子、木落子、苦杏仁、杏梅仁等，有甜杏仁和苦杏仁之区分。苦杏仁为蔷薇科植物山杏 *Prunus armeniaca* L. var. *ansu* Maxim.、西伯利亚杏 *P. sibirica* L.、东北杏 *P. mandshurica*（Maxim.）Koehne 或杏 *P. armeniaca* L. 的干燥成熟种子。甜杏仁，各地认识不统一，根据各地方炮制规范记载，来源于蔷薇科植物杏或山杏的部分栽培种味甜的干燥种子。夏季采收成熟果实，除去果肉和核壳，取出种子，晒干。杏仁始载于《神农本草经》，列为下品药之一，为临床常用中药。苦杏仁味苦，性微温，有小毒，归肺、大肠经；具有降气止咳平喘、润肠通便之功效，用于咳嗽气喘，胸满痰多，肠燥便秘。杏仁的主要化学成分为杏仁苷和脂肪油，此外还含有挥发性成分、蛋白质和多种游离氨基酸。苦杏仁苷能轻度抑制呼吸中枢而发挥镇咳、平喘作用。

二、来源考证

（一）品种考证

杏仁始载于《神农本草经》，列为下品。《名医别录》云："生晋山（今山西省）川谷。"《本草图经》谓："今处处有之。其实亦数种，黄而圆者名金杏，相传云种出济南郡之分流山，彼人谓之汉帝杏，今近都多种之，熟最早。其扁而青黄者名木杏，味酢，不及金杏。杏子入药今以东来者为胜，仍用家园种者，山杏不堪入药。"《本草纲目》曰："诸杏，叶皆圆而有尖，二月开红花，亦有千叶者，不结实。"根据本草描述并参考《本草图经》附图，可知古代药用杏仁来源于杏属多种植物的种仁，并以家种杏仁为主，古今药用一致。

历史上杏仁又有苦、甜之分。本草中多云杏仁苦者为药用，且有毒。如《备急千金要方·食治》云杏仁："味甘、苦、温、冷而利，有毒……扁鹊云杏仁不可久服，令人目盲。"《饮膳正要》云："杏仁有毒，主咳逆上气。"《随息居饮食谱》："杏，……其核中仁，味苦入药，不堪食。"近代《药材资料汇编》分别收录有苦杏仁和甜杏仁，指出其"尖"和"皮"均有毒，故药用时必须去"尖"脱"皮"，称为光杏仁。本草中的甜杏仁单独列出来较晚，《本草便读》指出杏仁有苦和甜两种，指出"甜者因味属甘平，用之则功多润降"而与味苦者不同。其在目录"杏仁"条下又列有"甜杏仁"，云其为"别有一种，味甘性平，可供果食"，该描述的植物似乎为另一种。根据各地方炮制规范记载，甜杏仁来源于蔷薇科植物杏或山杏的部分栽培种味甜的干燥种子。

（二）药用部位

历代本草文献关于杏仁的药用部位记载多称为"核仁"。如《神农本草经》《名医别录》

 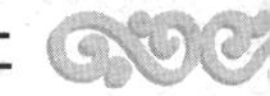

等均称为“杏核仁”。《本草蒙筌》中记载:“味甘、苦,气温。可升可降,阴中阳也。有小毒。树种山傍园侧(家园种者妙,山杏不堪用)。实结生青熟黄。五月摘收,堪为果品。凡资拯治,惟取核仁。”综上,杏仁药用部位为种子。

三、历代本草记载

(一)苦杏仁

1.《神农本草经》 杏核仁,味甘,温。主咳逆上气,雷鸣,喉痹,下气,产乳,金创,寒心,贲豚。

2.《名医别录》 杏核仁,苦,冷利,有毒,惊痫,心下烦热,风气去来,时行头痛,解肌,消心下急,杀狗毒。一名杏子。五月采。其两仁者杀人,可以毒狗。花,味苦,无毒。主补不足,女子伤中,寒热痹,厥逆。实,味酸,不可多食,伤筋骨。生晋山川谷。

3.《本草经集注》 处处有,药中多用之,汤浸去赤皮,熬令黄。

4.《嘉祐本草》 杏仁,能治腹痹不通,发汗,主温病,治心下急满痛。除心腹烦闷,疗肺气,咳嗽上气喘促,入天门冬煎,润心肺,可和酪作汤,益润声气。宿即动冷气。孟诜云:杏,熟。面皯者取人去皮,捣和鸡子白,夜卧涂面,明早以暖清酒洗之。人患卒痖,取杏人三分,去皮、尖熬,别杵桂一分,和如泥,取李核大绵裹含,细细咽之。日五夜三。谨按:心腹中结伏气,杏人、橘皮、桂心、诃梨勒皮为丸。空心服三十丸,无忌。又烧令烟尽,研如泥,绵裹,内女人阴中,治虫疽。陈藏器云:杏人本功外,杀虫,烧令烟未尽,细研如脂,物裹内(䘒)齿孔中。亦主产门中虫疮,痒不可忍者。去人及诸畜疮,中风。取人去皮熬令赤,和桂末,研如泥,绵裹如指大,含之。利喉咽,去喉痹,痰唾,咳嗽,喉中热结生疮。杏酪浓煎如膏,服之润五藏,去痰嗽,生熟吃俱得,半生半熟杀人。日华子云:杏,热,有毒。不可多食,伤神。

5.《汤液本草》 气温,味甘苦,冷利,有小毒。入手太阴经。《象》云:除肺燥,治风燥在胸膈间。麸炒,去皮尖用。《心》云:散结润燥,散肺之风及热,是以风热嗽者用之。《本草》云:咳逆上气雷鸣,喉痹,下气,产乳金疮,寒心贲豚。惊痫,心下烦热,风气往来,时行头痛。解肌,消心下急杀狗毒。破气,入手太阴。王朝奉治伤寒气上喘冲逆者,麻黄汤内加杏仁、陈皮,若气不喘冲逆者,减杏仁、陈皮,知其能泻肺也。《东垣》云:杏仁下喘,用治气也。桃仁疗狂,用治血也。桃、杏仁俱治大便秘,当以气血分之。昼则难便,行阳气也,夜则难便,行阴血也。大肠虽属庚为白肠,以昼夜言之,气血不可不分也。年虚人大便燥秘不可过泄者。脉浮在气,用杏仁、陈皮。脉沉在血,用桃仁、陈皮。所以俱用陈皮者,以其手阳明病,与手太阴俱为表里也。贲门上主往来,魄门下主收闭。故王氏言肺与大肠为通道也。

6.《本草蒙筌》 味甘、苦,气温。可升可降,阴中阳也。有小毒。树种山傍园侧(家园种者妙,山杏不堪用)。实结生青熟黄。五月摘收,堪为果品。凡资拯治,惟取核仁。所恶药有三般,黄芪黄芩干葛。解锡毒,得火良。单仁者泡去皮尖,麸炒入药;双仁者惟堪毒狗,误服杀人。专入太阴肺经,乃为利下之剂。除胸中气逆喘促,止咳嗽坠痰;润大肠气闭便难,逐贲豚散结。研纳女人阴户,又治发痒虫疽。根主堕胎,花治厥逆。实啖多瞀,伤筋骨伤神。叶逢端午采收,煎汤洗眼止泪。(谟)按:东垣云:杏仁下喘,用治气也。桃仁疗狂,用治血也。俱治大便闭燥,但有气血之分。昼则便难,行阳气也;夜则便难,行阴血也。年高人便闭,不可泄者。脉浮在气,宜杏仁、陈皮治之;脉沉在血,宜桃仁、陈皮治之。所以俱用陈皮者,以其手阳明病与手太阴相为表里,故用之以为使也。

7.《本草纲目》【附方】(旧三十五,新十八)。杏金丹(左慈秘诀云:亦名草金丹。方出浑皇子,服之长年不死。夏姬服之,寿年七百,乃仙去也。世人不信,皆由不肯精心修治故也。其法:须人罕到处。寅月钁斸杏树地下,通阳气。二月除树下草。三月离树五步作畦垄,以通水。亢旱则引泉灌溉。有霜雪则烧火树下,以救花苞。至五月杏熟自落,收仁六斗,以汤浸去皮及双仁者,用南流水三石和研,取汁两石八斗,去滓。以新铁釜用酥三斤,以糠火及炭然釜,少少磨酥至尽,乃内汁入釜。釜上安盆,盆上钻孔,用弦悬车辖至釜底,以纸塞孔,勿令泄气。初着糠火,一日三动车辖,以衮其汁。五日有露液生,十日白霜起,又二日白霜尽,即金花出,丹乃成也。开盆炙干,以翎扫下,枣肉和,丸梧子大。每服三丸,空心暖酒下。至七日宿疾皆除,喑盲挛跛、疝痔瘿痫疮肿、万病皆愈。久服通灵不死云云。衍文不录。[颂曰]古方用杏仁修治如法,自朝蒸至午,便以慢火微烘,至七日乃收之。每旦空腹啖之,久久不止,驻颜延年,云是夏姬之法。然杏仁能使人血溢,少误必出血不已,或至委顿,故近人少有服者。或云服至二三年,往往或泻,或脐中出物,皆不可治也)。杏酥法([颂曰]去风虚,除百病。捣烂杏仁一石,以好酒二石,研滤取汁一石五斗,入白蜜一斗五升搅匀,封于新瓮中,勿泄气。三十日看酒上酥出,即掠取纳瓷器中贮之。取其酒滓团如梨大,置空屋中,作格安之。候成饴脯状,旦服一枚,以前酒下。[藏器曰]杏酪服之,润五脏,去痰嗽。生、熟吃俱可,若半生半熟服之杀人。又法[宗奭曰]治肺燥喘热,大肠秘,润五脏。用杏仁去皮研细,每一升,入水一升半,捣稠汁。入生蜜四两,甘草一寸,银、石器中慢火熬成稀膏,入酥二两同收。每夜沸汤,点服一匙。《衍义》)。万病丸(治男妇五劳七伤,一切诸疾。杏仁一斗二升,童子小便煮七次,以蜜四两拌匀,再以童便五升于碗内重蒸,取出日晒夜露数日。任意嚼食,即愈)。补肺丸[治咳嗽。用杏仁二大升(山中者不用,去双仁者),以童子小便二斗浸之,春夏七日,秋冬二七日,连皮尖于砂盆中研滤取汁,煮令鱼眼沸,候软如面糊即成。以粗布摊曝之,可丸即丸服之。食前后总须服三五十丸,茶、酒任下。忌白水粥。刘禹锡《传信方》]。咳嗽寒热(旦夕加重,少喜多嗔,面色不润,忽进忽退,积渐少食,脉弦紧者。杏仁半斤去皮尖,童子小便二斗浸七日,漉出温水淘洗,砂盆内研如泥,以小便三升煎如膏。每服一钱,熟水下。妇人室女服之,尤妙。《千金方》)。久患肺气(喘急至效。甚者不过二剂,永瘥。杏仁去皮尖二两,童子小便浸,一日一换,夏月三四换,满半月取出,焙干研细。每服一枣大,薄荷一叶,蜜一鸡头大,水一钟,煎七分,食后温服。忌腥物。胜金方。咳逆上气不拘大人小儿。以杏仁三升去皮尖,炒黄研膏,入蜜一升,杵熟。每食前含之,咽汁。《千金方》)。上气喘急(杏仁、桃仁各半两,去皮尖炒研,用水调生面和,丸梧子大。每服十丸,姜、蜜汤下,微利为度。《圣济总录》)。喘促浮肿(小便淋沥。用杏仁一两,去皮尖熬研,和米煮粥,空心吃二合妙。《心镜》)。头面风肿(杏仁捣膏,鸡子黄和杵,涂帛上,厚裹之。干则又涂,不过七八次愈也。《千金方》)。风虚头痛(欲破者。杏仁去皮尖,晒干研末,水九升研滤汁,煎如麻腐状,取和羹粥食。七日后大汗出,诸风渐减。此法神妙,可深秘之。慎风、冷、猪、鸡、鱼、蒜、醋。《千金方》)。头面诸风(眼瞤鼻塞,眼出冷泪。用杏仁三升研细,水煮四五沸,洗头。待冷汗尽,三度愈。《千金方》)。偏风不遂(失音不语。生吞杏仁七枚,不去皮尖,逐日加至七七枚,周而复始。食后仍饮竹沥,以瘥为度。《外台秘要》)。破伤风肿(杏仁杵膏厚涂上,然烛遥炙之。《千金方》)。金疮中风(角弓反张。用杏仁杵碎,蒸令气溜,绞脂服一小升,兼摩疮上良。《必效方》)。温病食劳(杏仁五两,酢二升,煎取一升,服之取汗瘥。《类要》)。心腹结气(杏仁、桂枝、橘皮、诃黎勒皮等分,为丸。每服三十丸,白汤下。无忌。孟诜《食疗》)。喉痹痰嗽(杏仁去皮熬黄三分,和桂末一分,研泥,裹含之,咽汁。陈藏器《本草》)。喉热生疮(方同上)。卒失音声(方同上。文潞公《药准》)。

 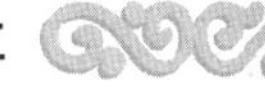

肺病咯血(杏仁四十个,以黄蜡炒黄,研入青黛一钱,作饼。用柿饼一个,破开包药,湿纸裹煨熟食之,取效。丹溪方)。卒不小便(杏仁二七枚,去皮尖,炒黄研末,米饮服之。《古今录验方》)。血崩不止(诸药不效,服此立止。用甜杏仁上黄皮,烧存性,为末。每服三钱,空心热酒服。《保寿堂方》)。五痔下血(杏仁去皮尖及双仁者,水三升,研滤汁,煎减半,同米煮粥食之。《食医心镜》)。谷道䘌痛肿痒(杏仁杵膏,频频傅之。《肘后方》)。阴疮烂痛(杏仁烧黑研成膏,时时傅之。《钤方》)。产门虫疽(痛痒不可忍。用杏仁去皮烧存性,杵烂绵裹,纳入阴中,取效。孟诜《食疗本草》)。身面疣目(仁烧黑研膏,擦破,日日涂之。《千金方》)。面上皯疱(杏仁去皮,捣和鸡子白。夜涂之,旦以暖酒洗去。孟诜《食疗》)。两颊赤痒(其状如痱,名头面风。以杏仁频频揩之。内服消风散。《证治要诀》)。耳卒聋闭(杏仁七枚,去皮拍碎,分作三分,以绵裹之,着盐如小豆许,以器盛于饭上蒸熟。令病人侧卧,以一裹捻油滴耳中。良久又以一裹滴之,取效。《外台》)。耳出脓汁(杏仁炒黑,捣膏绵裹纳入,日三四易之妙。《梅师方》)。鼻中生疮(杏仁研末,乳汁和傅。《千金方》)。疳疮蚀鼻(杏仁烧,压取油傅。《千金方》)。牙齿虫䘌(杏仁烧存性,研膏发裹,纳虫孔中。杀虫去风,其痛便止。重者不过再上。《本草拾遗》)。牙龈痒痛(杏仁一百枚,去皮尖、两仁,以盐方寸匕,水一升,煮令沫出,含漱吐之。三度愈。《千金方》)。风虫牙痛(杏仁针刺于灯上烧烟,乘热搭病牙上。又复烧搭七次。绝不疼,病牙逐时断落也。《普济方》)。目中赤脉(痒痛,时见黑花。用初生杏子仁一升,古五铢钱七文,入瓶内密封,埋门限下,一百日化为水,每夕点之。《圣济总录》)。胎赤眼疾(杏仁压油半鸡子壳,食盐一钱,入石器中,以柳枝一握紧束,研至色黑,以熟艾一团安碗内烧烘之,令气透火尽即成。每点少许入两眦,甚效。《圣济总录》)。目中翳遮(但瞳子不破者。用杏仁三升去皮,面裹作三包,煻火煨熟,去面研烂,压去油。每用一钱,入铜绿一钱,研匀点之。同上)。目生弩肉(或痒或痛,渐覆瞳人(用杏仁去皮二钱半,腻粉半钱,研匀,绵裹箸头点之。同上)。伤目生弩(《广利方》:用生杏仁七枚,去皮细嚼,吐于掌中,乘热以绵裹箸头点弩肉上。不过四五度愈。《总录》:用杏仁研膏,人乳化开,日点三次)。小儿血眼(儿初生艰难,血瘀眦睚,遂溅渗其睛,不见瞳人。轻则外胞赤肿,上下弦烂。用杏仁二枚去皮尖,嚼,乳汁三五匙,入腻粉少许,蒸熟,绢包频点。重者加黄连、朴消最良。《全幼心鉴》)。小儿脐烂(成风。杏仁去皮研傅。《子母秘录》)。小儿咽肿(杏仁炒黑,研烂含咽。《普济方》)。针入肉内不出者(双杏仁捣烂,以车脂调贴。其针自出。《瑞竹堂方》)。箭镝在咽(或刀刃在咽膈诸隐处。杵杏仁傅之。《肘后方》)。狐尿疮痛(杏仁研烂,煮一两沸,及热浸之。冷即易。《必效方》)。狗咬伤疮(烂嚼杏仁涂之。《寇氏》)。食狗不消(心下坚胀,口干发热妄语。杏仁一升去皮尖,水三升煎沸,去渣取汁分三服,下肉为度。《梅师方》)。解狼毒毒(杏仁捣烂,水和服之。《千金方》)。一切食停(气满膨胀。用红杏仁三百粒,巴豆二十粒同炒,色变去豆不用,研杏为末,橘皮汤调下。《杨氏家藏方》)。白癜风斑(杏仁连皮尖,每早嚼二七粒,揩令赤色。夜卧再用。《圣济总录》)。诸疮肿痛(杏仁去皮,研滤取膏,入轻粉,麻油调搽神效。不拘大人、小儿。《鲍氏》)。小儿头疮(杏仁烧研傅之。《事林广记》)。蛆虫入耳(杏仁捣泥,取油滴入。非出则死。《扶寿精方》)。

8.《得配本草》 杏仁,得火良。畏草。恶黄芩、黄芪、葛根。甘、苦、温。入手太阴经气分。泻肺降气,行痰散结,润燥解肌,消食积,通大便,解锡毒,杀狗毒,逐奔豚,杀虫蛔。得陈皮,治便秘。配天冬,润心肺。佐柿饼,治咯血。合紫菀,利小便(开水中之气以解结)。汤浸,去皮尖炒黄,或麸炒研用。发散,连皮尖研用。双仁者有毒,不可用。肺虚而咳,虚火炎肺,二者禁用。怪症:舌尖穿断,血出不止,先以米醋刷断处,其血立止,仍用蒲黄、杏仁,再加月石少许为末，蜜调含化。

9.《本草崇原》 杏仁，气味甘苦温，冷利，有小毒。主治咳逆上气，雷鸣，喉痹，下气，产乳，金疮，寒心奔豚（杏叶似梅，二月开淡红花，五月实熟。有数种，赭色而圆者，名金杏。甘而有沙者，名沙杏，黄而带酢者，名梅杏。青而带黄者，名柰杏，入药用苦杏）。杏仁气味甘苦，其实苦重于甘，其性带温，其质冷利。冷利者，滋润之意，主治咳逆上气者，利肺气也。肺气利而咳逆上气自平矣。雷鸣者，邪在大肠。喉痹者，肺窍不利。下气者，谓杏仁质润下行，主能下气。气下则雷鸣，喉痹皆愈矣。产乳者，产妇之乳汁也。生产无乳，杏仁能通之。金疮者，金刃伤而成疮也。金伤成疮，杏仁能敛之。寒心奔豚者，肾脏水气凌心而寒，如豚上奔。杏仁治肺，肺者金也，金为水之母，母能训子逆。又，肺气下行，而水逆自散矣。

（二）甜杏仁

1.《本草从新》 巴旦杏仁，润肺下气。甘平。止咳下气，消心腹逆闷。有湿痰者勿服（以其性润也。凡仁皆润）。形扁、皮白。尖弯如鹦哥嘴者真（形圆皮黄尖直者、名甜杏仁，出山东、河南，不入药）。

2.《得配本草》 巴旦杏仁，甘、平、温。止咳下气，消心腹逆闷。虚嗽者禁用。

四、用法与用量

苦杏仁《中国药典》2020年版收载品种，用量为5~10g。中国南方产的杏仁属于甜杏仁（又名南杏仁），多食用，还可作为原料加入饮料、蛋糕、曲奇和菜肴中；北方产的杏仁则属于苦杏仁（又名北杏仁），多作药用。

五、药膳应用

（一）粥类

1. 杏仁百合粥

【来源】经验方。

【材料】甜杏仁50个（约10g），百合20g，粳米100g。

【做法】用砂锅煎煮杏仁15min后，去渣取汁，用药汁熬百合、粳米成粥即可。

【功效】润肺止咳，润肠通便。

2. 杏仁羹

【来源】经验方。

【材料】甜杏仁10g，山药15g，面粉100g。

【做法】杏仁去皮尖，与山药一起压成粉状，放入适量开水锅内煮熬10min左右，再将面粉用凉水搅成糊状，拌入锅内，煮开即可。

【功效】润肠通便，健脾补肺。

（二）汤类

1. 杏仁润肠汤

【来源】经验方。

【材料】杏仁10g，火麻仁10g，紫苏子15g，板栗15g，芝麻15g。

【做法】将杏仁去皮尖，砸碎；板栗炒熟去外皮；芝麻炒香；火麻仁、紫苏子打碎；将诸味共入砂锅内，加适量水，煎煮 1h，去渣取汤汁备用。

【功效】益气补血，润肠通便。

2. 杏仁平喘鸭

【来源】经验方。

【材料】老母鸭 1 只，甜杏仁 30g，紫苏子 15g，黄酒、盐适量。

【做法】将鸭子宰杀，去毛及内脏，洗净。甜杏仁、紫苏子洗净，装入干净的纱布袋中，扎紧袋口，将药袋在冷水中浸 2min，取出，填入鸭肚内，淋上黄酒 1 匙，以粗白线将鸭腹扎牢。将鸭子放入瓷盆中，使鸭腹向上，盆中加冷水小半碗，细盐适量，黄酒 2 匙，用武火隔水蒸 3~4h，鸭熟，离火，拆线，去药袋。每次食一碗，饭前空腹食，先喝鸭汤，再吃鸭肉。

【功效】降气平喘，化痰止咳。

（三）茶类

杏仁奶茶

【来源】经验方。

【材料】甜杏仁 10g，白糖，牛奶。

【做法】取甜杏仁 10g，捣碎，同冰糖 6g，置盖杯中，以沸水适量冲泡，闷置 15min 后，取清液兑入鲜牛奶 200ml，饮用。每日 1~2 次，空腹时服。

【功效】润肺止咳。

六、现代研究

（一）主要成分

1. 营养成分　不饱和脂肪酸、蛋白质、氨基酸、维生素 E，镁、铁、钙、铜、锰、锌、磷、硒等。
2. 其他成分　苦杏仁苷、脂肪油等。

（二）主要活性

现代研究发现苦杏仁主要有镇咳、平喘作用，通过对呼吸运动的抑制作用，从而起到平喘作用。苦杏仁苷有一定的抗炎镇痛和免疫调节作用。有研究显示苦杏仁苷对慢性阻塞性肺疾病（COPD）有一定效果，并且有对抗纤维化的作用。苦杏仁中总酚类成分通过清除自由基实现抗氧化作用。杏仁肽类成分有降血脂作用。

（三）毒理学评价

现代研究未见相关毒理学试验报道。

七、安全小贴士

苦杏仁有小毒，内服不宜过量，以免中毒。大便溏泄者及婴幼儿慎用。

八、参考文献

[1] 王建，张冰．临床中药学[M]. 北京：人民卫生出版社，2012：201.

[2] 李淑芳,陈晓明,郭意如.杏仁的营养成分与功能因子[J].营养保健,2004(11):23-24.

[3] 蒲彬,丛峰松,李先义,等.杏仁露的加工技术[J].食品科学,2000,21(4):71-73.

[4] 冯小雨,刘敏,葛红娟,等.杏仁营养成分分析[J].吉林医药学院学报,2016,37(2):86-88.

[5] 肖朝霞,蒋萌蒙,王向军.杏仁的功能性及其药理研究进展[J].农产品加工,2011(11):71-73.

[6] 利仕伟.杏仁的加工炮制及现代药理研究[J].内蒙古中医药,2014,33(1):84.

[7] 孙建丽.浅谈苦杏仁的炮制方法及临床应用[J].光明中医,2010,25(10):1919-1920.

[8] 王淑英,温哲屹,李慧颖.我国甜杏仁营养成分含量分析[J].北京农业,2008(9):13-16.

[9] 敖君求,张清安,邵凯,等.苦杏仁苷的生理功能、提取及测定方法研究进展[J].农产品加工,2021(1):64-68.

[10] 于兰兰,陈宇涵,刘伟,等.杏仁肽对高脂血症大鼠辅助降血脂的功能研究[J].食品安全质量检测学报,2020,11(21):7849-7854.

沙棘

一、概述

沙棘，别名达尔、沙枣、醋柳果、大尔卜兴、醋柳、酸刺子、酸柳柳、其察日嘎纳、酸刺、黑刺、黄酸刺等。本品系蒙古族、藏族习用药材。为胡颓子科植物沙棘*Hippophae rhamnoides* L.的干燥成熟果实。秋、冬二季果实成熟或冻硬时采收，除去杂质，干燥或蒸后晒干。藏医巨著《四部医典》对沙棘的药效有详细记载。中医认为，沙棘味酸、涩，性温；归脾、胃、肺、心经；具有健脾消食、止咳祛痰、活血散瘀之功，临床用于治疗脾虚食少，食积腹痛，咳嗽痰多，胸痹心痛，瘀血经闭，跌仆瘀肿。沙棘的化学成分复杂多样，主要含有维生素、黄酮类化合物、三萜、甾体类化合物、蛋白质和氨基酸、油与脂肪酸、有机酸与糖类等；现代研究其药理作用包括抗凝作用、防治心脑血管系统疾病、对消化系统的作用、对免疫系统的影响、防治呼吸系统疾病、对肝脏等的保护作用、抗氧化及延缓衰老作用、抗肿瘤作用等。

二、来源考证

（一）品种考证

沙棘为民族药，药材基源复杂。沙棘入药最早记载于《月王药诊》，在各藏药古典著作中沙棘藏文名为达尔布、达尔物、达布、大尔卜。《文殊本草》载："带有毒刺，果如鸟蛋。"《度母本草》载："分为黑白两种。主干粗大，叶小而灰白色。果实黄色，状似豌豆。"《晶珠本草》载："树皮黑，粗糙，有刺；如刚生下的鼠崽，表面红黄色，味酸刺舌。分为三种：大者称纳木达尔，生于河谷约有两层房子的高度；中者称巴尔达尔，生于山沟，树高约有2米；小者称萨达尔，生于高地的溪水畔、河滩，茎细小，高约1米，叶背面白色，状如金露梅。大、小两种果实均为黄色，状如黄水泡，刺破有黄汁液，中者果实如青稞，硬而干，金黄色。"根据以上形态描述及生境分布，历代本草所载沙棘并非一种，江孜沙棘 *H. rhamnoides* L. subsp. *gyantsensis* Rousi（纳达尔），肋果沙棘 *H. neurocarpa* S. W. Liu et T. N. He.（巴达尔），西藏沙棘 *H. thibetana* Schlechtend（萨达尔）甚至沙棘属其他物种均可药用。1977年卫生部首次将沙棘正式列入《中国药典》，规定其基源物种为胡颓子科植物沙棘。

（二）药用部位

历代藏药本草文献关于沙棘的药用部位均记载为果实，古今一致。《晶珠本草》载："大小两种沙棘的果实熬成膏，对肺和咽喉有益。"《四部医典》载："沙棘利肺止咳、活血化瘀、消痰湿；果实犹如豆，色黄味极酸，制膏剂入药。"

三、历代本草记载

1.《月王药诊》 沙棘医治培根、增强体阳、开胃舒胸、饮食爽口、容易消化。

2.《四部医典》 培根良且症，用三果汤可治，或用沙棘、甘草、三果等研末，以蜂蜜为引令服，火炙颈空穴与脊椎第一节。沙棘利肺止咳、活血化瘀、消痰湿；果实犹如豆，色黄味极酸，制膏剂入药。

3.《饮膳正要》 赤赤哈纳(沙棘)不以多少水浸取汁，用银石器内熬成膏服用即生津止渴治嗽。

4.《祖先口述》 沙棘利肺止咳、活血化瘀、消去痰湿。

5.《晶珠本草》 沙棘膏治肺病、破穿培根、和血、转化一切痞瘤。沙棘果除肺肿瘤、化瘀、治病培根。对咽喉疾病有益。

四、用法与用量

沙棘为《中国药典》2020 年版品种，用量为 3~10g。沙棘作为药膳食材可适量食用，可加工成沙棘罐头、沙棘糕、沙棘饼干、沙棘酱、沙棘泥、沙棘脯、沙棘汁、沙棘晶、沙棘汽酒、沙棘精、果露、冰激凌、冰糕等多种食品和饮料。

五、药膳应用

(一) 粥类

沙棘桑椹粥

【来源】《增强免疫力食物与食疗方》。

【材料】沙棘 20g，桑椹 60g，冰糖 20g，粳米 100g。

【做法】将桑椹、沙棘浸泡片刻，洗净后与淘洗干净的粳米同入砂锅煮粥，先用大火烧沸，再转小火煮成稀粥。

【功效】补肝肾，降血脂。

(二) 其他食用制品

1. 沙棘汁

【来源】《食品与健康》。

【材料】新鲜沙棘 100g，白糖 20g。

【做法】将沙棘洗净，以杵捣烂如泥，并用干净消毒纱布绞取果汁，在果汁中加入白糖，适量温开水，搅匀饮用。

【功效】生津止渴，利咽化痰。

2. 沙棘膏

【来源】《食品与健康》。

【材料】新鲜沙棘 50g。

【做法】将沙棘洗净，以杵捣烂如泥，加清水 500ml，先以大火煮沸，后改文火续煎 30min，滤去果渣，将果汁重新放回瓦罐中，以小火慢慢浓缩为膏。

【功效】健脾益胃，止血通经。

六、现代研究

（一）主要成分

1. 营养成分　糖类（主要为葡萄糖、果糖、蔗糖，还含有核糖、半乳糖、木糖等）、蛋白质、维生素（A、B、C、E、K_1、P）、脂类（棕榈酸和棕榈油酸、亚油酸和亚麻油酸、异油酸、肉豆蔻酸、十六碳烯酸、硬脂酸），还含有铁、锰、镁、铜、锌、钙、钠、钾等人体必需营养元素。

2. 其他成分　黄酮、有机酸（苹果酸、柠檬酸、酒石酸等）、萜类、甾醇、挥发油、酮醛、酯类等。

（二）主要活性

现代药理研究表明，沙棘提取物具有抗肿瘤、增强免疫力、抗氧化、抗过敏作用。沙棘总黄酮具有调节血液流变性、降低血液黏度、降血脂、抗心肌缺血、抑制血栓形成、促进造血干细胞修复、改善心肌细胞功能、抗心律失常、改善心肌肥大作用。沙棘粗多糖可改善胰岛 B 细胞的功能、提高肝糖原的合成及提高糖的转化利用率。沙棘果油及沙棘籽油具有镇痛、抗炎作用。沙棘籽油中的甾醇类对维持皮肤水分的正常代谢有重要作用，可以维持毛细血管韧性，防止皮肤的小血管硬化，改善表皮微循环。沙棘中羟基香豆素能降低血液的凝固性，阻碍血凝块的形成。

（三）毒理学评价

现代研究表明，沙棘属无毒级物质。沙棘原汁经大鼠灌胃给药进行急性毒性试验研究，观察两周，LD_{50}>21.5mg/kg，属于无毒级物质；遗传毒性试验表明，沙棘汁无致突变性，无致大鼠骨髓嗜多染红细胞微核作用，无致大鼠精子畸形作用；90 天喂养试验结果表明沙棘喂养组与对照组相比未出现有意义的病理改变，表明其无亚急性毒性。大鼠繁殖试验和大鼠致畸试验结果表明，仔鼠未见行为和外观异常，未见致突变、致畸性及对动物生长发育的不良影响。

沙棘提取物的大鼠、小鼠急性毒性试验，小鼠骨髓细胞微核试验，小鼠精子畸变分析及鼠伤寒沙门菌回复突变试验表明，大鼠和小鼠的沙棘提取物经口最大耐受量均 >21.4g/kg，属实际无毒物质。小鼠骨髓细胞微核试验和小鼠精子畸变分析结果均为阴性，表明沙棘提取物对骨髓细胞染色体和生殖细胞染色体均无致畸变作用。

七、安全小贴士

根据中医九种体质学说，痰湿体质人群忌食或少食。

八、参考文献

[1] 仁真旺甲，文检，苏永文，等 . 藏药沙棘的文献考证研究[J]. 中国民族民间医药，2016，25（6）：4-8.

[2] 夏国京，郝萍，张力飞 . 第三代果树：野生浆果栽培与加工技术[M]. 北京：中国农业出版社，2000.

[3] 逸菲 . 药食兼用之“沙棘”[J]. 食品与健康，2009（3）：35.

[4] 党权 . 沙棘（*Hippophae rhamnoides* L.）果实的化学成分研究[D]. 沈阳：沈阳药科大学硕士学位论文，2008.

[5] 丁小林,秦利平.沙棘中的营养成分与生物活性物质研究进展[J].中国食物与营养,2008(9):57-59.
[6] 杨芳.沙棘的研究进展[J].第一军医大学分校学报,2004,27(1):79-81.
[7] 李垚,张慧颖,王鹏祖.沙棘营养成分及作用的研究进展[J].中国初级卫生保健,2007,21(3):73-76.
[8] 李淑珍,武飞,陈月林,等.沙棘活性成分及功效研究进展[J].中国民族民间医药,2015(1):51-53.
[9] 苏诚玉,蓝弘,杨温贞,等.沙棘原汁毒理学研究[J].卫生毒理学杂志,1990(1):36-37.

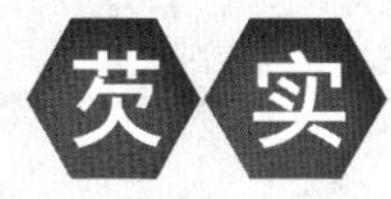

芡实

一、概述

芡实，又名鸡头米、水鸡头、鸡头苞等，为睡莲科植物芡 *Euryale ferox* Salisb. 的干燥成熟种仁。秋末冬初采收成熟果实，除去果皮，取出种子，洗净，再除去硬壳（外种皮），晒干。芡实始载于《神农本草经》，列为上品药之一，是"婴儿食之不老，老人食之延年"的粮菜佳品。它具有补而不峻"防燥不腻"的特点。芡实味甘、涩，性平，归脾、肾经；具有益肾固精、健脾止泻、除湿止带之功，临床用于遗精滑精、脾虚久泻、白浊、带下等。民间常做成粥、烘焙等或与其他药配伍。现代研究表明，芡实具有抗氧化、抗心肌缺血、延缓衰老、改善学习记忆、抗疲劳、抗癌、降血糖等作用。

二、来源考证

（一）品种考证

芡实原以鸡头实之名始载于《神农本草经》，列为上品。《本草经集注》云："此即今芀子，茎上花似鸡冠，故名鸡头。"《蜀本图经》云："此生水中，叶大如荷，皱而有刺，花、子若拳大，形似鸡头，实若石榴，皮青黑，肉白，如菱米也。"《本草图经》载："生雷泽，今处处有之。生水泽中，叶大如荷，皱而有刺，俗谓之鸡头盘。花下结实，其形类鸡头，故以名之。"《本草纲目》描述其植物特征最详："芡茎三月生叶贴水，大于荷叶，皱纹如縠，蹙衄如沸，面青背紫，茎、叶皆有刺。其茎长至丈余，中亦有孔有丝，嫩者剥皮可食。五六月生紫花，花开向日结苞，外有青刺，如猬刺及栗球之形。花在苞顶，亦如鸡喙及猬喙。剥开内有斑驳软肉裹子，累累如珠玑。壳内白米，状如鱼目。深秋老时，泽农广收，烂取芡子，藏至囷石，以备歉荒。其根状如三棱，煮食如芋。"根据李时珍的描述基本上能够确定其与今之芡实相符。《本草品汇精要》还指出了芡实分有刺和无刺两种："江南产者其汇红紫光润无刺，自扬而北产者汇有刺而青绿为异"，《本草图经》《证类本草》绘有芡实果实图，形态基本相似，类球形，具宿存萼，密被硬刺，形如鸡头，果柄具刺；《本草纲目》《植物名实图考》附图有果实和叶的形态，叶类圆形，多隆起，具刺。综上，芡实来源于睡莲科植物芡，古今一致。

（二）药用部位

《本草图经》云："服饵家取其实并中子。"《本草纲目》云："新者煮食良。入涩精药，连壳用亦可。鸡头菜即苍菜（芡茎也），止烦渴，除虚热，生熟皆宜。根：主治小腹结气痛，煮食之。"《滇南本草》云："叶，主治寒疾。"由此可见，芡实药用部分有种子、种仁、茎、叶和根。

三、历代本草记载

1.《神农本草经》 鸡头实味甘，平，主湿痹，腰脊膝痛，补中除暴疾，益精气，强志，令耳目聪明。久服轻身不饥、耐老神仙。一名雁喙实。

2.《本草经集注》 此即今芀子，茎上花似鸡冠，故名鸡头。仙方取此并莲实合饵，能令小儿不长，正尔。食之亦当益人。

3.《新修本草》 此实去皮作粉，与菱粉相似，益人胜菱。

4.《本草衍义》 今天下皆有之。河北沿溏泺居人采得，舂去皮，捣仁为粉，蒸炸作饼，可以代粮。食多，不益脾胃气，兼难消化。

5.《本草蒙筌》 味甘，气平。属土有水。无毒。处处池塘俱种，逢秋采实曝干。形类鸡头，故此为誉。须先舂壳，才可取仁。煮熟食堪以代粮，生嚼食动风冷气。婴儿食形体矮小（孟诜云：与婴儿食不能长大，故驻年耳）。老人食寿岁延长。入药可为散为丸，寻常任煮粥作饼。主湿痹，止腰膝疼痛；益精气，令耳目聪明。强志，疗颈瘰疮，补中，除卒暴疾。久服不厌，渐作神仙。古方和金樱子丸吞，故名曰水陆二仙丹也。嫩根乃名葰菜，小腹气痛宜尝。又种水菱，名曰芰实。气味相若，亦产池塘。有四角两角不同，任生啖煮食随用。

6.《本草纲目》【附方】（旧一，新三）。鸡头粥（益精气，强志意，利耳目。鸡头实三合，煮熟去壳，粳米一合煮粥，日日空心食。《经验方》）。玉锁丹（治精气虚滑。用芡实、莲蕊。方见藕节下）。四精丸（治思虑、色欲过度，损伤心气，小便数及遗精。用秋石、白茯苓、芡实、莲子各二两，共研为末。加蒸枣做成丸子，如梧子大。每服三十丸，空心服，盐汤送下。《永类方》）。分清丸（治浊病。用芡实粉、白茯苓粉，黄蜡化蜜和，丸梧桐子大。每服百丸，盐汤下。《摘玄方》）。

7.《本草从新》 一名鸡头。补脾涩精，甘平而涩，补脾固肾，助气涩精。治梦遗滑精，解暑热酒毒，疗带浊泄泻、小便不禁。大小便不利者勿服，小儿不宜多食，甚难消化。

8.《本草求真》 芡实如何补脾，以其味甘之故；芡实如何固肾，以其味涩之故。惟其味甘补脾，故能利湿，而泄泻腹痛可治；惟其味涩固肾，故能闭气，而使遗带小便不禁皆愈。功与山药相似，然山药之阴，本有过于芡实，而芡实之涩，更有甚于山药；且山药兼补肺阴，而芡实则止于脾肾而不及于肺。

9.《得配本草》 一名鸡头，甘、平、涩。入足少阴、太阴经。补脾助气，固肾涩精。治遗浊滞下，小便不禁。得金樱子，涩精。配秋石、莲肉、大枣，为丸盐汤下，治便数精滑。佐生地，止血。合菟丝子，实大便。

10.《本草崇原》 芡实，气味甘平，子黄仁白，生于水中，花开向日，乃阳引而上，阴引而下，故字从欠，得阳明少阴之精气。主治湿痹者，阳明之上，燥气治之也。治腰脊膝痛者，少阴主骨，外合腰膝也。补中者，阳明居中土也。除暴疾者，精气神三虚相搏，则为暴疾。芡实生于水而向日，得水之精，火之神。茎刺肉白，又禀秋金收敛之气，故治三虚之暴疾。益精气，强志，令耳目聪明者，言精气充益，则肾志强。肾志强则耳目聪明。盖心肾开窍于耳，精神共注于目也。久服则积精全神，故轻身不饥，耐老神仙。

四、用法与用量

芡实为《中国药典》2020年版品种，用量为9~15g。芡实作为药膳食材可适量食用，作粥、汤等。

五、药膳应用

(一)粥类

芡实山药粥

【来源】经验方。

【材料】芡实、山药各 20g，大米 100g。

【做法】将芡实、山药打成粗粉，与大米混合后，熬制成粥。

【功效】补肺固肾，健脾，益精，固涩。

(二)汤类

牛肉莲子芡实汤

【来源】《农业科技与装备》。

【材料】牛肉 60g，黑豆 20~40g，猪膀胱 1 个，莲子 20~30g，芡实 20~30g，黑枣 10~20g。

【做法】牛肉洗净后切块，加入黑豆、猪膀胱、莲子、芡实和黑枣，加水至漫过食材，武火煮沸，改为文火慢炖至肉烂即可食用。

【功效】补肾，缩尿，健脾。

(三)其他食用制品

芡实饼干

【来源】中国专利。

【材料】芡实 25~30g、山药 5~10g、百合 4~8g、核桃仁 5~15g、标准粉 35~45g、花生油 5~7g、去壳鸡蛋 20~30g、木糖醇 5~6g。

【做法】取芡实、山药干品打碎，过 40~80 目筛；标准粉、木糖醇粉过 40~80 目筛；百合、核桃仁打碎，使得每粒直径为 2~5mm；按上述各组分重量比比例将已处理好的食材与鸡蛋拌匀，和面制成面团，制作成大小、厚薄均匀的坯，表面刷花生油；烤箱 170°C 预热 10min，调上火 180~200℃，下火 170~190℃，烤制 10~20min，即可。每日食用适量。

【功效】润肺，健脾，健肾，益智。

六、现代研究

(一)主要成分

1. 营养成分　蛋白质、脂肪、糖分、粗纤维，维生素 B_1、B_2、C、D 等，以及铁、锰、镁、铜、锌等 14 种人体必需微量元素。

2. 其他成分　含甾醇类、黄酮类、环肽类和脑苷脂类化合物等。

(二)主要活性

芡实具有抗氧化、抗心肌缺血、延缓衰老、改善学习记忆、抗疲劳、抗癌作用。芡实多糖对羟自由基和超氧阴离子有清除作用；芡实水提取物有抗心肌缺血的作用，能减少心脏缺血再灌注损伤；芡实外壳提取物能提高胰岛素敏感性及机体抗高血糖能力。

（三）毒理学评价

目前未见对芡实及其主要成分的毒理学研究报道。

七、安全小贴士

大便硬结者不宜食用。根据中医九种体质学说，气虚体质人群更为适宜食用。

八、参考文献

[1] 宋晶，吴启南．芡实的本草考证[J]. 现代中药研究与实践，2010，24(2):22-24.

[2] 李成良，钱建亚，陈学好，等．芡实的营养及利用[J]. 扬州大学烹饪学报，2010，27(4):39-43.

[3] 郭玲玲，付天祎．芡实食品开发研究进展[J]. 农业科技与装备，2017(9):61-62.

[4] 徐旭，刘娴，李良俊．芡实研究进展[J]. 长江蔬菜，2017(18):62-68.

[5] 刘琳，刘洋洋，占颖，等．芡实的化学成分、药理作用及临床应用研究进展[J]. 中华中医药杂志，2015，30(2):477-479.

花 椒

一、概述

花椒，别名椴、大椒、秦椒、蜀椒、南椒、巴椒、陆拨、汉椒、点椒等，系芸香科植物青椒 *Zanthoxylum schinifolium* Sieb. et Zucc. 或花椒 *Z. bungeanum* Maxim. 的干燥成熟果皮。秋季采收成熟果实，晒干，除去种子和杂质。花椒始载于《神农本草经》，中医认为，花椒味辛、性温，入脾、胃、肾经；具有温中止痛、杀虫止痒之功；临床常用于脘腹冷痛，呕吐泄泻，虫积腹痛；外治湿疹，阴痒等病证。在民间，花椒是十分常见的调味品。花椒主要含有挥发油，其主要化学成分是柠檬烯等。现代医学研究表明，花椒具有抗炎、镇痛、抗真菌及杀蛔虫等作用。

二、来源考证

(一) 品种考证

花椒入药首载于《神农本草经》，收载“椒”共有“秦椒”“蜀椒”“蔓椒”三类，其中秦椒为中品，蜀椒、蔓椒为下品，“秦椒，味辛，温，除寒痹、坚齿发、明目。蜀椒，温中，逐骨节皮肤死肌、寒湿痹痛，下气。蔓椒，主风寒湿痹、疬节疼，除四肢厥气、膝痛。”《名医别录》载：“蜀椒，……生武都山谷及巴郡，八月采实，阴干。秦椒，生太山川谷及秦岭上或琅琊，八月、九月采实。蔓椒，生云中川谷及丘冢间。”《本草经集注》载秦椒“今从西来，形似椒而大，色黄黑，味亦颇有椒气”，蜀椒“蜀郡北部人家种之，皮肉厚，腹里白，气味浓”。《新修本草》云：“秦椒树，叶及茎、子都似蜀椒，但味短实细。蜀椒出金州西域者最善。”《本草图经》载：“秦椒，而今南北所生一种椒，其实大于蜀椒，与陶及郭、陆之说正相合，当以实大者为秦椒。蜀椒，四月结子无花，如小豆颗而圆，皮紫赤色。”其中《本草图经》里秦椒的描述和《新修本草》截然相反，认为秦椒果实大于蜀椒。《本草衍义》记载：“此秦地所产者，故言秦椒。大率椒株皆相似，但秦椒叶差大，粒亦大而纹低，不若蜀椒皱纹高为异也。”认为秦椒果实虽然大于蜀椒，但皱纹不及蜀椒。《本草乘雅半偈》云：“椒分秦、蜀者，不惟方域异。大小牝牡有别也。秦地者，开花结实、实大子牡；蜀地者，无花作实，实小于牝，……蜀椒，色香气味，精胜在肤，独无花而实，所含蓄力，幽且深矣。”此后的《本草纲目》附图虽将蜀椒、秦椒实物图统一为椒，但其记载仍将二者分开：“秦椒，花椒也。今处处可种，最易蕃衍，其叶对生，尖而有刺。四月生细花。五月结实，生青熟红，大于蜀椒，其目亦不及蜀椒目光也”。从上述对秦椒、蜀椒的形状、形态描述及附图，确定《本草纲目》记载的秦椒、蜀椒原植物均为芸香科花椒属植物花椒。二者因为产地的不同，造成了原植物外观性状、果实大小、气味的差异。此后《植物名实图考》将秦椒、蜀椒归于一图，认为二者来源于同一植物，与上述考证一致。

（二）药用部位

历代本草文献关于花椒的药用部位有果皮和种子，种子以“椒目”为名另用。《名医别录》载：“秦椒，生太山川谷及秦岭上或琅琊，八月、九月采实。”又在“蜀椒”条下云：“生武都川谷及巴郡。八月采实，阴干。”《本草图经》载：“四月结子，无花，但生于叶间，如小豆颗而圆，皮紫赤色。八月采实，焙干。”《本草蒙筌》载：“凡用，先择去目及闭口者，微炒汗出则有势力。炒毕，竟投石臼内。以杵舂之，播去附红黄壳，只取外红皮，旋舂旋播，以尽为度。”综上，本草中的花椒药用部位为果实，因用成熟者，种皮开裂后种子落下，以种皮药用为主。种子有“椒目”之名。

三、历代本草记载

1.《神农本草经》 秦椒，味辛，温，除寒痹、坚齿发、明目。蜀椒，温中，逐骨节皮肤死肌、寒湿痹痛，下气。蔓椒，主风寒湿痹、疬节疼，除四肢厥气、膝痛。

2.《名医别录》 蜀椒，一名巴椒，一名蓎藙，生武都及巴郡，八月采实，阴干。秦椒，生太山川谷及秦岭上或琅琊，八月、九月采实。蔓椒，生云中川谷及丘冢间。

3.《本草经集注》 秦椒，味辛，温，生温熟寒，有毒。主治风邪气，温中，除寒痹，坚齿长发，明目。治喉痹，吐逆，疝瘕，去老血，产后余疾，腹痛，出汗，利五脏。久服轻身，好颜色，耐老，增年，通神。

蜀椒，味辛，温、大热，有毒。主治邪气咳逆，温中，逐骨节皮肤死肌，寒湿痹痛，下气。除五脏六腑寒冷，伤寒，温疟，大风，汗不出，心腹留饮宿食，止肠下痢，泄精，女子字乳余疾，散风邪瘕结，水肿，黄胆，鬼疰，蛊毒，杀虫鱼毒。久服之头不白，轻身，增年。开腠理，通血脉，坚齿发，调关节，耐寒暑，可作膏药。多食令人乏气，口闭者杀人。蔓椒，味苦，温，无毒。主治风寒湿痹，历节疼痛，除四肢厥气，膝痛。一名豕椒，一名猪椒，一名彘椒，一名狗椒。生云中山川谷及丘冢间。采茎、根，煮酿酒。

4.《新修本草》 秦椒树，叶及茎、子，都似蜀椒，但味短，实细。蓝田南、秦岭间大有也。

蜀椒，出蜀郡北部，人家种之，皮肉浓，腹里白，气味浓。江阳晋原及建平间亦有而细赤，辛而不香，力势不如巴郡。巴椒，有毒不可服，而此为一名，恐不尔。又有秦椒，黑色，在上品中。

5.《本草图经》 生太山川谷及秦岭上，或琅琊，今秦、凤间及明、越、金、商州皆有之。初秋生花，秋末结实，九月、十月采。陶隐居云：似椒而大，色黄黑，或呼大椒。苏恭云：叶及茎、子都似蜀椒，但实细味短。

蜀椒，生武都川谷及巴郡，今归、峡及蜀川、陕洛间人家多作园圃种之。高四、五尺，似茱萸而小，有针刺；叶坚而滑，可煮饮，食甚辛香；四月结子无花，但生于枝叶间，如小豆颗而圆，皮紫赤色。八月采实，焙干。此椒江淮及北土皆有之，茎实都相类，但不及蜀中者，皮肉浓，腹里白，气味浓烈耳。

6.《本草衍义》 秦椒，此秦地所生者，故言秦椒。大率椒株皆相似，秦椒但叶差大，椒粒亦大而纹低，不若蜀椒皱纹高，为异也。然秦地亦有蜀种椒，如此区别。

须微炒使汗出，又须去附红黄壳。去壳之法：先微炒，乘热入竹筒中，以梗舂之，播取红，如未尽，更拣，更舂，以尽为度。凡用椒须如此。其中子谓之椒目，治盗汗尤功。将目微炒，捣为极细末，用半钱匕，以生猪上唇煎汤一合，调，临睡服，无不效。盖椒目能行水，又治水蛊。

 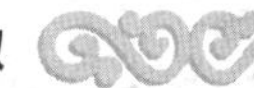

7.《汤液本草》 气热温，味大辛。辛温，大热。有毒。

8.《本草蒙筌》 味辛，气温、大热。属火，有金与水，浮也，阳中之阳。有毒。产自蜀州，八月收采。颗红者为贵，闭口者杀人。制须炒出汗来，去目及黄壳（凡用，先择去目及闭口者，微炒汗出则有势力。炒毕，竟投石臼内。以杵舂之，播去附红黄壳，只取外红皮，旋舂旋播，以尽为度）。宜杏仁为使，畏款冬雄黄。却心腹冷疼及寒湿痹疼并效，杀鬼疰蛊毒并虫鱼蛇毒尤灵。除骨节皮肤死肌，疗伤寒温疟不汗。上退两目翳膜，下驱六腑沉寒。通气脉，开鬼门，仍调关节；坚齿发，暖腰膝，尤缩小便。理风邪，禁咳逆之邪；治噫气，养中和之气。消水肿、黄胆，止肠澼，痢红。

9.《本草纲目》【附方】秦椒（旧六）。膏痹尿多（其人饮少。用秦椒二分出汗，瓜蒂二分，为末。水服方寸匕，日三服。《伤寒类要》）。手足心肿（乃风也。椒、盐末等分，醋和傅之，良。《肘后方》）。损疮中风（以面作馄饨，包秦椒，于灰中烧之令热，断开口，封于疮上，冷即易之。孟诜《食疗》）。久患口疮（大椒去闭口者，水洗面拌，煮作粥，空腹吞之，以饭压下。重者可再服，以瘥为度。《食疗本草》）。牙齿风痛（秦椒煎醋含漱。孟诜《食疗》）。百虫入耳（椒末一钱，醋半盏浸良久，少少滴入，自出《续十全方》）。

蜀椒（旧十二，新二十三）。椒红丸（治元脏伤惫，目暗耳聋。服此百日，觉身轻少睡，足有力，是其效也。服及三年，心智爽悟，目明倍常，面色红悦，髭发光黑。用蜀椒去目及合口者，炒出汗，曝干，捣取红一斤。以生地黄捣自然汁，入铜器中煎至一升，候稀稠得所，和椒末丸梧子大。每空心暖酒下三十丸。合药时勿令妇人、鸡、犬见。诗云：其椒应五行，其仁通六义。欲知先有功，夜见无梦寐。四时去烦劳，五脏调元气。明目腰不痛，身轻心健记。别更有异能，三年精自秘。回老返婴童，康强不思睡。九虫顿消亡，三尸自逃避。若能久饵之，神仙应可冀）。补益心肾（仙方椒苓丸：补益心肾，明目驻颜，顺气祛风延年。真川椒一斤炒去汗，白茯苓十两去皮，为末，炼蜜丸梧子大。每服五十丸，空心盐汤下。忌铁器。《邵真人经验方》）。虚冷短气（川椒三两，去目并合口者，以生绢袋盛，浸无灰酒五升中三日，随性饮之）。腹内虚冷（用生椒择去不拆者，用四十粒，以浆水浸一宿，令合口，空心新汲水吞下。久服暖脏腑，驻颜黑发明目，令人思饮食。《斗门方》）。心腹冷痛（以布裹椒安痛处，用熨斗熨令椒出汗，即止。《孙真人方》）。冷虫心痛（川椒四两，炒出汗，酒一碗淋之，服酒。《寿域神方》）。阴冷入腹（有人阴冷，渐渐冷气入阴囊肿满，日夜疼闷欲死。以布裹椒包囊下，热气大通，日再易之，以消为度。《千金》）。呃噫不止（川椒四两炒研，面糊丸梧子大。每服十丸，醋汤下，神效。《邵以正经验方》）。传尸劳疰（最杀劳虫。用真川椒红色者，去子及合口，以黄草纸二重隔之，炒出汗，取放地上，以砂盆盖定，以火灰密遮四旁，约一时许，为细末，去壳，以老酒浸白糕和，丸梧子大。每服四十丸，食前盐汤下。服至一斤，其疾自愈。此药兼治诸痹，用肉桂煎汤下；腰痛，用茴香汤下；肾冷，用盐汤下。昔有一人病此，遇异人授是方，服至二斤，吐出一虫如蛇而安，遂名神授丸。陈言《三因方》）。历节风痛（白虎历节风痛甚，肉理枯虚，生虫游走痒痛，兼治痹疾，半身不遂。即上治劳疰神授丸方）。寒湿脚气（川椒二三升，疏布囊盛之，日以踏脚。贵人所用。《大全良方》）。诸疮中风（生蜀椒一升，以少面和溲裹椒，勿令漏气，分作两裹，于煻灰火中烧熟，刺头作孔，当疮上罨之，使椒气射入疮中，冷即易之。须臾疮中出水，及遍体出冷汗，即瘥也。韦宙《独行方》）。疮肿作痛（生椒末、釜下土、荞麦粉等分研，醋和傅之。《外台秘要》）。囊疮痛痒（红椒七粒，葱头七个，煮水洗之。一人途中苦此，湘山寺僧授此方，数日愈，名驱风散。《经验方》）。手足皴裂（椒四合，以水煮之，去渣渍之，半食顷，出令燥，须臾再浸，候干，涂猪羊脑髓，极妙。《胜金方》）。漆疮作痒（《谭氏方》：用汉椒煎汤洗之。《相感志》云：凡至漆所，嚼川椒涂鼻上，不生漆疮）。夏月湿泻（川椒炒取红，肉豆蔻煨各一两，为末，粳米饭丸梧子大。每米饮服百丸）。飧泻不化（及久痢。小椒一两炒，苍术二两土炒，碾末，醋糊丸梧子大。每米饮服五十丸。《普济》）。久冷下痢（或不痢，腰腹苦冷。用蜀椒三升，酢渍一宿，曲三升，同椒一升，拌作粥食，不过三升瘥。《千金方》）。老小泄泻（小儿水泻，及人年五十以上患泻。用椒二两，醋二升，煮醋尽，慢火焙干碾末，瓷器贮之。每服二钱匕，酒及米饮下。《谭氏》）。水泻奶疳（椒一分，去目碾末，酥调，少少涂脑上，日三度。姚和仲《延龄方》）。食茶面黄（川椒红，炒碾末，糊丸梧子大。每服十丸，茶汤下。《简便方》）。伤寒齿衄（伤寒呕血，继而齿缝出血不止。用开口川椒四十九粒，入醋一盏，同煎熟，入白矾少许服之。《直指方》）。风虫牙痛（《总录》：用川椒红末，水和白面丸皂子大，烧热咬之，数度愈。一方：花椒四钱，牙皂七七个，醋一碗煎，漱之）。头上白秃（花椒末，猪脂调敷，三五度便愈。《普济方》）。妇人秃鬓（汉椒四两，酒浸，密室内日日搽之，自然长也。《圣惠方》）。蝎螫作痛（川椒嚼细涂之，微麻即止。《杏林摘要》）。百虫入耳（川椒碾细，浸醋灌之，自出。《危氏方》）。毒蛇咬螫（以闭口椒及叶捣，封之良。《肘后方》）。蛇入人口（因热取凉，卧地下，有蛇入口，不得出者。用刀破蛇尾，纳生椒二三粒，裹定，须臾即自退出也。《圣惠方》）。小儿暴惊（啼哭绝死。蜀椒、左顾牡蛎各六铢，以酢浆水一升，煮五合，每灌一合。《千金方》）。舌蹇语吃（川椒，以生面包丸。每服十粒，醋汤送下。《救急方》）。痔漏脱肛（每日空心嚼川椒一钱，凉水送下，三五次即收。《救急方》）。肾风囊痒（川椒、杏仁研膏，涂掌心，合阴囊而卧，甚效。《直指方》）。

10.《本草从新》 一名蜀椒。宣、散寒湿、燥、补火，辛大热，有毒。入肺发汗，散寒，治风寒咳嗽。入脾暖胃燥湿，消食除胀，治心腹冷痛，吐泻痢，痰饮水肿。入右肾命门补火，治肾气上逆（能下行，导火归元），阳衰泄精，溲数阴汗（有人冷气入阴囊，肿满疼闷欲死。以布裹椒，厚半寸，包裹下，热气大通，日再易，以消为度，或以桂末涂亦良）。破血通经，除症安蛔（虫闻椒则伏，凡虫咬腹痛者面白唇红，时发时止）。辟疫伏邪，杀鬼疰虫鱼毒（最杀劳虫）。通血脉，消痿痹，行肢节，利机关，命门火衰，有寒湿者宜之。阴虚火旺之人，在所大忌（丹溪曰：食椒既久则火自水中生，多被其毒也）。蜀产，肉浓皮皱为川椒，比秦椒略小，去闭口者（能杀人），微炒去汗，捣去里面黄壳，取红用。秦椒俗名花椒，宣散寒、燥湿温中，辛、苦，温，有毒。温中散寒，燥湿除风，下气杀虫。治上气，咳嗽吐逆疝瘕，风湿寒痹，利五脏，去老血，疗久痢，月闭，腹中冷痛，产后余疾，恶血痢，腹痛。禁忌修治，俱同川椒。比川椒味短，纹低，恶苦蒌、防葵，畏雄黄（手足心肿、风也，椒末盐等分，醋和敷）。

11.《得配本草》 得盐良。杏仁为之使。畏款冬花、防风、附子、雄黄、冷水、麻仁浆。辛，热，有毒。入手足太阴经，兼入命门气分。通上焦君火之阳，达下焦命门之气。开腠理，行血脉，散寒湿，化症癖，止泄泻，杀蛔虫，疗温疟，去痰饮；得醋煎熟，入白矾稍许服，治伤寒呕衄。得生地自然汁煎稠和丸，治元脏伤惫。配乌梅，伐肝气。配益智仁，缩小便。配茯苓，蜜丸，补益心肾。配茴香，枣肉丸，治久泻。配苍术，醋丸，治飧泄不化。炒热，布裹椒，包阴囊肿大，疼闷欲死。炒热，熨冷湿诸痛。服药呕吐，加川椒（蛔见此自服）。去核，微炒出汗，捣去里面黄壳，取红用。酒蒸，或盐水炒，随症制之。多用伤气失明。肺脾有热，阴火虚盛者，禁用。闭口者杀人。

四、用法与用量

花椒为《中国药典》2020年版品种，用量为3~6g。花椒作为药膳食材可适量食用，可作为调味品，也可煲粥、做酒。

五、药膳应用

（一）粥类

姜枣花椒粥

【来源】经验方。

【材料】生姜 5g，大枣 10g，花椒 5g，大米 100g。

【做法】将生姜、大枣洗净，生姜切薄片，同花椒一起加水，小火煎 30min，取药汁，加入大米，煮大米熟烂即成。

【功效】温中止痛。

（二）酒类

花椒药酒

【来源】经验方。

【材料】花椒 5~10g，白酒 50ml。

【做法】将花椒加水煮 3min，放温后加入白酒，待凉后取花椒酒水，倒入小瓶内用棉球蘸此水，塞蛀孔内可止痛。

【功效】止痛。

六、现代研究

（一）主要成分

1. 营养成分　蛋白质、氨基酸、维生素、脂肪酸，以及铁、铜、锰、锌等微量元素。

2. 其他成分　挥发油（萜类、醇类、酮类、醛类、烯烃类、酯类及环氧化合物类等）、生物碱（喹啉衍生物类、异喹啉衍生物类、苯并菲啶衍生物类和喹诺酮衍生物类等）、酰胺类（α- 山椒素、β- 山椒素、γ- 山椒素等）、香豆素类、木脂素类化合物。

（二）主要活性

现代药理研究表明，花椒具有降血压、影响血液流变性、麻醉、抑菌、抗肿瘤、抗溃疡、抗氧化、保肝利胆等作用。花椒所含挥发油成分能引起血压迅速下降，反射性引起呼吸兴奋。花椒水提取物能明显延长实验性血栓形成的时间，明显延长血浆凝血酶原、白陶土部分凝血酶时间。花椒挥发油和水溶物可可逆性阻断神经干的冲动传导和降低神经干兴奋性。花椒的乙醚提取物或花椒挥发油作为口腔科的安抚剂，用于消炎止痛。

（三）毒理学评价

急性毒性试验结果表明，花椒挥发油具有一定毒性。采用灌胃、腹腔、肌内和皮下 4 种给药途径，观察小鼠给予花椒挥发油的死亡率，按寇氏法计算 LD_{50}。结果：①小鼠 1 次灌胃、腹腔、肌内和皮下注射给予花椒挥发油的 LD_{50} 分别为 2.27g/kg，2.03g/kg，4.64g/kg，5.32g/kg。②致死剂量给予花椒挥发油后，小鼠可见行动迟缓、嗜睡、腹泻、心率和呼吸减慢、四肢抽搐等症状,一般 72h 内死亡。花椒的挥发油中的牻牛儿醇对大鼠口服的 LD_{50} 为 4.8g/kg,兔静脉注射的 LD_{50} 为 5g/kg,摄入过量可引起呼吸极度困难而致动物死亡。

七、安全小贴士

花椒有小毒,应注意使用剂量不宜过大。阴火虚旺者、孕妇忌服。根据中医九种体质学说,阳虚体质人群更为适宜食用。

八、参考文献

[1] 刘飞,潘欢欢,梅国荣,等.花椒品种沿革及商品药材调查研究[J].中药材,2016,39(7):1673-1677.

[2] 樊丹青,刘友平,陈鸿平.花椒本草考证[J].中药与临床,2013,4(6):59-61.

[3] 梁辉,赵镭,杨静,等.花椒化学成分及药理作用的研究进展[J].华西药学杂志,2014,29(1):91-94.

[4] 鲁海燕,何永恒.花椒、延胡索、没药、三七四味中药止痛作用的毒理学研究进展[J].亚太传统医药,2009,5(2):60-62.

[5] 袁娟丽,贺中民,王四旺,等.花椒挥发油的急性毒性[J].时珍国医国药,2010,21(10):2696-2697.

赤小豆

一、概述

赤小豆,别名小豆、赤豆、红豆、红小豆、猪肝赤、杜赤豆等,为豆科植物赤小豆 *Vigna umbellata* Ohwi et Ohashi 或赤豆 *V. angularis* Ohwi et Ohashi 的干燥成熟种子。秋季果实成熟而未开裂时拔取全株,打下种子,除去杂质,再晒干。赤小豆始载于《神农本草经》,味甘、酸,性平,归心、小肠经;具有利水消肿、解毒排脓的功效,临床常用于治疗水肿胀满、脚气浮肿、黄疸尿赤、风湿热痹,痈肿疮毒、肠痈腹痛等病证。赤小豆主要含有糖类、蛋白质、脂肪、三萜皂苷等化学成分。现代医学研究表明,赤小豆具有抑制精子活性的药理作用,且有报道指出过食赤小豆会导致小产,故食用时应控制好用量。

二、来源考证

(一) 品种考证

赤小豆始载于《神农本草经》,列为中品。苏颂《本草图经》云:"今江淮间尤多种莳。"《本草纲目》列入谷部菽豆类,俗名"红豆"。时珍曰:"此豆以紧小而赤黯色者入药,其稍大而鲜红、淡红色者,并不治病。俱于夏至后下种,苗科高尺许,枝叶似豇豆,叶微圆峭而小。至秋开花,似豇豆花而小淡,银褐色,有腐气。结荚长二三寸,比绿豆荚稍大,皮色微白带红,三青二黄时即收之。"时珍指出有"紧小而赤黯色者"和"稍大而鲜红、淡红色者"两种,但这两种植物的外形和习性都很相似。按上述所述,并参阅《本草图经》和《植物名实图考》赤小豆附图,赤小豆应为豆科豇豆属植物,"紧小而赤黯色者"系指赤小豆而言,"稍大而鲜红、淡红色者"系指赤豆而言。虽李时珍认为"稍大而鲜红者"(赤豆)不供药用,但因这两种植物不易区分,赤豆作赤小豆用的历史已久。以"紧小而赤黯"的赤小豆为佳则与现时药用情况相符。

(二) 药用部位

历代本草文献关于赤小豆的药用部位主要记载为种子,古今一致。《本草图经》载"其法用此豆五合,葫一头,生姜一分,并碎破,商陆根一条,切,同水煮豆烂,汤成,适寒温,去葫等。细嚼豆,空腹食之,旋旋啜汁令尽,肿立消便止",但在一些记载中也用叶、果实,叶和果实更偏食用。《食医心镜》:"理脚肿满转上入腹杀人。豆一升,水五升,煮令极熟,去豆,适寒温浸脚,冷即重暖之。又方:主小便数。小豆叶一斤,于豉汁中煮,调和作羹食之,煮粥亦佳。"《救荒本草》:"采嫩叶煠熟,水淘洗净,油盐调食,明目。豆角亦可煮食。"

三、历代本草记载

1.《神农本草经》 赤小豆，主下水，排痈肿脓血。

2.《名医别录》 味甘，酸，平，温，无毒。主治寒热、热中、消渴，止泄，利小便，吐逆。

3.《新修本草》 小豆性逐津液，久食令人枯燥矣。

4.《本草图经》 旧与大豆同条，苏恭分之。今江淮间尤多种莳。主水气，脚气方最急用。其法用此豆五合，葫一头，生姜一分，并碎破，商陆根一条，切，同水煮豆烂，汤成，适寒温，去葫等。细嚼豆，空腹食之，旋旋啜汁令尽，肿立消便止。

5.《本草衍义》 食之行小便，久则虚人，令人黑瘦枯燥。关西、河北、京东西多食之。花治宿酒渴病。

6.《汤液本草》 气温，味辛、甘、酸，阴中之阳。无毒。

7.《本草蒙筌》 味辛、甘、酸，气温而平。阴中之阳。无毒。地土各处俱种，胭脂赤者为良。驴食脚轻，人食脚重。外科称要剂，香港脚为捷方。散痈肿，末调鸡子清箍；下水气，末入通草汤服。小儿急黄烂疮，取汁洗之，不过三度；大人酒醉燥热，煎汁饮下，只消一瓯。和桑白皮煎，治湿痹延手足胀大；同活鲤鱼煮，疗香港脚入脐腹突高。但专利水逐津，久服令人枯燥。赤豆粉解油衣沾缀，赤豆叶止小便数频。腐婢花名，因气腐臭，虽称卑贱，解酒诚良。共葛酒多不醉。又种绿豆，粒小而圆。味甘皮寒肉平，能行十二经络。煎汤解酒毒，烦热兼除；作粉敷肿痈，丹毒且压。益气力，润皮肉，浓肠胃，养精神。五脏能和，常食不忌。筑枕夜卧，明目疏风。

8.《本草纲目》【附方】(旧十八，新十九)。水气肿胀([颂曰]用赤小豆五合，大蒜一颗，生姜五钱，商陆根一条，并碎破，同水煮烂，去药，空心食豆，旋旋啜汁令尽，肿立消也。韦宙《独行方》:治水肿从脚起，入腹则杀人。赤小豆一斗，煮极烂，取汁五升，温渍足膝。若已入腹，但食小豆，勿杂食，亦愈。《梅师》:治水肿。以东行花桑枝烧灰一升，淋汁，煮赤小豆一升，以代饭，良)。水蛊腹大(动摇有声，皮肤黑者。用赤小豆三升，白茅根一握，水煮食豆，以消为度。《肘后方》)。辟禳瘟疫(《五行书》云:正月朔旦及十五日，以赤小豆二七枚，麻子七枚，投井中，辟瘟疫甚效。又正月七日，新布囊盛赤小豆置井中，三日取出，男吞七枚，女吞二七枚，竟年无病也)。辟厌疾病(正月元旦，面东，以齑水吞赤小豆三七枚，一年无诸疾。又七月立秋日，面西，以井华水吞赤小豆七枚，一秋不犯痢病)。伤寒狐惑([张仲景曰]狐惑病，脉数，无热微烦，默默但欲卧，汗出。初得三、四日，目赤如鸠；七、八日，目四眦黄黑。若能食者，脓已成也。赤豆当归散主之。赤小豆三升，水浸令芽出，当归三两，为末。浆水服方寸匕，日三服。《金匮要略》)。下部卒痛(如鸟啄之状。用小豆、大豆各一升，蒸熟，作二囊，更互坐之，即止。《肘后方》)。水谷痢疾(小豆一合，熔蜡三两，顿服取效。《必效方》)。热毒下血(或因食热物发动。赤小豆末，水服方寸匕。《梅师方》)。肠痔有血(小豆二升，苦酒五升，煮熟日干，再浸至酒尽乃止，为末。酒服一钱，日三服。《肘后方》)。舌上出血(如簪孔。小豆一升，杵碎，水三升和，绞汁服。《肘后方》)。热淋血淋(不拘男女。用赤小豆三合，慢火炒为末，煨葱一茎，擂酒热调二钱服。《修真秘旨》)。重舌鹅口(赤小豆末，醋和涂之。《普济方》)。小儿不语(四、五岁不语者:赤小豆末，酒和，傅舌下。《千金》)。牙齿疼痛(红豆末，擦牙吐涎，及吹鼻中。一方入铜青少许。一方入花碱少许。《家宝方》)。中酒呕逆(赤小豆煮汁，徐徐饮之。《食鉴本草》)。频致堕胎(赤小豆末，酒服方寸匕，日二服。《千金》)。妊娠行经(方同上)。妇人难产(《产宝》:用赤小豆生吞七枚，佳。《集验》:治难产日久气乏。用赤小豆一升，以水九升，煮取汁，入炙过黄明胶一两，同煎少时。一服五合，不过三、四服，即产)。胞衣不下(用赤小豆，

 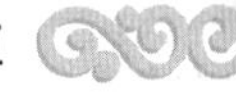

男七枚，女二七枚，东流水吞服之。《救急方》）。产后目闭心闷（赤小豆生研，东流水服方寸匕。不瘥更服。《肘后方》）。产后闷满（不能食。用小豆二、七枚，烧研，冷水顿服，佳。《千金方》）。乳汁不通（赤小豆煮汁饮之。《产书》）。妇人吹奶（赤小豆，酒研，温服，以滓傅之。《熊氏》）。妇人乳肿（小豆、莽草等分。为末。苦酒和傅，佳。《梅师》）。痈疽初作（赤小豆末，水和涂之，毒即消散，频用有效。《小品方》）。石痈诸痈（赤小豆五合，纳苦酒中五宿，炒研，以苦酒和涂即消。加栝楼根等分。《范汪方》）。痘后痈毒（赤小豆末，鸡子白调涂傅之）。腮颊热肿（赤小豆末，和蜜涂之，一夜即消。或加芙蓉叶末尤妙）。丹毒如火（赤小豆末，和鸡子白，时时涂之不已，逐手即消。《小品方》）。风瘙瘾疹（赤小豆、荆芥穗等分，为末，鸡子清调涂之）。金疮烦满（赤小豆一升，苦酒浸一日，熬燥再浸，满三日，令黑色，为末。每服方寸匕，日三服。《千金》）。六畜肉毒（小豆一升，烧研。水服三方寸匕，神良。《千金方》）。

9.《本草从新》 甘酸平，色赤，心之谷也。性下行而通小肠（心与小肠相为表里、行水，同鲤鱼煮食能消水肿，煮粥亦佳）。散血消肿，排脓清热解毒。治泻痢呕吐香港脚（昔有患香港脚者、用赤小豆袋盛、朝夕践踏之，遂愈）。敷一切疮疽（鸡子白调末箍之、性极黏，干则难揭，入苎根末则不粘。宋仁宗患腮，道士赞宁取赤小豆四十九粒咒之，杂他药敷之而愈，中贵任承亮所亲见，后任自患恶疮，敷永授以药，立愈。问之，赤小豆也。承亮始悟道士之咒伪也，后过豫章，见医治胁疽甚捷，任曰：莫非赤小豆耶？医惊拜曰：予用此活三十余口，愿勿复宣，凡溃烂几绝者为末敷之，无不立效）。止渴解酒，通乳汁，下胞胎，最渗津液，久服令人枯瘦身重（十剂曰：燥可去湿，桑白皮赤小豆之属是也）。以紧小而赤黯色者入药，其稍大而鲜红淡红色者，并不治病。今肆中半粒红半粒黑者，是相思子（一名红豆，苦平有毒。吐心腹邪气、风痰瘴疟、虫蛊毒，研二七枚服）。

10.《得配本草》 甘、酸。入手少阴、太阳经。行水散血，消肿排脓。通乳汁，下胞衣。得鲤鱼，治香港脚。得通草，下心气。得杏仁，泄肉里湿热。配鸡子白，敷痘后痈毒。配苎根末，治痈疽神效。佐桑皮，去水肿。合黄蜡，治水谷积痢。多服泄津液，令人枯燥。

11.《本草崇原》 气味甘酸平，无毒。主下水肿，排痈肿脓血。赤豆出江淮间，今关西、河北、汴洛皆有，夏至后下种，苗科高尺许，枝叶似豇豆，至秋开花淡银褐色，有腐气，结荚长二三寸，皮色微白带红，豆如绿豆而色赤，可作粥饭，煮熟黯，可作香豉入药，以紧小而赤黯者为良。豆谷类也，赤小豆乃赤豆之小者，今药肆中知以何物，草子赤黑相间者，伪充赤小豆，其谬已甚。夫既名为豆，岂可于谷外求之耶。赤豆煮熟，其味则甘，生时其气微酸，故曰甘酸平。豆者，水之谷也，其性下沉，是主从上属火，又主从下而上，由内而外。《本经》主下水肿，乃从上而下，由外而内也。排痈肿脓血，乃从下而上，由内而外矣。

四、用法与用量

赤小豆为《中国药典》2020年版品种，用量为9~30g。赤小豆作为药膳食材可适量食用，可煲粥、做汤等。

五、药膳应用

（一）粥类

赤小豆粥

【来源】经验方。

【材料】赤小豆 50g,扁豆 30g,粳米 100g。
【做法】将赤小豆、扁豆与粳米洗净,放入锅中加水熬制成粥即可。
【功效】健脾利水。

(二)汤类

赤小豆鲤鱼汤
【来源】经验方。
【材料】赤小豆 200g,薏苡仁 50g,活鲤鱼一条(大于 500g)。
【做法】同放锅内,加水 2 000~3 000ml 清炖,至赤小豆、薏苡仁烂透为止。将赤小豆、薏苡仁、鱼和汤分数次服下。
【功效】利水消肿。

(三)茶类

赤小豆茶
【来源】经验方。
【材料】赤小豆 120g,茯苓 60g。
【做法】取赤小豆、茯苓,共研细粉,每次取 15g,布包,水煎当茶饮。
【功效】利水消肿。

六、现代研究

(一)主要成分

1. 营养成分　糖类、蛋白质、脂肪、膳食纤维、维生素 B_1、维生素 B_2,以及锌、锰、镁、钾、铜、钙、磷、铁等人体必需的营养元素。

2. 其他成分　五环三萜皂苷类、黄酮类、鞣质、胰蛋白酶、超氧化物歧化酶、赤红豆色素等。

(二)主要活性

赤小豆具有抗氧化、护肝、抑制癌细胞增殖、抑菌、利尿等作用。赤小豆中的黄酮类成分具有体外抗氧化作用,对肝细胞氧化损伤具有保护作用,是预防和治疗肿瘤、肝病的有效成分。此外,赤小豆还具有类雌激素样作用。

(三)毒理学评价

目前未见对赤小豆及其主要成分的毒理学研究报道。

七、安全小贴士

脾肾虚寒而致小便频数者慎用。根据中医九种体质学说,湿热体质人群更为适宜食用。

八、参考文献

[1] 宁颖,孙建,吕海宁,等.赤小豆的化学成分研究[J].中国中药杂志,2013,38(12):1938-1941.

[2] 彭游，李仙芝，柏杨．赤小豆活性成分的提取及保健功能研究进展[J]. 食品工业科技，2013，34(9)：389-391，395.

[3] 戴聪杰，龚梅桂．赤豆与赤小豆的营养分析及比较[J]. 粮油加工，2010(9)：61-64.

[4] 孙丽丽，董银卯，李丽，等．红豆生物活性成分及其制备工艺研究进展[J]. 食品工业科技，2013，34(4)：390-392，396.

[5] 狄丽霞，王学俊．过食赤小豆致小产二例[J]. 广西中医药，1997(6)：33.

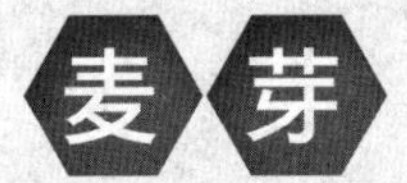

麦芽

一、概述

麦芽，别名大麦蘖、麦蘖、大麦毛、大麦芽等，为禾本科植物大麦 *Hordeum vulgare* L. 的成熟果实经发芽干燥的炮制加工品。将麦粒用水浸泡后，保持适宜温度、湿度，待幼麦芽长至约 5mm 时，晒干或低温干燥。本品始载于梁代陶弘景《名医别录》，为中医临床常用中药。麦芽味甘，性平，归脾、胃经，具行气消食、健脾开胃、回乳消肿"之功，临床可用于治疗食积不消，脘腹胀痛，脾虚少食，乳汁郁积，乳房胀痛，妇女断乳，肝郁胁痛，肝胃气痛。因本品有回乳的功效，哺乳期妇女不宜使用本品。麦芽主要含生物碱类成分，如大麦芽碱，大麦芽新碱 A、B 等，另含有腺嘌呤、胆碱、蛋白质、维生素等。现代医学研究表明，麦芽具有调节肠道菌群、促消化、抑制催乳素分泌、降血糖等作用。

二、来源考证

（一）品种考证

麦芽为大麦成熟果实经发芽干燥的炮制加工品，宋代本草书籍就有记载。《本草图经》载："大麦，水渍之生芽为蘖，化宿食，破冷气，止心腹胀满，今医方用之最多。"大麦在古代经常与穬麦、青稞等农作物混淆。《吴普本草》记载："大麦，一名穬麦"，认为大麦就是穬麦。《新修本草》载："大麦出关中，即青科麦是。形似小麦而大。皮厚，故谓大麦，殊不似穬麦也"，指出大麦并非穬麦，而是青稞麦。《本草图经》载："穬麦有二种，一种类小麦，一种类大麦，皆比大、小麦差"，也指出了穬麦有两种，类似大麦小麦，但并非二者。《王祯农书》云："青稞有大、小二种，似大、小麦，而粒大皮薄，多面无麸，西人种之，不过与大、小麦异名而已"，指出青稞也非大麦、小麦。可以看出，历代所载的"蘖"（麦芽或米芽）为大麦 *Hordeum vulgare* L. 及其原变种 *H. vulgare* var. *valgare* L.，青稞 *H. vulgare* var. *nudum* Hook. f. 和藏青稞 *H. vulgare* var. *frifurcatum*（Schecht.）Alet.，栽培二棱大麦 *H. distichon* L. 及其栽培变种。宋代以后已经认识到大麦与穬麦、青稞并非来源于一种植物，药用麦芽主要沿用古籍中最早提到的大麦芽。

（二）药用部位

大麦的果实及其果实发芽的干制品有悠久的药用或食用历史。《吴普本草》载"大麦，无毒，治消渴，除热，益气"；《食疗本草》载"大麦，久食之，头发不白"；《食性本草》云："大麦，补虚劣，壮血脉，益颜色，实五脏，化谷食。久食令人肥白，滑肌肤。"大麦食用、药用部位为其果实，磨面、煮食用均可。《本草图经》载："大麦，水渍之生芽为蘖。"自宋代后，医书中屡有大麦芽功效的记载。如《本草易读》载："大麦芽，炒。开胃补脾，和中宽肠，散气破血，通乳

 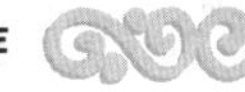

落胎。化一切米面果食，消诸般胀结痰气。”《本草害利》载：“今以大麦发芽，炒焦用。”

三、历代本草记载

1.《名医别录》 大麦味咸，温、微寒，无毒。主治消渴，除热，益气，调中。又云：令人多热，为五谷长。穬麦味甘，微寒，无毒。以作蘖，温，消食和中。

2.《新修本草》 大麦出关中，即青科麦是。形似小麦而大。皮厚，故谓大麦，殊不似穬麦也。大麦面，平胃，止渴，消食，疗胀。穬麦，味甘，微寒，无毒。主轻身，除热，久服令人多力健行；以作蘖，温，消食和中。

3.《食疗本草》 大麦，久食之，头发不白。和针沙、没石子等染发黑色。暴食之，亦稍似令脚弱，为下气及腰肾间气故也。久服即好，甚宜人。熟即益人，带生即冷、损人。

4.《备急千金要方》 大麦，作蘖，温，消食和中。熬末令赤黑，捣作麨，止泄利，和清酢浆服之，日三夜一服。

5.《食性本草》 大麦，补虚劣，壮血脉，益颜色，实五脏，化谷食。久食令人肥白，滑肌肤。为面胜小麦，无燥热。又云，微暖，久食消肾，不可多食。

6.《本草图经》 麦，有大麦、小麦、穬麦、荞麦，旧不著所出州土。苏云大麦出关中，今南北之人皆能种莳。屑之作面，平胃，止渴，消食。水渍之生芽为蘖，化宿食，破冷气，止心腹胀满。今医方用之最多。穬麦有二种，一种类小麦，一种类大麦，皆比大、小麦差。大凡麦秋种冬长，春秀夏实，具四时中和之气，故为五谷之贵。大、小麦，地暖处亦可春种之，至夏便收。然比秋种者，四气不足，故有毒。小麦性寒，作面则温，而有毒。作曲则平胃，止利。其皮为麸，性复寒，调中去热。亦犹大豆作酱、豉，性便不同也。荞麦实肠胃，益气力，然不宜多食，亦能动风气，令人昏眩也。药品不甚用之。

7.《本草衍义》 大麦，性平、凉，有人患缠喉风，食不能下，将此面作稀糊，令咽之，既滑腻容易下咽，以助胃气。三伏中，朝廷作麨，以赐臣下，作蘖造饧。

8.《本草纲目》【附方】(旧三，新五)。快膈进食(麦蘖四两，神曲二两，白术、橘皮各一两，为末，蒸饼丸梧子大。每人参汤下三五十丸，效)。谷劳嗜卧(饱食便卧，得谷劳病，令人四肢烦重，嘿嘿欲卧，食毕辄甚。用大麦蘖一升，椒一两并炒，干姜三两，捣末。每服方寸匕，白汤下，日三)。腹中虚冷(食辄不消，羸瘦弱乏，因生百疾。大麦蘖五升，小麦面半斤，豉五合，杏仁二升，皆熬黄香，捣筛糊丸弹子大。每服一丸，白汤下。《肘后方》)。产后腹胀(不通，转气急，坐卧不安。以麦蘖一合，为末。和酒服，良久通转，神验。此乃供奉辅太初传与崔郎中方也。李绛《兵部手集方》)。产后青肿(乃血水积也。干漆、大麦蘖等分，为末。新瓦中铺漆一层，蘖一层，重重令满，盐泥固济，煅赤研末。热酒调服二钱。产后诸疾并宜。《妇人经验方》)。产后秘塞(五、七日不通，不宜妄服药丸。宜用大麦芽炒黄为末，每服三钱，沸汤调下，与粥间服。《妇人良方》)。妊娠去胎(《外台》：治妊娠欲去胎。麦蘖一升，蜜一升，服之即下。《小品》：用大麦芽一升，水三升，煮二升，分三服，神效)。产后回乳(产妇无子食乳，乳不消，令人发热恶寒：用大麦蘖二两，炒为末。每服五钱，白汤下，甚良。《丹溪纂要方》)。

9.《随息居饮食谱》 大麦，药肆以造麦蘖。金华人以之饲猪，故其肉最佳，而造为兰薰，甲于天下也。

10.《本草易读》 大麦芽，炒。开胃补脾，和中宽肠，散气破血，通乳落胎。化一切米面果食，消诸般胀结痰气。

四、用法与用量

麦芽为《中国药典》2020 年版品种,用量为 10~15g;回乳炒用 60g。麦芽作为食品可适量食用,可做茶。

五、药膳应用

茶类

山楂麦芽茶

【来源】经验方。

【材料】生山楂 20g,炒麦芽 30g,红糖适量。

【做法】将山楂、麦芽和适量清水一起煮沸后改为文火加热 20min 左右,再加入红糖适量即可。

【功效】消食和胃。

六、现代研究

(一)主要成分

1. 营养成分　蛋白质、氨基酸、糖类,维生素 B、维生素 D、维生素 E、α- 生育三烯酚等维生素类,钾、钙、铁、锌、镁等人体必需的营养元素。

2. 其他成分　α- 及 β- 淀粉酶,转化糖酶,催化酶,过氧化异构酶等酶类;大麦芽碱,腺嘌呤,胆碱,大麦芽新碱 A、B 等生物碱。

(二)主要活性

麦芽具有助消化、降血糖、双向调节催乳素、保肝、抗氧化,以及调节雌激素平衡的作用。除药用价值外,其主要用于啤酒的生产以及开发一些麦芽食品,如麦芽糊精、玉米麦芽糖等。

(三)毒理学评价

麦芽中含有微量麦芽毒素,用作动物饲料大量摄入时,可能引起中毒。但未见相关毒理学试验报道。

七、安全小贴士

痰火哮喘者、孕妇及哺乳期妇女不宜使用。根据中医九种体质学说,气虚、气郁体质人群更为适宜。

八、参考文献

[1] 国家药典委员会 . 中国药典:一部[S]. 北京:中国医药科技出版社,2015:155.

[2] 贾君 . 新型麦芽饮料的研究[J]. 食品与机械,2004,20(2):24,30.

[3] 汪志君,黄阿根,王顺吉,等 . 富硒麦芽保健饮料的研制[J]. 江苏农业研究,2001(3):68-71.

[4] 许牡丹,杨艳艳,王俊华,等 . 红枣大麦复合发酵生产新型保健醋[J]. 中国食品添加剂,2011(6):200-204.

 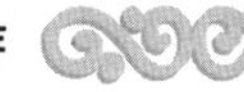

[5] 钱静庄 . 消化不良,药膳应对[J]. 检察风云,2011(21):95.
[6] 王波 . 大麦芽的主要成分及其在食品工业中的应用[J]. 麦类作物学报,2017,37(9):1224-1231.
[7] 辛卫云,白明,苗明三 . 麦芽的现代研究[J]. 中医学报,2017,32(4):613-615.
[8] 韩丽,负建民,韩秀峰 ."甘啤 3 号"大麦芽中氨基酸和微量元素的测定(简报)[J]. 甘肃农业大学学报,2009,44(3):151-152,157.
[9] 王晓飞,周金影,金向群,等 . 麦芽的药理研究及临床应用[J]. 中成药,2007,29(11):1677-1679.
[10] 杨恒岭 . 严防奶牛饲喂大麦芽中毒[J]. 北方牧业,2004(23):11.

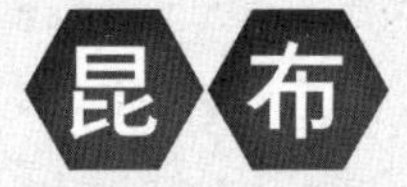

昆布

一、概述

昆布，别名纶布、海昆布、海带等，系海带科植物海带 *Laminaria japonica* Aresch. 或翅藻科植物昆布 *Ecklonia kurome* Okam. 的干燥叶状体。夏、秋二季采捞，晒干。昆布始载于《名医别录》，味咸，性寒，归肝、胃、肾经，具有消痰软坚散结、利水消肿之功，临床可用于治疗瘿瘤、瘰疬、睾丸肿痛、痰饮水肿等病症。昆布主要含有多糖类成分藻胶酸和昆布素、甘露醇、无机盐、胡萝卜素、维生素等。现代医学研究表明，昆布具有抑制甲状腺功能亢进、降血压、降血糖、镇咳、抗辐射、抗肿瘤等多种药理作用。

二、来源考证

（一）品种考证

昆布品种从古至今不止一种。昆布首载于《名医别录》："昆布，味咸，寒，无毒。主治十二种水肿，瘿瘤聚结气，瘘疮。生东海。……今惟出高丽，绳把索之如卷麻，作黄黑色，柔韧可食。"《海药本草》载："其草顺流而生，出新罗者，叶细，黄黑色，胡人搓之为索，阴干，从舶上来中国。"再结合明代李中立《本草原始》所绘昆布药图可判断，明代之前所用昆布即今之海带科植物海带，而《本草拾遗》《本草乘雅半偈》中所记载的昆布"叶如手大，如薄苇，紫色"，则近似掌状蜈蚣藻 *Grateloupia elliptica* Holmes。明代以来，又有使用翅藻科植物昆布的记录，《本草纲目》载："昆布生登、莱者，搓如绳索之状。出闽、浙者，大叶似菜"，该书所绘药图与《植物名实图考》药图相近，通过植物形态可判断其为翅藻科植物昆布。综上，昆布药用来源主要沿用海带科植物海带及翅藻科植物昆布。

（二）药用部位

历代本草文献关于昆布的药用部位均记载为叶状体，古今一致。《本草经集注》记载："绳把索之如卷麻，作黄黑色，柔韧可食"，李梴《医学入门》载："昆，大也。形长大如布，故名昆布。"

三、历代本草记载

1.《名医别录》 昆布，味咸，寒，无毒。主治十二种水肿，瘿瘤聚结气，瘘疮。生东海。

2.《本草经集注》 今惟出高丽。绳把索之如卷麻，作黄黑色，柔韧可食。

3.《新修本草》 味咸，寒，无毒。主十二种水肿，瘿瘤聚结气，疮。生东海。今惟出高丽。绳把索之如卷麻，作黄黑色，柔韧可食。《尔雅》云：纶似纶，组似组，东海有之。今青苔、紫菜皆似纶，此昆布亦似组，恐即是也。凡海中菜，皆疗瘿瘤结气。青苔、紫菜辈亦然，干苔性热，柔苔甚冷也。

4.《本草图经》 昆布，今亦出登、莱诸州，功用乃与海藻相近也。陶又云：凡海中菜，皆疗瘿瘤结气，青苔紫菜辈亦然。又有石帆如柏、主石淋。水松如松，主溪毒。《吴都赋》所谓草则石帆、水松。刘渊林注云：石帆生海屿石上，草类也，无叶，高尺许。其华离楼相贯连，死则浮水中，人于海边得之，稀有见其生者。水松药草，生水中，出南海交趾是也。紫菜，附石生海上，正青，取干之，则紫色，南海有之。东海又有一种海带，似海藻而粗且长。登州人取干之，柔韧可以系束物。医家用下水，速于海藻、昆布之类。

5.《本草蒙筌》 又种粗长，乃名海带。茅软堪以系物，入药多用催海藻同功。散结溃坚，并着奇效。

6.《本草纲目》【附方】(旧四)。昆布臛(治膀胱结气，急宜下气。用高丽昆布一斤，白米泔浸一宿，洗去咸味。以水一斛，煮熟劈细。入葱白一握，寸断之。更煮极烂，乃下盐酢豉糁姜橘椒末调和食之。仍宜食粱米、粳米饭。极能下气。无所忌。海藻亦可依此法作之。《广济方》)。瘿气结核(肿硬。以昆布一两，洗去咸，晒干为散。每以一钱绵裹，好醋中浸过，含之咽津，味尽再易之。《圣惠方》)。项下五瘿(方同上。《千金翼》)。项下卒肿，其囊渐大，欲成瘿者(昆布、海藻等分，为末，蜜丸杏核大。时时含之，咽汁。《外台》)。

7.《本草从新》 功同海藻而少滑，性雄，治瘿瘤水肿，阴㿉膈噎(含之咽汁，取其祛老痰也)，顽痰积聚，性更雄于海藻。多服令人瘦削。出登莱者，搓如绳索；出闽越者，大叶如菜，略洗去咸味。

四、用法与用量

昆布为《中国药典》2020年版品种，用量为6~12g。昆布作为药膳食材可适量食用，可做汤、粥等。

五、药膳应用

(一) 汤类

海带鳖甲猪肉汤

【来源】《中国药店》。

【材料】海带120g，鳖甲60g，猪肉200g，葱、姜适量。

【做法】鳖甲处理成小碎块备用。将洗净的猪肉切成小块，放入沸水中焯，加料酒可以除去腥味。然后用热水将海带泡开，洗去海带上的细沙，再切成丝，姜切成片，葱切成段。将焯好的猪肉、海带丝、葱姜、鳖甲都倒入盛有热水的砂锅中，大火煮15min，换小火再煮90min后加入适量的胡椒粉、盐、味精，搅拌均匀，即可。

【功效】化痰软坚散结。

(二) 茶类

海带饮

【来源】《上海医药》。

【材料】昆布(海带)。

【做法】海带(即昆布)洗净，切块或切丝，晒干备用，每次3g，水煎代茶饮，一日3次，连服 1~3 个月。

【功效】降血压，减肥。

六、现代研究

（一）主要成分

1. 营养成分　蛋白质，碘、铁、锶、锰、铜、镍、钴、铬、钙、钠等人体必需的营养元素；半乳糖、木糖、葡萄糖醛酸，以及丰富的碘。

2. 其他成分　昆布多糖（褐藻胶、褐藻糖胶和海带淀粉）；二苯骈二氧化合物、昆布醇的二聚体、昆布醇、岩藻多聚糖酸酯、昆布岩藻多聚糖硫酸酯等；多聚糖，包括藻胶素、海带聚糖、藻胶酸等。

（二）主要活性

昆布具有抗肿瘤、抗凝血、抗放射、降血压、降血糖、降血脂、提高免疫力、抗病毒、抗菌、治疗甲状腺疾病等多种作用。昆布内含有丰富的碘，碘有助于维持甲状腺的正常功能和形态，对甲状腺激素的合成和释放起着重要的调节作用。昆布能温和、有效地降低收缩压和舒张压。昆布在肠道中能将食糜中的脂肪带出体外，具有良好的调脂、降胆固醇的功效。昆布多糖能调节葡萄糖的吸收，减缓葡萄糖向小肠绒毛膜扩散，发挥降血糖作用。褐藻多糖硫酸酯在一定质量浓度范围内对凝血活酶时间、凝血时间均有明显延长作用，发挥凝血作用。

（三）毒理学评价

海带生物有机碘液灌胃小白鼠 LD_{50}>10g/kg，为实际无毒物质；微核试验结果表明，海带生物有机碘对小鼠骨髓细胞无致突变作用；小鼠精子畸变试验结果表明，海带生物有机碘不引起小鼠精子畸形；Ames 试验结果表明，海带生物有机碘无诱发细菌基因突变作用，是一种安全的食品补碘剂。海带提取物小鼠经口 LD_{50}>1.5g/kg，属无毒物质，在动物体内亦无蓄积毒性作用；Ames 试验显示该提取物不具致突变作用。

七、安全小贴士

脾胃虚寒者慎服。孕妇慎用。

八、参考文献

[1] 褚小兰，范崔生．昆布的名称考释及研究概述[J]. 江西中医药，1992(3):5-7.
[2] 吴鼎坤．高血压的药膳食疗[J]. 上海医药，1995(12):39-41.
[3] 王璐，南海函，陈少波，等．海带化学成分研究[J]. 浙江农业科学，2016，57(8):1280-1284.
[4] 姚海芹，王飞久，刘福利，等．食用海带品系营养成分分析与评价[J]. 食品科学，2016，37(12):95-98.
[5] 黄晓林，郑优，单琰婷，等．海带化学成分和药理活性研究进展[J]. 浙江农业科学，2015，56(2):246-250.
[6] 张怡评，陈伟珠，洪专，等．海带化学成分及药理活性研究进展[J]. 中医药导报，2014，20(13):61-64.
[7] 马明华，傅喆暾，余自成，等．海带多糖药理活性研究进展[J]. 中国药师，2010，13(8):1190-1193.
[8] 庄桂东，顾军，迟玉森．海带生物有机碘的急性毒理学评价研究[J]. 食品工业科技，2003(12):87-88.
[9] 王月玲，田翠，王伟，等．海带提取物的毒理学实验研究[J]. 上海实验动物科学，2002(3):175.

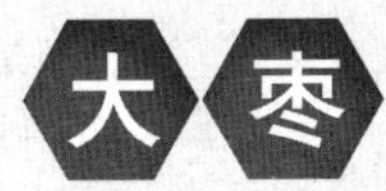

大枣

一、概述

大枣，又名枣、红枣、枣子，为鼠李科植物枣 *Ziziphus jujuba* Mill. 的成熟果实。秋季果实成熟时采收，除去杂质，洗净，晒干。用时破开或去核。其根、树皮亦入药，随时可采。大枣美味可口，营养丰富，作为常用于中药，味甘，性温，归脾、胃、心经，具有补中益气、养血安神等功效，用于脾虚食少，乏力便溏，妇人脏躁。本品在《神农本草经》中列为上品，历代本草中均有收载。由于大枣一直以来是我国的食用品种，含有丰富的维生素和蛋白质，同时含有多糖、三萜酸、皂苷等活性物质，多以药粥、药茶等用于食疗保健。

二、来源考证

（一）品种考证

大枣始载于《神农本草经》，列为上品。《名医别录》谓："生河东平泽（今山西西南部）。"陶弘景曰："今青州（今山东省境）出者形大核细，多膏甚甜。"《本草图经》云："大枣，干枣也，生枣并生河东，今近北州郡皆有，而青、晋、绛州者特佳。"李时珍描述了大枣的形态："枣木赤心有刺，四月生小叶，尖觥光泽，五月开小花，白色微青，南北皆有，惟青、晋所出者肥大甘美，入药为良。"可见古代认为山东、山西为大枣的主要产地，而且山东产者质量较好。根据《本草纲目》的形态描述并参考《本草图经》附图的特征，大枣的原植物古今一致，为鼠李科植物枣 *Ziziphus jujuba* Mill. 的成熟果实。

《随息居饮食谱》提及"黑大枣"以北产大而坚实肉厚者，补力最胜，名胶枣，亦曰黑大枣。根据其记载仍然属于大枣。根据现代文献报道，黑枣是采新鲜枣后，先将鲜枣煮熟、冷却晒干，再放在枣蜜中用木柴烘焙至枣皮发皱，呈黑色即成。大枣干品的补益作用大于鲜品，黑枣的养血补中作用更强。然而现代市面有另一种植物黑枣，学名君迁子 *Diospyros lotus* Linn.，属柿树科柿属，别名软枣、牛奶枣、野柿子、丁香枣等，此与大枣炮制后的黑枣同名，使用时应注意区别。

（二）药用部位

大枣一直以来是我国的食用品种，其栽培从古至今延续，来源比较明确，为鼠李科植物枣的成熟果实，历代本草中均有收载。

三、历代本草记载

1.《神农本草经》 大枣，味甘，平，主心腹邪气，安中养脾，助十二经胃气，通九窍，补少气少津，身中不足，大惊，四肢重，和百药。久服轻身长季。

2.《名医别录》 大枣，无毒。补中益气，强力，除烦闷，疗心下悬，肠澼。不饥神仙。一名干枣，一名美枣，一名良枣。

3.《本草经集注》 道家方药以枣为佳饵，其皮利，肉补虚，所以合汤皆辟用之。

4.《备急千金要方》 大枣，味甘辛热滑，无毒。主心腹邪气，安中，养脾气，助十二经，平胃气，通九窍，补少气津液，身中不足，大惊，四肢重，可和百药，补中益气，强志，除烦闷心下悬，治肠澼。久服轻身长年，不饥神仙。生枣，味甘辛。多食令人热渴气胀。若寒热羸瘦者，弥不可食，伤人。

5.《食疗本草》 干枣，生者食之过多，令人腹胀。蒸煮食之，补肠胃，肥中益气。第一青州，次蒲州者好。诸处不堪入药。……枣和桂心、白瓜人、松树皮为丸，久服香身，并衣亦香。

6.《本草衍义》 大枣，今先青州，次晋州，此二等可晒曝入药，益脾胃为佳。余只可充食用。又，御枣甘美轻脆，后众枣熟，以其甘，故多生虫。今人所谓扑落酥者是。又有牙枣，先众枣熟，亦甘美，但微酸，尖长。此二等只堪啖，不堪收曝。今人将干枣去核，于铛锅中微火缓逼干为末，量多少，入生姜末为汤，点服，调和胃气。又，将煮枣肉和治脾胃丸药，尤佳。又青州枣去皮核，焙干为枣圈，达都下，为奇果。

7.《饮膳正要》 枣，味甘，无毒。主心腹邪气，安中养脾，助经脉，生津液。

8.《饮食须知》 枣子味甘，生性热，熟性平。生食多令人热渴膨胀，动脏腑，损脾元，助湿热。患寒热胃弱羸瘦人不可食。同蜜食，损五脏。熟枣多食，令人齿黄生䘌。同葱食，令五脏不和。同诸鱼食，令腰腹痛。勿与鳖、蟹同食，久食最损脾，助湿热。患齿病、疳病、虫䘌及中满者勿食，小儿食多生疳。枣叶微毒，服之使人瘦，久即呕吐。

9.《救荒本草》 其枣红熟时摘取食之。其结生硬未红时，煮食亦可。

10.《本草纲目》【附方】(旧七，新十二)。调和胃气(以干枣去核，缓火逼燥为末。量多少入少生姜末，白汤点服。调和胃气甚良。《衍义》)。反胃吐食(大枣一枚去核，用斑蝥一枚去头翅，入在内，煨熟去蝥，空心食之，白汤下良)。小肠气痛(大枣一枚去核，用斑蝥一枚去头、足、翅，入枣内，纸包煨熟，去蝥食枣，以桂心、荜澄茄汤下。《直指》)。伤寒热病(后口干咽痛，喜唾。大枣二十枚，乌梅十枚，捣入蜜丸。含如杏核大，咽汁甚效。《千金方》)。妇人脏燥(悲伤欲哭，象若神灵，数欠者，大枣汤主之：大枣十枚，小麦一升，甘草二两，每服一两，水煎服之。亦补脾气。《金匮》)。妊娠腹痛(大红枣十四枚，烧焦为末，以小便服之。《梅师》)。大便燥塞(大枣一枚去核，入轻粉半钱缚定，煨熟食之，仍以枣汤送下。《直指》)。咒枣治疟(执枣一枚，咒曰：吾有枣一枚，一心归大道。优他或优降，或劈火烧之。念七遍，吹枣上，与病患食之，即愈。《岣嵝神书》)。烦闷不眠(大枣十四枚，葱白七茎，水三升，煮一升，顿服。《千金》)。上气咳嗽(治伤中筋脉急，上气咳嗽者：用枣二十枚去核，以酥四两微火煎，入枣肉中泣尽酥，取收之。常含一枚，微微咽之取瘥。《圣惠方》)。肺疽吐血(因啖辛辣、热物致伤者：用红枣连核烧存性，百药煎煅过，等分为末。每服二钱，米饮下。《三因》)。耳聋鼻塞(不闻音声、香臭者。取大枣十五枚去皮核，蓖麻子三百枚去皮，和捣。绵裹塞耳、鼻，日一度。三十余日，闻声及香臭也。先治耳，后治鼻，不可并塞。《食疗本草》)。久服香身(用大枣肉和桂心、白瓜仁、松树皮为丸，久服之。《食疗本草》)。走马牙疳(新枣肉一枚，同黄檗烧焦为末，油和傅之。若加砒少许更妙。王氏《博济》)。诸疮久坏(不愈者。枣膏三升，煎水频洗，取愈。《千金》)。痔疮疼痛(大肥枣一枚剥去皮，取水银掌中，以唾研令极熟，傅枣瓤上，纳入下部良。《外台》)。下部虫痒(蒸大枣取膏，以水银和捻，长三寸，以绵裹，夜纳下部中，明日虫皆出也。《肘后》)。卒急心疼(《海上方》诀云：一个乌梅二个枣，七枚杏仁一处捣。男酒女醋送下之，不害心疼直到老)。食椒闭气(京枣食之即解也。《百一选方》)。

11.《本草汇言》 沈氏曰：此药得天地冲和之气，甘润膏凝，善补阴阳、气血、津液、脉络、筋俞、骨髓，一切虚损，无不宜之。如龙谭方治惊悸怔忡，健忘恍惚，志意昏迷，精神不守；或中气不和，饮食无味，四体懒重，肌肉羸瘦，此属心脾二藏元神亏损之证，必用大枣治之。……佐用陈皮，调畅中脘虚滞之痰。

12.《食物本草》 枣：每以一匙，投汤碗中，酸甜味足，即成美浆，用和米麨，最止饥渴、益脾胃也。

13.《药品化义》 大黑枣，味甘甜，体粘润，故助阴补血；气味厚，色紫黑，故入肝走肾。主治虚劳，善滋二便，凡补肝肾药中如滋阴降火汤、茯苓补心汤、产后芎归调血饮、保胎丸、养荣丸、四神丸，俱宜为佐使，因性味甘温，尤能扶脾养胃耳。

14.《随息居饮食谱》 枣，鲜者甘凉，利肠胃，助湿热，多食患胀泻、热渴，最不益人，小儿尤忌。干者甘温。补脾养胃，滋营充液，润肺安神，食之耐饥，亦可浸酒。取瓤作馅，荤素皆宜。杀乌头、附子、天雄、川椒毒。卧时口含一枚，可解闷香。以北产大而坚实肉厚者，补力最胜，名胶枣，亦曰黑大枣。色赤者名红枣，气香味较清醇，开胃养心，醒脾补血，亦以大而坚实者胜。可取瓤和粉作糕饵。焚之辟邪秽。歉岁均可充粮。义乌所产南枣，功力远逊，仅供食品。徽人所制蜜枣，尤为腻滞。多食皆能生虫助热、损齿生痰。凡小儿、产后及温热、暑湿诸病前后、黄疸、肿胀、疳积、痰滞，并忌之。

四、用法与用量

大枣为《中国药典》2020 年版品种，用量为 6~15g。大枣可生食、煎汤、煮粥等，作为食品可适量食用。

五、药膳应用

(一) 粥类

栗粉大枣粥

【来源】《湖南中医杂志》。

【材料】栗子 7 枚(去壳后研粉)，大枣 5 枚，大米 50g。

【做法】先将大枣与大米合煮成粥，加入栗粉调匀，再煮片刻即可服食。

【功效】益肾补虚。

(二) 汤类

大枣乌梅汤

【来源】《食品研究与开发》。

【材料】大枣 10 枚，乌梅 5~10 枚，冰糖适量。

【做法】二者共煎汤，分 2~3 次服用。

【功效】滋阴益气。

（三）茶类

归芪枣茶

【来源】《茶饮保健》。

【材料】当归5g、黄芪5g、大枣3枚、花茶3g。

【做法】取当归、黄芪、大枣的煎煮液，泡茶饮用，冲饮至味淡。

【功效】养血补气。

（四）相关食用制品

大枣口含片

【来源】《食品工业科技》。

【材料】大枣、麦芽糊精、葡萄糖、蛋白糖。

【做法】采用冷冻干燥工艺将大枣制成枣粉，加葡萄糖、蛋白糖、柠檬酸等进行调味，过80目筛后制粒，最后压片。

【功效】健脾养血。

六、现代研究

（一）主要成分

1. 营养成分　蛋白质、脂肪、糖类，维生素A、维生素B_1、维生素B_2、维生素C、维生素E，以及锌、锰、铁、镁、钙、硒、钾等人体必需营养元素。

2. 其他成分　多糖，三萜类（桦木酸、山楂酸、齐墩果酸等），生物碱（斯特法灵、*N*-降荷叶碱、阿西米诺宾等），黄酮类（芸香苷、当药黄素、棘苷等），甾体类化合物（β-谷甾醇、豆甾醇、胡萝卜苷等）。

（二）主要活性

现代药理研究证明：大枣具有助睡眠、增强肌力、抗肿瘤、镇咳、祛痰、抗氧化、降血压、降胆固醇、保肝、提高免疫力、抗过敏等作用。大枣红色素则是一种较为理想的天然色素资源，广泛应用于食品、医药及化妆品的着色。

（三）毒理学评价

现代研究未见相关毒理学试验报道。

七、安全小贴士

脘腹胀满、食欲不振者，以及糖尿病患者不宜食用。根据中医九种体质学说，湿热体质人群不宜食用。过多食用大枣会引起胃酸过多和腹胀。

八、参考文献

[1] 常兆生，刘凡亮，孙奎一. 药食同源的大枣及其药膳[J]. 食品研究与开发，1990(1):24-27.

[2] 王锐平,陈雪峰,王宁 . 大枣口含片生产工艺的研究[J]. 食品工业科技,2007,28(1):154-158.
[3] 吴国泰,何小飞,牛亭惠,等 . 大枣的化学成分、药理及应用[J]. 中国果菜,2016,36(10):25-28.
[4] 刘世军,唐志书,崔春利,等 . 大枣化学成分的研究进展[J]. 云南中医学院学报,2015,38(3):96-100.
[5] 樊君,吕磊,尚红伟 . 大枣的研究与开发进展[J]. 食品科学,2003,24(4):161-163.

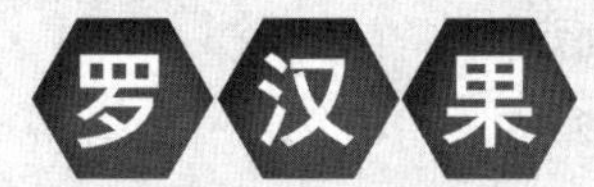

罗汉果

一、概述

罗汉果，别名拉汗果、假苦瓜等，为葫芦科植物罗汉果 *Siraitia grosvenorii*（Swingle.）C. Jeffrey ex A. M. Lu et Z. Y. Zhang 的干燥果实。秋季果实由嫩绿变深绿色时采收，晾数天后低温干燥。罗汉果味甘，性凉，无毒，归肺、大肠经，有清热润肺、利咽开音、润肠通便之功效。常用于治疗肺热燥咳、咽痛失音、肠燥便秘等。罗汉果中含有罗汉果苷、黄酮类、维生素等活性物质，有降血糖、降血脂、抗氧化、清除自由基、保肝、增强免疫力、抗疲劳、耐缺氧、耐高温、抑菌等功效。现多以口含片、凉茶等形式，作为人们休闲养生之品。

二、来源考证

（一）品种考证

罗汉果主要分布于广东、广西、贵州、江西、湖南等地区，通常生长在山间阴湿、风凉地带。罗汉果在我国食用历史与其药用历史相当，尤其作为保健茶饮极为普遍。在广西民间的用药历史已有 300 多年。历代主流本草中均无收载，但是在清朝嘉庆年间朱依真纂修的《临桂县志》及联丰纂修的《永宁州志》中均记述有罗汉果，并有罗汉果的形态、性味、效用等项记载。民国时期《岭南采药录》亦有收载。1977 年后的各版《中国药典》中均收录该种，为葫芦科植物罗汉果。

罗汉果气微，味甜，是中国传统出口商品之一，在东南亚、欧美等国家和中国香港、澳门久负盛名，被称为“东方神果”，已成为广西重要的经济作物。药用罗汉果主要是广西出产的品种，根据罗汉果的果实形状和产地的不同，可分为长滩果、拉江果、冬瓜果、青皮果等。一般认为人工栽培品种的药效较野生品种好，而在栽培品种中又以果形为长圆形，产于永福长滩山区的长滩果为最好。

（二）药用部位

罗汉果近代资料均记载用其成熟的果实。

三、历代本草记载

1.《岭南采药录》 味甘，理痰火咳嗽，和猪精肉煎汤服之。

2.《广西中药志》 止咳，清热，凉血润肠。治咳嗽，血燥，胃热便秘等症。

3.《中华本草》 清肺利咽，化痰止咳，润肠通便。主治肺热痰火咳嗽，咽喉炎，扁桃体炎，急性胃炎，便秘。

4.《中药大辞典》 为葫芦科罗汉果属植物罗汉果的果实。清肺，化痰，止咳，润肠。主治痰火咳嗽，百日咳，咽喉炎，扁桃体炎，急性胃炎，便秘。

四、用法与用量

罗汉果为《中国药典》2020 年版品种，用量为 9~15g，可煎汤内服，或炖肉，或开水泡饮。作食品可适量食用。

五、药膳应用

（一）汤类

西洋菜罗汉果猪蹄汤

【来源】《肉类工业》。

【材料】猪蹄肉 500g，罗汉果半个，西洋菜 700g，南杏仁 60g。

【做法】①猪蹄肉洗净，沥干水，罗汉果洗净，西洋菜洗净，略摘短，南杏仁用开水煲，去衣。②把罗汉果、南杏仁放入锅内，加清水适量，武火煮沸后，放入猪蹄肉、西洋菜，再煮沸后，文火煲 2~3h，调味供用。

【功效】清热润肺，化痰止咳。

（二）茶类

雾霾清肺茶

【来源】《中国民间疗法》。

【材料】罗汉果 16g，乌梅 12g，百合 10g，广金钱草 6g，罗布麻 8g。

【做法】煎水代茶饮，每天数次。

【功效】清肺，润肺。

（三）相关食用制品

罗汉果梅汁饮料

【来源】《食品科技》。

【材料】罗汉果干果，梅卤。

【做法】首先制取罗汉果汁 800ml，梅卤浓缩成梅醋 30ml，二者混合加蜂蜜 50g，调配成 1 000ml 的饮料。

【功效】开胃健脾，消暑润喉。

六、现代研究

（一）主要成分

1. 营养成分　蛋白质、脂肪、糖类、膳食纤维、维生素 B、维生素 C、烟酸，以及钙、磷、钾、镁、铁、锌、硒等人体必需的营养元素。

2. 其他成分　主要是三萜苷类（罗汉果苷Ⅴ、罗汉果苷Ⅵ、罗汉果新苷等），黄酮类（罗汉果素、槲皮素、山柰酚等）。

（二）主要活性

现代药理研究证明罗汉果具有镇咳平喘、祛痰解痉、润肠通便、抗氧化、降糖保肝、抗癌、降血压、降血脂等作用。用作祛痰药，在治疗百日咳、慢性气管炎、咽喉炎、胃肠疾病方面疗效显著。罗汉果中所含的罗汉果甜苷甜度高，甜味纯正，热量低，是肥胖患者及糖尿病患者理想的调味品。目前已经制成了无糖保健型罗汉果香甜晶，用于饮料、食品制作。

（三）毒理学评价

用罗汉果对小白鼠进行急性毒性试验，未见明显毒性反应。

七、安全小贴士

婴幼儿、孕妇及老年人慎用。脾胃虚寒者忌服。根据中医九种体质学说，适宜食用罗汉果的人群为阴虚体质型，适当摄入可生津润肺，阳虚体质人群应忌食或少食。

八、参考文献

[1] 李荫昆．广西特产药物罗汉果[J]. 中草药，1980，11(8)：368.

[2] 钟树权．罗汉果的用途[J]. 中药材，1985(4)：49.

[3] 周良才，张碧玉．罗汉果品种资源调查研究和利用意见[J]. 广西植物，1981，1(3)：31-35.

[4] 吴敏．春季养生之西洋菜罗汉果猪蹄汤[J]. 肉类工业，2014(4)：33.

[5] 张伟．雾霾清肺茶[J]. 中国民间疗法，2016，24(11)：69.

[6] 滕建文．罗汉果梅汁饮料的研制[J]. 食品科技，2002(5)：51-52，58.

[7] 张维，王斌，周丽，等．罗汉果成分及药理研究进展[J]. 食品工业科技，2014，35(12)：393-397.

[8] 张镐京，郗效．药食同源[J]. 中华养生保健，2007(11)：38-39.

[9] 陈瑶，贾恩礼．罗汉果化学成分和药理作用的研究进展[J]. 解放军药学学报，2011，27(2)：171-174.

[10] 李典鹏，张厚瑞．广西特产植物罗汉果的研究与应用[J]. 广西植物，2000，20(3)：270-276.

[11] 广西轻工业科技情报中心站．从罗汉果提取新甜味剂—皂角甙配糖体[J]. 广西轻工科技，1981，2：33-34.

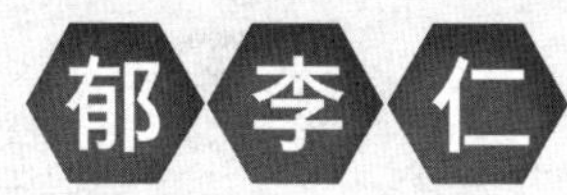

郁李仁

一、概述

郁李仁，为蔷薇科植物欧李 *Prunus humilis* Bge.、郁李 *P. japonica* Thunb. 或长柄扁桃 *P. pedunculata* Maxim. 的干燥成熟种子。前二种习称"小李仁"，后一种习称"大李仁"。夏、秋二季采收成熟果实，除去果肉及核壳，取出种子，干燥。郁李仁味辛、甘、苦，性平，归脾、大肠、小肠经。本品辛能行散，苦主降泄，甘润滑利，长于导行大肠之结气，润滑大肠之燥涩而通便，又能行全身之水气，所以具有润肠通便、利水消肿的作用。临床上用于治疗气滞肠燥便秘及水肿胀满、支气管哮喘、脚气、小便不利等。现代研究表明，郁李仁含有大量的油脂类成分以及郁李仁苷A，是产生泻下作用的主要成分，同时郁李仁苷A还具有镇静、利尿作用。郁李仁的止咳平喘作用主要依赖于苦杏仁苷对呼吸系统的抑制。另外，郁李仁还具有抗炎镇痛、扩张血管等作用。

二、来源考证

（一）品种考证

郁李仁原名"郁李人"，始载于《神农本草经》，列为下品。《名医别录》云："生高山川谷及丘陵上。"陶弘景谓："山野处处有，子熟赤色，亦可啖之。"并在"雀梅"条下云："叶与实俱如麦李。"《蜀本草》载："树高五六尺，叶花及树并似大李，惟子小若樱桃，甘酸。"《本草图经》云："今汴洛人家园圃植一种、枝茎作长条，花极繁密而多叶者，亦谓之郁李，不堪入药。"《本草纲目》载："其花粉红色，实如小李。"又谓："郁……馥郁也。花、实俱香，故以名之。"综上所述，古代所用郁李仁，品种甚为复杂，共同点是实小如樱桃的李属（*Prunus*）的多种植物的核仁。

根据《中国药典》记载，郁李仁来源于欧李、郁李或长柄扁桃。此外，同属植物山樱桃 *Prunus tomentosa* Thunb.、截形榆叶梅 *P. triloba* Lindl. var. *truncata* Kom. 等的成熟种子，有些地区作"郁李仁"使用，其品质较次，非郁李仁正品，使用时应注意。

（二）药用部位

根据历代本草记载和药图所示，其药用部位一直未有争议，所用部位皆为种子。

三、历代本草记载

1.《神农本草经》 郁李仁，味酸，平。主大腹水肿，面目四肢浮肿，利小便水道。根，主齿断肿，龋齿，坚齿，一名爵李。

2.《本草经集注》 山野处处有，其子熟赤色，亦可啖之。

3.《食疗本草》 气结者，酒服仁四十九粒，更泻，尤良。又，破癖气，能下四肢水。

4.《日华子本草》 郁李仁，通泄五脏、膀胱急痛，宣腰胯冷脓，消宿食，下气。郁李根，凉，无毒。治小儿热发，作汤浴，风蚛牙，浓煎含之。

5.《本草衍义》 其子如御李子，至红熟堪啖，微涩。其仁，汤去皮，研极烂，入生龙脑，点赤目。陕西甚多，根煎汤，渫风蚛牙。

6.《本草蒙筌》 郁李仁，味酸、苦，气平。降也，阴中阳也。无毒。山谷丘陵，每多种植。六月采实，碎核取仁。汤泡去皮，研烂方用。消浮肿肌表，竟利小便；宣结气肠中，立通关格。破血润燥，亦易成功。若患齿龈肿痛，根煎浓汁可漱。风虫牙痛，含口亦除。实小味甘，红熟堪啖。

7.《本草纲目》【附方】（旧四，新二）。小儿多热（熟汤研郁李仁如杏酪，一日服二合。姚和众《至宝方》）。小儿闭结［襁褓小儿，大小便不通，并惊热痰实，欲得溏动者。大黄（酒浸，炒）、郁李仁（去皮，研）各一钱，滑石末一两，捣和丸黍米大。二岁小儿三丸，量人加减，白汤下。钱乙《直诀》］。肿满气急（不得卧。用郁李仁一大合捣末，和面作饼。吃入口即大便通，泄气便愈。杨氏《产乳》）。脚气浮肿［心腹满，大小便不通，气急喘息者。郁李仁十二分捣烂，水研绞汁，薏苡（捣如粟大）三合，同煮粥食之。韦宇《独行方》］。卒心痛刺（郁李仁三七枚嚼烂，以新汲水或温汤下。须臾痛止，却热呷薄盐汤。姚和众《至宝方》）。皮肤血汗［郁李仁（去皮，研）一钱，鹅梨捣汁调下。《圣济总录》］。

8.《本草从新》 郁李仁，泻气，破血，润燥。辛、苦、甘，平。性降。下气行水，破血润燥。治水肿癃急，大肠气滞，关格不通，用酒能入胆治悸，目张不瞑（一妇因大恐而病，愈后目张不瞑。钱乙曰：目系内连肝胆，恐则气结，胆横不下，郁李润能散结，随酒入胆，结去胆下而目瞑矣）。下后令人津液亏损，燥结愈甚，乃治标救急之药。津液不足者，慎勿轻投。汤浸，去皮尖，蜜浸，研如膏。

四、用法与用量

郁李仁为《中国药典》2020年版品种，用量为6~10g。可煎汤内服，或入丸、散。郁李仁可做粥、茶、汤等，作食品可适量食用。

五、药膳应用

（一）粥类

郁李仁粥

【来源】经验方。

【材料】郁李仁60g，茯苓100g，大米100g。

【做法】煮粥同食之。

【功效】利水消肿。

（二）茶类

茯苓消肿茶

【来源】《茶饮保健》。

 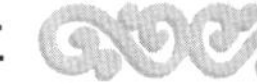

【材料】茯苓 5g,白术 3g,郁李仁 3g,花茶 3g。
【做法】用 300ml 开水冲泡后饮用,冲饮至味淡。
【功效】健脾消肿。

六、现代研究

(一)主要成分

1. 营养成分　亮氨酸、苯丙氨酸、缬氨酸、异亮氨酸、油脂,以及钙、磷、镁、钾等人体必需的营养元素。

2. 其他成分　黄酮类化合物(槲皮素、槲皮素 -3-*O*- 葡萄糖苷、槲皮素 -7-*O*- 葡萄糖苷等)、苷类(郁李仁苷 A、郁李仁苷 B、苦杏仁苷等)。

(二)主要活性

现代药理研究表明郁李仁具有促进小肠蠕动、镇静、利尿消肿、祛痰止咳平喘、镇痛消炎、改善神经系统功能等作用。郁李仁富含油脂,在临床中常用作润肠通便之药。此外,从郁李仁中还分离得到白藜芦醇,它是一种非黄酮类多酚化合物,具有抗肿瘤、抗过敏、抗自由基、调节免疫、抗血小板聚集、降血脂等生理活性。

(三)毒理学评价

现代研究证实,郁李仁在常规剂量时毒性较小,预防中毒的关键是勿超大剂量用药,若剂量过大,大量皂苷进入体内可破坏红细胞,造成溶血;烟酸可致皮肤潮红、瘙痒、灼热感,部分患者尚能引起荨麻疹、恶心、呕吐、心悸等;苦杏仁苷大剂量使用,可致延髓中枢先兴奋后麻痹,并抑制酶的活动,阻碍新陈代谢,引起组织窒息。

七、安全小贴士

婴幼儿、孕妇、老年人及津液不足者慎用。过量易导致部分患者出现恶心、呕吐、心悸等不良反应,饭后服用可减少不良反应的发生。根据中医九种体质学说,适宜食用郁李仁的人群为湿热体质、痰湿体质,适当摄入可以利水消肿,润肠通便。

八、参考文献

[1] 周景春,徐景攀 . 润肠通便的郁李仁[J]. 首都食品与医药,2017,24(19):51.

[2] 刘星劼,张永清,李佳 . 中药郁李仁本草考证及化学成分研究[J]. 辽宁中医药大学学报,2017,19(12):100-103.

[3] 元艺兰 . 郁李仁的药理作用与临床应用[J]. 现代医药卫生,2007(13):1987-1988.

[4] 魏金婷,刘文奇 . 方药中苦杏仁苷的研究和应用进展[J]. 海南医学院学报,2007,13(6):589-591.

[5] 张美莉,邓秋才,杨海霞,等 . 内蒙古欧李果肉和果仁中营养成分分析[J]. 氨基酸和生物资源,2007,29(4):18-20.

[6] 江苏新医学院 . 中药大辞典[M]. 上海:上海科学技术出版社,2000:123-124.

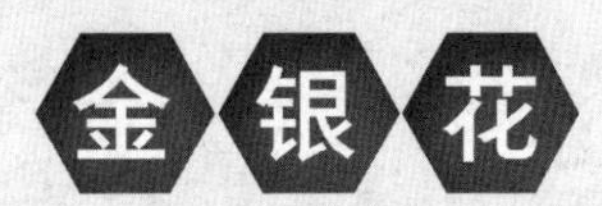

金银花

（附：山银花）

一、概述

金银花，又名双花、忍冬花等，为忍冬科植物忍冬 *Lonicera japonica* Thunb. 的干燥花蕾或带初开的花。夏初花开放前采收、干燥即得。金银花甘，寒，归肺、心、胃经，有清热解毒、疏散风热的功效，可用于治疗痈肿疔疮、喉痹、丹毒、热毒血痢、风热感冒、温热发病。其药用历史悠久，有“中药界的抗生素”之称。金银花在我国资源分布广泛，所含化学成分复杂，如挥发油、绿原酸、异绿原酸等，功能多样。除药用外，金银花也被广泛应用于食品、化妆品及保健品等行业。

二、来源考证

（一）品种考证

金银花的原植物忍冬之名始载于《名医别录》，列为上品。晋代葛洪《肘后备急方》云：“忍冬茎叶挫数壶煮。”梁代陶弘景《本草经集注》云：“今处处皆有，似藤生，凌冬不凋，故名忍冬。”《新修本草》载：“此草藤生，绕覆草木上，苗茎赤紫色，宿者有薄白皮膜之，其嫩茎有毛。叶似胡豆，亦上下有毛。花白蕊紫。”《本草纲目》将其列于草部蔓草类，云：“忍冬在处有之，附树延蔓，茎微紫色，对节生叶，叶似薜荔而青，有涩毛。三四月开花，长寸许，一蒂两花二瓣，一大一小，如半边状，长蕊。花初开者，蕊瓣俱色白，经二三日，则色变黄，新旧相参，黄白相映，故呼金银花，气甚芬芳。”“金银花”一名见于北宋《苏沈良方》：“忍冬嫩苗一握，叶尖圆茎生，茎叶皆有毛，生田野篱落，处处有之，两叶对生。春夏新叶梢尖，而色嫩绿柔薄，秋冬即坚厚，色深而圆，得霜则叶卷而色紫，经冬不凋。四月开花，极芬，香闻数步，初开色白，数日则变黄。每黄白相间，故一名金银花。”宋代《履巉岩本草》云：“鹭鹭藤，性温无毒，治筋骨疼痛……一名金银花。”“金银花”作为药物的正名，首见于宋代《洪氏集验方》，云：“金银花，一名忍寒草。”根据以上本草记载及《救荒本草》《本草纲目》和《植物名实图考》的附图，可考证得知金银花的基源古今一致，为各地通用的忍冬科植物忍冬。

（二）药用部位

兰茂的《滇南本草》和朱橚的《救荒本草》已用“金银花”为正名，明确提出以花入药。朱橚曰：“善治痈疽发背，近代名人用之奇效。味甘性温无毒”；刘文泰的《本草品汇精要》在“忍冬”项下明确“茎、叶、花”药用；李时珍的《本草纲目》载：“茎叶及花，功用皆同。”自此，藤叶与花均以“忍冬”为名，同作一药使用。清代吴仪洛的《本草从新》在“金银花”项下载“其藤叶名忍冬”，以后逐渐将花与藤叶分开入药。随着清代温病学派的发展，金银花的应用

 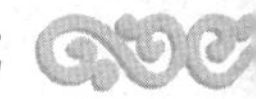

也得到了极大的推广，如张璐的《本经逢原》中有“金银花芳香而甘。……为内处痈肿之要药。……泻中有补，痈疽溃后之圣药”的称赞。

综上，北宋以前为只用忍冬；金元至清代中叶是枝叶与花同用，或名忍冬，或名金银花；清代中期以后花与枝叶分别应用，而以花为主，功能主治与近现代基本一致。“金银花”药用（食用）部位基本沿用为忍冬属植物的干燥花蕾或带初开的花。

三、历代本草记载

1.《名医别录》 忍冬，味甘，温，无毒。主寒热身肿。久服轻身，长年益寿。十二月采，阴干。

2.《本草经集注》 今处处皆有，似藤生，凌冬不凋，故名忍冬。人惟取煮汁酿酒，补虚疗风。《仙经》少用。此既长年益寿，甚可常采服。

3.《新修本草》 此草藤生，绕覆草木上。苗茎赤紫色，宿者有薄白皮膜之。其嫩茎有毛，叶似胡豆，亦上下有毛。花白蕊紫。今人或以络石当之，非也。

4.《本草拾遗》 忍冬，主热毒血痢水痢，浓煎服之，小寒。本条云温，非也。

5.《救荒本草》 金银花，救饥，采花煠熟，油盐调食。及采嫩叶，换水煮熟，浸去邪气，淘净，油盐调食。

6.《本草纲目》【附方】（旧一，新十七）。忍冬酒（治痈疽发背，不问发在何处，发眉发颐，或头或项，或背或腰，或胁或乳，或手足，皆有奇效。乡落之间，僻陋之所，贫乏之中，药材难得，但虔心服之，俟其疽破，仍以神异膏贴之，其效甚妙。用忍冬藤生取一把，以叶入砂盆研烂，入生饼子酒少许，稀稠得所，涂于四围，中留一口泄气。其藤只用五两，木槌槌损，不可犯铁，大甘草节生用一两，同入沙瓶内，以水二碗，文武火慢煎至一碗，入无灰好酒一大碗，再煎十数沸，去滓分为三服，一日一夜吃尽。病势重者，一日二剂。服至大小肠通利，则药力到。沈内翰云：如无生者，只用干者，然力终不及生者效速。陈自明《外科精要》）。忍冬圆（治消渴愈后，预防发痈疽，先宜服此。用忍冬草根茎花叶皆可，不拘多少，入瓶内，以无灰好酒浸，以糠火煨一宿，取出晒干，入甘草少许，碾为细末，以浸药酒打面糊，丸梧子大。每服五十丸至百丸，汤酒任下。此药不特治痈疽，大能止渴。《外科精要》）。五痔诸瘘（方同上）。一切肿毒（不问已溃未溃，或初起发热。用金银花俗名甜藤，采花连茎叶自然汁半碗，煎八分，服之，以滓傅上。败毒托里，散气和血，其功独胜。万表《积善堂方》）。丁疮便毒（方同上）。喉痹乳蛾（方同上）。敷肿拔毒（金银藤大者烧存性、叶焙干为末各三钱，大黄焙为末四钱。凡肿毒初发，以水酒调搽四围，留心泄气。杨诚《经验方》）。痈疽托里（治痈疽发背，肠痈奶痈，无名肿毒，焮痛寒热，状类伤寒，不问老幼虚实服之，未成者内消，已成者即溃：忍冬叶、黄芪各五两，当归一两，甘草八钱，为细末。每服二钱，酒一盏半，煎一盏，随病上下服，日再服，以渣傅之。《和剂局方》）。恶疮不愈（左缠藤一把捣烂，入雄黄五分，水二升，瓦罐煎之。以纸封七重，穿一孔，待气出，以疮对孔熏之三时久，大出黄水后，用生肌药取效。《选奇方》）。轻粉毒痈（方同上）。疮久成漏（忍冬草浸酒，日日常饮之。戴原礼《要诀》）。热毒血痢（忍冬藤浓煎饮。《圣惠方》）。五种尸注（飞尸者，游走皮肤，洞穿脏腑，每发刺痛，变动不常也。遁尸者，附骨入肉，攻凿血脉，每发不可见死尸，闻哀哭便作也。风尸者，淫跃四末，不知痛之所在，每发恍惚，得风雪便作也。沉尸者，缠结脏腑，冲引心胁，每发绞切，遇寒冷便作也。尸注者，举身沉重，精神错杂，常觉昏废，每节气至则大作也。并是身中尸鬼，引接外邪。宜用忍冬茎叶锉数斛，煮取浓汁煎稠。每服鸡子大许，温酒化下，一日二三服。《肘后方》）。鬼击身青(作痛。用金银花一两,水煎饮之。李楼《怪病奇方》)。脚气作痛(筋骨引痛。鹭鸶藤即金银花为末。每服二钱,热酒调下。《卫生易简方》)。中野菌毒(急采鸳鸯藤啖之,即今忍冬草也。洪迈《夷坚志》)。口舌生疮(赤梗蜜桶藤、高脚地铜盘、马蹄香等分,以酒捣汁,鸡毛刷上,取涎出即愈。《普济方》)。忍冬膏(治诸般肿痛,金刃伤疮恶疮:用金银藤四两,吸铁石三钱,香油一斤,熬枯去滓,入黄丹八两,待熬至滴水不散,如常摊用。《乾坤秘韫》)。

7.《本草备要》 花叶同功。花香尤佳,酿酒代茶、熬膏并妙(忍冬酒,治痈疽发背一切恶毒,初起便服奇效。干者亦可,惟不及生者力速,……)。

8.《植物名实图考》 忍冬,……近时为解毒治痢要药。吾太夫人曾患痢甚亟,祷于神得方,以忍冬五钱,煎浓汁呷之,不及半日即安,其效神速如此。吴中暑月,以花入茶饮之,茶肆以新贩到金银花为贵,皆中州产也。

四、用法与用量

金银花为《中国药典》2020年版品种,用量为6~15g。内服,煎汤或入丸、散;外用,适量捣敷。作为食品可适量食用,有泡茶、蒸煮、生食等食用方法。

五、药膳应用

(一) 粥类

金银花粥

【来源】《河北农业》。

【材料】金银花(鲜品30g,干品10g),粳米100g。

【做法】金银花加水煎煮浓缩至150ml,入粳米100g,加水600ml,煮成粥,每日早晚温服。

【功效】清热解毒。

(二) 汤类

双花饮

【来源】经验方。

【材料】金银花15g,菊花10g,薄荷10g,蜂蜜50g。

【做法】将金银花、菊花、薄荷放入锅内,加水煮沸,3min后将药液滤出,放入蜂蜜,搅拌均匀,即可饮用。

【功效】清热解毒,解表退热。

(三) 茶类

1. 金银花茶

【来源】经验方。

【材料】金银花10g,槐花10g,绿茶3g。

【做法】将金银花、槐花和绿茶置于茶杯中,用150ml开水冲泡5~10min即可饮用,至茶味变淡为止。

【功效】清热解毒。

2. 银花茉莉茶

【来源】经验方。

【材料】金银花 5g,茉莉花茶 5g。

【做法】用 200ml 开水冲泡 5~10min 即可,冲饮至茶味变淡为止。

【功效】清热解毒。

(四) 酒类

金银花酒

【来源】经验方。

【材料】金银花 50g,当归 15g,甘草 10g。

【做法】将上药用水 2 碗,煎取半碗,再入米酒半碗,略煎分 3 份。早、午、晚各服 1 份,重者每日 2 剂。

【功效】清热解毒活血。

(五) 相关食用制品

金桑菊凉茶

【来源】《食品研究与开发》。

【材料】桑叶、菊花、金银花、甘草。

【做法】浸提并浓缩桑叶、菊花、金银花和甘草成汁,并加蜂蜜调配,后用蛋白酶和果胶酶降解金桑菊浸提液中的蛋白、果胶等大分子物质,使其溶液澄清,最后低温离心过滤即得。

【功效】疏散风热、清肝明目。

六、现代研究

(一) 主要成分

1. 营养成分　游离氨基酸、可溶性糖、纤维素以及铜、镁、钙、铁、锰、锌等人体必需的营养元素。

2. 其他成分　挥发油(芳樟醇、香茅醇、橙花醇等)、环烯醚萜类(马钱素、裂环马钱素、獐牙菜苷等)、黄酮类化合物(木犀草素、苜蓿苷、金圣草素 -7-*O*- 新橙皮糖苷)、有机酸(豆蔻酸、原儿茶酸、咖啡酸等)等。

(二) 主要活性

现代药理研究表明,金银花具有抗菌消炎、抗病毒、抗氧化、利胆保肝、降血脂、清热解毒以及对免疫系统的作用,另外还有抗生育、溶血等毒副作用。

(三) 毒理学评价

金银花水浸液灌胃,对家兔、犬等无明显毒性反应,对呼吸、血压、尿量均无影响。绿原酸具有致敏作用,可引起变态反应,但口服无此反应,因绿原酸可为小肠分泌物转化为无致敏活性的物质。金银花生晒品有溶血性,故作注射液原料必须采用蒸晒品。

七、安全小贴士

脾胃虚寒及气虚疮疡脓清者忌服。不建议长期使用,一般在暑天使用较为合适。根据中医九种体质学说,湿热体质人群适宜食用金银花,气虚、阳虚体质人群应忌食或少食。

附:山银花

一、概述

山银花与金银花药材在形态上存在一定的差异,在功效方面较为相似,都具有清热解毒、疏散风热的功效。用于治疗痈肿疔疮,喉痹,丹毒,热毒血痢,风热感冒,温病发热。《中国药典》2020 年版记载用量为 6~15g。现代研究中,两者的主要质控指标都为绿原酸,药理研究都集中于抑菌、抗病毒、抗炎、保肝利肝、致敏等方面。两者差异性的研究有待进一步开展。

二、来源考证

山银花为忍冬科植物灰毡毛忍冬 *Lonicera macranthoides* Hand. -Mazz.、红腺忍冬 *Lonicera hypoglauca* Miq.、华南忍冬 *Lonicera confusa* DC. 或黄褐毛忍冬 *Lonicera fulvotomentosa* Hsu et S. C. Cheng 的干燥花蕾或带初开的花,夏初花开放前采收,干燥。金银花的主要种植产区在北方几省,如山东、河南等地;山银花的主要种植产区位于南方各省。金银花和山银花药材来源均为忍冬科植物,《中国药典》自 1963 年起收载金银花,其来源为 *Lonicera japonica* Thunb. 的干燥花蕾。1977 年版《中国药典》金银花的来源项下增加了华南忍冬 *L. confusa* DC.、红腺忍冬 *L. hypoglauca* Miq. 和毛花柱忍冬 *L. dasystyla* Rehd.。这一规定沿用到 2000 年版。2005 年版《中国药典》将金银花、山银花分列,去掉毛花柱忍冬 *L. dasystyla* Rehd.,将灰毡毛忍冬 *L. macranthoides* Hand. -Mazz. 和红腺忍冬 *L. hypoglauca* Miq.、华南忍冬 *L. confusa* DC. 同作为山银花收录。随后的 2005 年版《中国药典》增补本增加了黄褐毛忍冬 *L. fulvotomentosa* Hsu et S. C. Cheng,并收入 2010 年版《中国药典》,最新 2020 年版《中国药典》与 2010 年版山银花来源保持一致。2014 年,山银花新增入药食同源目录。

三、现代研究

(一) 主要成分

1. 营养成分　蛋白质(天冬氨酸、谷氨酸、亮氨酸等),铁、锰、锌、铜等微量元素。
2. 化学成分　苷类(皂苷、环烯醚萜苷)、黄酮类(黄酮、黄酮醇及黄酮苷)、有机酸类(绿原酸、异绿原酸、新绿原酸、奎宁酸及咖啡酸类衍生物)、挥发油类(芳樟醇、棕榈酸、亚油酸以及辛烯醇)。

(二) 主要活性

现代药理研究表明山银花具有抗病原微生物、抗炎、抗氧化、保肝、抗肿瘤、免疫调节与抗动脉粥样硬化等方面的药理活性。

（三）毒理学评价

灰毡毛忍冬水提取物的急性毒性研究表明，灰毡毛忍冬 LD_{50} 为 73.95（69.80~78.34）g/kg。大鼠致敏模型测定血液中血清免疫球蛋白 E（IgE）的安全性研究表明，高剂量的灰毡毛忍冬水提物会导致大鼠过敏。

四、安全小贴士

脾胃虚寒及气虚疮疡脓清者忌服。不建议长期使用，一般在暑天使用较为合适。根据中医九种体质学说，适宜食用山银花的为湿热体质人群，气虚、阳虚体质人群应忌食或少食。

五、参考文献

[1] 李茜．入夏进食花粥[J]. 河北农业，2007(7):39.

[2] 邹宇晓，廖森泰，刘学铭，等．澄清型金桑菊凉茶饮料工艺研究[J]. 食品研究与开发，2010，31(1):78-80.

[3] 齐红，盛华刚，张超．不同干燥技术对金银花质量的影响[J]. 中国药业，2010，19(14):36-37.

[4] 吕琳琳，罗威巍，张咏梅．ICP-AES 法测定金银花、金莲花中多种微量元素[J]. 安徽农业科学，2008，36(27):11796-11797.

[5] 夏远，李弟灶，裴振昭，等．金银花化学成分的研究进展[J]. 中国现代药，2012，14(4):26-32.

[6] 李希贤，时常仁，孙奉先．金银花等药制菌作用的初步观察[J]. 中华医学杂志，1955，41(10):952.

[7] 赵国玲，刘佳佳，林丹，等．金银花化学成分及药理研究进展[J]. 中成药，2002，24(12):973-976.

[8] 潘竞锵．金银花能降低小鼠血糖血脂水平[J]. 广州医药，1998，29(3):59.

[9] 崔婷婷，王超，单长松，等．金银花开发利用的研究进展[J]. 饮料工业，2014，17(6):55-60.

[10] 张卫，黄璐琦，李超霞，等．金银花品种的本草考证[J]. 中国中药杂志，2014，39(12):2239-2245.

[11] 王凤．遂宁产山银花（灰毡毛忍冬）的质量及其与土壤的相关性研究[D]. 雅安：四川农业大学硕士学位论文，2013.

[12] 杨倩茹，赵媛媛，郝江波，等．金银花与山银花化学成分及其差异的研究进展[J]. 中国中药杂志，2016，41(7):1204-1211.

[13] 李锦燊，吴洪文．山银花化学成分与药理活性研究进展[J]. 北方药学，2014，11(2):71-73.

[14] 胡律江，罗江南，郭慧玲，等．金银花和山银花差异性比较[J]. 江西中医药大学学报，2019，31(5):120-124.

[15] 刘华，张丽宏，王红平．川产金银花主流品种细毡毛忍冬解热抗炎作用与急性毒性作用初探[J]. 海峡药学，2008，20(9):28-31.

[16] 李文沛，俸婷婷，周英．金银花、山银花药效与安全性研究[J]. 山地农业生物学报，2018，37(4):89-94.

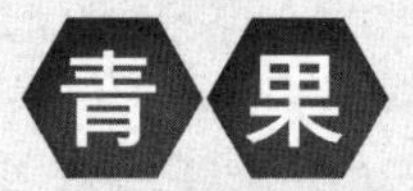

青果

一、概述

青果，又名青橄榄、橄榄、谏果、青子、黄榔果、吉祥果、诃梨子等，为橄榄科植物橄榄 *Canarium album* Raeusch. 的干燥成熟果实。秋季果实成熟时采收，干燥。青果气微，果肉味涩，久嚼微甜，味甘，酸，性平。归肺、胃经，具有清热、利咽、生津、健脾、解毒等功效，常用于咽喉肿痛、咳嗽、烦渴、鱼鳖中毒等；外用湿敷，治疗皮肤病、阴囊溃疡、红斑湿疹皮炎等均有一定疗效。青果是原卫生部公布的第一批药食两用资源植物，在我国南方各省区民间用量很大，它既为可食鲜果，又为药膳、饮品、中药的常用资源。

二、来源考证

（一）品种考证

橄榄在万震《南州异物志》中已有记载，云："橄榄子缘海浦屿间生，实大如轴头，皆反垂向下。实先生者向下，后生者渐高。"沈莹《临海异物志》名余甘子，云："余甘子，如梭形。出晋安侯官界中。余甘、橄榄同一果耳。"入药首见于《食疗本草》，原名橄榄。《本草拾遗》载："树大，圆实长寸许，南方人以为果，生实味酸。"《开宝本草》云："其树似木槵子树而高，端直。其形似生诃子，无棱瓣。生岭南。八月、九月采。"《本草图经》载："橄榄，生岭南，今闽、广诸郡皆有之。木似木槵而高，且端直可爱，秋晚实成，南人尤重之。咀嚼之满口香久不歇。"据以上记载的产地及果实形态、采收时间考证，古代所用橄榄与今市售药材一致，为橄榄科植物橄榄。

（二）药用部位

《本草拾遗》《食疗本草》《图经本草》等历代本草记载，橄榄采收（或食用）"实"，说明古今药用部位都为橄榄科植物橄榄的干燥成熟果实。

三、历代本草记载

1.《本草拾遗》 树大，圆实长寸许，南方人以为果，生实味酸。

2.《食疗本草》 主河豚毒，煮汁服之。中此鱼肝、子毒，人立死，惟此木能解。出岭南山谷。树大阔数围，实长寸许。其子先生者向下，后生者渐高。至八月熟，蜜藏极甜。

3.《日华子本草》 橄榄，开胃，下气，止泻。

4.《本草图经》 橄榄，生岭南，今闽、广诸郡皆有之。木似木槵而高，且端直可爱，秋晚实成，南人尤重之。咀嚼之满口香久不歇。生啖及煮饮并解诸毒，人误食鯸鲐肝至迷闷者，饮其汁立瘥。……邕州又有一种波斯橄榄，与此无异，但其核作三瓣，可蜜渍食之。

5.《本草衍义》 橄榄，味涩，食久则甘。嚼汁咽，治鱼鲠。

6.《饮膳正要》 橄榄，味酸、甘，温，无毒。主消酒，开胃，下气，止渴。

7.《本草纲目》【附方】(新四)。初生胎毒(小儿落地时，用橄榄一个烧研，朱砂末五分和匀，嚼生脂麻一口，吐唾和药，绢包如枣核大，安儿口中，待咂一个时顷，方可与乳。此药取下肠胃秽毒，令儿少疾，及出痘稀少也。孙氏《集效方》)。唇裂生疮(橄榄炒研，猪脂和涂之。《圣惠方》)。牙齿风疳，脓血有虫(用橄榄烧研，入麝香少许，贴之。《圣惠方》)。下部疳疮(橄榄烧存性，研末，油调傅之。或加孩儿茶等分。《乾坤生意》)。

8.《本草备要》 甘涩而温。肺胃之果，清咽生津，除烦醒酒，解河豚毒(投入煮佳)。及鱼骨鲠。

9.《随息居饮食谱》 橄榄，一名青果，酸甘平。开胃生津，化痰涤浊，除烦止渴，凉胆息惊，清利咽喉，解鱼、酒、野蕈毒。盐藏药制，功用良多。点茶亦佳。

四、用法与用量

青果为《中国药典》2020年版品种，用量为5~10g，可煎汤内服，或熬膏，或入丸剂；外用适量，研末撒或油调敷。青果在食品产业中被加工成各种果脯、蜜饯、饮料等，作为食品可适量食用。

五、药膳应用

(一) 汤类

青果炖汤

【来源】经验方。

【材料】青果50g，猪排骨250g。

【做法】先将排骨清洗干净，剁成块，沥水；再将青果洗净，拍裂，一同放进汤锅，放入适量水，浸过材料即可。明火烧开，持续沸腾30min，再改慢火煲30min。

【功效】开胃，消食，利咽。

(二) 茶类

青果茶

【来源】经验方。

【材料】青果3枚，薄荷2g，冰糖10g。

【做法】开水冲泡后饮用。

【功效】生津止渴，利咽消肿。

(三) 酒类

橄榄果酒

【来源】《食品工业》。

【材料】新鲜橄榄，白砂糖。

【做法】取新鲜橄榄，经过脱涩、热烫、去核，破碎榨汁后，再经果胶酶处理得到橄榄汁。

添加白砂糖等后，加入活化的酵母菌发酵制成橄榄酒。

【功效】舒经活络，祛风除湿，开胃消食。

（四）相关食用制品

花果醒酒保健饮料

【来源】《饮料工业》。

【材料】葛花、青果。

【做法】选取无虫、无霉的葛花和青果，青果榨汁、酶解并过滤，葛花浸提过滤后浓缩，二者混合，以蔗糖、柠檬酸调味，灌封灭菌即得。

【功效】醒酒解酒。

六、现代研究

（一）主要成分

1. 营养成分　膳食纤维、胡萝卜素、维生素 A_1、维生素 B_1、维生素 B_2、烟酸、维生素 C、蛋白质、棕榈酸、油酸和亚油酸等，以及钾、镁、磷、铁、锌、铜、锰等人体必需的营养元素。

2. 其他成分　挥发油（石竹烯、1R-α- 蒎烯、22，23- 二氢豆甾醇等）、黄酮类（穗花杉双黄酮、槲皮素、金丝桃苷等）、多酚类（没食子酸、焦性没食子酸、鞣花酸等）、三萜类化合物（α- 香树脂醇、β- 香树脂醇、3- 表 -β- 香树脂醇等）。

（二）主要活性

现代药理研究表明，青果具有解酒保肝、抑菌消炎、抗乙肝病毒、利咽止咳、抗氧化、减弱中枢抑制等作用。青果的含钙量很高且易被人体吸收，尤其适于妇女和儿童食用。

（三）毒理学评价

对小鼠灌胃给药青果总黄酮进行急性毒性试验，未见任何急性毒性反应。

七、安全小贴士

脾胃虚寒者慎用。根据中医九种体质学说，适宜食用青果的人群为湿热体质型，适当摄入可清热生津，利咽解毒。

八、参考文献

[1] 熊南燕，孔增科，张伟．青果与西青果的鉴别与合理应用[J]．河北中医，2007，29（9）：841-842.

[2] 赵翾，李红良，钟协．一种橄榄果酒的发酵工艺研究[J]．食品工业，2011，32（1）：60-62.

[3] 肖贵平．花果醒酒保健饮料加工工艺的研究[J]．饮料工业，2000（5）：19-22.

[4] 廖婉，游宇，张臻，等．中药青果在现代美容领域的研究进展[J]．中药与临床，2012，3（2）：60-62.

[5] 杜宜涵，李孟雅，李生茂，等．青果化学成分和药理作用研究概述[J]．实用中医药杂志，2016，32（2）：190-191.

[6] 彭勃，苗明三，王颖芳．橄榄解酒饮对大小鼠急性酒精性肝损伤的影响[J]．上海中医药杂志，2003，37（10）：48-51.

 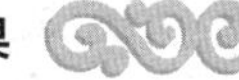

[7] 袁剑刚,刘昕,汤展球.橄榄的抑菌效应及其药效成分的初步研究[J].食品科学,2001,22(3):82-84.
[8] 郑民实,阎燕,李文,等.ELISA技术检测中草药抗HBeAg的实验研究[J].中国医院药学杂志,1991,11(2):53-55.
[9] 逸非.药食兼用之青果[J].食品与生活,2008(5):36.
[10] 范敏,宋良科,汤昊.青果的研究进展[J].安徽农业科学,2010,38(34):19358-19360.
[11] 杨桂林,何颖,董小娟,等.青果总黄酮的急性毒性及镇痛作用研究[J].安徽农业科学,2012(5):2674-2675,2678.

鱼腥草

一、概述

鱼腥草，又名侧耳根、猪鼻孔、臭草、鱼鳞草，因它的新鲜茎叶有一股浓烈的鱼腥气，不耐久闻，故以气味而得名。本品为三白草科植物蕺菜 *Houttuynia cordata* Thunb. 的新鲜全草或干燥地上部分。鲜品全年均可采割；干品夏季茎叶茂盛花穗多时采割，除去杂质，晒干。鱼腥草性微寒，味辛，归肺经，具有清热解毒、清痈排脓、利尿通淋的功效，用于肺痈吐脓，痰热喘咳，热痢，热淋，痈肿疮毒。鱼腥草中含有挥发油、黄酮类、有机酸等活性物质，对肺痈（肺脓疡）有很好的治疗效果。近年来临床应用本品在前人的基础上有所发展，用于大叶性肺炎、急性支气管炎及肠炎、腹泻等疾病，颇有疗效；本品又有利尿作用，故又可用于尿路感染、尿频涩痛。鱼腥草也是可食用的野菜，入食多鲜用，可凉拌、炖肉、煮粥等。鱼腥草除了直接食用外，目前市场上已经开发出了多种鱼腥草产品，如鱼腥草饮料、鱼腥草茶、保健酒等。鱼腥草饮料是利用栽培的鱼腥草淀粉及可溶性纤维增多，制成可溶性纤维饮料，具有清热、健脾、解暑等多种功能，是减肥的保健佳品。将鱼腥草深加工制成的鱼腥草茶，不仅没有鱼腥味，而且经开水冲泡，色似红茶，散发出类似肉桂的香味。此外，还有酿造的鱼腥草保健酒。

二、来源考证

（一）品种考证

鱼腥草原名“蕺”，始载于《名医别录》，列为下品。《名医别录》云：“蕺，味辛，微温。主蠼螋溺疮，多食令人气喘。”《本草经集注》称：“俗传言食蕺不利人脚，恐由闭气故也。今小儿食之，便觉脚痛。”《新修本草》云：“叶似荞麦，肥地亦能蔓生，茎紫赤色，多生湿地、山谷阴处。山南、江左人好生食之。”《本草纲目》亦云：“叶似荇，其状三角，一边红，一边青。可以养猪。”由此可知，此植物可作药物、野菜和饲料用；从气、色和用途考证，并参考《本草图经》附图，可定为三白草科植物蕺菜。诸家本草多载其能作食用，但不可多食。

（二）药用部位

鱼腥草以“蕺菜”之名在本草中多记载了其药用和食用方法，均为其地上部位，主要为叶，古今一致。

三、历代本草记载

1.《备急千金要方》 蕺，味辛微温，有小毒。主蠼螋尿疮。多食令人气喘，不利人脚，多食脚痛。

2.《食疗本草》 温。小儿食之，便觉脚痛，三岁不行。久食之，发虚弱，损阳气，消精髓，不可食。

3.《本草图经》 蕺菜，味辛，微温。主蠷螋溺疮。山谷阴处湿地有之。作蔓生，茎紫赤色。叶如荞麦而肥。山南、江左人好生食之。然不宜多食，令人气喘，发虚弱，损阳气，消精髓，素有脚弱病尤忌之。一啖令人终身不愈。关中谓之菹菜者是也。古今方家亦鲜用之。

4.《饮食须知》 蕺菜，味辛，性微温，有小毒。一名鱼腥草。多食令人气喘。小儿食之，三岁不行，便觉脚痛。素有脚气人食之，一世不愈。久食发虚弱，损阳气，消精髓。

5.《滇南本草》 鱼腥草，味辛苦，性寒。治肺痈咳嗽，吐脓血痰腥臭；解大肠热毒，疗痔疮。单方：消痔疮，不拘内外，单剂水煎，微点水酒服三次；熏洗，有脓者溃，无脓者散。

6.《本草纲目》【附方】(旧一，新六)。背疮热肿(蕺菜捣汁涂之，留孔以泄热毒，冷即易之。《经验方》)。痔疮肿痛(鱼腥草一握，煎汤熏洗，仍以草挹痔即愈。一方：洗后以枯矾入片脑少许，傅之。《救急方》)。疔疮作痛(鱼腥草捣烂傅之。痛一二时，不可去草，痛后一二日即愈。徽人所传方也。陆氏《积德堂方》)。小儿脱肛(鱼腥草擂如泥，先以朴硝水洗过，用芭蕉叶托住药坐之，自入也。《永类方》)。虫牙作痛(鱼腥草、花椒、菜子油等分，捣匀，入泥少许，和作小丸如豆大。随牙左右塞耳内，两边轮换，不可一齐用，恐闭耳气。塞一日夜，取看有细虫为效。《简便方》)。断截疟疾(紫蕺一握，捣烂绢包，周身摩擦，得睡有汗即愈。临发前一时作之。《救急易方》)。恶蛇虫伤(鱼腥草、皱面草、槐树叶、草决明，一处杵烂，傅之甚效。同上)。

7.《植物名实图考》 蕺菜，《别录》下品。即鱼腥草。开花如海棠，色白，中有长绿心突出，以其叶覆鱼，可不速馁。湖南夏时，煎水为饮以解暑。

四、用法与用量

鱼腥草为《中国药典》2020年版品种，用量为15~25g，不宜久煎；鲜品用量加倍，水煎或捣汁服。外用适量，捣敷或煎汤熏洗患处。鱼腥草作食品时可适量食用，凉拌生食、炖鸡等。

五、药膳应用

(一) 汤类

鱼腥草根猪肚汤

【来源】经验方。

【材料】猪肚1个，鱼腥草根100g。

【做法】将鱼腥草根置于猪肚内，炖服即可。

【功效】清热解毒。

(二) 茶类

鱼腥草茶

【来源】经验方。

【材料】鱼腥草5g、淡竹叶3g、甘草2g、绿茶3g。

【做法】用200ml开水冲泡5~10min后饮用，冲饮至味淡。

【功效】清热解毒，利尿消肿。

（三）酒类

鱼腥草酒

【来源】《广州食品工业科技》。

【材料】鲜鱼腥草 10kg，当归 10g，食用乙醇（95%）20kg，蔗糖 5kg，柠檬酸 0.1kg。

【做法】将鲜鱼腥草去杂、洗净、轧碎捣成浆状，加 95% 食用乙醇，充分搅匀，萃取 24h 后，进行压滤。滤汁静置 48h 以上，抽滤出上清液，即得茶黄色、透明的净化鱼腥草汁。另将当归切碎，用一定量的食用乙醇提取；将蔗糖、柠檬酸加热水熬化，过滤。再将净化的鱼腥草汁、当归提取物、糖浆和净化的自来水按比例混合均匀，装坛贮存 1 个月后，再经过滤即得 22%（V/V）的鱼腥草酒。

【功效】消食养血。

（四）相关食用制品

鱼腥草金银花凉茶

【来源】《中国酿造》。

【材料】鱼腥草、金银花、白砂糖、柠檬酸、β- 环糊精。

【做法】首先将鱼腥草粉碎后过 40 目筛，金银花粉碎后过 100 目筛。金银花的浸提条件选择为 90℃、30min、40 倍水；鱼腥草的浸提条件为 90℃、45min、20 倍水，加入 β- 环糊精与鱼腥草一起浸提，以掩盖鱼腥草的腥味。后用纱布分别过滤鱼腥草浸液和金银花浸液，滤液静置 5min，再过滤一次，使滤液更澄清、均匀一致。最后将鱼腥草汁、金银花汁、白砂糖、柠檬酸按一定比例混合，并充分搅拌均匀。灭菌即得。

【功效】清热消暑。

六、现代研究

（一）主要成分

1. 营养成分　蛋白质、粗脂肪、可溶性糖、维生素 C、胡萝卜素等，以及钙、磷、镁、铁、铜、锌、钼等人体必需的营养元素。

2. 其他成分　挥发油（癸酰乙醛、月桂醛、芳樟醇等）、黄酮类（槲皮素 -3-*O*-β-D- 半乳糖 -7-*O*-β-D- 葡萄糖苷、槲皮苷、金丝桃苷等）、有机酸（绿原酸、棕榈酸、亚油酸等）、生物碱［蕺菜碱、阿朴啡类生物碱、顺式 *N*-（4- 羟基苯乙烯基）- 苯甲酰胺等］。

（二）主要活性

现代药理研究表明鱼腥草有抗菌、抗病毒、增强机体免疫功能、抗炎、利尿、抗过敏、平喘等作用，临床多用于呼吸系统、消化系统疾病。

（三）毒理学评价

现代研究未见相关毒理学试验报道。

七、安全小贴士

婴幼儿、孕妇及老年人慎用。虚寒证及阴性外疡患者忌服。根据中医九种体质学说，适宜食用鱼腥草的人群为湿热体质型，气虚、阳虚、阴虚体质人群应忌食或少食。

八、参考文献

[1] 魏秀俭，郭彦，时明芝．绿色食药明珠——鱼腥草[J]. 中国食物与营养，2006(1):56-57.
[2] 邹光友．鱼腥草酒[J]. 广州食品工业科技，1990(z1):26.
[3] 李宗磊，赵琪，王明力．鱼腥草金银花凉茶饮料的研制[J]. 中国酿造，2014，33(7):148-152.
[4] 孙谦，胡中海，孙志高，等．鱼腥草的生物活性及其机理研究进展[J]. 食品科学，2014，35(23):354-358.
[5] 杜向群，陈敏燕，许颖．鱼腥草成分、药理的研究进展[J]. 江西中医药，2012，43(2):66-68.
[6] 李爽，于庆海，金佩珂．鱼腥草的有效成分、药理作用及临床应用的研究进展[J]. 沈阳药科大学学报，1997，14(2):144-147.

姜

（生姜、干姜）

一、概述

生姜，别名姜根、百辣云，为姜科植物姜 *Zingiber officinale* Rosc. 的新鲜根茎。秋、冬二季采挖，除去须根和泥沙。晒干或低温干燥，为干姜。趁鲜切片晒干或低温干燥者称为“干姜片”。生姜辛而微温，归肺、脾、胃经，有解表散寒、温中止呕、化痰止呕之功效，可治疗风寒感冒，胃寒呕吐，寒痰咳嗽；干姜辛而热，归脾、胃、肾、心、肺经，有温中散寒、回阳通脉、燥湿消痰之功效，可治疗脘腹冷痛，呕吐泄泻，脉微肢冷，痰饮咳喘。姜含有姜辣素、姜精油、二苯基庚烷等成分，有止呕、强心、抗炎等作用，对感冒、呕吐等疾病有良好的治疗效果，对心、脑血管疾病及肿瘤的发生有一定的防治作用。此外，生姜还是常用的食品调料。

二、来源考证

（一）品种考证

姜始载于《神农本草经》，“干姜，味辛，温。主胸满咳逆上气，温中，止血，出汗，逐风湿痹，肠澼下痢。生者尤良。”《本草图经》云：“生姜，生犍为（今四川犍为）山谷及荆州、扬州（今江苏扬州）。今处处有之，以汉、温、池州（今四川、浙江、安徽境内）者为良。苗高二三尺，叶似箭竹叶而长，两两相对，苗青，根黄，无花实。”据以上记载，可见古今姜之原植物品种一致，为姜科植物姜 *Zingiber officinale* Rosc.。但是姜在本草中的描述主要有干姜和生姜两类，实为不同的加工品。

（二）药用部位

关于姜的药用部位，古代记载也与现代记载基本符合，如《图经本草》载：“秋采根，于长流水洗过，日晒为干姜。”《本草纲目》载：“秋社前后新芽顿长，如列指状，采食无筋，谓之子姜。秋分后者次之，霜后则老矣。”古代人所谓采根，并未认识其为根茎，但其描述与现代的药用部位相符。生姜、干姜均来源于姜科植物姜的根茎，由于炮制加工的不同而有生姜与干姜之别。

三、历代本草记载

1.《神农本草经》 干姜，味辛，温。主胸满咳逆上气，温中，止血，出汗，逐风湿痹，肠澼下痢。生者尤良。久服去臭气，通神明。

2.《名医别录》 生犍为川谷及荆州、扬州，九月采。

3.《本草经集注》 干姜今惟出临海、章安，两三村解作之。蜀汉姜旧美，荆州有好姜，而并不能作干者。凡作干姜法，水淹三日毕，去皮置流水中六日，更去皮，然后晒干，置瓮缸中，谓之酿也。

4.《备急千金要方》 干姜，味辛，热，无毒。主胸中满，咳逆上气，温中，止漏血出汗，逐风湿痹，肠澼下利，寒冷腹痛，中恶，霍乱，胀满，风邪诸毒，皮肤间结气，止唾血，生者尤良。生姜，味辛微温，无毒，辛归五脏。主伤寒头痛，去痰，下气，通汗，除鼻中塞，咳逆上气，止呕吐，去胸膈上臭气，通神明。

5.《食疗本草》 生姜，温。去痰下气。多食少心智。八九月食，伤神。……又，胃气虚，风热，不能食：姜汁半鸡子壳，生地黄汁少许，蜜一匙头，和水三合，顿服立瘥。

6.《本草图经》 生姜，生犍为山谷及荆州、扬州，今处处有之，以汉、温、池州者为良。苗高二三尺；叶似箭竹叶而长，两两相对；苗青，根黄，无花实。秋采根，于长流水洗过，日晒为干姜。汉州干姜法：以水淹姜三日，去皮，又置流水中六日，更刮去皮，然后暴之，令干，酿于瓮中，三日乃成也。

7.《饮膳正要》 枣姜汤，和脾胃，进饮食。生姜（一斤，切作片）、枣（三升，去核，炒）、甘草（二两，炒）、盐（二两，炒），上件为末，一处拌匀。每日空心白汤点服。

8.《饮食须知》 生姜，味辛甘，肉性温、皮性寒。生发散，熟温中，多食损心气，发目疾、五痔、失血。凡患疮疖人食之，长恶肉。妊妇多食生姜，助胎热，令子生疮疥，或生多指。多食辛辣，皆能损胎。夜不食姜，免耗真气。忌同猪肉、牛肉、马肉、兔肉食。秋姜宜少食，能泻气夭年。干姜久食，令人目暗。妊妇食之，令胎内消，盖其性大热而辛散也。糟老姜入蝉蜕，则无筋。

9.《本草纲目》 生姜【附方】（旧二十，新三十）。痰澼卒风[生姜二两，附子（生用）一两，水五升，煮取二升，分再服。忌猪肉、冷水。《千金》]。胃虚风热（不能食。用姜汁半杯，生地黄汁少许，蜜一匙，水二合，和服之。《食疗本草》）。疟疾寒热（脾胃聚痰，发为寒热。生姜四两，捣自然汁一酒杯，露一夜。于发日五更面北立，饮即止。未止再服。《易简》）。寒热痰嗽（初起者。烧姜一块，含咽之。《本草衍义》）。咳嗽不止（生姜五两，饧半升，微火煎熟，食尽愈。段侍御用之有效。孟诜《必效方》）。久患咳噫（生姜汁半合，蜜一匙，煎熟，温呷三服愈。《外台秘要》方）。小儿咳嗽（生姜四两，煎汤浴之。《千金方》）。暴逆气上（嚼姜两三片，屡效。《寇氏衍义》）。干呕厥逆（频嚼生姜，呕家圣药也。《千金》）。呕吐不止（生姜一两，醋浆七合，银器中煎取四合，连滓呷之。又杀腹内长虫。《食医心镜》）。心痞呕哕（心下痞坚。生姜八两，水三升，煮一升。半夏五合洗，水五升，煮一升。二味同煮一升半，分再服。《千金》）。反胃羸弱（《兵部手集》：用母姜二斤，捣汁作粥食。《传信适用方》：用生姜切片，麻油煎过为末，软柿蘸末嚼咽）。霍乱欲死（生姜五两，牛儿屎一升，水四升，煎二升，分再服，即止。《梅师方》）。霍乱转筋（入腹欲死。生姜三两捣，酒一升，煮三两沸服。仍以姜捣贴痛处。《外台秘要》）。霍乱腹胀（不得吐下。用生姜一斤，水七升，煮二升，分三服。《肘后方》）。腹中胀满（不能服药。绵裹煨姜，内下部。冷即易之。《梅师》）。胸胁满痛（凡心胸胁下有邪气结实，硬痛胀满者。生姜一斤，捣渣留汁，慢炒待润，以绢包于患处，款款熨之。冷再以汁炒再熨，良久豁然宽快也。陶华《伤寒槌法》）。大便不通（生姜削如小脂，长二寸，涂盐内下部，立通。《外台》）。冷痢不止（生姜煨研为末，共干姜末等分，以醋和面作馄饨，先以水煮，又以清饮煮过，停冷，吞二七枚，以粥送下，日一度。《食疗》）。消渴饮水（干生姜末一两，以鲫鱼胆汁和，丸梧子大。每服七丸，米饮下。《圣惠》）。湿热发黄（生姜时时周身擦之，其黄自退也。一方：加茵陈蒿，尤妙。《伤寒槌法》）。暴赤眼肿（宗奭曰：用古铜钱刮姜取汁，于钱唇点之，泪出。今日点，明日愈，勿疑。一治暴风客热，目赤睛痛肿者。腊月取生姜捣绞汁，阴干取粉，入铜青末等分。每以少许沸汤泡，澄清温洗，泪出妙)。舌上生胎(诸病舌胎，以布染井水抹，后用姜片时时擦之，自去。《陶华方》)。满口烂疮(生姜自然汁，频频漱吐。亦可为末擦之，甚效)。牙齿疼痛(老生姜瓦焙，入枯矾末同擦之。有人日夜呻吟，用之即愈。《普济方》)。喉痹毒气(生姜二斤捣汁，蜜五合，煎匀。每服一合，日五服。《千金》)。食鸠中毒、食竹鸡毒、食鹧鸪毒(方并见禽部本条)。中莴苣毒、中诸药毒、猘犬伤人(并饮生姜汁即解。《小品》)。虎伤人疮(内服生姜汁。外以汁洗之，用白矾末傅上。《秘览》)。蝮蛇螫人(姜末傅之，干即易。《千金》)。蜘蛛咬人(炮姜切片贴之，良。《千金》)。刀斧金疮(生姜嚼傅，勿动。次日即生肉，甚妙。《扶寿方》)。闪拗手足(生姜、葱白捣烂，和面炒热，盦之)。跌扑伤损(姜汁和酒调生面贴之)。百虫入耳(姜汁少许滴之。腋下狐臭：姜汁频涂，绝根。《经验方》)。赤白癜风(生姜频擦之良。并《易简》)。两耳冻疮(生姜自然汁熬膏涂。《暇日记》)。发背初起(生姜一块，炭火炙一层，刮一层，为末，以猪胆汁调涂。《海上方》)。疔疮肿毒(方见白芷下)。诸疮痔漏(久不结痂。用生姜连皮切大片，涂白矾末，炙焦研细，贴之勿动，良。《普济》)。产后血滞(冲心不下。生姜五两，水八升，煮三升，分三服。杨氏《产乳》)。产后肉线(一妇产后用力，垂出肉线长三四尺，触之痛引心腹欲绝。一道人令买老姜连皮三斤捣烂，入麻油二斤拌匀炒干。先以熟绢五尺，折作方结。令人轻轻盛起肉线，使之屈曲作三团，纳入产户。乃以绢袋盛姜，就近熏之，冷则更换。熏一日夜缩入大半，二日尽入也。云此乃魏夫人秘传怪病方也。但不可使线断，断则不可治之矣)。脉溢怪症(有人毛窍节次血出不止，皮胀如鼓，须臾目、鼻、口被气胀合，此名脉溢。生姜自然汁和水各半盏服，即安。《夏子益奇疾方》)。

干姜 【附方】(旧十六，新十二)。脾胃虚冷(不下食，积久羸弱成瘵者。用温州白干姜，浆水煮透，取出焙干捣末，陈廪米煮粥饮丸梧子大。每服三五十丸，白汤下。其效如神。苏颂《图经》)。脾胃虚弱(饮食减少，易伤难化，无力肌瘦。用干姜频研四两，以白饧切块，水浴过，入铁铫溶化，和丸梧子大。每空心米饮下三十丸。《十便方》)。头运吐逆(胃冷生痰也。用川干姜炮二钱半，甘草炒一钱二分，水一钟半，煎减半服。累用有效。《传信适用方》)。心脾冷痛(暖胃消痰。二姜丸：用干姜、高良姜等分，炮研末，糊丸梧子大。每食后，猪皮汤下三十丸。《和剂局方》)。心气卒痛(干姜末，米饮服一钱。《外台秘要》)。阴阳易病(伤寒后，妇人得病虽瘥，未满百日，不可与男合。为病拘急，手足拳，腹痛欲死，丈夫名阴易，妇人名阳易，速宜汗之即愈。满四日，不可治也。用干姜四两，为末。每用半两，白汤调服。覆衣被出汗后，手足伸即愈。《伤寒类要》方)。中寒水泻(干姜炮研末，粥饮服二钱，即效。《千金方》)。寒痢青色(干姜切大豆大。每米饮服六七枚，日三夜一。累用得效。《肘后方》)。血痢不止(干姜烧黑存性，放冷为末。每服一钱，米饮下，神妙。姚氏《集验》)。脾寒疟疾(《外台》：用干姜、高良姜等分，为末。每服一钱，水一盏，煎至七分服。又：干姜炒黑为末，临发时以温酒服三钱匕。王氏《博济方》)。冷气咳嗽(结胀者。干姜末，热酒调服半钱。或饧糖丸噙。姚僧垣方)。咳嗽上气[用合州干姜(炮)、皂荚(炮，去皮子及蛀者)，桂心(紫色者去皮)，并捣筛等分，炼白蜜和捣一二千杵，丸梧子大。每饮服三丸，嗽发即服，日三五服。禁食葱、面、油腻。其效如神。禹锡在淮南与李亚同幕府，李每治人而不出方，或诮其吝。李曰：凡人患嗽，多进冷药。若见此方用药热燥，必不肯服，故但出药即多效也。试之信然。刘禹锡《传信方》]。虚劳不眠(干姜为末，汤服三钱，取微汗出。《千金方》)。吐血不止(干姜为末，童子小便调服一钱良。鼻衄不止：干姜削尖煨，塞鼻中即止。《广利方》。齆鼻不通(干姜末，蜜调塞鼻中。《千金方》)。

冷泪目昏(干姜粉一字炮,汤点洗之。《圣济录》)。赤眼涩痛(白姜末,水调贴足心,甚妙。《普济方》)。目忽不见(令人嚼母姜,以舌日舐六七次,以明为度。《圣济方》)。目中卒痛(干姜削圆滑,内眦中,有汁出拭之。味尽更易。《千金》)。牙痛不止[川姜(炮)、川椒等分为末,掺之。《御药院方》]。斑豆厥逆(斑豆服凉药多,手足厥冷,脉微。用干姜炮二钱半,粉甘草炙一钱半,水二钟,煎一钟服。庞安常《伤寒论》)。痈疽初起(干姜一两,炒紫研末,醋调傅四围,留头,自愈。此乃东昌申一斋奇方也。《诸症辨疑》)。瘰疬不敛(干姜为末,姜汁打糊和作剂,以黄丹为衣。每日随疮大小,入药在内,追脓尽,生肉口合为度。如不合,以葱白汁调大黄末擦之,即愈。《救急方》)。虎狼伤人(干姜末傅之。《肘后》)。猘犬伤人[干姜末,水服二匕(生姜汁服亦良),并以姜炙热熨之]。蛇蝎螫人(干姜、雄黄等分为末,袋盛佩之,蛇闻药气逆避人。遇螫即以傅之,便定。《广利方》)。

10.《本草求真》 母姜晒干为干姜。炒炮为炮姜,炒黑为黑姜。

11.《本草撮要》 生姜,味辛,温,入手太阴足阳明经,功专散邪和中。得大枣和营卫,得附子温经散寒,得杏仁下胸膈冷气,得露水治暑疟。杀半夏、南星、菌蕈、野禽毒,辟露雾、山岚瘴气。叶捣汁饮,消食鲙成癥。

四、用法与用量

姜(生姜、干姜)为《中国药典》2020年版品种,用量为3~10g。姜作为食品可以适量食用,可作为饮食调味剂。此外,生姜常见于各种汤剂、药茶、姜糖;干姜可做粥、茶、饮料等。

五、药膳应用

(一) 粥类

生姜粥

【来源】经验方。

【材料】粳米100g,生姜5片,白萝卜30g,连须葱数根,米醋适量。

【做法】用砂锅煮米做粥,生姜、白萝卜(也可切丝或切小块)捣烂与米同煮,粥将熟时放入葱、醋。

【功效】解表散热,温胃止呕。

(二) 汤类

姜肚汤

【来源】经验方。

【材料】生姜50g,高良姜10g,猪肚1具。

【做法】生姜、高良姜洗净切碎,放入洗净的猪肚中,文火煲熟,喝汤吃肚。

【功效】温中补虚,健脾和胃。

(三) 茶类

姜茶饮

【来源】经验方。

【材料】鲜姜30g,山楂10g,红茶20g。

【做法】红茶加水200ml,小火煎煮30min滤过茶汁,再用200ml水煎煮一次,合并两次茶汁。鲜姜、山楂捣碎,用纱布绞汁,并加到茶汁中,亦可加白糖适量,搅匀温服。

【功效】消食开胃。

(四)酒类

姜酒

【来源】经验方。

【材料】生姜、干姜、高良姜各15g。

【做法】上为末,与清酒200ml,共煮5min。

【功效】散寒解表,温胃止呕。

(五)相关食用制品

姜汁茶

【来源】《食品研究与开发》。

【材料】绿茶、生姜。

【做法】①茶汁提取:选择品质较好的绿茶,研磨后,加30倍绿茶体积的纯净水,在萃取罐中浸提3h,温度控制在60℃左右。滤渣再用10倍纯净水浸提1h,用400目滤布过滤。②姜汁制备:选品质较好生姜,洗净切粒,加入1∶1的纯净水,用组织捣碎机捣碎,所得姜汁加入0.02%的α-淀粉酶,在40℃水浴中保温3h后,用滤布过滤,得姜汁待用。③调糖度、护色、精滤、灌装、杀菌,混合液糖度控制在9°Bx,用10%柠檬酸调pH值,为保持姜茶原有色泽,加入维生素C护色,灌装后以121℃、15min对产品进行杀菌。

【功效】养胃。

六、现代研究

(一)主要成分

1. 营养成分　蛋白质、多种维生素、胡萝卜素,以及锌、铁、磷、铜、锰等微量元素。

2. 其他成分　姜辣素(姜醇类、姜烯酚类、姜二酮类等)、姜精油(姜醇、姜烯、水芹烯等)、二苯基庚烷等。

(二)主要活性

现代药理研究证明,生姜具有止吐、强心、杀菌、抗炎、抗运动病等作用,对消化系统疾病、心血管系统疾病、肿瘤等都有一定的防治作用。在食用方面,生姜以肥大的肉质根茎供食用,具有刺激味蕾、增强食欲、兴奋胃肠平滑肌和呼吸中枢、促进消化液分泌、兴奋大脑皮质和神经中枢、增进血液循环、促进新陈代谢等功能,是人们日常生活中不可缺少的重要调味品之一,广泛应用于烹调和食品香料。

(三)毒理学评价

现代研究未见相关毒理学试验报道。

七、安全小贴士

凡属阴虚火旺、血热妄行、目赤内热者，或患有痈肿疮疖、肺炎、肺脓肿、肺结核、胃溃疡、胆囊炎、肾盂肾炎、糖尿病、痔疮者，都不宜长期食用生姜。孕妇慎服。根据中医九种体质学说，适宜食用姜的人群为阳虚体质型，适当摄入可温中健脾，散寒止呕，阴虚、湿热体质人群应忌食或少食。

八、参考文献

[1] 李雨露．姜的功能特性及在食品中的开发应用[J]. 食品研究与开发，2002(4):49-50.

[2] 叶刚飒，余书洪，杨卫芳，等．生姜的有效成分与药理作用研究进展[J]. 浙江树人大学学报(自然科学版)，2011，11(3):24-27.

[3] 包磊，邓安珺，李志宏，等．姜的化学成分研究[J]. 中国中药杂志，2010，35(5):598-601.

[4] 陈传红，金卫根，杨柏云等．蔗糖和多效唑对试管生姜形成的影响[J]. 热带亚热带植物学报，2006(2):146-150.

[5] 郭英华，张振贤，关秋竹．姜的研究进展[J]. 长江蔬菜，2005(9):38-42.

枳椇子

一、概述

枳椇子，别名拐枣、木蜜、树蜜、鸡距子、鸡爪梨等，历版《中国药典》均未收载。《中华人民共和国卫生部药品标准：中药材》（第一册）（1992年版）记载枳椇子为鼠李科植物枳椇 *Hovenia dulcis* Thunb. 的干燥成熟种子。10—11月果实成熟时采收，晒干，除去果壳、果柄等杂质，收集种子。枳椇子味甘性平，归心、脾经，有止渴除烦、清湿热、解酒毒之功，临床用于酒精中毒、烦渴呕逆、二便不利等症。民间素有"千杯不醉枳椇子"的说法，故主治醉酒、烦热、口渴、呕吐、二便不利等症；其果序轴可治疗风湿；果梗可健胃、补血，用于滋养补血；叶用于死胎不出；叶液用于除狐臭。现代医学研究也证明，枳椇子可加快乙醇代谢，降低酒后血醇浓度，增强肝脏乙醇脱氢酶活性，降低肝脏脂质过氧化风险，减少乙醇所致肝损伤，并研究出了一些解酒产品。

二、来源考证

（一）品种考证

本品在陆玑《诗疏》中已有记载，称为木蜜。最早以枳椇之名载入《新修本草》，称："枳椇，陆机云：一名木蜜……其树径尺，木名白石，叶如桑柘。其子作房似珊瑚，核在其端，人皆食之"，可见其为一可食品种。《本草图经》描述曰："所在皆有，枝柯不直。子着枝端，啖之甘美如饴，八、九月熟，江南特美之，谓之木蜜。"而明代李时珍的描述则更加形象："枳椇，木高三、四丈，叶圆大如桑柘，夏月开花。枝头结实，如鸡爪形，长寸许，纽曲，开作二、三歧，俨若鸡之足距。嫩时青色，经霜乃黄，嚼之味甘如蜜。每开歧尽处，结一、二小子，状如蔓荆子，内有扁核赤色，如酸枣仁。"这种高大木本，夏天开花。枝头结实形如鸡爪，甘甜如蜜可食用，基本上与鼠李科枳椇属（*Hovenia*）植物相符合。其果序柄膨大，弯曲，形如鸡爪，又如珊瑚状，故《本草纲目》释名其又名"鸡爪子"或"木珊瑚"。其种子形如酸枣仁，故常与酸枣仁相混淆。《救荒本草》有"拐枣"一物，即枳椇之异名，其附图非常逼真，基本上可以确立为该属植物。

《中国植物志》描述枳椇属中国有3种，2变种。主要有枳椇 *Hovenia acerba* Lindl.、北枳椇 *H. dulcis* Thunb. 和毛果枳椇 *H. trichocarpa* Chun et Tsiang 三种。三种植物形态非常相似，果柄均呈膨大状，香甜如蜜可食。从分布来看，北枳椇主要分布于长江以北地区，枳椇主要广泛分布在长江以南地区。而毛果枳椇主要产于江西、湖北、湖南、广东北部和贵州。结合本草来看，《本草拾遗》云："木蜜树生南方"；《本草图经》："江南特美之，谓之木蜜"；《蜀本草》称其"出蜀"；《救荒本草》则称其"生密县梁家冲山谷中"，密县属今河南省。结合以上产地来看，长江南北均有枳椇，但应以南方应用居多。因而结合当前民间应用来看，枳椇属三种植物均曾在历史中作为枳椇应用。

（二）药用部位

《新修本草》称："其子作房似珊瑚，核在其端，人皆食之。"食之者显然为肉质果柄。《食疗本草》云："昔有南人修舍用此木，误落一片入酒瓮中，酒化为水也"，《本草拾遗》曰："老枝细破，煎汁成蜜，倍甜，止渴解烦也"，可见其木质茎可用于止咳解烦、解酒。而《本草纲目》在"枳椇"条下，则分别详细列述"实""木汁""木皮"三种药用部位。以上来看，明代及以前枳椇的药用主要以肉质果柄为主，其茎和枝亦可应用，并常煎汁服用。清初《本草备要》首次以"枳椇子"之名代替枳椇。其后的《本草从新》《得配本草》《本草便读》等均沿用"枳椇子"之名，但均未明确指其部位为种子。而种子明确作为主要药用部位来源出现在近代。其中1992年版《中华人民共和国卫生部药品标准：中药材》和2002年版《新编中药志》均规定药用部位为种子。而《中华本草》和《中药大辞典》等则规定药用部位为带肉质膨大花序轴的果实或种子。可见明代以后，枳椇的果实或种子成为一重要药用部位。当代枳椇子的药用部位主要包括肉质膨大的果柄、茎枝及果实或种子。

三、历代本草记载

1.《新修本草》 枳椇，味甘，平，无毒。主头风，少腹拘急。陆机云：一名木蜜。其木皮，温，无毒。主五痔，和五脏。以木为屋，屋中酒则味薄，此亦奇物。

其子作房，似珊瑚，核在其端，人皆食之。

2.《千金翼方》 枳椇，味甘，平，无毒。主头风，小腹拘急。一名木蜜。其木皮：温，无毒。主五痔，和五脏，以木为屋，屋中酒则味薄，此亦奇物。

3.《本草拾遗》 树生南方，枝叶俱可啖，亦煎食如饴，今人呼白石木蜜；子名枳椇，味甜。《本经》云木蜜，非此中汁如蜜也。崔豹《古今注》云：木蜜生南方，合体甜软，可啖，味如蜜，老枝煎取，倍甜，止渴也。

4.《图经本草》 木似白杨，所在山中皆有。枝枸不直，啖之甘美如饴，八、九月熟，谓之木蜜。本从南方来。能败酒，若以为屋柱，则一屋之酒皆薄。

5.《证类本草》 枳（音止）椇（音矩），味甘，平，无毒。主头风，小腹拘急。一名木蜜。其木皮，温，无毒。主五痔，和五脏。以木为屋，屋中酒则味薄，此亦奇物。

6.《本草纲目》（时珍曰）枳椇，本草止言木能败酒，而丹溪朱氏治酒病往往用其实，其功当亦同也。

7.《本草备要》 枳椇子，甘平。止渴除烦，润五脏，解酒毒。葛根解酒毒而发散不如枳椇。

8.《本草从新》 枳椇子，润，解酒。甘，平。止渴除烦，润五脏，解酒毒。

9.《老老恒言》 枳椇粥，……除烦清热，尤解酒毒。醉后次早，空腹食此粥颇宜。

四、用法与用量

枳椇子为《中华本草》品种，可煎汤内服，6~15g；或泡酒服。枳椇子作为食品可适量食用，可制成速溶颗粒、发酵型饮料、口服液，还可用于泡茶、炖汤、熬粥、酿酒等。

五、药膳应用

(一) 汤类

枳椇子汤

【来源】经验方。

【材料】枳椇子 50g,生姜 15g,葛根 10g。

【做法】煎成浓汤,灌服。

【功效】解酒。

(二) 茶类

枳椇茶

【来源】经验方。

【材料】枳椇子 5g,枸杞子 5g,茶叶适量。

【做法】将三者同置杯中,冲入沸水适量,浸泡片刻饮服,每日 1 剂。

【功效】生津止渴,补益肝肾。

(三) 相关食用制品

葛根枳椇子饮料

【来源】《中国林副特产》。

【材料】葛根、枳椇子。

【做法】①使用粉碎机将葛根和枳椇子适当粉碎过 40 目筛。②将粉碎后的葛根和枳椇子分别在 80℃下水浴提取,浸提 2.5h,过滤,得提取液备用。③将葛根、枳椇子提取液按 1∶2 比例进行混合,形成葛根枳椇子复合液后,依次加入薄荷、姜粉和白砂糖,匀速搅拌至溶解,进行饮料口感的调配。④离心过滤,取上清液。杀菌、冷却。

【功效】解酒醒酒。

六、现代研究

(一) 主要成分

1. 营养成分　糖、蛋白质、维生素 B_1、维生素 C、胡萝卜素等,以及钾、钠、钙、镁、铁等人体必需的营养元素。

2. 其他成分　黄酮(槲皮素、双氢山柰酚、山柰酚等)、皂苷(北拐枣苷、枳椇苷 D、北枳椇苷 A_1 等)、有机酸、黑麦草碱、白桦脂醇等。

(二) 主要活性

现代药理研究证明,枳椇子有显著的解酒、保肝、抗肝纤维化及抗衰老、抗疲劳等作用。

(三) 毒理学评价

对枳椇子进行的动物安全性试验表明其无急性毒性。长期食用对实验动物的造血系统

 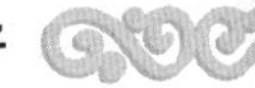

功能、肝肾功能、血脂代谢、血糖浓度、脏器重量及组织细胞的形态结构均无明显影响。

七、安全小贴士

脾胃虚寒者禁用。根据中医九种体质学说，适宜食用枳椇子的人群为湿热体质型，适当摄入可以清热利尿、生津止渴，阳虚、气虚体质人群应忌食或少食。

八、参考文献

[1] 孙连连，曾青兰，王能斌．拐枣解酒护肝产品研究进展[J]. 现代养生，2017(2):217-218.

[2] 彭亚文，夏欣欣，杨苑艺，等．葛根枳椇子复合解酒饮料的研制[J]. 中国林副特产，2012(6):3-6.

[3] 王艳林，韩钰，樊玉谷．拐枣的食用价值研究—Ⅰ：营养成分分析[J]. 天然产物研究与开发，1994，6(1):89-92.

[4] 何涛，杜瀛琨，蓝伦礼，等．枳椇子的研究概况[J]. 云南中医中药杂志，2009，30(5):64-66.

[5] 陆齐天，丛晓凤，朱修乐，等．古籍记载的单味解酒中药现代研究进展[J]. 中华中医药学刊，2017，35(1):100-103.

[6] 周林华．枳椇子泡腾颗粒剂的制备工艺[J]. 科技致富向导，2011(35):151.

[7] 王文彤，张娜，郑夺．中药枳椇子药理作用研究[J]. 天津药学，2011，23(1):51-53.

[8] 王艳林，韩钰，黄利鸣，等．拐枣的食用价值研究—Ⅱ. 食用安全性分析[J]. 天然产物研究与开发，1994，6(2):79-83.

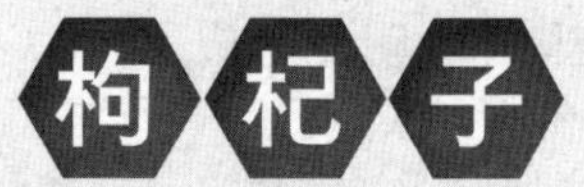

枸杞子

一、概述

枸杞子,别名苟起子、甜菜子、杞子等,为茄科植物宁夏枸杞 *Lycium barbarum* L. 的干燥成熟果实。夏、秋二季果实呈红色时采收,热风烘干,除去果梗,或晾晒至皮皱后,晒干,除去果梗。枸杞在亚洲国家被用作一种传统的中药和功能性食品,广泛用于泡酒、泡茶、泡水、煲汤、煮粥等。枸杞的果、叶、苗、根均可入药,是中药配方的重要成分。枸杞子被视为一种上等的中药材,属上品,有轻身益气、延年益寿之功效,素有"红宝"的美称。枸杞子性平、味甘,归肝、肾经。有补肝益肾、益精明目之功效。现代中医临床常用于肝肾阴虚及早衰证,用于治疗精血不足所致的视力减退、内障目昏、头晕目眩、腰膝酸软、遗精滑泄、耳鸣耳聋、牙齿松动、须发早白、失眠多梦以及肝肾阴虚所致的潮热盗汗、内热消渴等病症。枸杞子中含有枸杞多糖、生物碱类、黄酮类等成分,有抗氧化、抗衰老、增强免疫功能等多种活性。

二、来源考证

(一)品种考证

枸杞入药始载于《神农本草经》,列为上品。《本草图经》云:"春生苗,叶如石榴叶而软薄堪食,俗呼为甜菜,其茎干高三五尺,作丛,六月七月生小红紫花,随便结红实,形微长如枣核,其根名地骨",所指与今之野生枸杞 *Lycium chinense* Mill. 相吻合。《梦溪笔谈》描述了西北的一种枸杞:"枸杞,陕西极边者,高丈余,大可柱。叶长数寸,无刺,根皮如厚朴,甘美异于他处者。"指出了此种较其他产地为佳。《千金翼方》亦载:"甘州者为真,叶厚大者是。"《本草纲目》云:"古者枸杞、地骨皮取常山者为上,其他丘陵阪岸者可用,后世惟取陕西者良,而又以甘州者为绝品。今陕西之兰州、灵州、九原以西,枸杞并是大树,其叶厚、根粗;河西及甘肃者,其子圆如樱桃,暴干紧小,少核,干亦红润甘美,味如葡萄,可作果食,异于他处者。"李时珍已明确了枸杞以西北产者为佳,尤以甘肃、陕西产者质量最好。从所述树形、叶及果实的特征来看,与茄科植物宁夏枸杞 *Lycium barbarum* L. 相似。综上,历史上枸杞来源于茄科植物枸杞和宁夏枸杞,以后者为佳。

(二)药用部位

历代文献所描述药用部位皆为茄科植物的干燥成熟果实。夏、秋二季果实呈红色时采收,热风烘干,除去果梗。或晾至皮皱后,晒干,除去果梗。

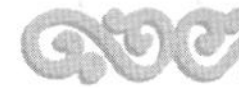

三、历代本草记载

1.《神农本草经》 枸杞，味苦，寒。主五内邪气，热中，消渴，周痹。久服坚筋骨，轻身，不老。

2.《名医别录》 根大寒，子微寒，无毒。主风湿，下胸胁气，客热头痛，补内伤，大劳、嘘吸，坚筋骨，强阴，利大小肠。

3.《本草经集注》 枸杞，其叶可作羹，味小苦。俗谚云：去家千里，勿食萝摩、枸杞，此言其补益精气，强盛阴道也。萝摩一名苦丸，叶厚大作藤生，摘亦有白乳汁，人家多种之，可生啖，亦蒸煮食也。枸杞根、实，为服食家用，其说乃甚美，仙人之杖，远自有旨乎也。

4.《备急千金要方》 枸杞叶，味苦平涩，无毒。补虚羸，益精髓。

5.《食疗本草》 寒，无毒。叶及子，并坚筋能老，除风，补益筋骨，能益人，去虚劳。根，主去骨热，消渴。叶和羊肉作羹，尤善益人。代茶法：煮汁饮之，益阳事。能去眼中风痒赤膜，捣叶汁点之良。又，取洗去泥，和面拌作饮，煮熟吞之，去肾气尤良，又益精气。

6.《药性论》 枸杞，臣，子叶同说，味甘，平。能补益精诸不足，易颜色，变白，明目，安神，令人长寿。叶和羊肉作羹，益人，甚除风，明目。若渴，可煮作饮代茶饮之。

7.《太平圣惠方》 生枸杞子酒，主补虚，长肌肉，益颜色，肥健，能去劳热。方：生枸杞子五升，上以好酒二斗搦勿碎，浸七日漉去滓。饮之，初以三合为始，后即任性饮之。

8.《饮食须知》 枸杞苗，味甘苦性寒。解面毒，与奶酪相反。

9.《本草纲目》【附方】(旧十，新十九)。枸杞煎[治虚劳，退虚热，轻身益气，令一切痈疽永不发。用枸杞三十斤(春夏用茎、叶，秋冬用根、实)，以水一石，煮取五斗，以滓再煮取五斗，澄清去滓，再煎取二斗，入锅煎如饧收之。每早酒服一合。《千金方》]。金髓煎(枸杞子逐日摘红熟者，不拘多少，以无灰酒浸之，蜡纸封固，勿令泄气。两月足，取入沙盆中擂烂，滤取汁，同浸酒入银锅内，慢火熬之不住手搅，恐粘住不匀。候成膏如饧，净瓶密收。每早温酒服二大匙，夜卧再服。百日身轻气壮，积年不辍，可以羽化也。《经验方》)。枸杞酒[《外台秘要》云：补虚，去劳热，长肌肉，益颜色，肥健人，治肝虚冲感下泪。用生枸杞子五升，捣破，绢袋盛，浸好酒二斗中，密封勿泄气，二七日。服之任性，勿醉。《经验后方》：枸杞酒，变白，耐老轻身。用枸杞子二升(十月壬癸日，面东采之)，以好酒二升，瓷瓶内浸三七日。乃添生地黄汁三升，搅匀密封。至立春前三十日，开瓶。每空心暖饮一盏，至立春后髭发却黑。勿食芜荑、葱、蒜]。四神丸[治肾经虚损，眼目昏花，或云翳遮睛。甘州枸杞子一斤(好酒润透，分作四分：四两用蜀椒一两炒，四两用小茴香一两炒，四两用芝麻一两炒，四两用川楝肉一两炒，拣出枸杞)，加熟地黄、白术、白茯苓各一两，为末，炼蜜丸，日服。《瑞竹堂方》]。肝虚下泪[枸杞子二升，绢袋盛，浸一斗酒中(密封)三七日，饮之。《千金方》]。目赤生翳(枸杞子捣汁，日点三、五次，神验。《肘后方》)。面黯皯疱(枸杞子十斤，生地黄三斤。为末。每服方寸匕，温酒下，日三服。久则童颜。《圣惠方》)。注夏虚病(枸杞子、五味子，研细，滚水泡，封三日，代茶饮效。《摄生方》)。

10.《救荒本草》 枸杞，采叶煠熟，水淘净，油盐调食，作羹食皆可。子红熟时亦可食。若渴，煮叶作饮，以代茶饮之。

11.《遵生八笺》 枸杞子嫩叶及苗头，采取如上食法，可用以煮粥更妙。四时惟冬食子。

12.《食鉴本草》 枸杞粥，治肝家火旺血衰。用甘州枸杞子一合，米三合，煮粥食。一方采叶煮粥食，入盐少许，空腹食。

四、用法与用量

枸杞子为《中国药典》2020年版品种，用量为6~12g，煎汤内服或制成丸、散、膏、酒剂。枸杞子作为食品可直接食用，亦可泡水、煮粥等，适量食用。

五、药膳应用

（一）粥类

枸杞粥

【来源】经验方。

【材料】鲜枸杞子50g，桑椹50g，粳米100g，咸豆豉适量。

【做法】将枸杞子、桑椹、粳米煮粥，粥成后以咸豆豉佐餐。

【功效】滋补肝肾，益精明目。

（二）汤类

1. 枸杞子蛤蚧汤

【来源】经验方。

【材料】枸杞子50g，去核红枣15个，蛤蚧2对，精盐5g。

【做法】先将枸杞子洗净，蛤蚧去内脏及蚧尖（不去皮），洗净。汤锅置火上，放入枸杞子、蛤蚧、去核红枣，先用旺火煮沸，再用小火炖2h，加精盐调味即可食用。

【功效】补脑益智，安神定喘。

2. 枸杞子茄汁鱼片

【来源】经验方。

【材料】枸杞子30g，青鱼肉250g，番茄汁60g，白糖40g，精盐5g，料酒15g，味精2g，淀粉10g，水淀粉10g，植物油150g。

【做法】先将枸杞子洗净，沥净水后放在碗中，上蒸笼蒸熟。再将鱼肉切成3cm×2cm的片，加入淀粉调成的蛋糊，抓匀。锅置火上，放油烧成六成热时，将鱼片一一下锅，炸透后捞出沥油。在原锅中少留一些底油，放在火上，烧至五六成熟时，再放入番茄酱、枸杞子、白糖、精盐、味精、鱼片和少量清水，炒匀后用淀粉勾芡，淋上香油，颠炒均匀即可。

【功效】养肝明目。

（三）茶类

枸杞茶

【来源】经验方。

【材料】枸杞子10g，茉莉花茶3g，冰糖10g。

【做法】用250ml开水冲泡后饮用，冲饮至味淡。

【功效】滋肾润肺，补肝明目。

（四）酒类

枸杞子酒

【来源】经验方。

【材料】枸杞子 200g，当归 30g，桑椹 30g，党参 30g，白酒 500g。

【做法】将干净的枸杞子、当归、桑椹、党参，放入瓶中再加入白酒，密封，每日摇动 1 次，1 周后即可饮用。边饮边加添白酒。

【功效】益气健脾，补肾填精。

（五）相关食用制品

芦荟枸杞果冻

【来源】《江苏调味副食品》。

【材料】最佳配方为芦荟汁 40%、枸杞汁 40%、绵白糖 15%、柠檬酸 0.20%、果冻胶 1.0%。

【做法】①选取新鲜的芦荟叶片，洗净去皮，热烫数分钟，冷却后打浆 1min，打浆时加入适量 0.20% 的柠檬酸护色，然后用 4 层纱布过滤得芦荟汁，冷藏备用。②剔除发霉、变质等不合格的枸杞子和杂物，将筛选过的枸杞子清洗干净后用适量温水浸泡，同时加入适量 0.20% 的柠檬酸护色，防止枸杞汁褐变，30min 后打浆。打浆后用 4 层纱布过滤得到澄清的枸杞汁，冷藏备用。③混合调配：先将一定量的魔芋粉、明胶、琼脂与绵白糖干混，防止其相互结团。混合物在搅拌下倒入芦荟、枸杞混合汁中，浸泡 10min，使胶凝剂充分吸水，再边搅拌边加热至沸腾，恒沸 1min。加入适量柠檬酸调配，温度控制在 60~80℃，并趁热过滤。胶凝剂冷却形成凝胶，使胶凝剂与糖全溶。灌装、杀菌、冷却。

【功效】提高免疫力。

六、现代研究

（一）主要成分

1. 营养成分　胡萝卜素、维生素、糖类、氨基酸、脂肪，以及锌、铁、铜、锰、镁、钙、钾等人体必需的营养元素。

2. 其他成分　枸杞多糖、生物碱类（托品类、酰胺类、哌啶类等）、黄酮类（芹黄素、异槲皮素、烟花苷等）等。

（二）主要活性

现代药理研究证实枸杞子具有增强免疫力、抗氧化、防衰老、提高造血功能、防止遗传损伤、抗肿瘤、抗炎、保肝、神经保护、提高生殖功能、抗微生物及辐射保护等多种药理活性。枸杞子不仅可以作为四季适宜的营养保健品直接食用，还被用作多种食品、保健品的原料，如枸杞酒、枸杞胶囊、枸杞子茶、枸杞子颗粒等。

（三）毒理学评价

现代研究对枸杞子提取物枸杞多糖进行老龄小鼠的急性毒性试验，结果表明，枸杞多糖对老龄小鼠无急性毒性。

七、安全小贴士

外感发热、脾胃虚弱有寒痰冷癖及泄泻之人忌服。根据中医九种体质学说，适宜食用枸杞子的人群为阴虚体质，适当摄入可滋补肝肾之阴、明目安神，痰湿、湿热体质人群应忌食或少食。

八、参考文献

[1] 陈清江 . 枸杞子的食用方法[J]. 健康博览，2010(5):51-52.
[2] 海建平，孙龙飞 . 药膳兼用话枸杞[J]. 现代园艺，2016(1):33-34.
[3] 聂凌鸿，秦影 . 芦荟枸杞果冻的研制[J]. 江苏调味副食品，2015(1):13-17.
[4] 周晶，李光华 . 枸杞的化学成分与药理作用研究综述[J]. 辽宁中医药大学学报，2009，11(6):93-95.
[5] 侯学谦，祝婉芳，曲玮，等 . 枸杞化学成分及药理活性研究进展[J]. 海峡药学，2016，28(8):1-7.
[6] 张静丽，王宏勋，张雯，等 . 灵芝、枸杞多糖复合抗氧化作用[J]. 食品与机械，2004，20(6):11-13.
[7] 李晶，欧芹，孙洁 . 枸杞多糖对衰老大鼠蛋白质氧化损伤影响的实验研究[J]. 中老年学杂志，2007，27(24):2384-2385.
[8] 宋国安 . 枸杞籽的药用保健价值与开发前景[J]. 中国食物与营养，2005(7):26-28.
[9] 朱彩平，张声华 . 枸杞多糖对 H22 肝癌小鼠的抑癌作用[J]. 中国公共卫生，2006，22(6):717-718.
[10] 施仁潮 . 枸杞子[M]. 杭州：浙江科学技术出版社，2002:12-22.
[11] 薛立文，李以暖 . 枸杞子的营养和保健功能[J]. 广东微量元素科学，2000，7(6):1-4.
[12] 朱燕飞 . 枸杞子的药理作用概述[J]. 浙江中西医结合杂志，2005，15(5):322-323.
[13] 严子祎 . 枸杞多糖对老龄小鼠急性毒性研究[J]. 黑龙江八一农垦大学学报，2017，29(4):78-81.

栀子

一、概述

栀子，又名黄栀子、黄果树、山栀子、红枝子，为茜草科植物栀子 *Gardenia jasminoides* Ellis 的干燥成熟果实。9—11 月果实成熟呈红黄色时采收，除去果梗和杂质，蒸至上气或置沸水中略烫，取出，干燥，即得栀子。此药始载于《神农本草经》，应用较广，性寒，味苦；归心、肺、三焦经；具有泻火除烦，清热利湿，凉血解毒的功能，外用消肿止痛；用于热病心烦，湿热黄疸，淋证涩痛，血热吐衄，目赤肿痛，火毒疮疡；也可外治扭挫伤痛。栀子亦属原卫生部颁布的第一批药食两用资源，具有护肝、利胆、降压、止血、清热等作用。其含有的栀子色素是现代国际上中药的天然食品着色剂，多用于糖果、糕点、饮料和酒类的调色。

二、来源考证

（一）品种考证

栀子亦作卮子，《本草纲目》列入木部灌木类，云："卮，酒器也。卮子象之，故名。俗作栀。"始载于《神农本草经》，列为中品。《名医别录》云："生南阳川谷，九月采实，暴干。"《本草经集注》云："处处有，亦两三种小异，以七棱者为良。经霜乃取之。今皆入染用。"《本草图经》云："今南方及西蜀州郡皆有之。木高七八尺，叶似李而厚硬，又似樗蒲子，二、三月生白花，花皆六出，甚芬香，俗说即西域詹匐也。夏秋结实，如诃子状，生青熟黄，中人深红……此亦有两三种，入药者山栀子，方书所谓越桃也。皮薄而圆小，刻房七棱至九棱者为佳。"《本草纲目》云："卮子叶如兔耳，厚而深绿，春荣秋瘁。入夏开花，大如酒杯，白瓣黄蕊，随即结实，薄皮细子有须。霜后收之。"《植物名实图考》亦有记载。综上所述形态特征及果实可以染黄的特点，再参考《本草图经》"江陵府栀子""建州栀子"等图，古代栀子原植物与今药用商品栀子相符合，为茜草科植物栀子，同时也是古代正品品种。其中山栀子应为今栀子，"大而长""作染色"用的"伏尸栀子"，实即现时之水栀子，为现在常见的伪品。

（二）药用部位

栀子的药用部位在《本草图经》中有详细描述："入药者山栀子，方书所谓越桃也，皮薄而圆，小核，房七棱至九棱者佳。其大而长者，乃作染色。"清代《植物名实图考长编》载："御览引吴普本草云：支子叶两头尖，如樗蒲，剥其子如茧而黄赤。"历代本草对其部位的描述显然为果实，其形如酒器，有棱。

三、历代本草记载

1.《神农本草经》 栀子,味苦,寒。主五内邪气,胃中热气,面赤,酒疱,皶鼻,白癞,赤癞,疮疡。一名木丹。

2.《雷公炮炙论》 雷公云:凡使,勿用颗大者,号曰伏尸栀子,无力。须要如雀脑,并须长,有九路赤色者上。凡使,先去皮、须了,取仁,以甘草水浸一宿,漉出,焙干,捣筛如赤金末用。

3.《名医别录》 栀子,大寒,无毒。疗目热赤痛,胸心大小肠大热,心中烦闷,胃中热气。一名越桃。生南阳川谷。九月采实,曝干。

4.《本草经集注》 解玉支毒。处处有。亦两、三种小异,以七棱者为良。经霜乃取之,今皆入染用于药甚稀。玉支,即羊踯躅也。

5.《食疗本草》(考异本)中言"食疗[唐氏引]:栀子主喑哑,紫癜风,黄胆,积热心躁。又方,治下鲜血,栀子仁烧成灰,水和一钱匕服之,量其大小多少服之。"

6.《药性论》 山栀子,杀蟅虫毒,去热毒风,利五淋,主中恶,通小便,解五种黄病,明目,治时疾,除热及消渴口干,目赤肿病。(见《重修证类本草》明轩刻本)

7.《本草蒙筌》 山栀子 味苦,气寒。味浓气薄,气浮味降,阴中阳也。无毒。一名越桃,霜后收采。家园栽者,肥大且长(此号伏尸栀子)。只供染色之需,五棱六棱弗计。山谷产者,圆小又薄。堪为入药之用,七棱九棱方良。枝梗乃须,研碎才炒(止血用,须炒黑色;去热用,但燥而已)。留皮除热于肌表,去皮却热于心胸(一说:去皮泻心火,留皮泻肺火)。其所入之经,手太阴一脏。因轻浮象肺,色赤象火,故治至高之分,而泻肺中之火也。本不能作吐,仲景用为吐药者,为邪气在上,拒而不纳,食令上吐,邪因得出。经曰:在高者,因而越之。

8.《本草纲目》【附方】(旧十,新十七)。鼻中衄血(山栀子烧灰吹之。屡用有效。黎居士《简易方》)。小便不通(栀子仁十四个,独头蒜一个,沧盐少许。捣贴脐及囊,良久即通。《普济方》)。血淋涩痛(生山栀子末、滑石等分,葱汤下。《经验良方》)。下利鲜血(栀子仁,烧灰,水服一钱匕。《食疗本草》)。酒毒下血(老山栀子仁,焙研。每新汲水服一钱匕。《圣惠方》)。热毒血痢(栀子十四枚,去皮捣末,蜜丸梧桐子大。每服三丸,日三服,大效。亦可水煎服。《肘后方》)。临产下痢(栀子,烧研,空心热酒服一匙。甚者不过五服。《胜金方》)。妇人胎肿(属湿热。山栀子一合炒研。每服二、三钱,米饮下。丸服亦可)。热水肿疾(山栀子仁炒研,米饮服三钱。若上焦热者,连壳用。《丹溪纂要》)。霍乱转筋(心腹胀满,未得吐下:栀子二七枚烧研,熟酒服之立愈。冷热腹痛刺,不思饮食:山栀子、川乌头等分,生研为末,酒糊丸如梧桐子大。每服十五丸,生姜汤下。小腹痛,茴香汤下。《博济方》)。胃脘火痛(大山栀子七枚或九枚炒焦。《丹溪纂要》)。五脏诸气(益少阴血。用栀子炒黑研末,生姜同煎,饮之甚捷。《丹溪纂要》)。五尸疰病(冲发心胁刺痛,缠绵无时。栀子三七枚烧末,水服。《肘后方》)。热病食复(及交接后发动欲死,不能语。栀子三十枚,水三升,煎一升服,令微汗。《梅师方》)。小儿狂躁(蓄热在下,身热狂躁,昏迷不食。栀子仁七枚,豆豉五钱,水一盏,煎七分,服之。或吐或不吐,立效。阎孝盘肠钓气:越桃仁半两,草乌头少许,同炒过,去草乌,入白芷一钱,为末。每服半钱,茴香葱白酒下。《普济方》)。赤眼肠秘(山栀子七个。钻孔煨熟,水一升,煎半升,去滓,入大黄末三钱,温服。《普济方》)。吃饭直出(栀子二十个,微炒去皮,水煎服。《怪证奇方》)。风痰头痛(不可忍。栀子末和蜜,浓傅舌上,吐即止。《兵部手集》)。鼻上酒皶(栀子炒研,黄蜡和,丸弹子大。每服一丸,嚼细茶下,日二服。忌酒、麸、煎、炙。许学士《本事方》)。火焰丹毒(栀子捣,和水涂之。《梅师方》)。火疮未起(栀子仁烧研,麻油和,封之。已成疮,烧白糖灰粉之。《千金方》)。眉中练癣(栀子烧研,和油傅之。《保幼大全》)。折伤肿痛(栀子、白面同捣,涂之甚效。《集简方》)。猘犬咬伤[栀子皮(烧研)、石硫黄等分,为末。傅之,日三。《梅师方》)。汤荡火烧(栀子末和鸡子清,浓扫之。《救急方》)。

9.《本草从新》 栀子,泻心肺三焦之火。苦寒。轻飘象肺。色赤入心。泻心肺之邪热。使之屈曲下行。由小便出(海藏曰:或用为利小便药、非利小便、乃肺清则化行、而膀胱津液之腑、得此气化而出也)。而三焦之郁火以解热厥(厥有寒热二证)。心痛以平(丹溪曰:治心痛当分新久。若初起因寒因食,宜当温散。久则郁而成热,若用温剂,不助痛添病乎?古方多用栀子为君,热药为之向导,则邪易伏。此病虽日久,不食不死。若痛止恣食,病必再作也。吐衄崩淋。血痢之病以息。最清胃脘之血、炒黑末服、吹鼻治衄)。治心烦懊侬不眠(仲景用栀子豉汤,好古曰:烦者气也、躁者血也,故栀子治肺烦、香豉治肾躁,亦用作吐药,以邪在上焦,吐之则邪散,经所谓,其高者,因而越之也,按栀豉汤,吐虚烦客热;瓜蒂散,吐痰热客寒)。五黄(古方多用栀子茵陈)。五淋。目赤。紫癜白疠。疮疡(皮腠肺所主故也)。损胃伐气。虚者忌之。心腹痛不因火者。尤为大戒。世人每用治血。不知血寒则凝。反为败证(本草汇曰:治实则血自归经,治虚火之血,养正为先,气壮则自能摄血;丹溪曰:治血不可单行单止,亦不可纯用寒凉。气有余而逆为火、顺气即是降火)。内热用仁。表热用皮。生用泻火。炒黑止血。姜汁炒止烦呕(烧灰吹鼻、止衄)。

四、用法与用量

栀子为《中国药典》2020年版品种,用量为6~10g,外用生品适量,研磨调敷。栀子可以用作食品调色,特别是在糕点、食用粥和药酒中都有广泛的应用。栀子作食品时可适量食用。

五、药膳应用

(一)粥类

栀子粥

【来源】经验方。

【材料】栀子仁5g,槐花10g,粳米100g。

【做法】将栀子仁、槐花碾成细末,同时煮粳米为稀粥,待粥将成时,调入栀子末、槐花末稍煮即成。

【功效】清热泻火。

(二)茶类

栀子茶

【来源】经验方。

【材料】栀子10g,蒲公英5g,陈皮6g。

【做法】上方药共研粗末。每次用10g,置于保温瓶中,冲入沸水大半瓶,盖闷15min,代茶频频饮用。

【功效】清热利湿。

（三）酒类

状元红酒

【来源】《中华药酒谱》。

【材料】红曲 15g，砂仁 5g，陈皮 7.5g，青皮 7.5g，当归 7.5g，丁香 3g，白豆蔻 3g，厚朴 3g，山栀子 3g，麦芽 3g，枳壳 3g，藿香 4.5g，木香 1.5g，冰糖 500g，白酒 4L。

【做法】以上 13 味盛入纱布袋内，与白酒一起置入容器中，密封，文火隔水蒸 2h，去渣后入冰糖溶解即成。日服 2 次，每服 10~20ml。

【功效】理气健脾，化滞除胀。

六、现代研究

（一）主要成分

1. 营养成分　脂肪、蛋白质、氨基酸、膳食纤维、糖类、淀粉、锰、铁、锌、铜、钙等。

2. 其他成分　栀子苷等环烯醚萜烷及其苷类，二萜类（西红花苷类），有机酸酯类多糖，栀子素、槲皮素等黄酮类，黏蛋白、淀粉酶等。

（二）主要活性

研究表明，栀子具有保肝利胆、促进胰腺分泌、促进血液循环、防治动脉粥样硬化及血栓、防治脑出血、降压、解热、镇静、抗菌、抗炎、抗肿瘤等药理作用，现临床多用于黄疸型肝炎、高血压、糖尿病以及扭伤肿痛、热病虚烦不眠、淋病、消渴、目赤、咽痛、吐血、尿血等症。利用栀子提取的栀子苷可用作保肝、抗肿瘤、抗氧化、抗辐射的药物或功能食品。栀子黄色素可以促进胆汁的分泌，增强肝脏的解毒功能，同时降低血中胆红素，降低胆固醇，对四氯化碳所致小鼠肝损伤具有保护作用。作为一种理想的纯天然色素，栀子黄色素在食品加工业和饮料制造业中应用极广，而且亦正在开拓饲料和医药方面的新用途。

（三）毒理学评价

经大鼠灌胃给药 3d 试验证实，大剂量栀子水提取物、醇提取物、栀子苷具有急性肝、肾毒性。药理（毒性）成分主要是栀子苷（也叫京平尼苷），《中国药典》规定栀子用量为 6~10g，如果服用 30g 甚至更高的剂量，可能会导致肝脏损伤，长期服用可能会有肾损伤。栀子肝毒性的机制与炎症、氧化应激反应诱导肝细胞的坏死与凋亡有关，适当的配伍和炮制可以减少其毒性，如茵陈蒿汤的配伍可以提高清除自由基的酶的活性、抑制炎症反应，抑制栀子引起的肝细胞损伤，从而达到增效解毒的目的。

七、安全小贴士

婴幼儿、孕妇及老年人慎用。用量过大很容易伤及脾胃，脾虚便溏者不宜使用。

八、参考文献

[1] 张华．栀子的综合利用研究[D]．西安：陕西科技大学硕士学位论文，2009.

[2] 何雅丽．栀子化学成分研究及营养流食成分含量测定[D]．沈阳：沈阳药科大学硕士学位论文，2007.

[3] 孟祥乐,李红伟,李颜,等. 栀子化学成分及其药理作用研究进展[J]. 中国新药杂志,2011,20(11): 959-967.

[4] 高增平,江佩芬. 栽培栀子与野生栀子化学成分对比研究[J]. 中国中药杂志,1995,20(11):645-656.

[5] 刘志皋,高彦祥. 食品添加剂基础[M]. 北京:中国轻工业出版社,1994.

[6] 张德权,吕飞杰,台建祥,等. 用大孔树脂纯化栀子黄色素的研究[J]. 农业工程学报,2004,20(4): 165-167.

[7] 程生辉,唐超,李会芳,等. 栀子苷对正常大鼠急性肝、肾毒性的时-毒关系分析[J]. 中国实验方剂学杂志,2016,22(1):162-165.

[8] 王清然,周斌,张泽安,等. 栀子水提物致大鼠肝脏毒性的时效与量效关系[J]. 中成药,2017,39(4): 689-694.

[9] 王清然,邓中平. 栀子肝脏毒性研究进展[J]. 中成药,2016,38(6):1351-1354.

[10] 方文娟,苗琦,罗光明. 栀子毒性研究进展[J]. 江西中医药,2015,46(6):70-72.

[11] 任艳青,甄亚钦,李葆林,等. 淡豆豉与栀子配伍降低栀子肝脏毒性的研究[J]. 中药药理与临床, 2017,33(4):94-97.

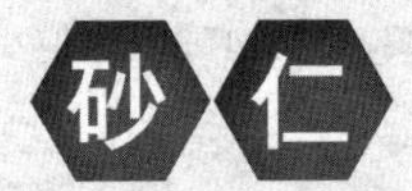

砂仁

一、概述

砂仁为姜科植物阳春砂 *Amomum villosum* Lour.、绿壳砂 *A. villosum* Lour. var. *xanthioides* T. L. Wu et Senjen 或海南砂 *A. longiligulare* T. L. Wu 的干燥成熟果实。夏、秋二季果实成熟时采收，晒干或低温干燥。始载于《药性论》，以广东省阳春县产阳春砂仁最为著名，其辛、温，归脾、胃、肾经，功能化湿开胃、温脾止泻、理气安胎，用于湿浊中阻、脘痞不饥、脾胃虚寒、呕吐泄泻、妊娠恶阻、胎动不安等，是临床治疗肠胃疾病的常用药物之一。砂仁也是我国南方常用的调味香辛料，含有乙酸龙脑酯、樟脑、柠檬烯、龙脑等挥发性物质，具有去膻、除腥、增味、增香等作用，用于食品的调味及保鲜，挥发油是其主要有效成分，具有促进消化液分泌和增强胃肠蠕动的作用。

二、来源考证

（一）品种考证

砂仁，古称缩砂密，为外来药物。始载于唐《药性论》，谓："缩沙蜜出波斯国（今伊朗）。"《海药本草》云："广今按陈氏，生西海（今印度洋、波斯湾、地中海等地）及西戎诸国……多从安衣道来。"《本草图经》描述了其形态特征："缩沙蜜生南地，今惟岭南山泽间有之。苗茎似高良姜，高三四尺，叶青，长八九寸，阔半寸已来。三月、四月开花在根下，五六月成实，五七十枚作一穗，状似益智而圆，皮紧厚而皱，如栗纹，外有刺，黄赤色。皮间细子一团，八漏可四十余粒，如黍米大，微黑色"，并附有新州（今广东新兴县）缩砂蜜图一幅，特征与上文一致。综上所述，古代砂仁产地就有国产、进口之分；进口者即今之绿壳砂仁；产岭南者即今阳春砂仁。古今一致。

《南越笔记》："阳春砂仁，一名缩砂蜜，新兴亦产之，而生阳江南河者大而有力"，指出了阳春砂具体的产地为新兴、阳江。《药物出产辨》云："产广东阳春县为最，以蟠龙山为第一"，明确指出了阳春砂以广东阳春及蟠龙山出产者为道地产区。据考证，古代本草中未见《中国药典》所收录的海南砂 *Amomum longiligulare* T. L. Wu，海南砂以海南省为道地产区，20 世纪 60 年代逐步开始人工栽培和药用。

（二）药用部位

古代本草将缩砂密果实作为药用部位，又称之为砂仁，去壳或不去壳。如《本草蒙筌》中记载："秋采阴干，精制如式。先和皮慢火炒熟，才去壳取仁研煎"。《得配本草》曰："安胎，带壳炒熟研用。"古代砂仁在调味品以及理气食品中有诸多记载。如《本草图经》曰："砂仁，辛香可调食味，及蜜煎糖缠用"，即将砂仁用作调味品。《本经逢原》曰："砂仁，南人性喜条畅，食品每多用之"，即将其用作具有理气作用的食品。

综上，砂仁作为舶来品，首先是作为香药传入我国，后成为中药收入本草典籍，砂仁作为药食两用品种，药用和食用的部位一致，用法一致。

三、历代本草记载

1.《本草拾遗》 主上气咳嗽，奔豚，鬼疰，惊痫邪气。

2.《药性论》 主冷气腹痛，止休息气痢，劳损，消化水谷，温暖脾胃，治冷滑下痢不禁，虚羸。

3.《日华子本草》 治一切气，霍乱转筋，心腹痛。

4.《小儿卫生总微论方》 治小儿滑泄，肛头脱出：缩砂一两。去皮为末，每用一钱，以猪腰子一片批开，入药末在内，绵系，米泔煮熟，与儿食之，次服白矾丸。

5.《汤液本草》 缩砂，与白檀、豆蔻为使则入肺，与人参、益智为使则入脾，与黄柏、茯苓为使则入肾，与赤、白石脂为使，则入大、小肠。

6.《本草蒙筌》 除霍乱，止恶心。却腹痛安胎，温脾胃下气。治虚劳冷泻并宿食不消，止赤白泄痢及休息痢证。

7.《本草纲目》【附方】(旧二，新一十四)。冷滑下痢(不禁，虚羸。用缩砂仁熬为末，以羊子肝薄切掺之，瓦上焙干为末，入干姜末等分，饭丸梧子大。每服四十丸，白汤下，日二服。又方：缩砂仁、炮附子、干姜、厚朴、陈橘皮等分，为末，饭丸梧子大。每服四十丸，米饮下，日二服。《药性论》)。大便泻血(三代相传者。缩砂仁为末，米饮热服二钱，以愈为度。《十便良方》)。小儿脱肛(缩砂去皮为末，以猪腰子一片，批开擦末在内，缚定，煮熟与儿食，次服白矾丸。如气逆肿喘者，不治。《保幼大全》)。遍身肿满(阴亦肿者。用缩砂仁、土狗一个，等分，研，和老酒服之。《直指方》)。痰气膈胀(砂仁捣碎，以萝卜汁浸透，焙干为末。每服一二钱，食远，沸汤服。《简便方》)。上气咳逆(砂仁洗净炒研、生姜连皮等分，捣烂，热酒食远泡服。《简便方》)。子痫昏冒[缩砂(和皮炒黑)，热酒调下二钱。不饮者，米饮下。此方安胎止痛皆效，不可尽述。《温隐居方》]。妊娠胎动(偶因所触，或跌坠伤损，致胎不安，痛不可忍者。缩砂熨斗内炒热，去皮用仁，捣碎。每服二钱，热酒调下。须臾觉腹中胎动处极热，即胎已安矣。神效。《孙尚药方》)。妇人血崩(新缩砂仁，新瓦焙研末，米饮服三钱。《妇人良方》)。热拥咽痛(缩砂壳为末，水服一钱。《戴原礼方》)。牙齿疼痛(缩砂常嚼之良。《直指方》)。口吻生疮(缩砂壳煅研，擦之即愈。此蔡医博秘方也。《黎居士简易方》)。鱼骨入咽(缩砂、甘草等分，为末，绵裹含之咽汁，当随痰出矣。《百一选方》)。误吞诸物(金银铜钱等物不化者，浓煎缩砂汤饮之，即下。《得效方》)。一切食毒(缩砂仁末，水服一二钱。《事林广记》)。

8.《本草经疏》 缩砂蜜，辛能散，又能润；温能和畅通达。虚劳冷泻，脾肾不足也，宿食不消，脾胃俱虚也，赤白滞下，胃与大肠因虚而湿热与积滞客之所成也。辛以润肾，故使气下行，兼温则脾胃之气皆和，和则冷泻自止，宿食自消，赤白滞下自愈，气下则气得归元，故腹中虚痛自已也。

缩砂蜜，气味辛温而芬芳，香气入脾，辛能润肾，故为开脾胃之要药，和中气之正品，若兼肾虚，气不归元，非此为向导不济。

本非肺经药，今亦有用之于咳逆者，通指寒邪郁肺，气不得舒，以致咳逆之证，若咳嗽多缘肺热，此药即不应用矣。

9.《药品化义》 砂仁，辛散苦降，气味俱厚。主散结导滞，行气下气，取其香气能和五脏，随所引药通行诸经。若呕吐恶心，寒湿冷泻，腹中虚痛，以此温中调气；若脾虚饱闷，宿食不消，酒毒伤胃，以此散滞化气；若胎气腹痛，恶阻食少，胎胀不安，以此运行和气。

10.《玉楸药解》 缩砂仁，和中调气，行郁消滞，降胃阴而下食，达脾阳而化谷，呕吐与泄泻皆良，咳嗽与痰饮俱妙，善疗噎膈，能安胎妊，调上焦之腐酸，利下气之秽浊。清升浊降，全赖中气，中气非旺，则枢轴不转，脾陷胃逆。凡水胀肿满，痰饮咳嗽，噎膈泄利，霍乱转筋，胎坠肛脱，谷宿水停，泄秽吞酸诸证，皆升降反常，清陷浊逆故也。泄之则益损其虚，补之则愈增其满，清之则滋其下寒，温之则生其上热。惟以养中之味，而加和中之品，调其滞气，使枢轴回旋运动，则升降复职，清浊得位，然后于补中扶土之内，温升其肝脾，清降其肺胃，无有忧矣。和中之品，莫如砂仁，冲和调达，不伤正气，调醒脾胃之上品也。

11.《医林纂要》 润肾，补肝，补命门，和脾胃，开郁结。

12.《本草求真》 缩砂，书号为醒脾调胃要药。其言醒脾调胃，快气调中，则于腹痛痞胀有功，入大肠则于赤白泻痢有效，入肺则于咳嗽上气克理。至云止痛安胎，并咽喉口齿浮热能消，亦是中和气顺之意。若因实热而云胎气不和，水衰而见咽喉口齿燥结者，服之岂能是乎。故虚实二字，不可不细辨而详察耳。

四、用法与用量

砂仁为《中国药典》2020年版品种，药用量为3~6g，后下。砂仁可作调味剂，如砂仁粥、砂仁鲫鱼羹、砂仁肚条、砂仁行气粉、砂仁白萝卜等，此外还可以酿酒和添加到保健饮料，如春砂可乐、春砂仁通便保健饮料等。砂仁作为食品可适量食用。

五、药膳应用

（一）粥类

砂仁粥

【来源】经验方。

【材料】粳米50g，砂仁5g，生姜3片。

【做法】先煮粳米为粥，粥将熟时放入砂仁、生姜，再煮一二沸即可。

【功效】开胃消食。

（二）汤类

砂仁鲫鱼汤

【来源】经验方。

【材料】砂仁3g，藿香5g，鲜鲫鱼1尾（约150g），生姜、葱、食盐各适量。

【做法】将鱼处理干净，砂仁、藿香放入鱼腹，入锅加水适量烧开，放入生姜、葱、食盐，稍煮，待鱼熟即可食用。

【功效】醒脾开胃。

（三）茶类

1. 砂仁茶

【来源】经验方。

【材料】砂仁 3g，陈皮 3g，甘草 2g，红茶 3g，白糖适量。

【做法】将陈皮、砂仁用 250ml 水煎沸后，冲泡甘草、白糖、红茶 5min 即可。冲饮至味淡。

【功效】和中养胃。

2. 香砂茶

【来源】经验方。

【材料】香橼、砂仁各 5g。

【做法】上药共研成粗末，纱布包后置保温瓶中，以沸水适量冲泡，盖闷 20min，频频饮用。

【功效】健脾行气。

（四）酒类

山楂黄酒饮

【来源】《农家之友》。

【材料】佛手、砂仁、山楂各 30g，黄酒 500ml。

【做法】将佛手、砂仁和山楂洗净晾干，加入黄酒中浸泡 3d 后即可饮用，每天 2 次，每次 30ml。

【功效】疏肝理气，活血调经。

（五）相关食用制品

保健馒头

【来源】《安徽农业科学》。

【材料】面粉 250g，仙人掌汁 90g，砂仁汁 25g，柠檬香精 0.6%。

【做法】面粉、水与仙人掌汁、砂仁汁、柠檬香精混合均匀，揉面发酵，蒸制。

【功效】健脾益气。

六、现代研究

（一）主要成分

1. 营养成分　单糖类、蛋白质、脂肪类、粗纤维，以及锰、铁、铜、锌、硒、钼等。

2. 其他成分　阳春砂仁挥发油中主要成分是樟烯、乙酸龙脑酯、樟脑、龙脑、柠檬烯及 α- 蒎烯等成分；绿壳砂仁挥发油中主要含樟脑、橙花叔醇、乙酸龙脑酯、龙脑、芳樟醇、樟脑烯、柠檬烯及 β- 蒎烯；海南砂仁挥发油中主要成分为 α- 蒎烯、β- 蒎烯、桉叶醇、对 - 聚伞花素、柠檬烯、樟烯、乙酸龙脑酯及樟脑。

（二）主要活性

现代药理研究表明砂仁中的主要功效成分包括乙酸龙脑酯、樟脑、柠檬烯、龙脑等 100 多种挥发性物质，在临床上具有保护胃黏膜、改善胃肠功能、止痛、止泻、促进消化液的分泌等作用。

（三）毒理学评价

现代研究对砂仁的毒性以及安全剂量研究资料较少，急性毒性试验得出砂仁挥发油对小鼠灌胃的 LD_{50} 为 7 200mg/kg，按毒性分级标准，属实际无毒类物质。海南砂仁挥发油对 Sprague-Dawley 大鼠（溃疡性结肠炎）连续给药，3 个月无毒性反应剂量为 1 900mg/kg，中毒剂量为 3 800mg/kg，可见脾脏和肺脏出现病理改变；对大鼠体重增长有一定影响。

七、安全小贴士

阴虚有热者忌服。根据中医九种体质学说，痰湿体质的人群最适宜食用。

八、参考文献

[1] 陈彩英，詹若挺，王小平．砂仁品种、种质资源的考证溯源[J]. 山东中医药大学学报，2011，35(4)：356.

[2] 杨宁，杨重阳．砂仁卷筒肉的加工方法[J]. 农产品加工，2007(2)：28.

[3] 田维君．食用药粥也须辨证[J]. 家庭医生 .2008(11)：61.

[4] 董天豪．月经不调酒疗配方[J]. 农家之友，2012(9)：38.

[5] 胡志霞，杨国堂．保健馒头制作工艺研究[J]. 安徽农业科学，2009，37(15)：7192-7194.

[6] 李乔仙，高月娥，亐开兴，等．砂仁茎叶饲用营养价值评定[J]. 畜牧与兽医，2016，48(10)：61-63.

[7] 陆山红，赵荣华，幺晨，等．砂仁的化学及药理研究进展[J]. 中药药理与临床，2016，32(1)：227-230.

[8] 罗盛旭，李金英，胡广林，等．电感耦合等离子体质谱分析砂仁中微量元素的溶出特性及形态[J]. 时珍国医国药，2009，20(11)：2664-2666.

[9] 王迎春，林励．阳春砂果实、种子及果皮挥发油成分分析[J]. 中药材，2000，23(8)：462.

[10] 国家中医药管理局《中华本草》编委会．中华本草[M]. 上海：上海科学技术出版社，1999：620.

[11] 吴忠，许寅超．超临界 CO_2 流体萃取海南砂有效成分的研究[J]. 中药材，2000，23(3)：157-158.

[12] 陈红，程再兴．中药砂仁化学成分与质量标准研究概况[J]. 河南中医学院学报，2009，24(2)：96.

[13] 胡玉兰．砂仁挥发油治疗胃肠黏膜炎性疾病的免疫药理研究[D]. 广州：第一军医大学硕士学位论文，2006.

[14] 赵锦．海南砂仁挥发油对实验性溃疡性结肠炎的作用及其安全性评价[D]. 重庆：重庆医科大学硕士学位论文，2009.

胖大海

一、概述

胖大海,别名大海子、大洞果、大发,为梧桐科植物胖大海 *Sterculia lychnophora* Hance 的干燥成熟种子。主产于东南亚,其中老挝产量最大,经引种栽培,广东、海南亦产。祖国医学认为,胖大海味甘,性寒,入肺、大肠经,具有清热、润肺、利咽、解毒的功能,主治干咳无痰,喉痛,音哑,目赤,牙痛,痔疮瘘管等,临床上可单用或与其他清热泻下药同用。在日常保健方面,由于胖大海清咽利喉的奇特功效,当咽喉不舒服时,很多人首先会想到胖大海。有些人喜欢用胖大海或胖大海与甘草、金银花、菊花等配合来泡茶喝,这样可以保护嗓子,缓解咽喉肿痛。同时,胖大海保健食品也广受大家喜爱,如胖大海口含片、胖大海清咽糖、胖大海凉茶等。

二、来源考证

(一)品种考证

胖大海首载于清代《本草纲目拾遗》:"胖大海出安南大洞山,产至阴之地,其性纯阴,故能治六经之火,土人名曰安南子,又名大洞果,形似干青果,皮色黑黄,起皱纹,以水泡之,层层胀大如浮藻然。中有软壳,核壳内有仁二瓣。"据陈仁山《药物出产辨》(1930 年)云:"大海子,以安南新州为好,西贡次之,暹罗会安又次之,石叻出者最次。……味甘淡,性凉,治火闭痘,服之立起,并一切热症"。安南、暹罗即今之越南、泰国。以上产地、药材的描述均与今所用的胖大海相符。胖大海的原植物,日本人白井光太郎《本草学论考》第二册(1934 年)称胖大海为莫大海,说是从中国输入,又名都夷香,暹罗方言音译"蓬迭奈"。K. R. Kiritkar 和 B. D. Basu 在《印度药用植物》(*Indian Medicinal Plants*,1933 年出版,1980 年再版)亦指出胖大海的中国名叫"TaHia"(大海);泰国名叫"Bungtalia",其音与白井光太郎的"蓬迭奈"相同。

1979 年,刘继孟等在《植物分类学报》发表"胖大海原植物学名考"一文,引用在宋代前后失传的唐代陈藏器《本草拾遗》(739 年)中相关描述,认为"胖大海在公元八世纪的唐代已传入中国"。其考证的拉丁名为 *Scaphium wallichii* Schott &Endl。《中药材》1986 年第 4 期上发表的"赴印度考察情况简报"一文提到在印度加尔各答国家植物园内见到一株胖大海,其种名为 *Stecruzia guttata* Roxb。而当时《药材学》(1960 年)记载的基源有 3 个:新州子、暹罗子、安南子。《中药大辞典》(1977 年)和《中国药材名录》(1980 年)都将胖大海拉丁名定为 *Sterculia scaphigera* Wall。经过胖大海属的变更和恢复、模式物种争辩等学术探讨,最终确定把圆粒胖大海的学名改正为 *Scaphium walljehii* Sehott & Endl.(异名为 *Sterculia scaphigera* Wall.),它的叶为卵形或椭圆状披针形,全缘,叶基部浑圆或钝形。另一种胖大海可称长粒胖大海(*Seaphium lyehnophorum* Pjerre,异名为 *Sterculia lyehnophora* Hance),叶长卵圆形或略呈三角状卵形,常有三浅裂,叶基部圆形或近心形,种子较长如橄榄。由于它的种子较长,故称长粒胖大海。此二种胖大海在海南均有栽培。《中国药典》沿用胖大海 *Sterculia lyehnophora* Hance 为正品。

综上所述,胖大海虽有大海子、大海、莫大海、安南子、大洞果、都夷香、蓬迭奈,以及有人称为大发等名称,而以胖大海为常见名和通用名。古今药用、食用品种相同。

(二) 部位考证

根据历代本草,胖大海的药用和食用记载根据描述非常明确为其种子。

三、历代本草记载

1.《本草纲目拾遗》 治火闭痘,并治一切热症劳伤吐衄下血,消毒去暑,时行赤眼,风火牙疼,虫积下食,痔疮漏管,干咳无痰,骨蒸内热,三焦火症。

2.《药物出产辨》 大海子,以安南新州为好,西贡次之,暹罗会安又次之,石叻出者最次……味甘淡性凉,治火闭痘,服之立起,并一切热症。

四、用法与用量

胖大海为《中国药典》2020 年版品种,用量为 2~3 枚,沸水泡服或煎服。胖大海作食品时可适量食用。

五、药膳应用

(一) 茶类

1. 胖大海茶

【来源】经验方。
【材料】胖大海 2 枚,薄荷 3g,白糖适量。
【做法】用滚开水泡沏胖大海、薄荷,饮时澄汁加入白糖少许,再饮再沏,一日量(不隔夜)。
【功效】清热解毒,润肺利咽。

2. 海蜜茶

【来源】经验方。
【材料】胖大海 2 枚,绿茶 3g,蜂蜜 1 匙。
【做法】沸水冲泡胖大海及绿茶,闷盖片刻,入蜂蜜调匀,徐徐饮之。
【功效】清利咽喉。

3. 清咽茶

【来源】经验方。
【材料】金银花 15g,甘草 6g,胖大海 5 枚。
【做法】先将上药放入清水中煮片刻,然后过滤,滤液饮用。
【功效】清热解毒,消肿利咽。

(二) 相关食用制品

清咽利嗓保健饮料

【来源】《保鲜与加工》。

【材料】菠萝、胖大海、甘草、乌龙茶。

【做法】茶叶 4g/L、中草药 5g/L、菠萝汁 70g/L、蔗糖 45g/L;茶叶最佳萃取工艺为:温度 80℃,煎 7min,茶水比 1∶80,萃取次数 1 次;利用壳聚糖澄清菠萝汁最佳工艺为:在 40℃、pH 值为 3 的条件下,以 0.6g/L 用量间歇搅拌 1h 后离心过滤,即得。

【功效】清热解毒,利咽祛痰。

六、现代研究

(一)主要成分

1. 营养成分　蔗糖、蛋白质、脂肪酸,以及硼、铁、钾、钙、镁、锰、磷、锌、钼等。

2. 其他成分　种皮含戊聚糖及黏液质。黏液质属果胶酸类,主要由半乳糖醛酸、阿拉伯糖、鼠李糖、半乳糖乙酸和活性成分胖大海素(苹婆素)组成。种仁含 9.1% 脂肪油,烫化后可检查出亚麻酸、油酸和棕榈酸。此外,含挥发油约 1.0%,西黄蓍胶黏素约 50.0%,收敛性物质约 1.6%,辣味和苦味浸出物约 0.2%。

(二)主要活性

现代研究表明,胖大海中的多糖类为其功能性成分,具有抑制病毒、缓泻、镇痛、抗炎、提高免疫力、抑菌、抑制草酸钙结晶形成、降压等药理活性。可用于治疗红眼病、咽喉病、消化系统疾病、尿石症和高血压。另外,胖大海外皮、软壳、果仁的水浸出提取物有一定的镇痛功效,其中果仁的作用最强。

(三)毒理学评价

胖大海具一定毒性,其果仁(去脂干粉)可引起动物呼吸困难、肺充血水肿、运动失调、尿血等不良反应,有报道称其镇痛作用可能导致神经性抑制。临床应用发现,极少数患者对胖大海过敏,甚至可致命。

七、安全小贴士

胖大海性寒凉,火热较盛的人群适合食用。不建议长期食用,长期泡服可能会造成食少纳差、胸闷、脾胃虚寒、便溏腹泻等症状。

八、参考文献

[1] 杜传来,孙晶,吴鹏.复合保健茶饮料的研制[J].保鲜与加工,2006(1):39-41.

[2] 李娜,高昂,巩江,等.胖大海药学研究概况[J].安徽农业科学,2011,39(16):9609-9610.

[3] 王翠霞,郑永飞,李丽丽,等.胖大海多糖研究进展[J].中国民族民间医药杂志,2009,18(18):5-6.

[4] 刘云,刘邦强,胡浩.服胖大海致血尿不良反应 1 例[J].中国民族民间医药杂志,2007,16(1):59.

[5] 逸菲.药食兼用之"胖大海"[J].食品与健康,2008(6):35.

[6] 贺鹏.胖大海莫滥用[J].保健医苑,2006(8):41-42.

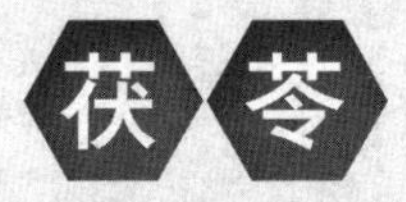

茯苓

一、概述

茯苓，又名茯菟、茯灵、云苓、松苓等，主产于云南、安徽、湖北、河南、四川等地，为多孔菌科真菌茯苓 *Poria cocos*(Schw.)Wolf 的干燥菌核，多于 7—9 月采挖，挖出后除去泥沙，堆置"发汗"后，摊开晾至表面干燥，再"发汗"，反复数次至现皱纹、内部水分大部分散失后，阴干称为"茯苓个"；或将鲜茯苓按不同部位切制，阴干，分别称为"茯苓块"和"茯苓片"。茯苓是一种常用中药，始载于《神农本草经》，列为上品。其味甘、淡，性平，有健脾补中、养心安神、利水渗湿的功效，临床上常用于治疗水肿尿少、痰饮眩晕、脾虚食少、便溏泄泻、心神不安、惊悸失眠等症，常与其他中药配伍使用，代表方剂有四君子汤、五苓散、桂枝茯苓汤等。茯苓不仅可以入药，也是我国传统的保健食品。1989 年卫生部确认其既可作药物也可作食品。茯苓的化学成分主要为多糖和三萜类成分，还含有树胶、蛋白质、脂肪酸、甾醇等成分。现代研究表明茯苓具有利尿、安神、抑菌、增强机体抗病能力及降低血糖等药理作用，被广泛应用于食品、药品以及保健品行业。

二、来源考证

(一) 品种考证

茯苓，始载于《五十二病方》，写做"服零"，用于治疗"乾骚(瘙)"，茯苓的名称最早见于《神农本草经》，被列为上品。古人对于茯苓来源的认识主要有：一是茯苓为松之灵气伏结而成，如《本草纲目》："(时珍曰)茯苓，盖松之神灵之气，伏结而成，大如拳者，佩之令百鬼消灭，则神灵之气，亦可征矣。"《本草述》云："茯苓本古松灵气沦结成形。"《本草乘雅半偈》引《万松记》曰："夫松，木德之中正也，……其气化为茯苓，其脂化为琥珀，似信。"二是茯苓为松脂形成，《嘉祐本草》云："茯苓，千岁松脂也"，并引《典术》云："茯苓者，松脂入地，千岁为茯苓，望松树赤者下有之。"《本草述钩元》"茯神"项下引类明曰："茯苓是古松流肪入地，久得霜露泉壤之精气而成。"三是茯苓为松根形成，《史记·龟策列传》云："伏灵者，千岁松根也，食之不死。"基于以上的认识，在明代以前的本草中，茯苓被归为木部。明代《御制本草品汇精要》始将茯苓归为木部下的"寄生"类，在之后的多数本草中都将其归为木部项下的"寓木"类，亦为寄生之义。直至 1934 年《中华新药物学大辞典》才将茯苓改为"菌类"。1936 年《中国植物图鉴》将茯苓归为"菌核根菌类"，1960 年的《药材学》将其归为"真菌类"。根据本草可知，历史上由于茯苓为野生的真菌类，本草家多不明其本源，而有不同记载。明代李时珍基本上明确了其生态及抱根而生的属性。

（二）药用部位

东汉《伤寒杂病论》中有"茯苓白术甘草汤""五苓散"等方中用茯苓，而没有茯神入药的记载。东汉《中藏经》卷六首次记载了以茯苓皮入药的"五皮散"。可见早期茯苓药用部位不明，直至东晋时才有了茯苓和茯神之分，如《肘后方》中有多个方剂用茯苓，而"治卒得惊邪恍惚方"等方剂中用茯神。《本草经集注》中对茯神做了详细的阐述并肯定了茯神的药用价值："其有抱根者，名茯神……《仙方》唯云茯苓而无茯神，为疗既同，用之亦应无嫌"，又云："外皮黑细皱，内坚白，形如鸟兽龟鳖者，良。……白色者补，赤色者利，世用甚多。"这是对白茯苓、赤茯苓的最早记载，也初步说明了白茯苓、赤茯苓在功效上的差别。唐代的《新修本草》延续了《本草经集注》的记载，《备急千金要方》云"茯苓、芍药，补药须白者，泻药唯赤者"，进一步说明了白、赤茯苓功效上的差异。李杲总结了茯神和白、赤茯苓的功效主治，云："茯神宁心益智，除惊悸之疴。白茯苓补虚劳，多在心脾之有眚；赤茯苓破结血，独利水道以无毒。"故补益心脾，宜选用白茯苓，与当代药食两用习惯一致。

根据历代本草文献的记载，结合附图，可知古今茯苓用药是完全一致的，都是指多孔菌科茯苓的干燥菌核，是寄生或腐生的真菌类，菌核呈不规则形的团块，以体重坚实，外皮色棕褐，断面白色细腻，粘牙力强者为佳，质量好。

三、历代本草记载

1.《神农本草经》 伏苓，味甘，平。主胸胁逆气，忧恚，惊邪，捧心下结痛，寒热烦满咳逆，口焦舌干，利小便。久服，安魂、养神，不饥、延年。一名茯菟。

2.《名医别录》 茯苓，无毒。止消渴，好睡，大腹淋沥，膈中痰水，水肿淋结，开胸腑，调脏气，伐肾邪，长阴，益气力，保神守中。

3.《本草经集注》《仙经》服食，亦为至要。云其通神而致灵，和魂而炼魄，明窍而益肌，厚肠而开心，调荣而理胃，上品仙药也。善能断谷不饥。

4.《本草图经》《集仙方》多是单饵茯苓，其法取白茯苓五斤，去黑皮捣筛，以熟绢囊盛装，于二斗米下蒸煮之，米熟即止，暴干又蒸。如此三遍，乃取牛乳两斗合，着铜器中微火煮如膏收之。每食以竹刀割，随性食饱，辟谷不饥也。如欲食谷，先煮葵汁饮之。又茯苓酥法：白茯苓三十斤（山之阳者甘美，山之阴者味苦）去皮薄切，暴之蒸干。以汤淋去苦味，淋之不止，其汁当甜。乃暴干，筛末。用三石酒，蜜三升合，置大瓮中，搅之百匝，密封勿泄气，冬五十日，夏二十五日，酥自浮出酒上，掠取。其味极甘美。作掌大块，空室中阴干，色赤如枣。饥时食一枚，酒送下，终不食，名神仙度世之法。

5.《本草衍义》 茯苓、茯神，行水之功多，益心脾不可阙也。

6.《汤液本草》 茯苓，伐肾邪，小便多能止之，小便涩能利之，与车前子相似，虽利小便而不走气。酒浸与光明朱砂同用，能秘真。

7.《本草蒙筌》 味甘、淡，气平。属金。降也，阳中阴也。无毒。赤茯苓，入心脾小肠，属己丙丁，泻利专主；白茯苓，入膀胱并车前；利血仅在腰脐，效同白术。为除湿行水圣药，乃养神益智仙丹。生津液缓脾，驱痰火益肺。和魂炼魄，开胃浓肠。

8.《本草纲目》【附方】（旧五，新二十六）。服茯苓法（〔颂曰〕神仙方多单饵茯苓。其法：取白茯苓五斤，去黑皮，捣筛，以熟绢囊盛，于二斗米下蒸之。米熟即止，暴干又蒸，如此三遍。乃取牛乳二斗和合，着铜器中，微火煮如膏，收之。每食以竹刀割，随性饱食，辟谷不饥也。如欲食谷，先煮葵汁饮之。又茯苓酥法：白茯苓三十斤，山之阳者甘美，山之阴者味苦，去皮薄切，暴干蒸之。以汤淋去苦味，淋之不止，其汁当甜。乃暴干筛末，用酒三石、蜜三升相和，置大瓮中，搅之百匝，密封勿泄气。冬五十日，夏二十五日，酥自浮出酒上。掠取，其味极甘美。作掌大块，空室中阴干，色赤如枣。饥时食一枚，酒送之，终日不食，名神仙度世之法。又服食法：以茯苓合白菊花，或合桂心，或合术，为散、丸自任。皆可常服，补益殊胜。《儒门事亲》方：用茯苓四两，头白面二两，水调作饼，以黄蜡三两煎熟。饱食一顿，便绝食辟谷。至三日觉难受，以后气力渐生也。《经验后方》服法：用华山挺子茯苓，削如枣大方块，安新瓮内，好酒浸之，纸封一重，百日乃开，其色当如饧糖。可日食一块，至百日肌体润泽，一年可夜视物，久久肠化为筋，延年耐老，面若童颜。《嵩高记》：用茯苓、松脂各二斤，淳酒浸之，和以白蜜。日三服之，久久通灵。又法：白茯苓去皮，酒浸十五日，漉出为散。每服三钱，水调下，日三服。孙真人《枕中记》云：茯苓久服，百日病除，二百日昼夜不眠，二年役使鬼神，四年后玉女来侍。葛洪《抱朴子》云：任子季服茯苓十八年，玉女从之，能隐能彰，不食谷，灸瘢灭，面体玉泽。又黄初起服茯苓五万日，能坐在立亡，日中无影）。交感丸方（见草部莎根下）。吴仙丹方（见果部吴茱萸下）。胸胁气逆胀满（茯苓一两，人参半两。每服三钱，水煎服，日三。《圣济总录》）。养心安神（朱雀丸：治心神不定，恍惚健忘不乐，火不下降，水不上升，时复振跳。常服，消阴养火，全心气。茯神二两，去皮，沉香半两，为末，炼蜜丸小豆大。每服三十丸，食后人参汤下。《百一选方》）。血虚心汗（别处无汗，独心孔有汗，思虑多则汗亦多，宜养心血，以艾汤调茯苓末，日服一钱。《证治要诀》）。心虚梦泄（或白浊。白茯苓末二钱，米汤调下，日二服。苏东坡方也。《直指方》）。虚滑遗精（白茯苓二两，缩砂仁一两，为末，入盐二钱。精羊肉批片，掺药炙食，以酒送下。《普济方》）。漏精白浊（方见菜部薯蓣下）。浊遗带下（威喜丸：治丈夫元阳虚惫，精气不固，小便下浊，余沥常流，梦寐多惊，频频遗泄，妇人白淫白带并治之。白茯苓去皮四两作匮，以猪苓四钱半，入内煮二十余沸，取出日干，择去猪苓，为末，化黄蜡搜和，丸弹子大。每嚼一丸，空心津下，以小便清为度。忌米醋。李时珍曰：《抱朴子》言茯苓千万岁，其上生小木，状似莲花，名曰木威喜芝。夜视有光，烧之不焦，带之辟兵，服之长生。《和剂局方》威喜丸之名，盖取诸此）。小便频多（白茯苓去皮、干山药去皮，以白矾水瀹过，焙，等分为末。每米饮服二钱。《儒门事亲》方）。小便不禁（茯苓丸：治心肾俱虚，神志不守，小便淋沥不禁。用白茯苓、赤茯苓等分，为末。新汲水挼洗去筋，控干，以酒煮地黄汁，捣膏搜和，丸弹子大。每嚼一丸，空心盐酒下。《三因方》）。小便淋浊（由心肾气虚，神志不守，或梦遗白浊。赤、白茯苓等分，为末，新汲水飞去沫，控干。以地黄汁同捣，酒熬作膏，和丸弹子大。空心盐汤嚼下一丸。《三因方》）。下虚消渴（上盛下虚，心火炎烁，肾水枯涸，不能交济而成渴证。白茯苓一斤，黄连一斤，为末，熬天花粉作糊，丸梧子大。每温汤下五十丸。德生堂《经验方》）。下部诸疾（龙液膏：用坚实白茯苓去皮焙研，取清溪流水浸去筋膜，复焙，入瓷罐内，以好蜜和匀，入铜釜内，重汤桑柴火煮一日，取出收之。每空心白汤下二三匙，解烦郁燥渴。一切下部疾，皆可除。《积善堂方》）。飧泄滑痢（不止。白茯苓一两，木香煨半两，为末。紫苏木瓜汤下二钱。《百一选方》）。妊娠水肿，小便不利，恶寒（赤茯苓去皮、葵子各半两，为末。每服二钱，新汲水下。《禹讲师方》）。卒然耳聋（黄蜡不拘多少，和茯苓末细嚼，茶汤下。《普济方》）。面鼾雀斑（白茯苓末，蜜和，夜夜傅之，二七日愈。姚僧垣《集验方》）。猪鸡骨哽（五月五日，采楮子晒干、白茯苓等分，为末。每服二钱，乳香汤下。一方不用楮子，以所哽骨煎汤下。《经验良方》）。痔漏神方（赤、白茯苓去皮、没药各二两，破故纸四两，石臼捣成一块。春、秋酒浸三日，夏二日，冬五日。取出木笼蒸熟，晒干为末,酒糊丸梧子大。每酒服二十丸,渐加至五十丸。董炳《集验方》)。血余怪病(手十指节断坏,惟有筋连,无节肉,虫出如灯心,长数尺。遍身绿毛卷,名曰血余。以茯苓、胡黄连煎汤,饮之愈。夏子益《奇疾方》)。水肿尿涩(茯苓皮、椒目等分,煎汤,日饮取效。《普济方》)。

9.《本草从新》 茯苓,甘,平。益脾宁心,淡渗利窍除湿。色白入肺,泻热而下通膀胱,治忧恚惊悸,心下结痛,寒热烦满,口焦舌干,呃逆呕哕,膈中痰水,水肿淋漓,泄泻遗精。

10.《得配本草》 甘、淡、平。入手足少阴、太阴、太阳经气分。性上行而下降,通心气以交肾,开腠理,益脾胃。除呕逆,止泄泻,消水肿,利小便。除心下结痛,烦满口干,去胞中积热,腰膝痹痛,及遗精、淋浊、遗溺、带下,概可治之。……去皮。补阴,人乳拌蒸。利水,生用。补脾,炒用。

四、用法与用量

茯苓为《中国药典》2020年版品种,用量为10~15g,内服煎汤,或入丸散。茯苓食用,可制作成保健酸奶、茯苓醋、茯苓果冻、风味食品、糕点,此外还有茯苓包子、茯苓粥、茯苓酒等。茯苓作食品时可适量食用。

五、药膳应用

(一)粥类

1. 茯苓粥

【来源】经验方。

【材料】白茯苓粉15g,山药粉10g,粳米100g。

【做法】先将大米洗净煮成粥,八成熟时加入白茯苓、山药拌匀,煮熟即可食用。

【功效】利水除湿,补脾益肾,宁心安神。

2. 芡实茯苓粥

【来源】经验方。

【材料】芡实15g,茯苓20g,大米100g。

【做法】洗净,捣碎,加水适量,煮至软烂后,加大米成粥。

【功效】健脾祛湿,利水消肿。

(二)茶类

1. 茯苓茶

【来源】经验方。

【材料】茯苓10g,芦根5g,花茶3g。

【做法】用300ml开水冲泡后饮用,冲饮至味淡。

【功效】利水渗湿,清心安神。

2. 香苓茶

【来源】经验方。

【材料】茯苓5g,藿香3g,花茶5g。

【做法】用400ml水煎煮茯苓、藿香至水沸后,冲泡花茶后饮用。也可直接冲饮。

【功效】化气利水,健脾祛湿。

(三) 汤类

1. 黄精茯苓饮

【来源】经验方。

【材料】生黄精 500g,茯苓 300g,白蜂蜜 200g。

【做法】将黄精榨取药汁,备用。文火煎煮药汁,待药汁减半时,入蜂蜜搅匀,再下茯苓末拌和,再煎成羹状即成。

【功效】滋胃阴,润肺燥。

2. 八宝鸡汤

【来源】经验方。

【材料】潞党参 10g,茯苓 30g,母鸡 1 只(250g),当归 10g,葱白 20g,生姜 15g,料酒 30ml,味精 3g,食盐 5g。

【做法】将所有中药装袋,扎紧口。母鸡加工后洗净,姜拍破,葱切段。将鸡和药袋入锅,加适量水,先武火烧开,加入姜、葱、料酒,改用文火炖至熟烂为止。将鸡肉捞出切小块倒入锅中并加少许食盐,药袋捞出不用。早晚各一次,1 次 1 碗。一料完后,休息数日继续服食。

【功效】益气健脾,养血强身。

(四) 相关食用制品

1. 茯苓糕

【来源】《中国食用菌》。

【材料】粳米 1 500g,茯苓、莲子、山药、芡实各 150g,白糖 500g。

【做法】将粳米、茯苓、莲子、山药、芡实研磨成粉,与白糖拌和均匀,将糕粉放入木模内,隔水蒸熟,晾凉后切为小块即可食用;或焙干保存,供随时取食。配料中也可加入薏苡仁、芝麻、麦芽,有的还用核桃、枣泥、松子仁、瓜子等作甜馅,更加甜润爽口。

【功效】祛湿清肺,健脾养胃,宁心安神,补精益气。

2. 七鲜炒面

【来源】《新编中国药膳食疗秘方全书》。

【材料】茯苓、莲子、芡实(焙熟,共研为细末,过 120 目筛)各 50g,小米(炒熟磨粉,过 120 目筛)2 500g,红枣(煮熟,去皮、核捣泥)200g,蜂蜜、白砂糖各 50g。

【做法】将方中各味倒入面盆中,拌和均匀,收贮备用。每次取面适量,用开水冲调成糊代餐食之。

【功效】健脾益肾,涩精,固带,止遗。

六、现代研究

(一) 主要成分

1. 营养成分　每 100g 茯苓的营养成分为:能量 67kJ、蛋白质 1.2g、脂肪 0.5g、糖类 82.6g、膳食纤维 80.9g、维生素 B_2 0.12g、钾 58mg、钠 1mg、钙 2mg、镁 8mg、铁 9.4mg、锰 1.39mg、锌

0.44mg、铜 0.23mg、磷 32mg、硒 4.55μg、烟酸 0.4mg 等。

2. 其他成分　茯苓多糖、茯苓酸（三萜）、甾醇、卵磷脂、腺嘌呤、胆碱、蛋白酶、脂肪酶、树胶等。

（二）主要活性

现代研究表明，茯苓有如下药理作用：抗肿瘤、降压、调脂降脂、保肝、利尿、抑菌、抗衰老、抗炎、增强免疫、健胃消食、催眠等作用。动物实验发现，茯苓多糖能显著降低动物体内自由基水平，提高动物体内自由基清除酶的活性，增强动物耐寒、耐疲劳能力，表明茯苓多糖具有较好的延缓衰老的作用。茯苓多糖对动物实验性肿瘤具有抑制作用，能减轻化疗的毒副作用并提高化疗药疗效。茯苓多糖对四氯化碳引起的肝损害有防治作用，能改善肾小球的损伤，减少蛋白尿。茯苓多糖还能提高巨噬细胞功能，提升免疫力。

（三）毒理学评价

茯苓多糖小鼠毒性试验表明，其对小鼠行为能力无明显影响，各组小鼠评分均在正常范围之内；对由戊巴比妥钠致小鼠睡眠的潜伏期及睡眠维持时间无明显影响，表明茯苓多糖对动物神经系统无明显影响；茯苓多糖对正常麻醉犬的给药前、后的呼吸幅度及频率无明显影响；实验犬的心率和平均动脉压均正常。茯苓多糖在相当于人拟临床最大剂量的 125 倍[250mg/(kg·d)]时，无致突变、致畸作用，无论静脉注射、腹腔注射还是口服，安全范围都较大。

七、安全小贴士

阴虚而无湿热、虚寒滑精者慎服。根据中医九种体质学说，气虚体质型人群更为适宜。

八、参考文献

[1] 王宁．茯苓的本草学研究[J]. 中医文献杂志，2007，25(3)：23-25.

[2] 刘茵华．茯苓的药用、食用及保健作用[J]. 中国食用菌，1994，13(2)：37.

[3] 刘忠义，杨英顺，张妙玲．茯苓保健酸奶的研制[J]. 湘潭大学自然科学学报，2003，25(3)：72-86.

[4] 蔡为荣，王岚岚，尹修梅，等．茯苓保健醋的研制[J]. 中国调味品，2001(12)：15-17.

[5] 杨东方，姚雪峰，冀小君，等．茯苓营养保健果冻的研制[J]. 农产品加工，2012(8)：82-83.

[6] 张琴．祛病延年的茯苓药膳[J]. 食品与健康，2002(5)：44.

[7] 陈士瑜．茯苓药膳方汇粹[J]. 中国食用菌，1990(6)：37-38.

[8] 佚名．失眠多梦吃茯苓[J]. 中国食用菌，2015，34(3)：27.

[9] 游昕，熊大国，郭志斌，等．茯苓多种化学成分及药理作用的研究进展[J]. 安徽农业科学，2015，43(2)：106-109.

[10] 金惠，赵英博，江维，等．茯苓药理作用及临床应用研究进展[J]. 湖北中医杂志，2008(4)：59-61.

[11] 张晓娟，左冬冬，范越．茯苓化学成分、质量控制和药理作用研究进展[J]. 中医药信息，2014，31(1)：117-119.

[12] 陈宏，曾凡波，雷学锋，等．茯苓多糖的抗肿瘤作用及其机理的研究[J]. 中国药理与临床，1995(2)：33-36.

[13] 尹镭，赵元昌，许瑞龄，等．茯苓对实验性肝硬变的治疗作用[J]. 山西医学院学报，1992，23(2)：101-103.

[14] 吕苏成,曹巧俐,张力,等.茯苓多糖对正常及荷瘤小鼠免疫功能的影响[J].第一军医大学学报,1990,10(3):267.

[15] 林丽霞,薛银萍,梁国瑞,等.茯苓多糖对鼠和犬一般药理学实验研究[J].解放军医药杂志,2014,26(7):98-100.

[16] 陈春霞,叶聚荣,林建峰,等.羧甲基茯苓多糖的安全性试验[J].福建中医药,2003,34(3):27-30.

香橼

一、概述

香橼来源于芸香科植物枸橼 *Citrus medica* L. 或香圆 *C. wilsonii* Tanaka 的干燥成熟果实。秋季果实成熟时采收，趁鲜切片，晒干或低温干燥。香橼味辛、苦、酸，性温，归肝、脾、肺经，具有疏肝理气、宽中、化痰的功效。中医用于肝胃气滞，胸胁胀痛，脘腹痞满，呕吐噫气，痰多咳嗽等症。香橼因其果实又大又长并呈圆形，果肉可口鲜美、爽口宜人，外观金黄色及芳香扑鼻的味道，而深受人们喜爱。香橼多用于制作蜜饯、果脯、罐头，还被开发生产香橼饮料，因其功效又被开发用于制作香橼酒、纯香橼胶囊等。在工业生产上，因其果皮所含挥发油等油类成分较多，被开发为一种天然香精及熬制香橼油，质量上乘，香气俱佳，可替代进口同类产品，广泛应用于食品及化妆品行业。

二、来源考证

（一）品种考证

香橼一名枸橼，最早见于《本草拾遗》一书，称："枸橼，生岭南，大叶，甘橘属也。子大如盏。味辛、酸，性温。皮，去气，除心头痰水。"表明其药用部位为果皮。《本草图经》云："枸橼，如小瓜状，皮若橙而光泽可爱，肉甚厚，切如萝卜，虽味短而香氛，大胜柑橘之类，置衣笥中，则数日香不歇……今闽广、江西皆有，彼人但谓之香橼子。"上述形态特征与今之枸橼相符。《本草纲目》补充了产地和植物形态："枸橼，产闽广间。木似朱栾而叶尖长，枝间有刺，植之近水乃生，其实状如人手，有指，俗呼为佛手柑；有长一尺四、五寸者，皮如橙、柚而厚，皱而光泽，其色如瓜，生绿熟黄，其核细，其味不甚佳而清香袭人。"《本草纲目》将枸橼单独列为一条，又名香橼、佛手柑，按其描述实为佛手柑，并非枸橼。

综上，古代本草将香橼列入枸橼条目之下，与佛手柑同功同用。现行版《中国药典》规定香橼来源为芸香科植物枸橼或香圆的干燥成熟果实。

（二）部位考证

根据历代本草，香橼的药用部位古今一致，为果实。《本草拾遗》就已称其果皮可去气。

三、历代本草记载

1.《本草拾遗》 子大如盏。味辛、酸，性温。皮，去气，除心头痰水。
2.《饮膳正要》 下气，开胸膈。
3.《饮食须知》 香橼，味辛酸，性温。揉蒜罨其蒂上，则香更充溢。浸汁浣葛，胜似酸浆也。

4.《本草纲目》 煮酒饮，治痰气咳嗽。煎汤，治心下气痛。

5.《本草从新》 俗作圆，一名佛手柑；古名枸橼、音矩员，理气止呕、健脾进食。辛苦酸温，入肺、脾二经，理上焦之气而止呕，进中州之食而健脾，除心头痰水，治痰气咳嗽，煮酒饮；心下气痛，性虽中和，单用多用，亦损正气，须与参术并行，乃有相成之益尔，陈久者良，根叶功用略同。

6.《医林纂要》 治胃脘痛，宽中顺气，开郁。

7.《得配本草》 辛、酸、温。除心头痰水，治心下气痛。煮酒饮，治痰气咳嗽。

四、用法与用量

香橼为《中国药典》2020年版品种，推荐用量3~10g。香橼作食品时可适量食用，可做粥、茶等。

五、药膳应用

（一）粥类

香橼粥

【来源】经验方。

【材料】鲜香橼2个，大米100g。

【做法】先将香橼切碎布包，与大米同放入带盖的碗中，煮成大米熟烂即成。

【功效】理气宽胸。

（二）相关食用制品

1. 蜂蜜香橼保健茶

【来源】《食品科技》。

【材料】新鲜香橼，蜂蜜、卡拉胶和柠檬酸钠。

【做法】以新鲜香橼作为原材料，以蜂蜜、卡拉胶和柠檬酸钠作为辅料，蜂蜜香橼茶最佳工艺配方为：香橼皮与香橼肉比例为1∶2.5、蜂蜜添加量50%、柠檬酸钠1.0%、卡拉胶2.0%。

【功效】润肺化痰。

2. 香砂糖

【来源】《本经逢原》。

【材料】陈香橼一枚连瓤，大核桃肉二枚连皮，缩砂仁二钱（约8g），去膜，砂糖适量。

【做法】将香橼、核桃仁同砂仁一起放入碾槽内，研成细粉末。将白糖放入锅中，加水适量，以小火慢慢煎熬至稠厚时，加入香橼、核桃、砂仁粉，一边搅拌调和均匀，一边继续以小火煎熬，熬到挑起糖呈丝状时，离火趁热倒入已涂过菜油的搪瓷盘中，稍冷后按压平整，再切成小糖块即可，空腹顿服。

【功效】开胃，健脾，行气。

六、现代研究

（一）主要成分

1. 营养成分　维生素 C、粗蛋白质、脂肪、总糖、β-胡萝卜素、锌、锰、铁、镁、钙等。

2. 其他成分　香橼的成熟果实含橙皮苷、柠檬酸、苹果酸、粟胶、鞣质及挥发油等。果实含油 0.3%~0.7%，果皮含油 6.5%~9%，其成分为 d-柠檬烯、柠檬醛、水芹烯和柠檬油素。幼果中含琥珀酸，种子含黄柏酮和黄柏内酯。

（二）主要活性

现代研究发现，香橼具有抗菌、抗病毒、抗肿瘤、预防阿尔茨海默病、促进肠胃蠕动、增加胃液分泌、镇咳、平喘、祛痰、降低红细胞凝集作用并延缓其沉降、抑制血清胆固醇升高和预防动脉粥样硬化等作用。主要成分为橙皮苷，有预防冻伤和抑制大鼠晶状体醛还原酶的作用，黄柏酮有增强离体兔肠张力和振幅的作用。

（三）毒理学评价

未见对香橼进行毒理学试验的相关报道。

七、安全小贴士

阴虚血燥及孕妇气虚者慎服。根据中医九种体质学说，气郁体质人群最为适宜食用。

八、参考文献

[1] 逸菲．药食兼用之“香橼”[J]. 食品与健康，2009(6)：34.

[2] 李学贵．几种果品的腌制方法[J]. 江苏调味副食品，2005，22(2)：38-40.

[3] 孙燕，张焕新，董志俭，等．蜂蜜香橼保健茶的制作工艺研究[J]. 食品科技，2017，42(11)：121-124.

[4] 尹伟，宋祖荣，刘金旗，等．香橼化学成分研究[J]. 中药材，2015，38(10)：2091-2094.

[5] 国家中医药管理局《中华本草》编委会．中华本草[M]. 上海：上海科学技术出版社，2002.

[6] 杨莹．五种中国特有柑橘果实生物活性物质鉴定及抗氧化活性研究[D]. 重庆：西南大学硕士学位论文，2016.

[7] 刘春泉，李大婧，牛丽影，等．香橼开发利用研究进展[J]. 江苏农业科学，2014，42(7)：1-5.

[8] SHARANGOUDA J P，SARAWATI B P. Toxicity studies on hepatic，nephric and endocrine organs of Citrus medica seeds extract on female albino mice[J]. Journal of Global Pharma Technology，2011，3(1)：9.

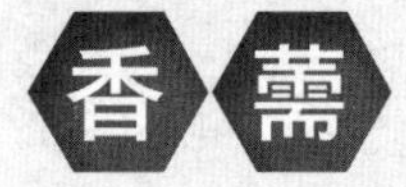

香薷

一、概述

香薷来源于唇形科植物石香薷 *Mosla chinensis* Maxim. 或江香薷 *M. chinensis* 'Jiangxiangru' 的干燥地上部分。前者习称"青香薷",后者习称"江香薷"。夏季茎叶茂盛、花盛时择晴天采割,除去杂质,阴干。其性辛,微温,归肺、胃经,主要功效为发汗解表、和中化湿、利水消肿。《本草纲目》记载:"香薷乃夏月解表之药,如冬月之用麻黄。"临床上主要用于阴暑证、水肿、小便不利。香薷有广谱的抗菌及抑制流感病毒等作用,能解热镇痛。香薷作为药食同源的药材,具有很好的食疗作用。例如香薷薄荷茶,水煎代茶饮可清热除烦,利尿清心,适用于口干口苦,心烦尿赤;香薷粥可发汗解表,祛暑化湿,利水消肿,适用于内伤暑湿所致的暑湿表证,夏季外感于寒,水肿,小便不利。随着生活水平的提高,得空调病的人越来越多,而香薷饮也是治空调病的良方。

二、来源考证

(一) 品种考证

香薷始载于《名医别录》,《食疗本草》名香菜,《本草纲目》云:"薷,本作菜。《玉篇》云'菜,(香菜)菜,苏之类'是也。其气香,其叶柔,故以名之。草初生曰茸,《食疗本草》作戎者,非是。俗呼蜜蜂草,象其花房也。"香戎,或为香茸音近之讹。而茸与菜为双声,香茸为香菜之音转。又云:"中州人三月种之,呼为香菜,以充蔬品。"并在石香菜条云:"香菜、石香菜一物也,但所生而名尔。生平地者叶大,崖石者叶细,可通用之。"以此,石香薷之名,当因生境得名。

梁代《本草经集注》云:"家家有此,惟供生食,十月中取,干之,霍乱煮饮,无不瘥,作煎,除水肿尤良。"可见香薷已种植普遍。《本草图经》云:"所在皆种,但北土差少,似白苏而叶更细。"根据其附图来看,古代最先药用的香菜可能为唇形科植物香薷 *Elsholtzia ciliata* (Thunb.) Hyland.。值得重视的是《嘉祐本草》引唐代萧炳的《四声本草》之言:"今新定、新安有,石上者彼人名石香菜,细而辛更绝佳。"明代《本草品汇精要》则进一步明确其"道地":"江西新定、新安者佳。"古代新安在今江西吉安县东南,盛产江香薷的分宜县正处于该地理位置,说明历史上江西就是香薷的主产区,亦即现时江香薷道地产区所在地。再从《本草品汇精要》名称这一项看来,它将"香菜""香戎""石香菜"统统视为"香薷"的别名,亦即药用香薷是多来源的,它至少包括香薷与石香薷两个品种,并以江西香薷为质优的道地药材。

李时珍曰:"香薷有野生,有家莳。中州人三月种之,呼为香菜,以充蔬品。丹溪朱氏惟取大叶者为良,而细叶者香烈更甚。今人多用之。方茎,尖叶有缺刻,颇似黄荆叶而小,九月开紫花成穗,有细子细叶者,仅高数寸,叶如落帚叶,即石香薷也。"历代本草药用者有香薷和石香薷两种，大叶者为香薷，植物分类学家将其定为香薷属（*Elsholtzia*），代表植物为香薷；细叶者为石香薷，野生者为此种，商品名青香薷；江西《分宜县志》所载香薷栽培品视为道地药材，名江香薷，为野生石香薷的栽培变种。

综上，历史上的香薷主要来源于香薷和石香薷，后者栽培品形成道地药材，现行版《中国药典》沿用江香薷和石香薷。

（二）药用部位

《名医别录》云："家家有此，作菜生食。十月中取，干之。"此句描述古代香薷"生长普遍，能做菜，能生食"以及10月中旬采收等信息。李时珍曰："呼为香菜，以充蔬品。"故古代人们对香薷的应用为鲜用或采收地上部分干燥后药用。古今药用部位相同。

三、历代本草记载

1.《名医别录》 香薷，味辛，微温。主霍乱腹痛吐下，散水肿。

2.《本草经集注》 家家有此，惟供生食。十月中取，干之，霍乱煮饮，无不瘥。作煎，除水肿尤良。

3.《食疗本草》 香菜，温。又云香戎。去热风。生菜中食，不可多食。卒转筋，可煮汁顿服半升，止。又，干末止鼻衄，以水服之。

4.《图经本草》 霍乱转筋，煮饮服之，无不瘥者。若四肢烦冷，汗出而渴者，加蓼子同切，煮饮。

5.《本草衍义》 生山野，荆、湖南北、二川皆有。两京作圃种，暑月亦作菜蔬，治霍乱不可阙也，用之无不效。叶如茵陈，花茸紫，在一边成穗，凡四五十房为一穗。如荆芥穗，别是一种香。

6.《本草蒙筌》 大叶者种优，陈年者效捷。主霍乱中脘绞痛，治伤暑小便涩难。散水肿有彻上彻下之功，肺得之清化行热自下也。去口臭有拨浊回清之妙，脾得之郁火降气不上焉。解热除烦，调中温胃。又有一种名石香薷，延生临水附崖，叶细辛香弥甚。今多采此，拯治亦佳。

7.《本草纲目》【附方】（旧四，新六）。一切伤暑（《和剂局方》香薷饮：治暑月卧湿当风，或生冷不节，真邪相干，便致吐利，或发热头痛体痛，或心腹痛，或转筋，或干呕，或四肢逆冷，或烦闷欲死，并主之。用香薷一斤，浓朴（姜汁炙）、白扁豆（微炒）各半斤，锉散。每服五钱，水二盏，酒半盏，煎一盏，水中沉冷，连进二服立效。《活人书》）。水病洪肿［胡洽居士香薷煎：用干香薷五十斤（锉）。入釜中，以水淹过三寸，煮使气力都尽，去滓澄之，微火煎至可丸，丸如梧子大。一服五丸，日三服，日渐增之，以小便利则愈。苏颂《图经本草》］。通身水肿（深师薷术丸：治暴水风水气水，通身皆肿，服至小便利为效。用香薷叶一斤，水一斗，熬极烂去滓，再熬成膏，加白术末七两，和丸梧子大。每服十丸，米饮下，日五、夜一服。《外台秘要》）。四时伤寒（不正之气。用水香薷为末，热酒调服一、二钱，取汗。《卫生易简方》）。心烦胁痛（连胸欲死者。香薷捣汁一二升服。《肘后》）。鼻衄不止（香薷研末，水服一钱。《圣济总录》）。舌上出血（如钻孔者。香薷煎汁服一升，日三服。《肘后方》）。口中臭气（香薷一把，煎汁含之。《千金方》）。小儿发迟（陈香薷二两，水一盏，煎汁三分，入猪脂半两，和匀，日日涂之。《永类钤方》）。白秃惨痛（即上方入胡粉，和涂之。（《子母秘录》）。

8.《植物名实图考》 香薷，《别录》中品。江西亦种以为蔬，凡霍乱及胃气痛，皆煎服之。

9.《本草从新》 辛散皮肤之蒸热，温解心腹之凝结，属金水而主肺，为清暑之主药。肺气清，则小便行而热降（暑必兼湿、治暑必兼利湿，若无湿、但为干热，非暑也），治呕逆水肿（熬膏服，小便利则消），香港脚口气（煎汤含漱），单服治霍乱转筋，香薷乃夏月解表之品。香薷，是重虚其表，而益之热矣（今人谓能解暑，概用代茶，是开门揖盗也）；陈者良，宜冷服（经所谓治温以清凉而行之也，热服作泻；小儿发迟，陈者二两、水一盏，煎汁三分，入猪脂半两和涂；白秃惨痛，加胡粉和涂）。

10.《得配本草》 夏日之香薷，如冬月之麻黄，散寒邪使阳气得升也。阳气为阴寒所遏，一切吐泻等症，从此蜂起，所谓阴暑也，香薷为宜。若暑热淫于五内，症必大热大渴，气喘汗泄，吐泻不止，元气消耗，所谓阳暑也，非白虎、清暑益气等汤不可。倘用香薷散其真气，助其燥热，未有不误者矣。

四、用法与用量

香薷为《中国药典》2020年版品种，用量3~10g。香薷可作为蔬菜、调味品适量食用。

五、药膳应用

（一）汤类

扁豆香薷汤

【来源】经验方。

【材料】香薷15g，白扁豆15g，厚朴花5g。

【做法】将香薷用布包备用；先将扁豆倒入砂罐，加水300ml煎煮约30min，待扁豆熟透后，改用武火，下香薷、厚朴花，煎煮3min左右即可离火。

【功效】化湿和中，解暑发表。

（二）茶类

1. 香薷银花饮

【来源】经验方。

【材料】香薷30g，炒白扁豆20g，金银花10g。

【做法】将各药捣碎，煎煮30min，去渣温服。

【功效】解表清暑，健脾利湿。

2. 香薷茶

【来源】经验方。

【材料】香薷6g，藿香3g，绿茶3g。

【做法】用200ml开水泡饮，冲饮至味淡。

【功效】芳香化湿，行气利水。

3. 竹薷茶

【来源】经验方。

【材料】香薷、淡竹叶各5g，绿茶3g。

【做法】将香薷、淡竹叶、绿茶共用沸水冲闷20min，频频代茶饮。

【功效】清暑解毒，清心除烦。

4. 薄荷香薷茶

【来源】经验方。

【材料】薄荷、香薷各 6g。

【做法】上药共研为末,作 1 日用量,置于保温瓶中,冲入沸水适量浸泡,盖闷 20~30min。于 1 日内频频代茶饮完。

【功效】清热解暑。

5. 夏季热茶

【来源】经验方。

【材料】香薷 3g,青茶 3g,西瓜翠衣 5g。

【做法】3 味共研成粗末,用沸水冲泡 15min;或共加水 500ml,煎沸 5~10min。每日 1 剂,不拘时频频饮服,以冷饮为宜,超过 7 岁的儿童,用量可酌增。

【功效】清热解暑,益气生津。

(三)相关食用制品

香薷五味子功能性调味品

【来源】现代研究。

【材料】香薷、五味子。

【做法】①以香薷、五味子为原料,用 CO_2 超临界萃取。②香薷为原料,乙醇提取及微胶囊的最佳工艺参数:乙醇浓度 90%、加醇量 900ml、温度 90℃、时间 6h,提取率 11.2%,壁材大豆分离蛋白、麦芽糊精与黄胶之比为 4∶5.8∶0.5,心壁材之比为 1∶4,干物质浓度 15%,单甘酯和吐温 80 两种乳化剂比为 1∶3;其用量为总料液的 3%。③五味子原料乙醇提取及微胶囊的最佳工艺参数:乙醇浓度 85%、加醇量 700ml、温度 80℃、时间 6h,提取率为 11.5%,β-环糊精与明胶、黄原胶之比为 15∶1 为最佳壁材配比,心壁材之比 1∶3,干物质浓度 20%。混合均匀即得。

【功效】调味。

六、现代研究

(一)主要成分

1. 营养成分　氨基酸、粗纤维、蛋白质、脂肪酸(亚麻酸、亚油酸等),无机盐(主要含钾、钙、镁、磷、铁、铝、锰、钠等营养元素;其次是钛、锌、锂、铅、铜等)。

2. 其他成分　挥发油(百里香酚、香荆芥酚、对 - 聚散花素等)、黄酮类、香豆素、木脂素、多糖、黏蛋白及淀粉酶等。

(二)主要活性

现代药理研究表明香薷具有抗病原微生物、消炎、解热、镇痛、解痉、增强免疫、抗氧化等作用。香薷挥发油具有良好的抗菌、抗病毒、抗炎作用,在研制新型感冒药方面有良好的前景。香薷挥发油对引起急性胃肠炎和细菌性痢疾的沙门菌、志贺菌、致病性大肠埃希菌及金黄色葡萄球菌等都有较强的体外抗菌活性,尤其对引起痢疾的 3 类群志贺菌的杀灭作用十分明显。香薷挥发油具有镇痛作用,对中枢神经系统具有抑制作用。香薷挥发油能作用于不同的环节，增强机体的特异性和非特异性免疫功能；对动物的离体平滑肌具有松弛作用，可降低大鼠的血压；还能降低高脂血症患者血清中的β-脂蛋白含量。香薷水提液能高效抑制乙型肝炎病毒和乙型肝炎病毒表面抗原。

（三）毒理学评价

石香薷急性毒性试验结果表明：石香薷挥发油对小鼠的LD_{50}为（1.303 ± 0.116）ml/kg，95%置信区间为1.419~1.197ml/kg。石香薷亚慢性毒性试验结果表明：石香薷挥发油无明显的促生长作用；对小鼠的血红蛋白、红细胞、白细胞及白细胞分类计数等血液学指标无明显影响；高剂量石香薷挥发油在给药8周内有可逆性降低血清总胆固醇、尿素氮的作用。

七、安全小贴士

体弱外感、火热偏盛者忌服。

八、参考文献

[1] 龚慕辛，朱甘培．香薷的本草考证[J]．北京中医，1996(5)：39-41.

[2] 王松岳．赏食皆宜的药用植物——香薷[J]．中国花卉盆景，2006(5)：13.

[3] 沈静．长白山道地药材北五味子、香薷为原料功能型调味品研制[D]．长春：吉林农业大学硕士学位论文，2008.

[4] 郑尚珍，沈序维，吕润海．香薷中的化学成分[J]．植物学报(英文版)，1990，32(3)：215-219.

[5] 陈熠敏．基于色谱-质谱技术研究江香薷化学成分[D]．南昌：南昌大学硕士学位论文，2016.

[6] 李敏，苗明三．香薷的化学、药理与临床应用特点分析[J]．中医学报，2015，30(4)：578-579.

[7] 丁晨旭，纪兰菊．香薷化学成分及药理作用研究进展[J]．上海中医药杂志，2005，39(5)：63-65.

[8] 蒋红梅．湘产石香薷挥发油、生物活性与种质创新技术研究[D]．长沙：湖南农业大学博士学位论文，2007.

桃仁

一、概述

桃仁为蔷薇科植物桃 *Prunus persica*（L.）Batsch 或山桃 *P. davidiana*（Carr.）Franch. 的干燥成熟种子，果实成熟后采收，除去果肉和核壳，取出种子，晒干。其性平，味苦、甘，归心、肝、大肠经，具有活血祛瘀、润肠通便、止咳平喘等功效。临床用于经闭痛经，癥瘕痞块，肺痈肠痈，跌打损伤，肠燥便秘，咳嗽气喘。桃仁作为活血化瘀常用药，具有悠久的临床应用历史，其主要成分有脂肪油类、苷类、蛋白质和氨基酸、挥发油、甾体及其糖苷，现代药理和临床应用证明桃仁具有止咳平喘、美容、抗肿瘤和抗炎镇痛等作用。古代本草中记载桃仁食用的方法为炒用或煮粥服，可以破坏桃仁中的有毒成分。

二、来源考证

（一）品种考证

桃仁始载于《神农本草经》，作桃核仁，列为下品。《本草经集注》云："今处处有，京口（今江苏镇江市）者亦好，当取解核种之为佳。又有山桃，其仁不堪用。"《本草图经》谓："京东、陕西出者尤大而美。大都佳果多是圃人以他木接根上栽之，遂至肥美，殊失本性，此等药中不可用之，当以一生者为佳。"《本草衍义》曰："桃品亦多……山中一种正是《月令》中桃始华者，但花多子少，不堪啖，惟堪取仁……入药惟以山中自生者为正。《本草纲目》载："桃品甚多，易于栽种，且早结实……惟山中毛桃，即《尔雅》所谓褫桃者，小而多毛，核粘味恶，其仁充满多脂，可入药用。"综上所述，可知古代桃仁来源于桃属多种植物的种子，但以非嫁接的桃和山桃的种子为好，与今商品情况一致。2015 年版《中国药典》规定为蔷薇科植物桃，桃栽培种类亦多，药用桃仁除来源于本品外，亦用同属植物山桃的种子。

（二）药用部位

从本草来看，桃仁的使用部位为种子，但是本草和方书中很大一部分要求去皮尖使用。如食物性本草《食医心镜》所载："桃仁（三两，去皮、尖），以水一升研取汁，和粳米二合，煮粥食之。"《饮膳正要》："桃仁（三两，汤煮熟，去尖、皮，研）。"古代本草中记载桃仁食用的方法为炒用或煮粥服，这种加工方法可以破坏桃仁中的有毒成分，与现在食用方法相符。

三、历代本草记载

1.《神农本草经》 桃核人，味苦，平。主瘀血，血闭，瘕邪气，杀小虫。

2.《名医别录》 甘，无毒。止咳逆上气，消心下坚，除卒暴击血，破癥瘕，通月水，止痛。

七月采取仁,阴干。

3.《本草衍义》 如伤寒八、九日间,发热如狂不解,小腹满痛,有瘀血,用桃仁三十个,汤去皮尖,铁炒赤色,别研,虻虫三十枚,去翅,水蛭二十枚,各炒,川大黄一两,同为末,再与桃仁同捣,令匀,炼蜜丸如小豆大,每服二十丸,桃仁汤下,利下瘀血恶物,便愈。未利,再服。

4.《证类本草》 桃核仁,味苦、甘,平,无毒。主瘀血,血闭,症瘕邪气,杀小虫,止咳逆上气,消心下坚,除卒暴击血,破症瘕,通月水,止痛。七月采取仁,阴干。……今都下市贾多取炒货之,云食之亦益人。然亦多杂接实之核,为不堪也。《千金方》桃仁煎,疗妇人产后百病,诸气。取桃仁一千二百枚,去双仁、尖、皮,熬捣令极细,以清酒十斗半,研如麦粥法,以极细为佳。纳小项瓷瓶中,密以面封之,纳汤中煮一伏时,药成。温酒和服一匙,日再。

5.《本草蒙筌》 桃核仁(使)味苦、甘,气平。苦重于甘,阴中阳也。无毒。远近乡落,处处有之。山谷自生者为佳,杂木相接者勿用(如李接桃之类,实虽肥美,殊失本性)。七月采实,劈核取仁。泡去皮尖,研皮泥烂(古方谓桃仁泥)。入手厥阴包络,及足厥阴肝经。润大肠血燥难便,去小腹血凝成块。逐瘀血止痛,生新血通经。盖苦以破气,甘能生新血故也。

6.《本草纲目》【附方】(旧十九,新十二)。延年去风(令人光润。用桃仁五合去皮,用粳米饭浆同研,绞汁令尽,温温洗面极妙。《千金翼方》)。偏风不遂(及癖疾。用桃仁二千七百枚,去皮、尖、双仁,以好酒一斗三升,浸二十一日,取出晒干杵细,作丸如梧子大。每服二十丸,以原酒吞之。《外台秘要》)。风劳毒肿(挛痛,或牵引小腹及腰痛。桃仁一升去皮尖,熬令黑烟出,热研如脂膏,以酒三升搅和服,暖卧取汗。不过三度瘥。《食医心镜》)。疟疾寒热(桃仁一百枚去皮尖,乳钵内研成膏,不得犯生水,入黄丹三钱,丸梧子大。每服三丸,当发日面北温酒吞下。五月五日午时合之,忌鸡、犬、妇人。见唐慎微本草)。骨蒸作热(桃仁一百二十枚,留尖去皮及双仁,杵为丸,平旦井花水顿服之。令尽量饮酒至醉,仍须任意吃水。隔日一剂。百日不得食肉。《外台秘要》)。上气喘急(方见杏仁。上气咳嗽胸满气喘。桃仁三两去皮尖,以水一大升研汁,和粳米二合煮粥食之。《心镜》)。卒得咳嗽(桃仁三升去皮杵,着器中密封,蒸熟日干,绢袋盛,浸二斗酒中,七日可饮,日饮四五合。尸疰鬼疰(乃五尸之一,又挟鬼邪为祟。其病变动,有三十六种至九十九种。大略使人寒热淋沥,沉沉默默,不知所苦而无处不恶。累年积月,以至于死,死后复传傍人。急以桃仁五十枚研泥,水煮取四升,服之取吐。吐不尽,三四日再吐。《肘后方》)。传尸鬼气(咳嗽痃癖注气,血气不通,日渐消瘦。桃仁一两去皮尖杵碎,水一升半煮汁,入米作粥,空心食之。《食医心镜》)。鬼疰心痛(桃仁一合烂研,煎汤服之。《备急方》)。人好魇寐(桃仁熬去皮尖三七枚,以小便服之。《千金方》)。下部虫䘌(病人齿龈无色,舌上白,喜睡愦愦不知痛痒处,或下痢,乃下部生虫食肛也。桃仁十五枚,苦酒二升,盐一合,煮六合服之。《肘后方》)。崩中漏下(不止者。桃核烧存性研细,酒服方寸匕,日三。《千金》)。妇人难产(数日不出。桃仁一个劈开,一片书可字,一片书出字,还合吞之即生。《删繁方》)。产后百病(千金桃仁煎:治妇人产后百病诸气。取桃仁一千二百枚,去皮、尖、双仁,熬捣极细,以清酒一斗半,研如麦粥法,纳小项瓷瓶中,面封,入汤中煮一伏时。每服一匙,温酒和服,日再。《图经本草》)。产后身热(如火,皮如粟粒者。桃仁研泥,同腊猪脂傅之。日日易之。《千金方》)。产后血闭(桃仁二十枚去皮尖,藕一块,水煎服之良。《唐瑶经验方》)。产后阴肿(桃仁烧研傅之。妇人阴痒桃仁杵烂,绵裹塞之。《肘后方》)。男子阴肿(作痒。用桃仁炒香为末,酒服方寸匕,日二。仍捣傅之。《外台》)。小儿卵癞(方同上)。小儿烂疮(初起肿浆似火疮,桃仁研烂傅之。《秘录》)。小儿聤耳(桃仁炒研绵裹,日日塞之。《千金方》)。风虫牙痛(针刺桃仁,灯上烧烟出吹灭,安痛齿上咬之。不过五六次愈。《卫生家宝方》)。唇干裂痛(桃仁捣和猪脂傅。《海上》)。大便不快(里急后重。用桃仁三两去皮,吴茱萸二两,食盐一两,同炒熟,去盐、茱,每嚼桃仁五七粒。《总录》)。急劳咳嗽烦热(用桃仁三两去皮尖,猪肝一枚,童子小便五升,同煮干,于木臼内捣烂,入蒸饼和,丸梧子大。每温水下三十丸。《圣惠方》)。冷劳减食(渐至黑瘦。用桃仁五百颗,吴茱萸三两,同入铁铛中,微火炒一炊久,将桃仁一颗去皮,看似微黄色即渐加火,待微烟出,即乘热收入新瓶内,厚纸封住,勿令泄气。每日空心取桃仁二十粒去皮嚼之,以温酒下。至重者服五百粒愈。《圣惠方》)。预辟瘴疠(桃仁一斤,吴茱萸、青盐各四两,同炒熟,以新瓶密封一七,取出拣去茱、盐,将桃仁去皮尖,每嚼一二十枚。山居尤宜之。《余居士选奇方》)。

7.《本草从新》 桃仁,泻、破血润燥,苦平微甘。苦以泄血滞,甘以缓肝气而生新血(成无已曰:肝者,血之源;血聚则肝气燥、肝苦急,急食甘以缓之)。通大肠血秘。治热入血室(冲脉)。血燥血痞。损伤积血。血痢经闭。咳逆上气(血和则气降)。皮肤燥痒(肌有血凝)。发热如狂(若小腹满痛、小便自利者,为畜血)。若非血瘀而误用之,大伤阴气。泡去皮尖炒。研碎。双仁者有毒,不可用。香附为使(妇人阴痒,桃仁杵烂、绵裹塞之;产后阴肿,桃仁捣研傅之,俱妙)。

8.《本草崇原》 气味苦甘平,无毒。主治瘀血血闭,症瘕邪气,杀小虫……《素问》五果所属,以桃属金,为肺之果,后人有桃为肺果,其仁治肝之说。

9.《得配本草》 香附为之使。甘、苦、平。入手足厥阴经血分。去滞生新,缓肝润燥。治血结畜血,瘀血症瘕,血滞风痹,血痢经闭,热入血室,产后血病,心腹诸痛。辟疰忤,杀三虫,润大便,止疟疾。配元胡、川楝子,治肝厥胃痛。入小柴胡汤,治热入血室。行血,连皮尖生用。润燥活血,浸去皮尖炒用,或麸皮同炒研用。双仁者有毒,不可用。一切血虚致经闭、便秘等症,俱禁用。

四、用法与用量

桃仁为《中国药典》2020 年版品种,用量 5~10g。桃仁作食品可适量食用,可做粥、汤、酒等。

五、药膳应用

(一) 粥类

1. 桃仁粥

【来源】经验方。

【材料】桃仁 6g,粳米 50g。

【做法】先将桃仁研碎,同米煮粥如常法。

【功效】活血,通便。

2. 桃仁山楂粥

【来源】经验方。

【材料】桃仁 10g,山楂 10g,粳米 100g,红糖 50g。

【做法】先将桃仁、山楂入砂锅内同煎 30min,取汁去渣,再入粳米煮粥,待粥煮熟入红糖,再煮 1~2 沸即可。

【功效】活血消积,化瘀止痛。

（二）汤类

桃仁猪血汤

【来源】经验方。

【材料】桃仁 10g，新鲜猪血 150g。

【做法】将猪血凝固切块，与桃仁一起入锅加清水适量煨汤，水沸后，加食盐少许调味。

【功效】破瘀通经。

（三）酒类

1. 桃仁当归酒

【来源】经验方。

【材料】桃仁 80g，当归 30g，白酒 250ml。

【做法】先将桃仁、当归炒热，趁热捣如膏状，分数次渐渐倒入酒中，研搅；然后过滤去渣，收瓶备用。

【功效】破血化瘀，消肿止痛。

2. 桃仁桂枝酒

【来源】经验方。

【材料】桃仁 30g，桂枝 15g，白酒 500ml。

【做法】先将桃仁去皮尖，捣成膏状，备用，再将桂枝与白酒入锅中煮煎令沸，下桃仁膏再煎数沸，候温，过滤去渣备用。

【功效】温经止痛，活血祛瘀。

（四）相关食用制品

山楂桃仁山药粉

【来源】中国专利数据库。

【材料】1.8~2.0 份山楂粉、1 份干姜粉、1 份枸杞子粉、1 份葡萄皮粉、1.3~1.7 份核桃粉、2.5~3.0 份山药粉、0.08~0.12 份维生素 C、0.001~0.003 份烟酸、0.000 18~0.000 22 份叶酸、0.02~0.04 份葡萄糖酸锌、0.25~0.35 份乳酸钙、0.08~0.12 份的碳酸镁、0.2~0.3 份的鸡内金粉及其他维生素类。

【做法】上述材料经过清洗、真空烘干、冷榨及 CO_2 超临界萃取后，粉碎成超微粉末。

【功效】活血化瘀。

六、现代研究

（一）主要成分

1. 营养成分　脂肪酸类、蛋白质、氨基酸、铁、锰、镁等。

2. 其他成分　氰苷、苦杏仁苷、野樱苷、甾醇及其糖苷类、黄酮类（儿茶酚、柚皮素、樱桃苷等）、酚酸类等。

（二）主要活性

现代药理学研究表明桃仁具有止咳、平喘、润肠通便、抗炎、抗肿瘤、改善循环系统等作用，临床上常用于治疗血管性头痛、三叉神经痛、顽固性高血压、呃逆、消化性溃疡、特发性血尿、急性乳腺炎等。

（三）毒理学评价

现代文献表明，桃仁中苦杏仁苷的代谢产物氢氰酸具有阻滞细胞呼吸、抑制呼吸中枢、刺激黏膜等毒性。桃仁具有一定的生殖毒性，大剂量（9~17.5g/kg）桃仁对昆明种小鼠具有致突变和致畸作用，表现为小鼠骨髓嗜多染红细胞微核发生率与健康对照组的差异具有显著性，胎鼠出现外观畸形及骨骼畸形现象。

七、安全小贴士

婴幼儿及老年人慎用，孕妇忌服。血燥虚者慎之。根据中医九种体质学说，瘀血体质人群最为适宜食用。

八、参考文献

[1] 许筱凰，李婷，王一涛，等．桃仁的研究进展[J]．中草药，2015，46(17)：2649-2655.
[2] 王道芳．浅述桃仁与苦杏仁的药理及临床应用[J]．基层中药杂志，2002，16(6)：61-62.
[3] 李顺保．桃仁用量的研讨[J]．江苏中医杂志，1962(11)：31-32.
[4] 柴全喜．五香桃仁罐头的制作[J]．中国农村科技，1999(4)：38-39.
[5] 林小明．桃仁化学成分和药理作用研究进展[J]．蛇志，2007，19(2)：130-132.
[6] 赵永见，牛凯，唐德志，等．桃仁药理作用研究近况[J]．辽宁中医杂志，2015，42(4)：888-890.
[7] 赵强，李莹，孔令升，等．桃仁化学成分及药理作用研究进展[J]．天水师范学院学报，2008(2)：56-59.
[8] 王仁芳，范令刚，高文远，等．桃仁化学成分与药理活性研究进展[J]．现代药物与临床，2010，25(6)：426-429.

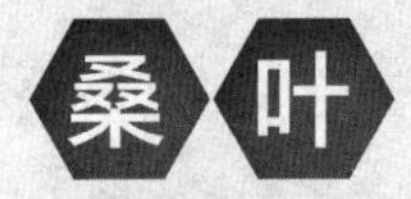

桑叶

一、概述

桑叶,又名铁扇子、蚕叶、神仙草,为桑科植物桑 *Morus alba* L. 的干燥叶,初霜后采收,除去杂质,晒干。本品始载于《神农本草经》,味甘苦,性寒,归肺、肝经,具有疏散风热、清肺润燥、清肝明目的功效,常用于风热感冒,肺热燥咳,头晕头痛,目赤昏花。桑叶中主要含有黄酮类、生物碱类、多糖类、植物甾醇类、挥发油类、氨基酸、维生素及微量元素等多种活性化学成分。现代药理学研究表明其具有降血糖、降血脂、抗炎、抗衰老、抗肿瘤、抗病毒、抗丝虫、抗溃疡等多方面药理作用。桑叶的食用方法相对较为单一,多数记载煎饮,代茶。桑叶类保健品主要有桑叶茶、桑叶咀嚼片、桑叶干粉、桑叶营养素等。

二、来源考证

(一) 品种考证

桑类药材的药用记载最早出现于《五十二病方》:"蛇啮:以桑汁涂","食(蚀)口鼻,冶(堇)葵,以桑薪(新长出的枝叶)燔其令汁出,以羽取"。桑叶的名称最早见于《神农本草经》,列为中品,附于桑根白皮下,称桑叶为"神仙叶","叶气味苦甘寒,有小毒,主除寒热,出汗"。《本草纲目》记载:"桑有数种,有白桑,叶大如掌而厚;鸡桑,叶花而薄;子桑,先椹而后叶;山桑,叶尖而长。以子种者,不若压条而分者。桑生黄衣,谓之金桑,其木必将槁矣。"《中药品种理论与应用》"桑白皮"条指出,《本草纲目》所述之白桑,与2020年版《中国药典》收载的桑品种相符,而鸡桑等根皮在一些产区也供药用,古今用药情况颇多类似之处。

(二) 药用部位

《本草纲目》记载:"〔颂曰〕桑叶可常服。神仙服食方:以四月桑茂盛时采叶。又十月霜后三分,二分已落时,一分在者,名神仙叶,即采取,与前叶同阴干捣末,丸散任服,或煎水代茶饮之。又霜后叶煮汤,淋溧手足,去风痹殊胜。又微炙和桑衣煎服,治痢及金疮诸损伤,止血。〔震亨曰〕经霜桑叶研末,米饮服,止盗汗。"由此可知,古代有采嫩桑叶和霜桑叶的区别,善于用霜后采摘的桑叶,与现代药用部位和采收时间一致。

综上所述,桑椹和桑叶来源于桑科桑属植物,桑椹为桑的干燥果穗,而桑叶采自桑的叶,根据桑叶的食用方法,又有霜桑叶和嫩叶的不同。

三、历代本草记载

1.《神农本草经》 除寒热，出汗。

2.《新修本草》 桑叶，味苦、甘，寒，有少毒。水煎取浓汁，除脚气水肿，利大小肠。

3.《食疗本草》 桑叶，炙，煎饮之止渴，一如茶法。

4.《救荒本草》 其叶嫩老，皆可煠食。皮炒干磨面，可食。

5.《本草蒙筌》 桑叶采经霜者煮汤，洗眼去风泪殊胜。盐捣敷蛇虫蜈蚣咬毒，蒸捣罯扑损瘀血滞凝。煎代茶，消水肿脚浮，下气令关节利；研作散（汤调）。止霍乱吐泻，出汗除风痹疼。炙和桑衣煎浓，治痢诸伤止血。

6.《本草纲目》【附方】（旧二，新十一）。青盲洗法（昔武胜军宋仲孚患此二十年，用此法，二年目明如故。新采青桑叶阴干，逐月按日就地上烧存性。每以一合，于瓷器内煎减二分，倾出澄清，温热洗目，至百度，屡试有验。正月初八，二月初八，三月初六，四月初四，五月初五，六月初二，七月初七，八月二十，九月十二，十月十七，十一月初二，十二月三十。《普济方》）。风眼下泪（腊月不落桑叶煎汤，日日温洗。或入芒消。《集简方》）。赤眼涩痛（桑叶为末，纸卷烧烟熏鼻取效，海上方也。《普济方》）。头发不长（桑叶、麻叶煮泔水沐之，七次可长数尺。《千金方》）。吐血不止（晚桑叶焙研，凉茶服三钱。只一服止，后用补肝肺药。《圣济总录》）。小儿渴疾（桑叶不拘多少，逐片染生蜜，线系蒂上，绷，阴干细切，煎汁日饮代茶。《胜金方》）。霍乱转筋（入腹烦闷。桑叶一握，煎饮，一二服立定。《圣惠方》）。大肠脱肛（黄皮桑树叶三升，水煎过，带温罨纳之。《仁斋直指方》）。肺毒风疮（状如大风。绿云散：用好桑叶净洗，蒸熟一宿后日干为末。水调二钱匕服。《经验后方》）。痈口不敛（经霜黄桑叶为末，傅之。《直指方》）。穿掌肿毒（新桑叶研烂，盦之即愈。《通玄论》）。汤火伤疮（经霜桑叶烧存性，为末，油和傅之。三日愈。《医学正传》）。手足麻木（不知痛痒。霜降后桑叶煎汤，频洗。《救急方》）。

7.《食物本草》 汁解蜈蚣毒。煎浓汁服，除脚气水肿，利大小肠。炙热煎饮，代茶止渴。煎饮利五脏，通关节，下气。嫩叶煎酒服，治一切风。蒸熟捣罯风痛出汗，并扑损瘀血。挼烂涂蛇、虫伤（大明）。研汁，治金疮及小儿吻疮。煎汁服，止霍乱腹痛吐下，亦可以干叶煮之。

8.《本草从新》 干桑叶，凉血祛风，苦甘而凉（得金气而柔润不凋，故喻嘉言清燥救肺汤，以之为君）。滋燥，凉血，止血（刀斧伤者为末、干掺妙）。去风，长发，明目（采经霜者煎汤，洗眼去风泪、洗手足去风痹，桑叶、黑芝麻等分，蜜丸，名扶桑丸，除湿祛风、乌须明目）。代茶止消渴，末服止盗汗。用经霜者。

9.《得配本草》 桑叶，甘，寒。入手足阳明经。清西方之燥，泻东方之实。去风热，利关节，疏肝，止汗。得生地、麦冬，治劳热。配生地、阿胶，治嗽血。阴干，芝麻研碎拌蒸用。肝燥者禁用。

四、用法与用量

桑叶为《中国药典》2020年版品种，用量5~10g。桑叶作为食品适量食用，可做桑叶茶、桑叶粥和桑叶酒，还可烤制面包、糕点、馒头、面条等。

五、药膳应用

(一) 粥类

桑叶粥

【来源】经验方。

【材料】嫩桑叶 30g,粳米 100g。

【做法】将嫩桑叶与粳米同放入砂锅,加清水适量,煮至粥熟汤稠即可。每日 1 剂,分 2 次于空腹时食用。

【功效】疏风清热,清肺生津。

(二) 汤类

桑叶猪肝汤

【来源】经验方。

【材料】桑叶 15g,枸杞子 10g,猪肝 100g。

【做法】桑叶、枸杞子洗净,猪肝切片。清水入锅,待水煮沸后,放入桑叶、枸杞子、猪肝,待猪肝熟后加少许食盐即可。

【功效】疏风清热,养肝明目。

(三) 茶类

1. 桑菊茶

【来源】经验方。

【材料】桑叶 10g,菊花 6g,薄荷、生甘草各 3g。

【做法】上药研为粗末,置于保温瓶中,冲入沸水适量,盖闷 10min。频频饮用,必要时 1 日用 2 剂。

【功效】疏风清热,利咽消肿。

2. 青桑茶

【来源】经验方。

【材料】桑叶 10g,青果 3 个,石斛 6g。

【做法】将各材料放入砂锅内,加清水适量,煎煮 1h,滤渣留汁,倒入瓷盆中备用。每日 1 剂,频饮代茶。

【功效】清润肺胃,滋阴生津。

3. 四叶茶

【来源】经验方。

【材料】桑叶、人参叶、荷叶、淡竹叶各 3g。

【做法】按上方比例剂量,研成粗末。每次取 3~6g,用纱布包后置保温瓶中,以沸水适量冲泡,盖闷 20min,代茶饮用。

【功效】清热生津。

（四）酒类

桑菊米酒

【来源】经验方。

【材料】桑叶 30g，菊花 15g，薄荷 10g，芦根 40g，米酒 500ml。

【做法】以上 4 味，共捣为粗末，用米酒浸于瓶中，封口。7d 后开启，过滤去渣，即可饮用。

【功效】疏风散热。

六、现代研究

（一）主要成分

1. 营养成分　活性蛋白、维生素 A、维生素 B、维生素 C、氨基酸、胡萝卜素、葡萄糖、蔗糖、果糖、鞣质、苹果酸、烟酸、脂类、钾、钠、钙、铜、镁、锌、铁等。

2. 其他成分　多糖、有机酸（枸橼酸衍生物）、生物碱（1- 脱氧野尻霉素、荞麦碱等）、黄酮类（绿原酸、槲皮素、异槲皮素等）。

（二）主要活性

现代研究表明桑叶有降血糖、降血脂、抗粥样硬化、抗炎、抗衰老、抗肿瘤、抗病毒、抗丝虫、解痉、抗溃疡、导泻通便、保护肠黏膜、减肥等作用。桑叶中的黄酮类化合物是天然的抗氧化剂，可清除人体中超氧离子的自由基，具有抑制血清脂质增加和动脉粥样硬化形成的作用；其挥发油有一定的镇咳、抗菌、消毒、抗微生物、提神、催眠、镇静等作用。由于桑叶的营养成分和生物活性成分十分丰富，其在药用、营养保健等方面有广阔的应用前景和市场潜力。

（三）毒理学评价

现代研究未见桑叶（单独用药）的毒理学试验。苦瓜、桑叶合剂安全性毒理学研究未发现苦瓜、桑叶合剂有明显的毒性作用；桑叶绿茶混合袋泡茶毒理学研究结果表明桑叶绿茶袋泡茶无毒，无遗传毒性，使用安全性高。

七、安全小贴士

脾虚有寒、腹泻的人群不宜食用或少食。

八、参考文献

［1］欧阳臻，陈钧．桑叶的化学成分及其药理作用研究进展［J］．江苏大学学报（自然科学版），2003，24（6）：39-44.

［2］白华．《神农本草经》桑叶考证［J］．内蒙古中医药，2016，35（1）：102-103.

［3］张艳丽，邵则夏，杨卫明，等．果桑的食用药用价值及其在茶粥酒疗中的应用［J］．中国果菜，2005（6）：36-37.

［4］杨贵明，薛秋生，鲁丽华，等．桑叶的保健作用及食用方法［J］．农业科技通讯，2003（11）：35.

［5］张媛．桑叶的营养成分和食用药用开发价值研究进展［J］．现代农业科技，2012（22）：264-266.

[6] 朱文政,魏晓蕊,鞠美玲,等.桑叶类食品的研究与开发[J].中国食物与营养,2010(7):26-28.
[7] 廖兴林,杨定乾.桑叶药理活性及功能成分的研究进展[J].内蒙古中医药,2008(4):47-49.
[8] 许浩男,王莹.ICP-AES 法测定桑葚和桑叶中的微量元素[J].食品科技,2013,38(5):300-302.
[9] 唐晓荞,刘春霞,刘瑶,等.苦瓜、桑叶合剂安全性毒理学研究[J].公共卫生与预防医学,2013,24(5):17-19.
[10] 梁燕,王岳飞,李磊,等.茶桑混合袋泡茶毒理学研究[J].茶叶,2008,34(3):166-170.

桑椹

一、概述

桑椹为桑科植物桑 *Morus alba* L. 的干燥果穗，4—6 月果实变红时采收，晒干，或略蒸后晒干。桑椹味甘、酸，性温，有补肝益肾、养血生津之功，用于头晕、目眩、耳鸣、心悸、头发早白、血虚便秘等症。《新修本草》载："桑椹，味甘，寒，无毒。单食主消渴。"桑椹作为药食两用的品种，应用历史悠久，除可直接食用外，可作捣汁饮、熬成膏服食，有曝干和蜜食用等多种加工方法。现代研究表明桑椹含有丰富的活性蛋白、维生素、氨基酸、胡萝卜素、矿物质、葡萄糖、蔗糖、果糖、鞣质、苹果酸、钙、维生素 B_1、维生素 B_2、维生素 C 和烟酸等成分，具有增强免疫力、抗病毒、降血脂、抗动脉粥样硬化、抗衰老、降血糖等作用。其营养价值是苹果的 5~6 倍，是葡萄的 4 倍，具有多种功效，被医学界誉为"21 世纪的最佳保健果品"。

二、来源考证

(一) 品种考证

桑类药材的药用记载最早可追溯于《五十二病方》："蛇啮：以桑汁涂"，"食（蚀）口鼻，冶（堇）葵，以桑薪（新长出的枝叶）燔其令汁出，以羽取"。《本草纲目》记载："（桑）子名椹。……桑有数种，有白桑，叶大如掌而厚；鸡桑，叶花而薄；子桑，先椹而后叶；山桑，叶尖而长。以子种者，不若压条而分者。桑生黄衣，谓之金桑，其木必将槁矣。"《中药品种理论与应用》"桑白皮"条指出《本草纲目》所述之白桑，与 2020 年版《中国药典》收载的桑品种相符，而鸡桑等根皮在一些产区也供药用，古今用药情况颇多类似之处。《救荒本草校释与研究》一书在"桑椹树"一条，按语指出："桑根白皮《本草经》列中品，根皮、枝皮、桑叶、桑椹、桑耳皆入药，今则多用桑叶，而以桑椹作水果售卖，《诗经·卫风》：'桑之未落，其叶沃若，于嗟鸠兮，无食桑葚'。"

综上所述，桑椹为桑的干燥果穗（古代称为"子"或"实"），4—6 月果实变红时采收，晒干，或略蒸后晒干。

(二) 药用部位

"桑椹"之名即为其果穗，各本草典籍上已非常明确。

三、历代本草记载

1.《新修本草》 桑椹，味甘，寒，无毒。单食主消渴。

2.《食疗本草》 桑椹,性微寒。食之补五脏,耳目聪明,利关节,和经脉,通血气,益精神。桑叶,炙,煎饮之止渴,一如茶法。

3.《开宝本草》 椹,利五脏、关节,通血气。久服不饥。多收暴干。捣末蜜和为丸。每日服六十丸,变白不老。

4.《图经本草》 又采椹,暴干。和蜜食之,并令人聪明,安魂镇神。

5.《证类本草》 引《仙方》云:桑椹熟时,收之日干。为末,蜜和丸桐子大。空心酒服四十丸,长服之良。

6.《本草衍义》 桑根白皮条中言桑之用稍备,然独遗乌椹,桑之精英尽在于此。采摘,微研,以布滤去滓,石器中熬成稀膏,量多少入蜜,再熬成稠膏,贮瓷器中。每抄一、二钱,食后、夜卧,以沸汤点服。治服金石发热渴,生精神,及小肠热,性微凉。

7.《救荒本草》《救饥》云:采桑椹熟者食之。或熬成膏,摊于桑叶上晒干,捣作饼收藏,或直取椹子晒干,可藏经年。及取椹子清汁置瓶中,封三二日即成酒,其色味似葡萄酒,甚佳。亦可熬烧酒,可藏经年,味力愈佳。

8.《本草蒙筌》 椹收曝干,蜜和丸服。开关利窍,安魂镇神。久服不饥,聪耳明目。黑椹绞汁,系桑精英。入锅熬稀膏,加蜜搅稠浊。退火毒,贮磁瓶。夜卧将临,沸汤调下。

9.《本草纲目》【附方】(旧一,新六)。水肿胀满(水不下则满溢,水下则虚竭还胀,十无一活,宜用桑椹酒治之。桑心皮切,以水二斗,煮汁一斗,入桑椹再煮,取五升,以糯饭五升,酿酒饮。《普济方》)。瘰疬结核[文武膏:用文武实(即桑椹子)二斗(黑熟者),以布取汁,银、石器熬成薄膏。每白汤调服一匙,日三服。《保命集》)。诸骨哽咽(红椹子细嚼,先咽汁,后咽滓,新水送下。干者亦可。《圣惠方》)。小儿赤秃(桑椹取汁,频服。《千金方》)。小儿白秃(黑葚入罂中曝三七日,化为水,洗之,三七日神效。《圣济录》)。拔白变黑(黑椹一斤,蝌蚪一斤,瓶盛封闭,悬屋东头一百日,尽化为黑泥,以染白发如漆。《陈藏器本草》)。发白不生(黑熟桑椹,水浸日晒,搽涂,令黑而复生也。《千金方》)。阴证腹痛(桑根绢包风干,过伏天,为末。每服三钱,热酒下,取汗。《集简方》)。

10.《食物本草》 桑椹,味酸,甘,性寒。单食止消渴,利五脏关节,通气血。久服不饥,安魂镇神,令人聪明,变白,不老。多收曝干为末,蜜丸日服。捣汁饮,解中酒毒。酿酒服,利水气消肿。

11.《食鉴本草》 辅五脏明耳目,春收晒干冬田。

12.《随息居饮食谱》 桑葚,甘、平。滋肝肾,充血液,止消渴,利关节,解酒毒,祛风湿,聪耳明目,安魂镇魄。可生啖宜微盐拌食,可饮汁,或熬以成膏,或爆干为末。设逢歉岁,可充粮食。久久服之,须发不白。以小满前熟透、色黑而味纯甘者良。熟桑椹,以布滤取汁,瓷器熬成膏收之,每日白汤或醇酒调服一匙。老年服之,长精神,健步履,息虚风,靖虚火,兼治水肿胀满、瘰疬结核。

四、用法与用量

桑椹为《中国药典》2020年版品种,用量9~15g。桑椹作为食品可适量食用,除直接食用外,还可作捣汁饮、熬成膏服食,有曝干和蜜食用等多种加工方法。干桑椹可做桑椹茶、桑椹粥和桑椹酒。鲜桑椹可制作桑果汁、桑果酱、桑果酒和桑椹冰激凌等食品。

五、药膳应用

(一) 粥类

桑椹粥

【来源】《中华药粥谱》。

【材料】桑椹 30g(鲜者 60g),粳米 60g,冰糖适量。

【做法】先将桑椹浸泡片刻,洗净,再与糯米入砂锅熬粥,待粥快熟时加入冰糖稍煮即可,用鲜品应选紫黑熟透的果实为佳。

【功效】补益肝肾,养血明目,生津润肠。

(二) 汤类

桑椹枸杞冰糖汤

【来源】经验方。

【材料】鲜桑椹 50g,枸杞子 20g。

【做法】将鲜桑椹、枸杞子用水洗净,加适量清水煎煮,再加入适量冰糖,文火煮 1h。

【功效】清肺,润燥,补益肝肾。

(三) 茶类

1. 女贞桑椹茶

【来源】经验方。

【材料】桑椹 30g,女贞子 10g。

【做法】上药捣碎,置于保温瓶中,用沸水适量冲泡,盖闷约 20min。频频饮用,于 1d 内饮尽。

【功效】滋补肝肾。

2. 桑椹蜜茶

【来源】经验方。

【材料】桑椹、天麻各 100g,蜂蜜各适量。

【做法】取桑椹、天麻捣碎,每取 20g,和蜂蜜 30g,共置于保温瓶中,用沸水适量冲泡,不拘时代茶饮。

【功效】补肝益肾,息风滋液。

3. 桑椹茶

【来源】经验方。

【材料】桑椹 15g,桑叶 5g。

【做法】将桑椹、桑叶放入保温杯中,冲入沸水适量,盖闷 10min 后,代茶频饮。

【功效】补肝,清热。

(四) 酒类

1. 桑椹酒

【来源】经验方。

【材料】鲜桑椹 500g，黄精 300g，白酒 500ml。

【做法】将鲜桑椹、黄精捣烂，取汁，兑入酒中，和匀，密封，3 周后用细纱布过滤，过滤后的浓绿酒液装瓶备用。

【功效】补益肝肾。

2. 桑椹苁蓉酒

【来源】经验方。

【材料】桑椹 60g，肉苁蓉 30g，蜂蜜 60g，白酒 1L。

【做法】将桑椹捣烂，肉苁蓉捣碎，两药共倒入净器中，入白酒浸泡，密封；7d 后开封，过滤去渣；将蜂蜜炼过，入药酒中，拌匀，贮入瓶中即可饮用。

【功效】补肾养肝，益精血，润燥。

3. 两味桑椹酒

【来源】经验方。

【材料】黑桑椹 120g，人参 60g，白酒 1L。

【做法】将两药捣碎，装入净瓶中，入白酒浸泡，密封，7d 后开启，过滤去渣，贮入净瓶中备用。

【功效】补肝肾，益精血，健脾补肺。

六、现代研究

（一）主要成分

1. 营养成分　蛋白质、人体必需氨基酸、果糖、葡萄糖、活性多糖、多种维生素，铁、钙、锌、硒等营养元素及胡萝卜素、纤维素等。

2. 其他成分　白藜芦醇、芦丁、原花色素、花色苷、非色素酚类物质、多糖等。

（二）主要活性

桑椹具有防癌抗诱变、增强免疫力、保肾护肝、抗衰老、促进造血细胞生长、降低血糖血脂、预防心血管疾病、抗病毒、抗溃疡的作用。桑椹还有丰富的营养成分，是营养补充品，妇女产后出血，体虚弱者均宜食之。桑椹中含有的叶酸对婴儿的大脑发育很有好处。白藜芦醇为桑椹中一种重要且含量丰富的生物活性物质，具有抗肿瘤、抗炎、抗菌和抗自由基的作用，能保护肝脏、神经和心脑血管，还可增强免疫力，对骨代谢和棕色脂肪的分化具有促进作用。

（三）毒理学评价

桑椹抗突变和致突变性初步试验中未发现致突变现象，其对丝裂霉素 C（MMC）引起的致突变性有明显的拮抗作用。

七、安全小贴士

脾胃虚寒作泄者勿服。桑椹含糖量高，糖尿病患者不宜过多食用。

八、参考文献

[1] 王储炎，范涛，桂仲争，等. 桑椹食品的开发探讨[J]. 食品工业，2011(3)：95-97.

[2] 张艳丽,邵则夏,杨卫明,等.果桑的食用药用价值及其在茶粥酒疗中的应用[J].中国果菜,2005(6):36-37.

[3] 帕丽旦·克里木,阿斯娅·克里木.桑椹的开发进展研究[J].新疆师范大学学报,2003,22(3):71-73.

[4] 何雪梅,孙健,梁贵秋,等.广西地区13个主栽桑品种的桑椹营养与药用品质综合评价[J].食品科学,2018,39(10):250-256.

[5] 梁多.火焰原子吸收光谱法测定桑椹微量元素[J].农产品加工(学刊),2011(8):102-103.

[6] 施青红,王向阳.桑椹的功能成分及药理作用[J].食品与机械,2007(4):153-154,162.

[7] 张文娜,姚清国,俞龙泉,等.桑椹化学成分及药理作用研究进展[J].安徽农业科学,2011,39(14):8371-8373,8375.

[8] 游义琳,盛启明,张倩雯,等.桑椹及桑椹酒多酚提取物对BAT-cMyc细胞增殖及分化的影响[J].现代食品科技,2015,31(6):6-12.

[9] 赵泽贞,魏丽珍,温登瑰,等.桑葚等五种可食性中药材的抗突变和致突变性初步试验研究[J].癌变·畸变·突变,2001,13(4):259.

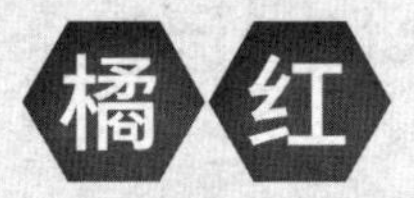

橘红

一、概述

橘红，别名化州橘红、芸皮、芸红等，为芸香科植物橘 *Citrus reticulata* Blanco 及其栽培变种的干燥外层果皮。秋末冬初果实成熟后采收，用刀削下外果皮，晒干或阴干。橘红味辛、苦，性温，归肺、脾经，有理气宽中、燥湿化痰之功效，可治疗咳嗽痰多、食积伤酒、呕恶痞闷等症。橘红主要含有黄酮类、香豆素类、糖类及挥发油等成分，可明显纠正脂质代谢紊乱，降低血胆固醇、三酰甘油和β-脂蛋白含量，软化血管，改善微循环，抗动脉粥样硬化，抑制血小板聚集和降低血液黏度，促进血液流通，加速清除和排泄脂质残余颗粒（废物）。

二、来源考证

（一）品种考证

橘红之名，始见于元代《汤液本草》，王好古曰："橘皮以色红日久者为佳，故曰红皮、陈皮，去白者曰橘红也。"《本草纲目》李时珍引《圣济经》曰："凡橘皮入和中理胃药则留白，入下气消痰药则去白"，又曰："去白者橘红也。"范崔生据《高州府志》和《化州橘红志》引用《考古辑要》的记载谓："化橘红（柚类橘红）可能在南北朝已开始种植，明、清两代应用极为广泛，受到当时医药界和官府的赏识。"赵学敏在《本草纲目拾遗》中赞誉化橘红"治痰如神"，便逐渐"上贡朝廷、远销中外"。在《中国药典》中，其正名为"橘红"。橘红异名甚多，主要与产地、加工与炮制、形态、颜色、质地、方言等有关。根据专家考证可知，橘红来源于芸香科植物橘及其栽培变种的干燥外层果皮。

（二）药用部位

从历史上看，橘皮去除内层果皮而取得的外层果皮经干燥的炮制品称为橘红。橘皮去白（内层果皮）始于刘宋时《雷公炮炙论》，称橘皮"凡修事须去白膜一重，细锉用"。宋代《圣济总录》认为，凡橘皮入和中理胃药则留白，入下气消痰药则去白。元代李杲说："留白则补脾胃，去白则理肺气。"橘皮留白与去白，其作用和疗效不同，在炮制应用上是十分讲究和严格区分的。至清代《医方集解》则有以橘红冠名的"橘红竹茹汤"。清代橘皮与橘红已有较严格区别，如《得配本草》："去白名橘红，消痰下气，发表邪，理肺经血分之郁。留白和中气，理脾胃气分之滞。"经炮制去白的外果皮称为橘红，不去白者为橘皮或称陈皮，为两种不同的品名。在现代应用中，橘红与橘皮（陈皮）两味药又往往并列使用，如成药"止咳青果丸"的处方中就同时包括陈皮和橘红，可见橘红已成为区别于橘皮的独立品名。

三、历代本草记载

1.《神农本草经》 橘柚，味辛，温。主胸中瘕热逆气，利水谷。久服去臭，下气通神，一名橘皮。

2.《名医别录》 橘柚，无毒。下气，止呕咳，除膀胱留热，下停水，五淋，利小便，治脾不能消谷，气冲胸中吐逆，霍乱，止泄，去寸白。轻身长年。生南山川谷，生江南。十月采。

3.《本草经集注》 陶隐居云：此是说其皮功耳，以东橘为好，西江亦有而不如。其皮小冷，疗气乃言欲胜东橘，北人亦用之，以陈者为良。其肉味甘、酸，食之多痰，恐非益人也。今此虽用皮，既是果类，所以犹宜相从。柚子皮乃可食，而不复入药用，此亦应下气。

4.《新修本草》 唐本注云：柚皮厚，味甘，不如橘皮味辛而苦，其肉亦如橘，有甘有酸，酸者名胡甘。今俗人或谓橙为柚，非也。案《吕氏春秋》云：果之美者。有云梦之柚。郭璞曰：柚似橙而大于橘。孔安国云：小曰橘，大曰柚，皆谓甘也。今注：自木部今移。

5.《嘉祐本草》 臣禹锡等谨按《药性论》云：橘皮，臣，味苦、辛。能治胸膈间气，开胃，主气痢，消痰涎，治上气咳嗽。陈藏器云：橘、柚本功外，中实冷。酸者聚痰，甜者润肺。皮堪入药，子非宜人。其类有朱柑、乳柑、黄柑、石柑、沙柑。橘类有朱橘、乳橘、塌橘、山橘、黄淡子。此辈皮皆去气调中，实总堪食。就中以乳柑为上。《本经》合入果部，宜加实字；入木部非也。岭南有柚，大如冬瓜。孟诜云：橘，止泄痢。食之下食，开胸膈痰实结气。下气不如皮。穰不可多食，止气。性虽温，止渴。又，干皮一斤，捣为末，蜜为丸。每食前酒下三十丸，治下焦冷气。又，取陈皮一斤，和杏仁五两去皮、尖熬，加少蜜为丸。每日食前饮下三十丸，下腹藏间虚冷气。脚气冲心，心下结硬，悉主之。日华子云：橘，味甘、酸。止消渴，开胃，除胸中膈气。又云：皮，暖，消痰止嗽，破癥瘕痃癖。又云核，治腰痛，膀胱气，肾疼，炒去壳，酒服良。橘囊上筋膜，治渴及吐酒。炒，煎汤饮，甚验也。又云：柚子，无毒，治妊孕人吃食少并口淡，去胃中恶气，消食，去肠胃气。解酒毒，治饮酒人口气。

6.《本草衍义》 自是两种，故曰一名橘皮，是元无柚字也。岂有两等之物，而治疗无一字别者，即知柚字为误。后人不深求其意，为柚字所惑，妄生分别，亦以过矣。且青橘与黄橘，治疗尚别，矧柚为别种也。郭璞云：柚似橙而大于橘，此即是识橘柚者也。今若不如此言之，恐后世亦以柚皮为橘皮，是贻无穷之患矣。去古既远，后之贤者，亦可以意逆之耳。橘惟用皮与核。皮，天下甚所须也，仍汤浸去穰。余如经与《注》，核、皮二者须自收为佳。有人患气嗽将期，或教以橘皮、生姜焙干，神曲等分为末，丸桐子大，食后、夜卧，米饮服三五十丸。兼旧患膀胱，缘服此偕愈。然亦取其陈皮入药，此六陈中一陈也。肾疰腰痛、膀胱气痛，微炒核，去壳为末，酒调服，愈。

7.《汤液本草》 青皮小而未成熟，成熟而大者橘也，色红故名红皮，日久则佳，故名陈皮。

8.《本草蒙筌》 新采者名橘红，气味稍缓，胃虚气弱者宜。

9.《本草纲目》 风痰麻木。用橘红一斤，水五碗，煮烂去渣打，再煮至一碗，一次服下。取吐为愈，不吐，可加瓜蒂末。

10.《本草从新》 宣，理气调中；泻，燥湿、消痰。辛能散，温能和，苦能燥能泻。为脾、肺气分之药（脾为气母，肺为气龠，凡用补药涩药，有宜佐陈皮以利气者）。调中快膈，导滞消痰。大法治痰，以健脾顺气为主。洁古曰：陈皮定呕止嗽，利水破症，宣通五脏，统治百病，皆取其理气燥湿之功。入和中药，则留白。入疏通药，则去白。去白名橘红，兼能除寒发表（皮能发散皮肤)。气虽中和,亦损真元,无滞勿用,广产为胜,皮浓不脆,有猪棕纹(福建产者名建皮,力薄;浙江衢州出者名衢皮,更恶劣矣)。陈久者良,故又名陈皮(陈则烈气消,无燥散之患,半夏亦然。故同用,名二陈汤)。治痰咳,童便浸晒,治痰积,姜汁炒,入下焦,盐水炒(化州陈皮消痰甚灵,然消伐太峻,不宜轻用,况此物真者绝少,无非柚皮而已)。

11.《得配本草》 去白名橘红,消痰下气,发表邪,理肺经血分之郁。留白和中气,理脾胃气分之滞。治痰,姜汁炒。下气,童便炒。理下焦,盐水炒。虚人气滞,生甘草、乌梅汁煮炒。汗家,血家,痘疹灌浆时,俱禁用。

四、用法和用量

橘红为《中国药典》2020 年版品种,用量为 3~10g。橘红作为食品可适量食用,可做茶、熬膏等。

五、药膳应用

茶类

橘红茶饮

【来源】经验方。

【材料】橘红 10g、蜂蜜适量。

【做法】橘红用开水泡饮,可以加蜂蜜调节口感。

【功效】理气宽中,燥湿化痰。

六、现代研究

(一) 主要成分

1. 营养成分　糖类、脂肪、纤维素,维生素 B_2、维生素 E,以及铜、锌、铁、锰等人体必需的微量元素。

2. 其他成分　主要含有黄酮类成分,如柚皮苷(naringin)、新橙皮苷(neohesperidin)、枳属苷(poncirin)、橘皮素(tangeretin)、川陈皮素(nobiletin);同时含有挥发油类成分,如柠檬烯(limonene)、*α*- 蒎烯(*α*-pinene)。

(二) 主要活性

现代药理学研究证明橘红具有纠正脂质代谢紊乱,降低血胆固醇、三酰甘油和 β- 脂蛋白,软化血管,改善微循环,抗动脉粥样硬化,抑制血小板聚集和降低血液黏度,加速清除和排泄脂质残余颗粒(废物)的作用。其中橘红总黄酮对慢性酒精性肝损伤具有明显保护作用;橘红挥发油对胃肠道有温和刺激作用,有利于胃肠积气排出,并能促进胃液分泌,有助于消化吸收;橘红挥发油还能刺激呼吸道黏膜,使呼吸道分泌物增多,痰液稀释,有利于痰液排出,同时还具有明显的镇咳、祛痰、抗炎和抑菌作用。

(三) 毒理学评价

未见对橘红进行毒理学试验的相关报道。

七、安全小贴士

阴虚燥咳及久嗽气虚者不宜服用。根据中医九种体质学说,痰湿体质人群最为适宜。

八、参考文献

[1] 吕选民,常钰曼. 柴草瓜果篇 第四十二讲 橘红[J]. 中国乡村医药,2018,25(23):49-50.
[2] 孔祥华,蓝晓彤,李安琪,等. 岭南草药橘红药名释义[J]. 广州中医药大学学报,2018,35(5):947-951.
[3] 屈杰,王宝家,孔文霞,等. 橘红及化橘红的本草考证[J]. 中华中医药杂志,2016,31(11):4434-4436.
[4] 吴焕,姜宝文,顾冠彬,等. 化州橘红的本草学研究[J]. 中药通报,1985(9):12-15.
[5] 王瑜真,陈立文,张丽娟. 橘皮、橘红及化橘红演变的古籍考证[J]. 实用医药杂志,2014,31(9):823-824.
[6] 金世元. 橘红的品种及今昔药用情况[J]. 首都医药,2005(5):41-42.

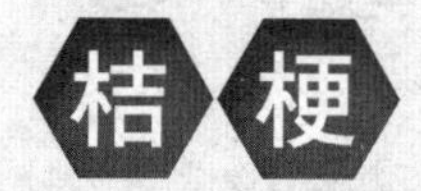

桔梗

一、概述

桔梗，别名包袱花、铃铛花、僧帽花，为桔梗科植物桔梗 *Platycodon grandiflorum*（Jacq.）A. DC. 的干燥根。春、秋二季采挖，洗净，除去须根，趁鲜剥去外皮或不去外皮，干燥。桔梗性平，味苦、辛，归肺经，有宣肺、利咽、祛痰、排脓之功效，可治疗咳嗽痰多、胸闷不畅、咽痛、音哑、肺痈吐脓、疮疡脓成不溃等症。在桔梗中发现的化学成分有皂苷类、黄酮类、多聚糖、脂肪油、脂肪酸、无机元素等成分。现代药理研究主要集中在呼吸系统疾病和肺癌、乳腺癌等恶性肿瘤方面，表明桔梗具有止咳平喘、抗炎抑菌、抗肿瘤、降血脂、降血糖、抗氧化、保肝、抗肺损伤、免疫调节等作用。

二、来源考证

（一）品种考证

桔梗始载于《神农本草经》，列为下品。李时珍谓："此草之根结实而梗直，故名。"《本草图经》云："……今在处有之。根如小指大，黄白色；春生苗，茎高尺余，叶似杏叶而长椭，四叶相对而生，嫩时亦可煮食之；夏开花紫碧色，颇似牵牛子花，秋后结子。八月采根，……其根有心，无心者乃荠苨也。"苏颂的描述基本和今之桔梗一致。但本草之桔梗有苦、甜之别，《神农本草经》称桔梗"一名荠苨"，但自《名医别录》起，则明显分为二物，而苦桔梗才是真正的桔梗，甜桔梗则是同科沙参属的荠苨，故《本草纲目》将"甜桔梗"列于"荠苨"的释名之中。清吴其浚《植物名实图考》云："处处有之，三四叶攒生一处，花未开时如僧帽，开时有尖瓣，不纯似牵牛花"，根据附图判断其即为桔梗科桔梗。

（二）药用部位

根据历代本草的描述，桔梗药用均为根部，古今一致。如《本草图经》载："八月采根，细剉曝干用。"《本草蒙筌》："交秋分后采根，噬味苦者入药。芦苗去净，泔渍（洗米泔渍一宿）焙干。"

三、历代本草记载

1.《神农本草经》 味辛微温。主胸胁痛如刀刺，腹满，肠鸣幽幽，惊恐悸气。

2.《名医别录》 桔梗苦，有小毒。利五脏肠胃，补血气，除寒热风痹，温中消谷，治喉咽痛，下蛊毒。一名利如，一名房图，一名白药，一名梗草，一名荠苨。生嵩高山谷及宛朐。二、八月采根，曝干。结皮为之使。得牡蛎、远志疗恚怒，得消石、石膏疗伤寒。畏白及、龙眼、龙胆。

 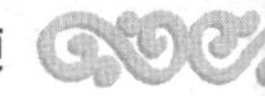

3.《本草经集注》 近道处处有，叶名隐忍。二、三月生，可煮食之。桔梗疗蛊毒甚验。俗方用此，乃名荠苨。今别有荠苨，能解药毒，所谓乱人参者便是，非此桔梗，而叶甚相似。但荠苨叶下光明、滑泽、无毛为异，叶生又不如人参相对者尔。

4.《本草图经》 桔梗，生嵩高山谷及冤句，今在处有之。根如小指大，黄白色；春生苗，茎高尺余；叶似杏叶而长椭，四叶相对而生，嫩时亦可煮食之；夏开花紫碧色，颇似牵牛子花，秋后结子。八月采根，细剉曝干用。叶名隐忍。其根有心，无心者乃荠苨也。而荠苨亦能解毒，二物颇相乱。但荠苨叶下光泽无毛为异。关中桔梗，根黄，颇似蜀葵根；茎细，青色；叶小，青色，似菊花叶。古方亦单用之。

5.《本草衍义》 桔梗，治肺热，气奔促，嗽逆，肺痈，排脓。陶隐居云：俗方用此，乃名荠苨。今别有荠苨，所谓乱人参者便是，非此桔梗也。《唐本》注云：陶引荠苨乱人参，谬矣。今详之，非也。隐居所言，其意只以根言之，所以言乱人参。《唐本》注却以苗难之，乃本注误矣。

6.《本草蒙筌》 桔梗味辛、苦，气微温。味浓气轻，阳中阴也，有小毒。嵩山（注前）虽盛，近道亦多。交秋分后采根，噬味苦者入药。芦苗去净，泔渍（洗米泔渍一宿）焙干。入手足肺胆二经，畏白芨龙眼龙胆。开胸膈除上气壅，清头目散表寒邪。驱胁下刺疼，通鼻中窒塞。咽喉肿痛急觅，中恶蛊毒当求。逐肺热住咳下痰，治肺痈排脓养血，仍消恚怒，尤却怔忡。又与国老（甘草）并行，同为舟楫之剂。载诸药不致下坠，引将军（大黄）可使上升。解利小儿惊痫，开提男子血气。荠苨别种，味甘气寒。在处山谷生，苗与桔梗似。根甚甘美，可乱人参。土人取蒸、扎扁以充人参卖者，即此是也。善解诸毒，别无所能。蛇虫毒捣敷，药石毒生服。以毒药与之共处，其毒瓦斯自旋消无。野猪被毒箭中伤，亦每食此物得出。

7.《本草纲目》【附方】（旧十，新七）。胸满不痛（用桔梗、枳壳等分。水二钟，煎一钟，温服。《南阳活人书》）。伤寒腹胀（阴阳不和也。桔梗半夏汤主之。用桔梗、半夏、陈皮各三钱，姜五片，水二钟，煎一钟服。《南阳活人书》）。痰嗽喘急（用桔梗一两半，研末，用童子小便半升，煎四合，去渣温服。《简要济众方》）。肺痈咳嗽（胸满振寒，脉数咽干，不渴，时出浊唾腥臭，久久吐脓如粳米粥者，桔梗汤主之。用桔梗一两、甘草二两，水三升，煮一升，分温再服。朝暮吐脓血则瘥。《金匮玉函方》）。喉痹毒气（用桔梗二两，水三升，煎一升。顿服。《千金方》）。少阴咽痛（少阴证，二三日咽痛者，可与甘草汤，不瘥者，与桔梗汤主之。桔梗一两，甘草二两，水三升，煮一升，分服。张仲景《伤寒论》）。口舌生疮（法同上）。齿𧏾肿痛（用桔梗、薏苡仁等分，为末服。《永类方》）。骨槽风痛，牙根肿痛（用桔梗为末，枣瓤和丸皂子大，绵裹咬之。仍以荆芥汤漱之。《经验后方》）。牙疳臭烂（用桔梗、茴香等分，烧研傅之。《卫生易简方》）。肝风眼黑（目睛痛，肝风盛也。桔梗丸主之。桔梗一斤、黑牵牛头三两，为末，蜜丸梧子大。每服四十丸，温水下。日二服。《保命集》）。鼻血衄血（桔梗为末，水服方寸匕。日四服。一加生犀角屑。《普济方》）。吐血下血（方同上）。打击瘀血（在肠内，久不消，时发动者。桔梗为末，米饮下一刀圭。《肘后要方》）。中蛊下血（如鸡肝，昼夜出血石余，四脏皆损，惟心未毁，或鼻破将死者。苦桔梗为末，以酒服方寸匕，日三服。不能下药，以物拗口灌之。心中当烦，须臾自定，七日止。当食猪肝臛以补之，神良。一方加犀角等分。《古今录验》）。怀孕中恶（心腹疼痛。桔梗一两剉，水一钟，生姜三片，煎六分，温服。《圣惠方》）。小儿客忤（死不能言。桔梗烧研三钱，米汤服之。仍吞麝香豆许。《张文仲备急方》）。

8.《本草从新》 宣通气血、泻火散寒、载药上浮。苦辛平，色白属金，入肺（气分）。泻热，兼入手少阴心。足阳明胃经,开提气血。表散寒邪,清利头目咽喉,开胸膈滞气。凡痰壅喘促,鼻塞(肺气不利)目赤,喉痹咽痛(两少阴火),齿痛(阳明风热),口疮,肺痈干咳(火郁在肺),胸膈刺痛(火郁上焦),腹痛肠鸣(肺火郁于大肠),并宜苦梗以开之。为诸药舟楫,载之上浮,能引苦泄峻下之剂。至于至高之分成功(既上行而又能下气,何也?肺主气,肺金清肃,气自下行耳,枳桔汤治胸中痞满不痛,取其能通肺、利膈下气也;甘桔汤通治咽喉口舌诸病,取其苦辛散寒、甘平除热也),去浮皮、泔浸、微炒,畏龙胆、白芨;忌猪肉(《本经》桔梗一名荠苨,盖桔梗荠苨乃一类,有甜苦二种,别录始分荠条)。

四、用法与用量

桔梗为《中国药典》2020年版品种,用量为3~10g,煎服。除此外还可入丸、散,适量烧灰研末外敷。腌食或炒菜。桔梗作为食品可适量食用,可制作咸菜、汤料、茶饮等。

五、药膳应用

(一)汤类

桔梗冬瓜汤

【来源】经验方。

【材料】冬瓜150g,杏仁10g,桔梗9g,甘草6g,食盐、大蒜、葱、酱油、味精各适量。

【做法】冬瓜洗净切成小块。锅中加入食油,油烧热后放入冬瓜块爆炒,入杏仁、桔梗、甘草一并水煎。煎至冬瓜熟后,以食盐、大蒜调味,食冬瓜饮汤。

【功效】宣肺止咳。

(二)茶类

1. 桔梗饮

【来源】经验方。

【材料】桔梗10g,陈皮6g,甘草3g。

【做法】上三味,用水煎开,过滤药渣,滤液即可饮用;也可直接沸水浸泡,冷却后即可饮用。

【功效】止咳化痰。

2. 桔梗麦冬饮

【来源】经验方。

【材料】桔梗20g,麦冬10g,甘草15g。

【做法】锅内加入500ml清水,用大火煮沸。麦冬、桔梗、甘草一并放入,转小火熬煮30min即可。

【功效】化痰止咳,生津润肺。

3. 菊花桔梗茶

【材料】桔梗5g,菊花、薄荷、生甘草各3g。

【做法】按原方用量比例,共为粗末,置保温瓶中,以沸水冲泡,盖闷15min,代茶频饮。

【功效】疏散风热,止咳利咽。

六、现代研究

(一) 主要成分

1. 营养成分 多聚糖、维生素 B、维生素 C,苏氨酸、丝氨酸、谷氨酸、甘氨酸、丙氨酸、蛋氨酸等多种氨基酸,锌、铁、锰、镁、铜等多种营养元素。

2. 其他成分 三萜皂苷,桔梗皂苷(platycodin)A、C、D、D_2、D_3 等。另外还含有多糖类,以及黄酮类成分如槲皮素等。

(二) 主要活性

现代药理研究表明,桔梗具有抗炎、祛痰、镇咳、抗溃疡、降血压、扩张血管、解热镇痛、镇静、降血糖、抗胆碱、促进胆酸分泌、抗过敏及增强人体免疫力等广泛的药理作用,具有较高的开发及应用价值。

(三) 毒理学评价

对桔梗水提取物进行小鼠急性毒性试验、蓄积毒性试验、亚慢性毒性试验、致畸试验、致突变试验等毒理试验,结果表明,桔梗水提取物无毒性,在临床上应用是安全的。

七、安全小贴士

孕妇和在月经期间的女性慎用。凡气机上逆、阴虚火旺咳血者不宜用,胃、十二指肠溃疡者慎服。桔梗用量过大易致恶心呕吐。

八、参考文献

[1] 俞小平,黄志杰.中国益寿食谱[M].北京:科学技术文献出版社,2002.

[2] 曾少君.元气宝贝健康餐[M].北京:农村读物出版社,2004.

[3] 李元敬,谢立群.火焰原子吸收光度法测定中药桔梗中锰、锌、铜、镍、钴[J].北华大学学报(自然科学版),2005(5):399-400.

[4] 席晓岚,徐红,季宇飞,等.微波消解 ICP-AES 测定桔梗中微量元素[J].光谱实验室,2010,27(3):884-887.

[5] 李婷,徐文珊,李西文,等.中药桔梗的现代药理研究进展[J].中药药理与临床,2013,29(2):205-208,23.

[6] 金锡九.桔梗水提取物对小鼠的毒性试验研究[D].延吉:延边大学硕士学位论文,2009.

益智仁

一、概述

益智，又名益智子、摘艼，为姜科山姜属植物益智 *Alpinia oxyphylla* Miq. 的干燥成熟果实。5—6月果实呈褐色、果皮茸毛减少时采摘，除去果柄，晒干或低温干燥。其为中国四大南药之一，主产于海南、广东等地。本品味辛，性温，入脾、肾经，有温脾止泻、摄唾涎、暖肾、固精缩尿的功效，可治疗脾寒泄泻、腹中冷痛、口多唾涎、肾虚遗尿、小便频数、遗精白浊等症。目前，从益智仁中分离得到的化合物类型主要有二芳基庚烷类、黄酮类、倍半萜类、甾醇及其苷类成分。现代化学和药理学研究表明，益智仁具有拮抗钙活性、强心、抗癌、控制回肠收缩、抑制前列腺素等广泛的药理活性。益智仁不仅有药用价值，作为补益药和安全性较高的植物资源，还有食用价值，可开发成保健食品和调味品，具备良好的开发前景。

二、来源考证

（一）品种考证

益智仁，始载于《本草拾遗》，并指出："益智出昆仑及交趾国，今岭南州群往往有之。"益智仁之名最早作为龙眼的别名出现在汉代《神农本草经》的"龙眼"条下。南北朝时期《本草经集注》曰："广州别有龙眼，似荔枝而小，非益智，恐彼人别名，今者为益智耳。"李时珍《本草纲目》益智子条下曰："脾主智，此物能益脾胃故也，与龙眼名益智义同。"

益智以益智子之名载于《南方草木状》，其中对益智的形态、产地和气味等均有描述，其形态为"如笔毫，长七八分"，花期为"二月花"，果期为"五、六月熟"，气味为"辛，杂五味中，芬芳"，产地为"交趾、合浦"，还记载了"盐曝"的制法以及可作为益智粽的食用方法。晋朝，形态描述简单而无法判断为何物，但其花期和果期的记载与今益智的花期（2—4月）和果期（5—8月）基本一致，产地为现今的越南和广西合浦一带，与今益智产地也相近。唐代《本草拾遗》陈藏器记益智的产地为"昆仑及交趾国，今岭南州郡往往有之"，明代《本草纲目》李时珍曰："言其无华者，误矣。今之益智子形如枣核，而皮及仁，皆似草豆蔻云。"这里所记载的益智子是经李时珍考证确认的，他认为前本草记载益智无花是错误的，还描述了当时使用的益智果实形态与草豆蔻相似。从本草上看，益智作为外来药，最早的形态描述有出入，李时珍纠正了本草的错误，根据其描述和今天所用品种相符合，为姜科植物益智。

（二）药用部位

根据本草描述，均指其果实，药用部位古今一致。

三、历代本草记载

1.《新修本草》 益智，似连翘子，头未开者，味甘、辛，殊不似槟榔。其苗、叶、花、根与豆蔻无别，唯子小耳。

2.《本草图经》 益智子，生昆仑国，今岭南州郡往往有之。叶似蘘荷，长丈余。其根傍生小枝，高七、八寸，无叶，花萼作穗生其上，如枣许大。皮白，中仁黑，仁细者佳。含之摄涎唾。采无时。卢循为广州刺史，遗刘裕益智粽，裕答以续命汤，是此也。

3.《本草纲目》【附方】(新八)。小便频数，脬气不足(雷州益智子盐炒，去盐，天台乌药等分，为末，酒煮山药粉为糊，丸如梧子大。每服七十丸，空心盐汤下。《朱氏集验方》)。心虚尿滑及赤白二浊(益智子仁、白茯苓、白术等分，为末。每服三钱，白汤调下)。白浊腹满，不拘男妇(用益智仁盐水浸炒，厚朴姜汁炒等分，姜三片，枣一枚，水煎服。《永类钤方》)。小便赤浊[益智子仁、茯神各二两，远志(甘草水煮)半斤，为末，酒糊丸梧子大，空心姜汤下五十丸]。腹胀忽泻(日夜不止，诸药不效，此气脱也。用益智子仁二两，浓煎饮之，立愈)。妇人崩中(益智子炒碾细，米饮入盐，服一钱)。香口辟臭(益智子仁一两，甘草二钱，碾粉舐之。《经验良方》)。漏胎下血(益智仁半两，缩砂仁一两，为末。每服三钱，空心白汤下，日二服。《胡氏济阴方》)。

4.《本草从新》 燥脾胃、补心气命门。辛，热。本脾药，兼入心、肾。主君相二火，补心气、命门之不足，能涩精固气，又能开发郁结，使气宣通，温中进食，摄唾涎，胃冷则涎涌。缩小便(肾与膀胱相表里、益智辛温固肾。盐水炒，同乌药等分，酒煮山药糊丸，盐汤下，名缩泉丸)。治客寒犯胃，冷气腹痛，呕吐泄泻。泄精崩带，血燥有热，因热而崩带遗浊者。不可误入也。出岭南，形如枣核，取仁，盐水炒(腹胀忽泻不止、诸药不效、浓煎益智饮之)。

5.《得配本草》 辛，温。入足太阴经气分。能于土中益火，兼治下焦虚寒。开郁散结，温中进食，摄唾涎，缩小便。治冷气腹痛，呕吐泄泻，及心气不足，泄精崩带。得茯神、远志、甘草，治赤浊。配乌药、山药，治溲数。配浓朴、姜、枣，治白浊腹满。同山药，补脾胃。盐拌炒，去盐研用，或盐水炒亦可。怪症：腹胀多时，忽泻不止，诸药不效，此气脱也。用益智仁二两，煎浓汁服之，立愈。

四、用法与用量

益智为《中国药典》2020年版品种，用量为3~10g；内服时煎汤或入丸、散。益智仁作为食品可适量食用，可做粥、茶、汤等。

五、药膳应用

(一) 粥类

益智仁粥

【来源】经验方。

【材料】益智仁5g，芡实10g，糯米50g，细盐少许。

【做法】将益智仁研为细末，再用糯米、芡实煮粥，然后调入益智仁末，加细盐少许，稍煮片刻，待粥稠即可。

【功效】补肾助阳，固精缩尿。

（二）汤类

益智羊肉汤

【来源】经验方。

【材料】肉桂 3g，益智仁 15g，羊肉 200g，生姜 5g。

【做法】肉桂、益智仁研为粗末，布包，羊肉洗净。水 800ml，加入羊肉，生姜，煎至 400ml，吃肉喝汤。

【功效】温中祛寒。

（三）茶类

智苓茶

【来源】经验方。

【材料】益智仁 5g、茯苓 3g、大枣 3 枚、花茶 3g。

【做法】用 300ml 水煎煮益智仁、茯神、大枣至水沸后，冲泡花茶后饮用。冲饮至味淡。

【功效】补虚，安神。

六、现代研究

（一）主要成分

1. 营养成分　糖类、粗蛋白、粗脂肪、维生素 B_1、维生素 B_2、维生素 C、维生素 E，镁、铁、锌等营养元素。

2. 其他成分　主要含有挥发油类成分，如 4- 萜品烯醇，桉油精，α- 桉叶醇等；同时含有黄酮类成分，如杨芽黄素、白杨素、伊砂黄素等。另外还含有简单芳香族化合物及脂肪族化合物。

（二）主要活性

现代药理研究表明，益智仁具有神经保护、提高学习记忆能力、抗氧化、抗衰老、抗肿瘤、抗炎、抗过敏及抗应激等作用。

（三）毒理学评价

经急性毒性试验和蓄积毒性试验两个阶段的毒理学试验，证明益智仁属无毒、弱蓄积性物质，微核、精子畸变及 Ames 试验均未发现其有致突变作用。益智仁是一种安全性较高的食用植物资源。

七、安全小贴士

阴虚火旺者禁服。根据中医九种体质学说，阳虚体质人群最为适宜食用。

八、参考文献

[1] 莫单丹 .4 味山姜属中药的历史沿革和现代应用[D]. 南宁：广西中医药大学硕士学位论文，2017.

[2] 南京中医药大学 . 中药大辞典[M].2 版 . 上海：上海科学技术出版社，2005.

[3] 陈少东,陈福北,刘红星,等.益智仁中Mg、Al、Fe、Zn、Cd、Pb含量及精油成分分析[J].现代科学仪器,2011(3):74-77.
[4] 陈萍,王培培,焦泽沼,等.益智仁的化学成分及药理活性研究进展[J].现代药物与临床,2013,28(4):617-623.
[5] 李远志,简洁莹.益智的主要化学成分及毒理学分析[J].华南农业大学学报,1996(2):108-111.

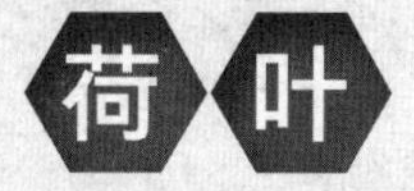

荷叶

一、概述

荷叶为睡莲科植物莲 *Nelumbo nucifera* Gaertn. 的干燥叶，广泛分布于我国南北各省市。夏、秋二季采收，晒至七八成干时，除去叶柄，折成半圆形或折扇形，干燥。荷叶味苦，性平，归肝、脾、胃经。荷叶在食用及药用方面均有较广泛的应用。荷叶具有清暑利湿、升发清阳、清心去热、止血利水等功效，主治暑热烦渴、头痛眩晕、水肿、食少腹胀、泻痢、白带、脱肛、吐血、衄血、咯血等症。现代化学和药理学研究表明，荷叶主要含有黄酮、生物碱、挥发油等成分，这些化学成分具有降脂减肥、抗氧化、抗衰老、抑菌等功效。近年来，已有多种荷叶减肥茶、降脂减肥保健品上市，主要用于预防冠心病、高血压、糖尿病、脑血管疾病及减肥。荷叶不仅是一种食品，还是一种药品，它作为一种中药，是最具有开发价值的原料之一。

二、来源考证

（一）品种考证

荷叶为睡莲科多年生水生植物莲的干燥叶片，别名莲叶，夏、秋二季采收。该种最早以“藕实茎”之名首载于《神农本草经》，《本草纲目》以“莲藕”之名收录，并在莲藕下以各部位作为单一药名分别论述，诸如藕实、藕、藕蔤、藕节、荷叶、莲花等。《蜀本草》云：“藕生水中，其叶名荷。”李时珍描述到：“冬月至春掘藕食之，藕白有孔有丝，大者如肱臂，长六、七尺，凡五、六节。”其明显为今天食用的莲藕。荷叶作为药用在本草中已多有记载。

（二）药用部位

从历代本草文献对荷叶药材的描述，可知与当今《中国药典》是相符的。

三、历代本草记载

1.《神农本草经》 味甘，平。主补中养神，益气力，除百疾。久服轻身耐老，不饥，延年。一名水芝丹。

2.《名医别录》 寒，无毒。一名莲。生汝南池泽，八月采。

3.《本草经集注》 陶隐居云：即今莲子，八月、九月取坚黑者，干捣破之。花及根并入神仙用。今云茎，恐即是根，不尔不应言甘也。宋帝时，太官作血衉，庖人削藕皮误落血中，遂皆散不凝。医乃用藕疗血多效也。

4.《新修本草》 唐本注云：《别录》云，藕，主热渴，散血，生肌。久服令人心欢。

 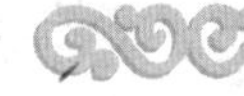

5.《嘉祐本草》 臣禹锡等谨按蜀本图经云：此生水中。叶名荷，圆径尺余。《尔雅》云：荷，芙蕖，其茎茄，其叶蕸，其本蔤，其华菡萏，其实莲，其根藕，其中的，的中薏是也。《尔雅》释曰：芙蕖，其总名也，别名芙蓉，江东人呼荷。菡萏，莲叶也。的，莲实也。薏，中心也。郭云：蔤，茎下白蒻在泥中者。今江东人呼为荷华为芙蓉，北方人便以藕为荷，亦以莲为荷。蜀人以藕为茄，或用其母为华名，或用根子为母叶号。此皆名相错，习俗传误，失其正体也。陆机疏云：莲，青皮里白，子为的，的中有青为薏，味甚苦，故里语云苦如薏是也。《药性论》云：藕汁亦单用，味甘，能消瘀血不散。节捣汁，主吐血不止，口鼻并皆治之。孟诜云：藕，生食之，主霍乱后虚渴、烦闷、不能食。其产后忌生冷物，惟藕不同生冷，为能破血故也。又蒸食甚补五藏，实下焦。与蜜同食，令人腹藏肥，不生诸虫。亦可休粮。仙家有贮石莲子及干藕经千年者，食之至妙矣。又云：莲子，性寒，主五藏不足，伤中气绝，利益十二经脉血气。生食微动气，蒸食之良。又熟去心为末，蜡蜜和丸。日服三十丸，令人不饥。此方仙家用尔。又雁腹中者，空腹食十枚身轻，能登高涉远。雁食，粪于田野中，经年尚生。又或于山岩之中止息，不逢阴雨，经久不坏。又诸鸟、猿猴不食，藏之石室内，有得三百余年者，逢此食永不老矣。其房、荷叶，皆破血。陈藏器云：藕实，莲也。本功外，食之宜蒸，生则胀人腹。中薏，令人吐，食当去之。经秋正黑者名石莲，入水必沉，惟煎盐卤能浮之。石莲，山海间经百年不坏，取得食之，令发黑不老。藕，本功外，消食止泄，除烦，解酒毒，厌食，及病后热渴。又云荷鼻，味苦，平，无毒。主安胎，去恶血，留好血，血痢，煮服之。即荷叶蒂也。又叶及房，主血胀腹痛，产后胎衣不下，酒煮服之。又主食野菌毒，水煮服之。郑玄云：芙蕖之茎曰荷。的中薏，食之令人霍乱。陈士良云：莲子心，生取为末，以米饮调下三钱，疗血、渴疾。产后渴疾，服之立愈。日华子云：藕，温。止霍乱，开胃消食，除烦止闷，口干渴疾，止怒，令人喜。破产后血闷，生研服亦不妨。捣罯金疮并伤折，止暴痛。蒸煮食，大开胃。节，冷。解热毒，消瘀血。产后血闷，合地黄生研汁，热酒并小便服，并得。又云莲子，温，并石莲。益气止渴，助心，止痢，治腰痛，治泄精，安心，多食令人喜。又名莲的。莲子心，止霍乱。续注又云：莲花，暖，无毒。镇心，轻身，益色，驻颜。其香甚妙。忌地黄、蒜。又云荷叶，止渴，落胞，杀蕈毒。并产后口干，心肺燥，烦闷，入药炙用之。

6.《本草纲目》【附方】阳水浮肿（用败荷叶烧存性，研末。每服二钱，米饮调下。日三服。《证治要诀》）。脚膝浮肿（荷叶心，藁本等分，煎汤，淋洗之。《类方》）。痘疮倒黡（紫背荷饮散，又名南金散；治风寒外袭倒黡势危者，万无一失。用霜后荷叶贴水紫背者炙干，白僵蚕直者炒去丝，等分为末。每服半钱用胡荽汤或温酒调下。《闻人规痘疹论》）。诸般痈肿（拔毒止痛。荷叶中心蒂如钱者，不拘多少，煎汤淋洗，拭干，以飞过寒水石，同腊猪脂涂之。又治痈肿，柞木饮方中亦用之。《本事方》）。打扑损伤（恶血攻心，闷乱疼痛者。以干荷叶五片烧存性，为末。每服三钱，童子热尿一盏，食前调下，日三服，利下恶物为度。《圣惠方》）。产后心痛（恶血不尽。也荷叶炒香为末，每服方寸匕，沸汤或童子小便调下。或烧灰、或煎汁皆可。《救急方》）。胎衣不下（方法同上）。伤寒产痛（血运欲死。用荷叶、红花、姜黄等分，炒研末。童子小便调服二钱。《庞安伤寒论》）。孕妇伤寒（大热烦渴，恐伤胎气。用嫩卷荷叶焙半两，蚌粉二钱半，为末。每服三钱。新汲水入蜜调服，并涂腹上。名罩胎散。《郑氏方》）。妊娠胎动（已见黄水者。干荷蒂一枚炙，研为末。糯米淘汁一钟，调服即安。《唐氏经验方》）。吐血不止（嫩荷叶七个，擂水服之，甚佳。又方：干荷叶、生蒲黄等分，为末。每服三钱，桑白皮煎汤调下。《肘后方》：用经霜败荷叶烧存性，研末，新水服二钱）。吐血咯血（《经验后方》：荷叶焙干，为末。米汤调服二钱，一日二服，以知为度。《圣济总录》：用败荷叶、蒲黄各一两，为末。每服二钱，麦门冬汤下）。吐血衄血（阳乘于阴，血热妄行，亦服四生丸。陈日华云：屡用得效。用生荷叶、生艾叶、生柏叶、生地黄，捣烂，丸鸡子大。每服一丸，水三盏，煎一盏，去滓服。《济生方》）。崩中下血（用荷叶烧研半两，蒲黄、黄芩各一两，为末。每空心服三钱）。血痢不止（荷叶蒂，水煮汁，服之。《普济方》）。下痢赤白（荷叶烧研。每服二钱，红痢蜜，白痢砂糖汤下）。脱肛不收（贴水荷叶焙研，酒服二钱，仍以荷叶盛末坐之。《经验良方》）。牙齿疼痛（青荷叶剪取钱蒂七个，以浓米醋一盏，煎半盏，去滓，熬成膏，时时抹之妙。《唐氏经验方》）。赤游火丹（新生荷叶捣烂，入盐涂之。《摘玄方》）。漆疮发痒（干荷叶煎汤，洗之良。《集验方》）。遍身风疠（荷叶三十枚，石灰一斗，淋汁合煮。渍之，半日乃出。数日一作，良。《圣惠方》）。偏头风痛（升麻、苍术各一两，荷叶一个，水二钟，煎一钟，食后温服。或烧荷叶一个，为末，煎汁调服。《简便方》）。刀斧伤疮（荷叶烧研，搽之。《集简方》）。阴肿痛痒（荷叶、浮萍、蛇床各等煎水，日洗之。《医垒元戎》）。

7.《本草从新》 轻宣、升阳散瘀。苦平。其色青，其形仰，其中空，其象震（震仰盂）。感少阳甲胆之气，烧饭合药，裨助脾胃，而升发阳气（洁古枳术丸、用荷叶烧饭为丸）。痘疮倒靥者，用此发之（僵蚕等分为末、胡荽汤下）。能散瘀血，留好血。治吐衄崩淋，损伤产瘀，一切血证。洗肾囊风（郑奠一曰：荷叶研末、酒服三钱，治遗精极验。东垣曰：雷头风证、头面疙瘩肿痛、憎寒壮热、状如伤寒，病在三阳，不可过用寒药重剂，诛伐无过，处清震汤治之，荷叶一枚、升麻苍术各五钱，煎）升散消耗。虚者禁之。

8.《得配本草》 畏桐油。伏白银、硫黄。苦，平。生发元气（足少阳甲胆之气，与手少阳三焦元气，同为生发之气）。裨助脾胃。消水谷，发痘疮，涩精浊，除水肿，散瘀血，留好血，下胞衣，治吐衄及崩淋损伤，产后一切血症。得升麻、苍术，治雷头风证。得白僵蚕，治痘疮倒靥。得藁本，治脚膝浮肿。得童便，治产后心痛。得蚌粉，保伤寒胎孕。（卷荷更好。蜜调服，并涂腹上）配红花、姜黄，童便调服，治伤寒产后血运。配蒲黄，止吐衄崩中。活血，生用。止血，炒焦用。

9.《本草崇原》 气味苦平，无毒。主治血胀腹痛、产后胎衣不下，酒煮服之（《拾遗本草》）。治吐血、衄血、血崩、血痢、脱肛、赤游火丹、遍身风疠、阳水浮肿、脚膝浮肿、痘疮倒靥。

四、用法与用量

荷叶为《中国药典》2020 年版品种，用量 3~10g，鲜品用量 15~30g，荷叶炭 3~6g。荷叶可作为烹饪原料，常用作包烤或包菜肴，也可用来煎汤泡茶，煮粥饭。荷叶作为食品可适量食用。

五、药膳应用

（一）粥类

荷叶粥

【来源】经验方。

【材料】新鲜荷叶 1 张，粳米 100g，冰糖适量。

【做法】将新鲜荷叶洗净煎汤，再用荷叶汤同粳米、冰糖煮粥。

【功效】清暑利湿，升发清阳。

（二）茶类

1. 荷叶茶

【来源】经验方。

【材料】荷叶 5g，桑叶 3g，绿茶 3g。

【做法】用 200ml 开水冲泡后饮用，冲饮至味淡。

【功效】升清阳，清暑热。

2. 桂花荷叶茶

【来源】经验方。

【材料】桂花 3g，荷叶 5g，冰糖 10g。

【做法】用开水冲泡后饮用。

【功效】清热化湿。

六、现代研究

（一）主要成分

1. 营养成分　糖类、膳食纤维、氨基酸，镁、铁、硒、钙、锌、锰等营养元素。

2. 其他成分　主要含生物碱类成分，如单苄基异喹啉类、双苄基异喹啉类、阿朴啡类和去氢阿朴啡类等 21 种生物碱；同时含有 16 种黄酮类成分，其中大部分是以槲皮素为母核，糖链有葡萄糖、木糖、半乳糖、鼠李糖等，也有山柰酚和杨梅素衍生物；另外还含有挥发油类和有机酸等。

（二）主要活性

荷叶药理作用众多，主要集中在降血脂、减肥、抗氧化、抗衰老、抑菌、抗惊厥、抗病毒等方面，在临床多用于减肥降脂。

（三）毒理学评价

现代研究未见荷叶的相关毒理学试验报道。

七、安全小贴士

孕妇、女性月经期不宜饮用。荷叶寒凉伤脾胃，因此脾胃虚寒人群不宜食用。

八、参考文献

[1] 钟先锋，黄桂东．荷叶成分及功能的研究进展[J]. 食品与机械，2006(4):138-140,144.

[2] 夏明辉，赵晶，韩立峰，等．荷叶化学及药理学研究进展[J]. 辽宁中医药大学学报，2015,17(11):102-104.

[3] 中国中医研究院中药研究所．全国中药成药处方集[M]. 北京：人民卫生出版社，1962.

[4] 刘军波，邹礼根，赵芸．荷叶营养成分及其水提取物抗氧化活性研究[J]. 浙江农业科学，2015,56(11):1791-1793.

[5] 刘贝涛．荷叶的化学成分和药理作用探究[J]. 当代化工研究，2016(7):134-135.

莱菔子

一、概述

莱菔子,别名萝卜子、萝白子、菜头子。为十字花科植物萝卜 *Raphanus sativus* L. 的干燥成熟种子。全国各地普遍栽培。夏季果实成熟时采割植株,晒干,搓出种子,除去杂质,再晒干。以粒大、饱满、色红棕者为佳。生用或炒用,用时捣碎。莱菔子辛、甘,平,归脾、胃、肺经,有消食除胀、降气化痰之功效,用于饮食停滞、脘腹胀痛、大便秘结、积滞泻痢、痰壅喘咳。莱菔子含有多种成分,如挥发油类、脂肪酸类、抗生素类、生物碱类、黄酮类、多糖、蛋白类等。现代药理作用研究主要集中在对胃肠运动的作用、抗病原微生物作用和降压作用,莱菔子还具有祛痰、镇咳、平喘、改善排尿功能及降低胆固醇、防止肝硬化等作用,用途十分广泛。

二、来源考证

(一)品种考证

莱菔子始载本草为《名医别录》。莱菔子原名芦菔,又名温菘,《本草经集注》云:"芦菔是今温菘,其根可食,叶不中啖。"《新修本草》云:"莱菔根味辛、甘,温,无毒。散服及炮煮服食,大下气,消谷,陶谓温菘是也,俗呼为萝卜。"《日华子本草》云:"萝卜,平,能消痰止咳,子,水研服,吐风痰。"《本草图经》曰:"凡人饮食过度饱,宜生嚼之,佳。子,研水服,吐风涎甚效。"并附有"莱菔"图。李时珍又曰:"圃人种莱菔,六月下种,秋采苗,冬掘根。春末抽高薹,开小花,紫碧色。夏初结角,其子大如大麻子,圆长不等,黄赤色。五月亦可再种。其叶有大者如芜菁,细者如花芥,皆有细柔毛,其根有红、白二色,其状有长、圆二类。大抵生沙壤者脆而甘,生瘠地者坚而辣。莱菔子之功,长于利气。"根据以上本草考证,与现今药用莱菔子及其原植物相符。

(二)药用部位

在长期的临床实践中,历代医家均以莱菔子作为种子类药物入药。

三、历代本草记载

1.《名医别录》 味苦,温,无毒。主利五脏,轻身益气,可长食之。芜菁子,主治明目。

2.《新修本草》 芜菁,北人又名蔓菁,根、叶及子,乃是菘类,与芦菔全别,至于体用亦殊。今言芜菁子似芦菔,或谓芦菔叶不堪食,兼言小熏体,是江表不产二物,斟酌注铭,理丧其真耳。其蔓菁子,疗黄疸,利小便。水煮三升,取浓汁服,主癥瘕积聚;少饮汁,主霍乱,心腹胀;末服,主目暗。其芦菔别显后条。

3.《嘉祐本草》 须，薞芜。释曰：《诗·谷风》云：采葑采菲。毛云：葑，须也。先儒即以“葑，须荍”当之。孙炎云：须，一名葑荍。郭注云：薞芜似羊蹄，叶细，味酢，可食。《礼·坊记》注云：葑，蔓菁也。陈、宋之同渭之葑，陆机云：葑，芜菁。幽州人渭之芥。方言云：蘴荛，芜菁也。陈楚渭之蘴，齐、鲁渭之荛，关西渭之芜菁，越、魏之部渭之大芥。蘴、葑音同，然则葑也，须也，芜菁也，蔓菁也，薞芜也，菁也，芥也，七者一物也。孟诜云：蔓菁，消食下气。其子，九蒸九暴，捣为粉，服之。

4.《本草图经》 芜菁及芦菔，旧不著所出州土，今南北皆通有之。芜菁即蔓菁也，芦菔即下莱菔（音卜），今俗呼萝卜是也。此二菜北土种之尤多。芜菁四时仍有，春食苗，夏食心，亦谓之苔子，秋食茎，冬食根。河朔尤多种，亦可以备饥岁。菜中之最有益者惟此耳。常食之，通中益气。令人肥健。《嘉话录》云：请葛亮所止，令兵士独种蔓菁者。取其才出甲，可生啖，一也；叶舒可煮食，二也；久居则随以滋长，三也；弃不令惜，四也；回即易寻而采之，五也；冬有根可斯食，六也。比诸蔬属，其利不亦博乎。刘禹锡曰：僧矣。三蜀江陵之人，今呼蔓菁为诸葛菜是也。其实夏秋熟时采之。仙方：亦单服。用水煮三过，令苦味尽，曝干，捣筛，水服二钱匕，日三。久增服，可以辟谷。又治发黄，下小肠药用之。又主青盲，崔元亮《海上方》云：但瞳子不坏者。疗十得九愈。蔓菁子六升，一物蒸之，看气遍，合甑取下，以釜中热汤淋之，乃曝令干，还淋，如是三遍，即收杵为末。食上，清酒服方寸匕，日再服。涂面青亦有用者。又疗乳痛寒热者。取蔓菁根并叶，净择去土，不用水洗，以盐捣得乳上，热即换，不过三、五易之，即瘥。冬月无叶，但用根亦可，切须避风耳。南人取北种种之，初年相类，至二、三岁则变为菘矣。莱菔功用亦同，然力猛更出其右。断下方亦用其根，烧熟入药。尤能制面毒。昔有婆罗门僧东来，见食麦面者，惊云：此大热，何以食之？又见食中有芦菔，乃云：赖有此以解其性，自此相传，食面必啖芦菔。凡人饮食过度饱，宜生嚼之，佳。子，研水服，吐风涎甚效。此有大、小二种：大者肉坚，宜蒸食；小者白而脆，宜生啖。《尔雅》所谓，芦肥。郭璞云：紫花菘也，俗呼温菘。似芜菁，大根。一名葖，俗呼雹突。然则紫花菘、温菘，皆南人所呼也。吴人呼楚菘，广南人呼秦菘。河朔芦菔极有大者，其说旧矣，而江南有国时有，得安州、洪州、信阳者甚大，重至五、六斤，或近一秤，亦一时种莳之力也。又今医以治消渴，其方：出子萝卜三枚，净洗，薄切，暴干，一味捣罗为散，每服二钱，煎猪肉汤澄清调下，食后临卧，日三服，渐增至三钱，瘥。

5.《本草衍义》 芜菁、芦菔，二菜也。芦菔，即萝卜也。芜菁，今世俗谓之蔓菁。夏则枯。当此之时，蔬圃中复种之，谓之鸡毛菜。食心，正在春时。诸菜之中，有益无损，于世有功。采撷之余，收子为油。根，过食动气。河东太原所出极大，他处不及也。又出吐谷浑。后于莱菔条中。《尔雅·释草》但名：芦菔，今谓之萝卜，是也。则芜菁条中，不合更言及芦菔二字，显见重复。从《尔雅》为正。

6.《本草纲目》【附方】（旧二，新二十一）。积年上气咳嗽，多痰喘促，唾脓血（以莱菔子二合，细煎汤，食上服之。《食医心镜》）。肺痰咳嗽（莱菔子半升淘净焙干，炒黄为末，以糖和丸，芡子大。绵裹含之，咽汁甚妙。《胜金方》）。齁喘痰促（遇厚味即发者。萝卜子淘净，蒸熟晒研，姜汁浸蒸饼丸绿豆大。每服三十丸，以口津咽下，日三服。名清金丸。《医学集成》）。痰气喘息（萝卜子妙，皂荚烧存性，等分为末，姜汁和，炼蜜丸梧子大。每服五七十丸，白汤下。《简便单方》）。久嗽痰喘（萝卜子炒，杏仁去皮尖炒，等分蒸饼丸麻子大。每服三五丸，时时津咽。《医学集成》）。高年气喘（萝卜子炒，研末蜜丸梧子大。每服五十丸，白汤下。《济生秘览》）。宣吐风痰（用萝卜子末，温水调服三钱。良久吐出涎沫。如是摊痪风者，以此吐后用紧疏药，疏后服和气散取瘥。《胜金方》）。丹溪吐法（用萝卜子半升擂细，浆水一碗滤取汁，入香油及蜜些须，温服。后以桐油浸过晒干鹅翎探吐。中风口噤：萝卜子、牙皂荚各二钱，以水煎服，取吐。《丹溪方》）。小儿风寒（萝卜子生研末一钱，温葱酒服之，取微汗大效。《卫生易简方》）。风秘气秘（萝卜子炒一合，擂水，和皂荚末二钱服，立通。《寿域神方》）。气胀气蛊（莱菔子研，以水滤汁，浸缩砂一两一夜，炒干又浸又炒，凡七次，为末。每米饮服一钱，如神。《朱氏集验方》）。小儿盘肠（气痛。用萝卜子炒黄研末，乳香汤服半钱。《仁斋直指方》）。年久头风（莱菔子、生姜等分，捣取汁，入麝香少许，搐入鼻中，立止。《普济方》）。牙齿疼痛（萝卜子十四粒生研，以人乳和之。左疼点右鼻，右疼点左鼻）。疮疹不出（萝卜子生研末，米饮服二钱，良。《卫生易简方》）。

7.《本草从新》 宣、破气除痰消食。辛温，长于利气。生用能吐风痰散风寒，发疮疹，炒熟能定咳嗽痰喘（丹溪曰：治痰有冲墙倒壁之功）。调下痢后重，止内痛，消食除膨，虚弱者服之，气喘难布息，俗名萝卜子。

8.《得配本草》 辛、甘、平。生升熟降。升则吐痰涎，散风寒，发疮疹。降则化食除胀，下气消痰。有推墙倒壁之功。利二便，除气痛。配牙皂煎服，吐中风口噤。配杏仁，治久嗽。和水生研汁服，吐风痰。和醋研，敷肿毒。虚弱者禁用。服补药者忌之。

四、用法和用量

莱菔子为《中国药典》2020年版品种，用量为5~12g，内服：煎汤；或入丸、散。外用：研末调敷。莱菔子作为食品可适量食用，做粥、茶等。

五、药膳应用

（一）粥类

1. 莱菔子粥

【来源】经验方。

【材料】莱菔子末15g，粳米100g。

【做法】将莱菔子末与粳米同煮为粥。早晚温热食用。

【功效】化痰平喘，行气消食。

2. 鸡内金莱菔粥

【来源】经验方。

【材料】鸡内金10g，莱菔子10g，粳米100g，白糖或食盐适量。

【做法】将鸡内金烘干，莱菔子炒黄，共研细末，粳米按常法煮粥，粥将熟之前放入鸡内金、莱菔子末，再煮至粥烂熟，调入白糖或食盐即可，早晚食之。

【功效】消食除胀。

3. 苏子莱菔粥

【来源】经验方。

【材料】紫苏子10g，莱菔子10g，大米50g，油、盐各少许。

【做法】去渣取汁，用药汁煮粥，加油，盐调味，即可食用。

【功效】降气化痰，润肠通便。

（二）茶饮

1. 莱菔润肠茶

【来源】经验方。

【材料】炒莱菔子 10g，决明子 6g。

【做法】取炒莱菔子、决明子，捣碎，共置保温瓶中，冲入沸水 300ml，泡闷 15min，分 2~3 次温饮。

【功效】消滞，除胀，通便。

2. 槟榔莱菔陈皮饮

【来源】经验方。

【材料】槟榔 10g，莱菔子 15g，陈皮 6g，白糖适量。

【做法】将槟榔切片或打碎，莱菔子微炒，然后将槟榔、莱菔子、陈皮三物同放入瓦煲中，加入清水 700ml，用中火煮沸 30min，去除药渣，加入少许白糖即可饮用。

【功效】行气消食除胀。

（三）相关食用制品

莱菔子玉竹烩鸡蛋

【来源】经验方。

【材料】鸡蛋 2 个，玉竹 10g，紫苏叶 10g，莱菔子 15g。

【做法】将玉竹、莱菔子、紫苏叶放入锅里，倒入清水，先浸泡 20min，然后放入鸡蛋，再加一些水，直到将鸡蛋浸没，开火，煎鸡蛋煮熟，去除鸡蛋去壳，放回去再煮一会儿即可。去渣取汁，饮汁，吃鸡蛋。

【功效】祛痰下气，润肠通便。

六、现代研究

（一）主要成分

1. 营养成分　多种蛋白类、维生素、脂肪油（油中含大量芥酸、亚油酸、亚麻酸）、多糖类以及人体必需微量元素等。

2. 其他成分　主含挥发油类成分，如含 α- 己烯醛、β- 己烯醛和 β- 己烯醇、γ- 己烯醇等；另外还含有莱菔素、芥子碱、黄酮类、β- 谷甾醇等成分。

（二）主要活性

现代研究表明，莱菔子具有抗细菌和真菌、祛痰、镇咳、平喘、降低胆固醇、抗癌、利尿、防止动脉硬化、降压、增强离体回肠节律性收缩、抑制小鼠胃排空等药理活性。莱菔子体外能中和破伤风毒素与白喉毒素。

（三）毒理学评价

莱菔素对小鼠和离体蛙心有轻微毒性。其水提取物对小鼠腹腔注射的 LD_{50} 为 127.4（123.8~137.1）g/kg，动物多于给药 1h 内惊厥而死亡。大鼠每日灌胃水提物 100g/kg、200g/kg

及 400g/kg，持续 3 周，未见对血象、肝肾功能及主要脏器等有明显影响。

七、安全小贴士

正气虚损、气虚下陷、大便溏泄者不宜服用。根据中医九种体质学说，痰湿体质人群最适宜食用。

八、参考文献

[1] 吕文海，谭鹏，姜虹玉．莱菔子炮制历史沿革探析[J]．中药材，2004，27(12)：953-955.

[2] 赵婧，霍青，李运伦．莱菔子的现代研究及临床应用[J]．长春中医药大学学报，2011，27(2)：294-296.

[3] 马东．中药莱菔子的化学成分及药理作用研究进展[J]．中国社区医师，2014，30(20)：5-6.

[4] 钟赣生．中药学[M].4 版．北京：中国中医药出版社，2016.

莲子

一、概述

莲子，又名莲实、水芝丹、莲米，为睡莲科植物莲 *Nelumbo nucifera* Gaertn. 的干燥成熟种子。秋季果实成熟时采割莲房，取出果实，除去果皮，干燥。其味甘、涩，性平，入脾、肾、心经，有补脾止泻、止带、补肾涩精、养心安神的功效，临床上主要用于治疗夜寐多梦、遗精、淋浊、久痢、虚泻、妇人崩漏带下等症，适量服之，可聪耳明目、补中养神、滋补元气、强健机体。莲子化学成分多样，主要含有糖类、蛋白质、脂肪、维生素、荷叶碱，以及钙、磷、铁等营养元素，同时也是一种高蛋白、低脂肪的优质产品。现代药理研究表明，莲子具有强心、镇静、延缓衰老等作用。由于莲子独特的食疗价值，常常被广泛应用于养生保健膳食、功能性食品等领域，即药膳养生、食疗保健、补益养颜等方面的应用。莲子从莲蓬中剥离，经过剥壳、去皮、通芯后可食用或干燥贮藏，其营养价值较高，应用范围广泛，深受各界人士青睐。

二、来源考证

（一）品种考证

莲子，历代本草均称“藕实”。最早以“藕实茎”之名载于《神农本草经》。“藕实茎”从名称看可能包括了藕实（莲子）和莲藕（根状茎）。其后的主流本草如《新修本草》《本草图经》《证类本草》等均沿用“藕实茎”一名，直到《本草纲目》，李时珍才改这一现象，以“莲藕”之名收录，并在莲藕下以各部位作为单一药名分别论述，诸如藕实、藕、藕蔤、藕节、荷叶、莲花等。李时珍描述到：“冬月至春掘藕食之，藕白有孔有丝，大者如肱臂，长六、七尺，凡五、六节”，明显为今天食用的莲藕。本草中又有“石莲”或“石莲肉”者，为莲子成熟后种皮变黑者。陶弘景云：“藕实即今莲子。八、九月采黑坚如石者，干捣破之”，李当之云“子黑如羊矢”，显然为今天的成熟带黑壳的莲子。

莲的小品种划分却相对复杂，多数的本草学家根据莲的花色来对莲进行品种划分。宋代《本草衍义》、明代《本草纲目》和《本草乘雅半偈》等说明古代根据莲花的花色来区分其品种，现今《中国植物志》仅收录“莲”一种，并无区分，民间有花莲、子莲与藕莲等不同栽培品种的区分。

（二）药用部位

本草中所述的莲子药材均指莲的干燥成熟种子，历代本草对于莲的各药用部位均有不同篇幅的记载。“莲子”最早出现于梁代陶弘景所著《本草经集注》，据鉴定特征可知当时莲子应指石莲子，为莲的老熟果实。唐代《食疗本草》文中将莲子与石莲子区别开来，同期

《本草拾遗》也有类似的记载。可知最晚至唐代，莲子的基源已与现今莲子药材的基源基本一致，但并未提及是否去除种皮，直至1963年版《中国药典》发布，明确记载："本品为睡莲科植物莲*Nelumbo nucifera* Gaertn.的干燥成熟种子。"去除种皮加工的白莲与《中国药典》规定的"表面浅红棕色至红棕色"的性状不同，故应与《中国药典》所收"莲子"（红莲）区分使用。

三、历代本草记载

1.《神农本草经》 味甘，平。主补中养神，益气力，除百疾。久服轻身耐老，不饥，延年。一名水芝丹。

2.《名医别录》 寒，无毒。一名莲。生汝南池泽，八月采。

3.《本草经集注》 陶隐居云：即今莲子，八月、九月取坚黑者，干捣破之。花及根并入神仙用。今云茎，恐即是根，不尔不应言甘也。宋帝时，太官作羊血䘓，庖人削藕皮误落血中，遂皆散不凝。医仍用藕疗血多效也。

4.《新修本草》 唐本注云：《别录》云：藕，主热渴，散血，生肌。久服令人心欢。

5.《嘉祐本草》 臣禹锡等谨按蜀本图经云：此生水中。叶名荷，圆径尺余。《尔雅》云：荷，芙蕖，其茎茄，其叶蕸，其本蔤，其华菡萏，其实莲，其根藕，其中的，中薏是也。《尔雅》释曰：芙蕖，其总名也，别名芙蓉，江东人呼荷。菡萏，莲叶也。的，莲实也。薏，中心也。郭云：蔤，茎下白蒻在泥中者。今江东人呼为荷华为芙蓉，北方人便以藕为荷，亦以莲为荷。蜀人以藕为茄，或用其母为华名，或用根子为母叶号。此皆名相错，习俗传误，失其正体也。陆机疏云：莲，青皮里白，子为的，的中有青为薏，味甚苦，故里语云苦如薏是也。《药性论》云：藕汁亦单用，味甘，能消瘀血不散。节捣汁，主吐血不止，口鼻并皆治之。孟诜云：藕，生食之，主霍乱后虚渴、烦闷、不能食。其产后忌生冷物，惟藕不同生冷，为能破血故也。又蒸食甚补五藏，实下焦。与蜜同食，令人腹藏肥，不生诸虫。亦可休粮。仙家有贮石莲子及干藕经千年者，食之至妙矣。又云：莲子，性寒，主五藏不足，伤中气绝，利益十二经脉血气。生食微动气，蒸食之良。又熟去心为末，蜡蜜和丸。日服三十丸，令人不饥。此方仙家用尔。又雁腹中者，空腹食十枚身轻，能登高涉远。雁食，粪于田野中，经年尚生。又或于山岩之中止息，不逢阴雨，经久不坏。又诸鸟、猿猴不食，藏之石室内，有得三百余年者，逢此食永不老矣。其房、荷叶，皆破血。陈藏器云：藕实，莲也。本功外，食之宜蒸，生则胀人腹。中薏，令人吐，食当去之。经秋正黑者名石莲，入水必沉，惟煎盐卤能浮之。石莲，山海间经百年不坏，取得食之，令发黑不老。藕，本功外，消食止泄，除烦，解酒毒，厌食，及病后热渴。又云荷鼻，味苦，平，无毒。主安胎，去恶血，留好血，血痢，煮服之。即荷叶蒂也。又叶及房，主血胀腹痛，产后胎衣不下，酒煮服之。又主食野菌毒，水煮服之。郑玄云：芙蕖之茎曰荷。的中薏，食之令人霍乱。陈士良云：莲子心，生取为末，以米饮调下三钱，疗血、渴疾。产后渴疾，服之立愈。日华子云：藕，温。止霍乱，开胃消食，除烦止闷，口干渴疾，止怒，令人喜。破产后血闷，生研服亦不妨。捣罯金疮并伤折，止暴痛。蒸煮食，大开胃。节，冷。解热毒，消瘀血。产后血闷，合地黄生研汁，热酒并小便服，并得。又云莲子，温，并石莲。益气止渴，助心，止痢，治腰痛，治泄精，安心，多食令人喜。又名莲的。莲子心，止霍乱。续注又云：莲花，暖，无毒。镇心，轻身，益色，驻颜。其香甚妙。忌地黄、蒜。又云荷叶，止渴，落胞，杀蕈毒。并产后口干，心肺燥，烦闷，入药炙用之。

6.《本草图经》 又名藕实，藕实茎，生汝南池泽，今处处有之。生水中，其叶名荷。谨按

《尔雅》及陆机疏：谓荷为芙蕖，江东呼荷。其茎茄，其叶蕸（加遐二，或作葭），其本蔤，茎下白蒻在泥中者、其华未发为菡萏，已发为芙蓉。其实莲，莲谓房也。其根藕，幽州人谓之光旁、至深益大，如人臂。其中的，莲中子，谓青皮白子也。中有青，长二分，为薏，中心苦者是也。凡此数物，今人皆以中药。藕，生食其茎，主霍乱后虚渴烦闷，不能食及解酒食毒。花，镇心，益颜色，入香尤佳；荷叶，止渴，杀蕈毒，今妇人药多有用荷叶者。叶中蒂，谓之荷鼻。主安胎，去恶血，留好血。实，主益气。其的至秋表皮黑而沉水者，谓之石莲。陆机疏云：可磨为饭，如粟饭道，轻身益气，令人强健。医人炒末以止痢，治腰痛。又治哕逆，以实人六枚，炒赤黄色，研末，冷熟水半盏，和服，使止。惟苦薏不可食，能令霍乱。大抵功用主血多效，乃因宋太官作血衉，庖人削藕皮误落血中，遂散不凝，自此医家方用主血也。

7.《本草衍义》 又名藕实，就蓬中干者为石莲子，取其肉于砂盆中干，擦去浮上赤色，留青心，为末，少入龙脑为汤点，宁心志，清神，然亦有粉红千叶、白千叶者，皆不实。如此是有四等也。其根惟白莲为佳。今禁中又生碧莲，亦一瑞也。

8.《本草蒙筌》 味甘、涩，气平、寒。无毒。池塘栽，秋月采。生食微动气，蒸食能养神。食不去心，恐成卒暴霍乱；取心生研，亦止产后渴消（产后瘀血去多而渴，研汁服效）。凡用拯，不可不识。利益十二经脉血气，安靖上下君相火邪。禁精泄清心，去腰痛止痢。搀煮粥（搀粳米煮）。渐开耳目聪明；磨作饭，顿令肢体强健。蜡蜜丸服，耐老而饥。日服如常，退怒生喜。《本经》注云：雁食粪于田野（粪中未曾化者）。猿含藏于石岩，经年未坏者得来（不逢阴雨处常有之）。食之延寿笑无量。且悦颜色，堪作神仙。又过末秋，就蓬中干黑者，名石莲子。入水内竟沉之，惟煎盐卤能浮，服更清心黑发（清心莲子饮，惟用此）。

9.《本草纲目》【附方】（旧四，新十）。服食不饥（〔诜曰〕石莲肉蒸熟去心，为末，炼蜜丸梧子大。日服三十丸。此《仙家方》也）。清心宁神（宗奭曰，用莲蓬中干石莲子肉，于砂盆中擦去赤皮，留心，同为末，入龙脑，点汤服之）。补中强志（益耳目聪明。用莲实半两去皮心，研末，水煮熟，以粳米三合作粥，入末搅匀食。《圣惠方》）。补虚益损（水芝丹：用莲实半升，酒浸二宿，以牙猪肚一个洗净，入莲在内，缝定煮熟，取出晒干为末，酒煮米糊丸梧子大。每服五十丸，食前温酒送下。《医学发明》）。小便频数（下焦真气虚弱者用上方，醋糊丸，服）。白浊遗精（石莲肉、龙骨、益智仁等分，为末。每服二钱，空心米饮下。《普济》：用莲肉、白茯苓等分，为末。白汤调服）。心虚赤浊（莲子六一汤：用石莲肉六两，炙甘草一两，为末。每服一钱，灯心汤下。《直指方》）。久痢禁口（石莲肉炒，为末。每服二钱，陈仓米汤调下，便觉思食，甚妙。加入香连丸，尤妙。《丹溪心法》）。脾泄肠滑（方同上）。哕逆不止（石莲肉六枚，炒赤黄色，研末。冷熟水半盏和服，便止。《图经》）。产后咳逆（呕吐，心忡目运。用石莲子两半，白茯苓一两，丁香五钱，为末。每米饮服二钱。《良方补遗》）。眼赤作痛（莲实去皮研末一盏，粳米半升，以水煮粥，常食。《普济方》）。小儿热渴（莲实二十枚炒，浮萍二钱半，生姜少许，水煎，分三服。《圣济总录》）。反胃吐食（石莲肉为末，入少肉豆蔻末，米汤调服之。《直指方》）。

10.《本草从新》 古名藕实。补心脾肾、涩精固肠。甘平而涩。能交水火而媾心肾。安静上下君相火邪（古方治心肾不交、劳伤白浊，有莲子清心饮、补心肾、瑞莲丸）。涩精气，厚肠胃，除寒热。治脾泄久痢，白浊梦遗，女人崩带，一切血病。大便燥者勿服。去心皮。蒸熟、焙干。得枸杞、白术、山药、茯苓。良。莲子中青心苦寒，清心去热（眼赤作痛，莲子末一盏、粳米半升，煮粥常食）。

11.《得配本草》 又名莲肉，得茯苓、山药、白术、枸杞子良。甘、涩、温。入足太阴、手少阴经气分。交心肾，厚肠胃，固精气，强筋骨，补虚损，利耳目。除寒湿，止脾泄久痢，白浊梦遗，及女人崩带，一切血病。得茯苓、丁香，治产后呕逆。得乳香，治白浊。得浮萍、生姜，治小儿热渴。得甘草，治赤浊。配龙骨、益智仁，等分为末，治遗精白浊（一方配白茯苓）。配肉果，治胃虚呕吐。佐参、连，治噤口痢疾。米饮调服，治产后血竭。猪肚为丸，益脾肺虚损。止痢，炒用。补脾，蒸用。清心，生用。摄肾，不去皮。其皮又补脾阴。多服令人气滞。大便燥结者勿用。

12.《本草崇原》 又名莲实，气味甘平，无毒。主补中，养神、益气力、除百疾。久服轻身耐老，不饥延年。莲始出汝南池泽，今所在池泽皆有。初夏其叶出水，渐长如扇。六七月间开花，有红、白、粉红三色，香艳可爱。花心有黄须，花褪房成，房外青内白，子在房中，如蜂子在窠之状。六七月采嫩者，生食鲜美，至秋房枯子黑，壳坚而硬，谓之石莲子。今药肆中一种石莲子形长味苦，肉内无心，生于树上，系苦珠之类，不堪入药，宜于建莲子中拣带壳而黑色者，用之为真。

四、用法用量

莲子为《中国药典》2020 年版品种，用量为 6~15g。莲子作食品可适量食用，做粥、茶、汤等，也可添加在果冻中、制成罐头、制作糕点。

五、药膳应用

（一）粥类

莲肉粥

【来源】经验方。

【材料】莲子肉、益智仁、芡实各 10g，大米 100g。

【做法】莲子肉、益智仁、芡实，研为细末。大米加水煮，米熟烂时，加入细末，再煮 10min 即得。

【功效】益气健脾，涩精止遗。

（二）汤类

莲子山药汤

【来源】《家庭时令中药进补及药膳》。

【材料】莲子、山药、薏苡仁各 30g。

【做法】将莲子、山药、薏苡仁洗净下锅，加水 500ml，用文火煮烂即可。

【功效】养心健脾止泻，益肾固涩止带。

六、现代研究

（一）主要成分

1. 营养成分　蛋白质、糖类、水溶性多糖、维生素，钙、铁、锌等营养元素。

2. 其他成分　黄酮类化合物（金丝桃苷、芦丁等）、多聚糖、生物碱和超氧化物歧化酶等。

（二）主要活性

现代药理研究证明莲子具有抗氧化、延缓衰老、增强免疫力、降压、抑制心肌收缩力、减慢心率、抗心律失常、抗心肌缺血、促进凝血等多种药理活性。

（三）毒理学评价

未见对莲子的食用部位或莲子的提取物进行毒理学试验的报道。

七、安全小贴士

湿热所导致的泄泻、痢疾、小便频数、遗精、滑精、带下等忌服，小便不利、内有实热，大便秘结、小便短赤者忌服。根据中医九种体质学说，气虚体质人群最适宜食用，湿热体质人群忌食或少食。

八、参考文献

[1] 何建新．花生、大豆、莲子复合蛋白饮料的加工工艺[J]. 食品与机械，1999(3):27-28.

[2] 龙敏玲，汪涛，陈理，等．菊花莲子植物固体饮料流化床制粒工艺研究[J]. 中国医药导报，2013，10(3):105-108.

[3] 颜燕，杨菲，姚文环，等．灰树花多糖免疫调节及抗辐射损伤作用研究[J]. 中国辐射卫生，2010，19(1):6-8.

[4] 李时珍．本草纲目：第三册[M]. 北京：中国书店出版社，1988.

[5] 孔德荣，马然，褚楠，等.6种湖南产食用植物营养素含量分析[J]. 济宁医学院学报，1998，(4):53-54.

[6] 郑宝东，郑金贵，曾绍校．我国主要莲子品种营养成分的分析[J]. 营养学报，2003，(2):153-156.

[7] 潘林娜，梁华俤，郭桂玲．莲子的营养价值与加工工艺[J]. 食品工业科技，1993(1):29-32.

[8] 薛军．莲子粉加工工艺与应用研究[D]. 无锡：江南大学硕士学位论文，2007.

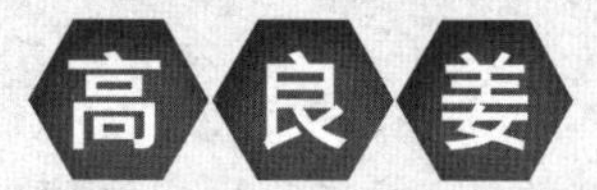

高良姜

一、概述

高良姜，别名大高良姜。为姜科植物高良姜 *Alpinia officinarum* Hance. 的干燥根茎。夏末秋初采挖，除去须根和残留的鳞片，洗净，切段，晒干。野生高良姜全年均可采收，人工栽培的一般 4 年收获。本品味辛，性热，归脾、胃经，具有温胃止呕、散寒止痛之功效，用于脘腹冷痛，胃寒呕吐，嗳气吞酸。高良姜含有挥发油、黄酮类及二芳基庚烷成分。现代药理作用研究主要集中在抗肿瘤、抗氧化、抗炎镇痛等方面。高良姜具有调节线粒体钠泵和钙泵功能、抗阿尔茨海默病、抗氧化、抗肿瘤、抗菌、抗过敏、抗肝损伤及肝硬化、抗白癜风等广泛的药理活性，又可用于食品调味剂及抗氧化剂，调节食品鲜度，延长食品的保质期。

二、来源考证

（一）品种考证

高良姜最早载于《名医别录》，列为中品。梁代陶弘景《本草经集注》中高良姜条下曰："出高良郡，人腹痛不止，但嚼食亦效，形气与杜若相似而叶如山姜。"高良郡为今广东省湛江地区茂名市一带。唐代《新修本草》云："高良姜，生岭南者形大虚软，江左者细紧，味亦不甚辛，其实一也，今相与呼细者为杜若，大者为高良姜。此非也"，这说明当时用作高良姜的植物不止一种，而民间则已将不同产地的高良姜区分开来。苏敬认为不同产地的高良姜其根形、味虽不同，但是同一类植物，从其描述的形状和植物地理分布来看，其形大虚软者与今之红豆蔻相似，细节者与和山姜相近。苏颂在《本草图经》中曰："高良姜，旧不载所出州土，陶隐居云出高良郡，今岭南诸州及黔蜀皆有之，内郡虽有，不堪入药，春生，茎叶如姜苗而大，高一、二尺许，花红紫色如山姜，二月三月采根，曝干。"其附图澹州高良姜，可以判断为花序顶生的山姜属植物，其根茎圆状延伸，与今之高良姜相似。明代陈嘉谟在《本草蒙筌》中谓："高良姜味辛、苦，气大温。纯阳。无毒。高良系广属郡，今志改名高州姜。乃土地所生，形多细小而紧。健脾消食，下气温中。除胃间冷逆冲心，却霍乱转筋泻痢。翻胃呕食可止，腹痛积冷堪驱。结实秋收，名红豆蔻。善解酒毒，余治同前。"这对高良姜性味、主治、形态的叙述与以前本草相似，从药材形态和植物地理分布来看，此时高良姜与今之高良姜相似。李时珍在其《本草纲目》释名中曰："陶隐居言此姜始出高良郡，故得此名，按高良，即今高州也，汉为高凉县，吴时改为郡，其山高而稍凉，因以为名，则高良实为高凉。其异名蛮姜，子名红豆蔻。"其附图是根据《本草图经》附图转绘的，这里认为高良姜与红豆蔻为同一植物不同药用部位。

通过以上考证，我国古代所用高良姜与山姜属植物大体相符。今之高良姜在梁代以前即已使用。唐代时大高良姜(红豆蔻的根茎)也作为高良姜使用。

(二)药用部位

从历代本草文献对高良姜药用部位的描述可知与现行版《中国药典》相符。《本草图经》:“二月、三月采根,曝干。古方亦单用,治忽心中恶,口吐清水者,取根如骰子块,含之,咽津后巡即瘥。若臭亦含咽,更加草豆蔻同为末,煎汤常饮之,佳。”由此可知,高良姜作为药食两用品种,药用和食用的部位一致,均为干燥根茎。

三、历代本草记载

1.《名医别录》 大温。主暴冷,胃中冷逆,霍乱腹痛。

2.《本草经集注》 陶隐居云:出高良郡。人腹痛不止,但嚼食亦效。形气与杜若相似,而叶如山姜。

3.《新修本草》 唐本注云:生岭南者,形大虚软,江左者细紧,味亦不甚辛,其实一也。今相与呼细者为杜若,大者为高良姜,此非也。今按《陈藏器本草》云:高良姜,味辛,温。下气益声,好颜色,煮作饮服之,止痢及霍乱。又按别本注云:二月、三月采根暴干,味辛、苦,大热,无毒。

4.《嘉祐本草》 臣禹锡等谨按《药性论》云:高良姜,使。能治腹内久冷,胃气逆呕吐,治风破气,腹冷气痛,去风冷痹弱,疗下气冷逆冲心,腹痛吐泻。日华子云:治转筋泄痢,反胃呕食,解酒毒,消宿食。

5.《本草图经》 高良姜,旧不载所出州土,陶隐居云:出高良郡,今岭南诸州及黔、蜀皆有之。内郡虽有,而不堪入药。春生,茎叶如姜苗而大,高一、二尺许;花红紫色如山姜。二月、三月采根,曝干。古方亦单用,治忽心中恶,口吐清水者,取根如骰子块,含之,咽津后巡即瘥。若臭亦含咽,更加草豆蔻同为末,煎汤常饮之,佳。

6.《本草蒙筌》 味辛、苦,气大温。纯阳。无毒。高良系广属郡,今志改名高州姜。乃地土所生,形多细小而紧。健脾消食,下气温中,除胃间冷逆冲心,却霍乱转筋泻痢。翻胃呕食可止,腹痛积冷堪驱。结实秋收,名红豆蔻。善解酒毒,余治同前。

7.《本草纲目》【附方】(旧三,新八)。霍乱吐泻(火炙高良姜令焦香。每用五两,以酒一升,煮三四沸,顿服。亦治腹痛中恶。《外台》)。霍乱腹痛(高良姜一两剉,以水三大盏,煎二盏半,去滓,入粳米一合,煮粥食之,便止。《圣惠方》)。霍乱呕甚(不止。用高良姜生剉二钱,大枣一枚,水煎冷服,立定。名冰壶汤。《普济方》)。脚气欲吐(苏恭曰,凡患脚气人,每旦饱食,午后少食,日晚不食。若饥,可食豉粥。若觉不消,欲致霍乱者。即以高良姜一两,水三升,煮一升,顿服尽,即消。若卒无者,以母姜一两代之,清酒煎服。虽不及高良姜,亦甚效也)。心脾冷痛(高良姜丸:用高良姜四两,切片,分成四分:一两用陈廪米半合,炒黄去米;一两用陈壁土半两,炒黄去土;一两用巴豆三十四个,炒黄去豆;一两用斑蝥三十四个,炒黄去蝥。吴茱萸一两,酒浸一夜,同姜再炒,为末,以浸茱酒打糊丸梧子大,每空心姜汤下五十丸。《永类钤方》:用高良姜三钱,五灵脂六钱,为末。每服三钱,醋汤调下)。养脾温胃(去冷消痰,宽胸下气,大治心脾疼及一切冷物所伤。用高良姜、干姜等分,炮研末,面糊丸梧子大,每食后橘皮汤下十五丸。妊妇勿服。《和剂局方》)。脾虚寒疟(寒多热少,饮食不思。用高良姜麻油炒、干姜炮各一两,为末。每服五钱,用猪胆汁调成膏子,临发时热酒调服。以胆汁和丸,每服四十丸,酒下亦佳。吴开内翰,政和丁酉居全椒县,岁疟大作,用此救人以百计。

张大亨病此，甚欲致仕，亦服之愈。大抵寒发于胆，用猪胆引二姜入胆，去寒而燥脾胃，一寒一热，阴阳相制，所以作效也。一方：只用二姜半生半炮各半两，穿山甲炮三钱，为末，每服二钱，猪肾煮酒下。《朱氏集验方》）。妊妇疟疾（先因伤寒变成者。用高良姜三钱剉，以獖猪胆汁浸一夜，东壁土炒黑，去土，以肥枣肉十五枚，同焙为末。每用三钱，水一盏，煎热，将发时服，神妙。《永类钤方》）。暴赤眼痛（以管吹良姜末入鼻取嚏，或弹出鼻血，即散。《谈野翁试验方》）。风牙痛肿（高良姜二寸、全蝎焙一枚，为末掺之，吐涎，以盐汤漱口。此乃乐清丐者所传。鲍季明病此，用之果效。王王璆《百一选方》）。头痛嗜鼻（高良姜生研频嗜。《普济方》）。

8.《本草从新》 辛，热。暖胃散寒，消食醒酒。治胃脘冷痛，凡心口一点痛，俗言心痛，非也。乃胃脘有滞，或有虫，及因怒因寒而起。以良姜酒洗七次，香附醋洗七次，焙研；因寒者，姜二钱，附一钱；因怒者，附二钱，姜一钱；寒怒兼者，每一钱五分；米饮加姜汁一匙，盐少许，服。古方治心脾疼多用良姜，寒者用之至二钱，热者亦用四、五分于清火剂中，取其辛温下气，止痛有神耳。岚瘴疟疾，霍乱泻痢，吐恶，噎膈冷癖，虚人须与参、术同行，若单用多用，恐犯冲和之气。出岭南高州。东壁土拌炒用。

9.《得配本草》 辛，热。入足太阴、阳明经，暖胃散寒。治胃脘冷痛，霍乱泻痢，冷痹瘴疟。得香附，治胃口滞痛。得茯苓，治胃寒噫逆。配干姜、猪胆，治脾虚寒疟。配粳米，治霍乱腹疼。微炒，或东壁土拌炒，或吴茱萸煎汤浸炒。泻因伤暑，痛由内虚，或兼内热者，禁用。

四、用法与用量

高良姜为《中国药典》2020年版品种，用量为3~6g，内服或研末外敷。高良姜作为食品可以适量食用，是常用天然调味香料，被大量用作食品调味料、咖喱粉等。

五、药膳应用

（一）粥类

高良姜粥

【来源】经验方。

【材料】高良姜4g，干姜5片，粳米100g，红糖15g。

【做法】将干姜、高良姜洗净，姜切成片，以白净的纱布袋盛之，与淘洗净的粳米同加清水煮沸，30min后取出药袋，煮制成粥。

【功效】暖胃散寒，温中止痛。

（二）汤类

高良姜香附鸡肉汤

【来源】经验方。

【材料】鸡肉250g，高良姜15g，香橼12g，红枣4枚。

【做法】鸡肉切去肥脂，放入开水中焯过，沥干水。把全部用料放入锅内，加水适量，武火煮沸后，文火煮2h，调味即可。

【功效】行气疏肝，祛寒止痛。

（三）茶类

高良姜茶

【来源】经验方。

【材料】高良姜 10g，薄荷 3g。

【做法】按原方用药比例，共研细末，混匀。每服取 5g，加茶叶末 6g，置保温瓶中，用沸开水适量冲泡，盖闷 30min 后，分 2~3 次代茶饮。

【功效】散寒止痛。

（四）酒类

良姜暖胃酒

【来源】经验方。

【材料】肉桂 30g，高良姜、陈皮各 100g，烧酒 5 000ml，红砂糖 520g。

【做法】将前 3 味捣碎，入布袋，待用；另将红砂糖与药袋同置容器中，加入烧酒，密封，浸泡 7d 后，过滤去渣，即成。

【功效】温补脾胃。

六、现代研究

（一）主要成分

1. 营养成分　糖类、脂肪、纤维素、维生素 B_2、维生素 E，以及铜、锌、铁、锰等人体必需的微量元素。

2. 其他成分　主要为挥发油、黄酮类及二芳基庚烷类。其中挥发油在高良姜中含量较高，主要有效成分为 1，8- 桉油精、β- 蒎烯、莰烯、樟脑等。黄酮类以黄酮苷元为主，分离出 13 种不同的黄酮苷元及 2 种黄酮苷类成分，主要为高良姜素、姜黄素、山柰酚、槲皮素和相应的结构类似物。

（二）主要活性

现代药理研究证明高良姜具有抗氧化、抗溃疡、抑制肿瘤恶性增殖和消炎止痛的作用。

（三）毒理学评价

未见对高良姜的食用部位或提取物进行毒理学试验的报道。

七、安全小贴士

阴虚有热者忌服。胃火作呕，伤暑霍乱，火热泄泻者忌食。根据中医九种体质学说，阳虚体质人群最为适宜食用。

八、参考文献

[1] 高振虎，陈艳芬，杨全，等．南药高良姜的研究进展[J]. 广东药科大学学报，2016，32(6)：817-820.

[2] 杜丽霞,姜子涛,李荣.天然调味香料高良姜挥发油的研究进展[J].中国调味品,2012(3):22-25.
[3] 周莹,朱卫丰,章明,等.高良姜及其化学成分调控物质能量代谢的药理学研究进展[J].中药新药与临床药理,2017,28(1):127-132.
[4] 熊远果,沈瑶,张洪.高良姜药理活性研究新进展[J].中南药学,2017,15(10):1418-1421.

淡竹叶

一、概述

淡竹叶，别名竹叶麦冬、山鸡米等，为禾本科植物淡竹叶 *Lophatherum gracile* Brongn. 的干燥茎叶，夏季未抽花穗前采割，晒干。其味甘、淡，性寒，主归心、胃、小肠经，具有清热泻火、除烦止渴、利尿通淋的功效，用于治疗热病烦渴、小便短赤涩痛、口舌生疮。淡竹叶首载于《名医别录》，《本草纲目》首次对淡竹叶的形态特征有详细的描述。淡竹叶中含有大量的黄酮、多糖、内酯、叶绿素、氨基酸、维生素、微量元素等成分，具有抗病原微生物、解热、抗炎、抗病毒、调节机体免疫功能、利尿等活性。其生命力旺盛，更新能力强、周期短，是清热解毒的常用中药，在中国南方地区多作为复方凉茶的组成之一，为天然的清凉保健饮品，用途十分广泛。以淡竹叶为原料可研制淡竹叶饮品、天然保健品，以及作为清火成分的添加剂。

二、来源考证

（一）品种考证

"淡竹叶"一名始载于南北朝时期的《名医别录》，列为中品，收载于"竹叶"项下。《本草经集注》《新修本草》《本草图经》《证类本草》等古籍亦将淡竹叶列于"竹叶"项下。《本草图经》云："淡竹肉薄，节间有粉，南人以烧竹沥者，医家只用此一品。"根据其文字描述及部分插图可以看出，这些本草古籍收载的淡竹叶为禾本科竹亚科淡竹 *Phyllostachys glauca* McClure 的叶。《本草纲目》详细描述淡竹叶的形态特征为"春生苗，高数寸，细茎绿叶，俨如竹米落地所生细竹之茎叶。其根一窠数十须，须上结子，与麦门冬一样，但坚硬尔，随时采之。八九月抽茎，结小长穗"。与《中国植物志》淡竹叶"须根中部膨大呈纺锤形小块根。秆直立，疏丛生，高 40~80cm，具 5~6 节，花果期 6—10 月"基本一致。结合图片可知《本草纲目》记载的淡竹叶亦与现今使用的淡竹叶为同一物。《植物名实图考》等均有记载淡竹叶，且将之单列，根据各书的文字描述及插图可知，《本草纲目》之后的各类本草书籍记载的淡竹叶均来源于禾本科植物淡竹叶，即现在沿用的《中国药典》品种。

（二）药用部位

对于淡竹叶的入药部位，各类书籍记载不一，茎叶、地上部分、全草入药均有记载。《新编中药志》《中国中药材及原植（动）物彩色图谱》和《金世元中药材传统鉴别经验》也都记载淡竹叶以干燥茎叶入药；《中药植物原色图鉴》记载淡竹叶以地上部分入药，而《中华本草》《中华药海》和《中国药材学》均记载淡竹叶以全草入药。2020 年版《中国药典》记载淡竹叶的性味功效为"甘、淡、寒。清热泻火，除烦止渴，利尿通淋。用于热病烦渴，小便短赤涩痛，口舌生疮”，这与《本草纲目》《本草乘雅半偈》《得配本草》等记载的淡竹叶功效“去烦热，利小便，清心”较为一致，而与《本草纲目》《本草乘雅半偈》及《得配本草》等记载的淡竹叶根的功效“堕胎催生孕妇忌用”无关。从淡竹叶的采收、加工、炮制方法上看，大致可分为3种，分别为“夏季未抽花穗前采割，晒干；除去杂质，切段”，“夏季未抽花穗前采割，除去杂质，干燥；取原药材，除去杂质及残根，洗净，切段，干燥”及“夏季未抽穗前，拔取全株，清除杂草，去除根部，晒七八成干，扎成小把，晒干”。自1977年版《中国药典》起，各版《中国药典》收载的淡竹叶炮制方法均为第1种；中国各省（区、市）的中药饮片炮制规范中收载的淡竹叶炮制方法多为第2种，如《安徽省中药饮片炮制规范》（2005年版）、《江西省中药饮片炮制规范》（2008年版）、《浙江省中药炮制规范》（2005年版）等；而现代本草书籍记载多为第3种，如《中药植物原色图鉴》《新编中药志》等。由此可见，大多数地方的淡竹叶不用花穗及根入药。

综上所述，淡竹叶的入药部位应该是干燥茎叶，不带根及花穗。

三、历代本草记载

1.《神农本草经》 竹叶，味苦，平。主咳逆上气溢，筋急恶疡，杀小虫。根：作汤，益气止渴，补虚下气。汁：主风痓。实：通神明，轻身、益气。

2.《本草经集注》 淡竹叶：味辛，平、大寒。主胸中痰热，咳逆上气。其沥：大寒。治暴中风，风痹，胸中大热，止烦闷。其皮茹：微寒，治呕，温气，寒热，吐血，崩中，溢筋。

3.《本草图经》 堇竹、淡竹、苦竹（图缺），《本经》并不载所出州土，今处处有之。竹之类甚多，而入药者，惟此三种，人多不能尽别。谨按《竹谱》：字音斤，其竹坚而促节，体圆而质劲，皮白如霜，大者宜刺船，细者可为笛。苦竹有白有紫。甘竹似篁而茂，即淡竹也。然今之刺船者，多用桂竹。作笛别有一种，亦不名竹。苦竹亦有二种：一种出江西及闽中，本极粗大，笋味殊苦，不可啖；一种出江浙，近地亦时有，肉浓而叶长阔，笋微有苦味，俗呼甜苦笋，食品所最贵者，亦不闻入药用。淡竹肉薄，节间有粉，南人以烧竹沥者，医家只用此一品，与《竹谱》所说大同而小异也。竹实今不复用，亦稀有之。

4.《本草纲目》 处处原野有之，春生苗，高数寸，细茎绿叶，俨如竹米落地所生细竹之茎叶，其根一窠数十须，须上结子，与麦门冬一样，但坚硬尔，随时采之。八九月抽茎，结小长穗。俚人采其根苗，捣汁和米作酒曲，甚芳烈。

四、用法与用量

淡竹叶为《中国药典》2020年版品种，用量为6~10g。淡竹叶作为食品可适量食用，可做粥、茶等。

五、药膳应用

（一）粥类

1. 竹叶芦根粥

【来源】经验方。

【材料】粳米100g，芦根15g，淡竹叶10g，冰糖30g。

【做法】芦根、淡竹叶切碎布包，加入淘洗干净的粳米，再加水适量，先用旺火烧开，再转用文火熬煮成稀粥,可加适量冰糖调味。

【功效】健脾养胃,生津止渴,清热除烦。

2. 麦冬竹叶粥

【来源】经验方。

【材料】麦冬 10g,淡竹叶 15g,粳米 100g,红枣 6 枚。

【做法】将麦冬、淡竹叶水煎取汁,入粳米、红枣共煮粥。

【功效】养阴和胃,清热除烦。

(二) 茶类

荷叶竹青凉茶

【来源】经验方。

【材料】荷叶、淡竹叶、西瓜翠衣等份,冰糖适量。

【做法】将以上多味煮水。

【功效】生津止渴。

六、现代研究

(一) 主要成分

1. 营养成分　糖类、纤维素、维生素 B_2、维生素 E,以及钙、钾、镁、铁、锰等人体必需的营养元素。

2. 其他成分　主要含三萜类如芦竹素(arundoin)、印白茅素(cylindrin)、蒲公英赛醇(taraxerol)和无羁萜(friedelin),另外还含有少量黄酮类成分、酚性成分、有机酸、氨基酸等。

(二) 主要活性

现代药理研究表明,淡竹叶具有抗菌、抗氧化、解热、利尿等药理作用。

(三) 毒理学评价

未见相关毒理学试验报道。

七、安全小贴士

孕妇忌服。肾亏尿频、体虚有寒者禁食。

八、参考文献

[1] 蔡慧卿,詹志来,郑丽香,等. 中药淡竹叶质量标准研究概况[J]. 中医学报,2017,32(12):2430-2434.

[2] 黄泽豪,蔡慧卿,郑丽香,等. 中药淡竹叶的本草图文考[J]. 中药材,2017,40(4):973-977.

[3] 邬云霞. 淡竹叶化学成分及质量分析研究[D]. 南京:南京中医药大学硕士学位论文,2009.

[4] 王绪前. 竹叶淡竹叶应是两味药[J]. 福建中医药,1984(3):54.

[5] 吕选民,姬水英. 第十九讲—淡竹叶[J]. 中国乡村医药,2017,24(1):49-50.

[6] 李荣昇. 淡竹叶、骨碎补[J]. 中药通报,1958(9):312.

[7] 李月媛. 竹叶与淡竹叶小考[J]. 中医函授通讯,1988(4):27.

淡豆豉

一、概述

淡豆豉，别名香豉，淡豉等，为豆科植物大豆 *Glycine max*（L.）Merr 的成熟种子的发酵加工品，与桑叶、青蒿一起经发酵加工制成。味苦、辛，性凉，归肺、胃经，具有解表、除烦、宣发郁热之功效，可用于治疗感冒、寒热头痛、烦躁胸闷、虚烦不眠等症。现代药理和临床研究表明，淡豆豉中的主要活性成分大豆异黄酮具有明显的抗肿瘤、抗氧化、降血糖、调节血脂、防治心血管疾病、改善妇女更年期综合征症状等作用。

二、来源考证

（一）品种考证

淡豆豉，始载于《名医别录》，被列为中品，名“豉”，曰：“豉，味苦，寒，无毒。主治伤寒头痛寒热，瘴气恶毒，烦躁满闷，虚劳喘吸，两脚疼冷。”但并不区分何种豆所制，也没有咸、淡之别。明代《本草纲目》明确指出：“豉，诸大豆皆可为之，以黑豆者入药”，并依据制法，将豉分为淡豉和咸豉两种，并指出咸豉不入药。其后本草如《本草求真》《本草述钩元》等均以淡豆豉入药用。因此，明代以后，作为药用的豆豉应为黑豆所制作的淡豆豉。《全国中草药汇编》中称“豆豉、杜豆豉”，《常用中药名辨》中称“香豆豉、清豆豉”。据考证，其品种为豆科植物大豆。宋代《本草图经》载：“江南人作豆豉，自有一种刀豆，甚佳”，是用刀豆而非大豆作豆豉，然其属于地方用药，不应视为豆豉正品。

（二）药用部位

至于淡豆豉的品种和药用部位，《本草纲目》中指出“豉，诸大豆皆可为之，以黑豆者入药”，并指明了淡豆豉的制法：“造淡豉法：用黑大豆二、三斗，六月内淘净，水浸一宿沥干，蒸熟取出摊席上，候微温蒿覆。每三日一看，候黄衣上遍，不可太过。取晒簸净，以水拌干湿得所，以汁出指间为准。安瓮中，筑实，桑叶盖厚三寸，密封泥，于日中晒七日，取出，曝一时，又以水拌入瓮。如此七次，再蒸过，摊去火气，瓮收筑封即成矣”，揭示了制作淡豆豉的原料来源于豆科植物黑大豆的成熟种子，通过发酵加工而得。

三、历代本草记载

1.《名医别录》 豉，味苦，寒，无毒。主治伤寒头痛寒热，瘴气恶毒，烦躁满闷，虚劳喘吸，两脚疼冷。又杀六畜胎子诸毒。

2.《本草经集注》 陶隐居云：豉，食中之常用。春夏天气不和，蒸炒以酒渍服之，至佳。

暑热烦闷，冷水渍饮二三升。依康伯法，先以醉，酒溲蒸曝燥，以麻油和，又蒸曝之，凡三过，乃末椒、干姜屑合和，以进食，胜今作油豉也。患脚人恒将其酒浸以滓敷脚，皆瘥。好者出襄阳、钱塘，香美而浓，取中心弥善也。

3.《嘉祐本草》 臣禹锡等谨按《药性论》云：豆豉，得酸良，杀六畜毒。味苦、甘。主下血痢如刺者，豉一升，水渍才令相淹，煎一、两沸，绞汁顿服。不瘥可再服。又伤寒暴痢腹痛者，豉一升，薤白一握切，以水三升，先煮薤，内豉更煮，汤色黑去，分为二服，不瘥再服。熬末能止汗，主除烦躁。治时疾热病，发汗。又治阴茎上疮痛烂，豉一分，蚯蚓湿泥二分，水研和涂上，干易，禁热食酒、菜、蒜。又寒热风，胸中疮，生者可捣为丸服，良。陈藏器云：蒲州豉，味咸，无毒。主解烦热，热毒，寒热，虚劳，调中，发汗，通关节，杀腥气，伤寒鼻塞。作法与诸豉不同，其味烈。陕州又有豉汁，经年不败，大除烦热，入药并不如今之豉心，为其无盐故也。孟诜云：能治久盗汗患者，以一升微炒令香，清酒三升渍，满三日取汁，冷暖任人服之，不瘥，更作三、两剂即止。日华子云：治中毒药，蛊气，疟疾，骨蒸，并治犬咬。

4.《本草纲目》【附方】(旧三十一，新一十八)。伤寒发汗(〔颂曰〕伤寒有数种，庸人卒不能分别者，今取一药兼疗之。凡初觉头痛身热，脉洪，一二日，便以葱豉汤治之。用葱白一虎口，豉一升，绵裹，水三升，煮一升，顿服。不汗更作，加葛根三两；再不汗，加麻黄三两。《肘后》又法：用葱汤煮米粥，入盐豉食之，取汗。又法：用豉一升，小男溺三升，煎一升，分服取汗)。伤寒不解(伤寒汗出不解，已三四日，胸中闷恶者。用豉一升，盐一合，水四升，煮一升半，分服取吐，此秘法也。《梅师方》)。辟除温疫(豉和白术浸酒，常服之。《梅师方》)。伤寒懊侬(吐下后心中懊侬，大下后身热不去，心中痛者，并用栀子豉汤吐之。肥栀子十四枚，水二盏，煮一盏，入豉半两，同煮至七分，去滓服。得吐，止后服。《伤寒论》)。伤寒余毒(伤寒后毒气攻手足，及身体虚肿。用豉五合微炒，以酒一升半，同煎五七沸，任性饮之。《简要济众》)。伤寒目翳(烧豉二七枚，研末吹之。《肘后方》)。伤寒暴痢(以豉一升，薤白一握，水三升，煮薤熟，纳豉更煮，色黑去豉，分为二服。《药性论》)。血痢不止(用豉、大蒜等分，杵丸梧子大。每服三十丸，盐汤下。《王氏博济》)。血痢如刺(以豉一升，水渍相淹，煎两沸，绞汁顿服。不瘥再作。《药性论》)。赤白重下(《葛氏》：用豆豉熬小焦，捣服一合，日三。或炒焦，以水浸汁服，亦验。《外台》用豉心炒为末一升，分四服，酒下，入口即断也。《葛氏》)。脏毒下血(乌犀散：用淡豉十文，大蒜二枚煨，同捣丸梧子大。煎香菜汤服二十丸，日二服，安乃止，永绝根本，无所忌。庐州彭大祥云：此药甚妙，但大蒜九蒸乃佳，仍以冷齑水送下。昔朱元成言其侄及陆子楫提刑皆服此，数十年之疾，更不复作也。《究原方》)。小便血条(淡豆豉一撮，煎汤空腹饮。或入酒服。《危氏得效方》)。疟疾寒热(煮豉汤饮数升，得大吐即愈。《肘后方》)。小儿寒热(恶气中人。以湿豉研丸鸡子大，以摩腮上及手足心六七遍，又摩心、脐上，旋旋咒之了，破豉丸看有细毛，弃道中，即便瘥也。《食医心镜》)。盗汗不止(〔诜曰〕以豉一升微炒香，清酒三升渍三日，取汁冷暖任服。不瘥更作，三两剂即止)。齁喘痰积(凡天雨便发，坐卧不得，饮食不进，乃肺窍久积冷痰，遇阴气触动则发也。用此一服即愈，服至七八次，即出恶痰数升，药性亦随而出，即断根矣。用江西淡豆豉一两，蒸捣如泥，如砒霜末一钱，枯白矾三钱，凡绿豆大。每用冷茶、冷水送下七丸，甚者九丸，小儿五丸，即高枕仰卧。忌食热物等。《皆效方》)。风毒膝挛(骨节痛。用豉心五升，九蒸九暴，以酒一斗浸经宿，空心随性温饮。《食医心镜》)。手足不随(豉三升，水九升，煮三升，分三服。又法：豉一升微熬，囊贮渍三升酒中三宿。温服，常令微醉为佳。《肘后方》)。头风疼痛(豉汤洗头，避风取瘥。《孙真人方》)。卒不得语(煮豉汁，加入美酒服之。《肘后》)。喉痹不语(煮豉汁一升服，覆取汗；仍着桂末于舌下，渐咽之。

《千金》）。咽生瘜肉（盐豉和捣涂之。先刺破出血乃用，神效。《圣济总录》）。口舌生疮（胸膈疼痛者。用焦豉末，含一宿即瘥。《圣惠方》）。舌上血出（如针孔者。豉三升，水三升，煮沸。服一升，日三服。《葛氏方》）。堕胎血下（烦满。用豉一升，水三升，煮三沸，调鹿角末服方寸匕。《子母秘录方》）。妊娠动胎（豉汁服妙。华佗方也。同上）。妇人难产（乃儿枕破与败血裹其子也。以胜金散逐其败血，即顺矣。用盐豉一两，以旧青布裹了，烧赤乳细，入麝香一钱，为末。取秤锤烧红淬酒，调服一大盏。《郭稽中方》）。小儿胎毒（淡豉煎浓汁，与三五口，其毒自下。又能助脾气，消乳食。《圣惠》）。小儿哯乳（用咸豉七个去皮，腻粉一钱，同研，丸黍米大。每服三五丸，藿香汤下。《全幼心鉴》）。小儿丹毒（作疮出水。豉炒烟尽为末，油调傅之。《姚和众方》）。小儿头疮（以黄泥裹煨熟取研，以莼菜油调傅之。《胜金》）。发背痈肿（已溃未溃。用香豉三升，入水捣成泥，照肿处大小做饼，厚三分。疮有孔，勿覆孔上。铺豉饼，以艾列于上灸之。但使温温，勿令破肉，如热痛，即急易之患当减。快得安稳，一日二次灸之。如先有孔，以汁出为妙。《千金方》）。一切恶疮（熬豉为末傅之，不过三四次。出《杨氏产乳》）。阴茎生疮（痛烂者。以豉一分，蚯蚓湿泥二分，水研和涂上，干即易之。禁热食、酒、蒜、芥菜。《药性论》）。蠼螋尿疮（杵豉傅之。良。《千金》）。虫刺螫人（豉心嚼傅，少顷见豉中有毛即瘥。不见再傅，昼夜勿绝，见毛为度。《外台》）。蹉跌破伤（筋骨。用豉三升，水三升，渍浓汁饮之，止心闷。《千金》。）殴伤瘀聚（腹中闷满。豉一升，水三升，煮三沸，分服。不瘥再作。《千金》）。解蜀椒毒（豉汁饮之。《千金方》）。中牛马毒（豉汁和人乳频服之，效。《卫生易简》）。小蛤蟆毒（小蛤蟆有毒，食之令人小便秘涩，脐下闷痛，有至死者。以生豉一合，投新汲水半碗，浸浓汁，顿饮之，即愈。《茆亭客话》）。中酒成病（豉、葱白各半升，水二升，煮一升，顿服。《千金方》）。服药过剂（闷乱者。豉汁饮之。《千金》）。杂物眯目（不出。用豉三七枚，浸水洗目，视之即出。《总录》方）。刺在肉中（嚼豉涂之。《千金方》）。小儿病淋（方见蒸饼发明下）。肿从脚起（豉汁饮之，以滓傅之。《肘后方》）。

5.《汤液本草》（香豉）气寒，味苦，阴也。无毒。《象》云：治伤寒头痛，烦躁满闷。生用。《珍》云：去心中懊。《本草》云：主伤寒头痛，寒热。伤寒初觉头痛内热，脉洪，起一二日，便作此加减。葱豉汤：葱白一虎口，豉一升，绵裹。以水三升，煎取一升，顿服取汗。若不汗，加葛根三两，水五升，煮二升，分二服。又不汗，加麻黄三两，去节。

6.《本草从新》 宣、解表除烦。苦泄肺。寒胜热（藏器曰：豆性生平，炒熟热，煮食寒，作豉冷）。发汗解肌，调中下气。治伤寒寒热头痛。烦躁满闷，懊侬不眠，发斑呕逆（凡伤寒呕逆烦闷宜引吐，不宜用下药以逆之。淡豉合栀子，名栀子豉汤，能吐虚烦）。血痢温疟，疫气瘴气（豆经蒸罨，能升能散。得葱则发汗，得盐则能吐，得酒则治风，得薤则治痢，得蒜则止血，炒熟又能止汗。孟诜治盗汗，炒香渍酒服。《肘后》合葱白煎，名葱豉汤，用代麻黄汤，通治伤寒，发表。亦治酒病）。伤寒直中三阴与传入阴经者勿用，热结胸烦闷，宜下不宜汗，亦忌之。造豉法：用黑豆，六月间水浸一宿，淘净蒸熟，摊芦席上，微温，蒿覆五、六日后，黄衣遍满为度，不可太过；取晒簸净，水拌干湿得所，以汁出指间为准；筑实瓮中，桑叶浓盖三寸，泥封，晒七日。取出曝一时，又水拌入瓮，如是七次，再蒸过，摊去火气，瓮收。

7.《得配本草》 得醋良。苦，寒。入手太阴经。调中下气，发汗解肌。治伤寒温疟，时行热病，寒热头痛，烦躁满闷，发斑呕逆，懊侬不眠，及血痢腹痛。得薤白，治痢疾。配葱白煎，发汗（《肘后》用代麻黄汤）。配生栀子，探吐烦闷。佐杏仁，开膈气。伤寒时症，宜下不宜汗者禁用。怪症：肉出如锥、痛痒非常、不能饮食、此血壅也。若不速治，溃脓不已，服豆豉汤则愈。外用赤葱皮烧灰淋洗之。

四、用法与用量

淡豆豉为《中国药典》2020 年版品种，用量为 6~12g。淡豆豉作为食品可适量食用。

五、药膳应用

（一）汤类

葱豉汤

【来源】经验方。

【材料】葱白 3 枚，豉 6g，生姜 5g。

【做法】上述 3 味用水煎，顿服取汗。

【功效】通阳发汗。

（二）茶类

桑叶豆豉茶

【来源】经验方。

【材料】桑叶 9g，薄荷、淡豆豉各 6g。

【做法】上述 3 味用水煎，温代茶饮。

【功效】疏风清热。

（三）酒类

1. 豆豉酒

【来源】经验方。

【材料】淡豆豉 100g，黄酒 1L。

【做法】将淡豆豉炒至微香，趁热投入清酒中，浸泡 3d，即可饮用。

【功效】除烦。

2. 荆芥豆豉黄酒

【来源】经验方。

【材料】淡豆豉、荆芥各 10g，黄酒。

【做法】先将淡豆豉、荆芥放入砂锅，加水 400ml，煮 15min。冲入黄酒，即成。

【功效】解表散寒。

六、现代研究

（一）主要成分

1. 营养成分　糖类、脂肪、氨基酸、胡萝卜素、烟酸、维生素 E，铜、锌、铁、锰等人体必需的微量元素。

2. 其他成分　1- 辛烯 -3- 醇、3- 甲基丁醇、2- 甲基丁酸乙酯、己酸乙酯、苯乙醛、3- 乙氧基丙烯、4- 羟基 -2- 丁酮、4- 甲基吡嗪、2- 甲基 - 丙酸乙酯等挥发性物质。

（二）主要活性

现代药理研究证明淡豆豉具有调节血脂、降血糖、调节免疫、抗动脉硬化、促肾钙质沉着、抗肿瘤、抗骨质疏松等多种药理活性。

（三）毒理学评价

未见对淡豆豉进行毒理学试验的报道。

七、安全小贴士

淡豆豉作为调味品，不宜多食，胃虚呕吐者慎服。

八、参考文献

[1] 周毅，王龙，韩云泉．淡豆豉化学成分与药理作用研究进展[J]. 中外健康文摘，2014(2):254-255.
[2] 蔡尤林，杜冰，余飞，等．豆豉营养成分及研究进展[J]. 中国调味品，2015(6):119-123.
[3] 刘秀玉，陈随清．大豆黄卷和淡豆豉的本草考证[J]. 中国现代中药，2019，21(1):136-140.
[4] 王思齐．淡豆豉的本草考证[J]. 中国现代中药，2018，20(4):473-477.

菊花

一、概述

菊花，又名甘菊、九菊、节花、苦慧，为菊科植物菊 *Chrysanthemum morifolium* Ramat. 的干燥头状花序。9—11 月花盛开时分批采收，阴干或焙干，或熏、蒸后晒干。药材按产地和加工方法不同，分为“亳菊”“滁菊”“贡菊”和“杭菊”。其味甘、苦，性微寒，归肺、肝经，具有散风清热、平肝明目、清热解毒的功效，用于风热感冒、头痛眩晕、目赤肿痛、眼目昏花、疮痈肿毒。菊花中含有挥发油类、黄酮类、蒽醌类、氨基酸类、苯丙素类和微量元素等多种化学成分，现代药理研究表明其具有抗氧化、抗菌、抗感染、抗病毒、降血脂、舒张血管及抗肿瘤等多种药理活性。菊花不仅具有颇高的药用价值，并且在日常生活中被广泛应用，用菊花凉拌、炒菜、做馅、制糕、做饼、酿酒等，也有以菊花为原料的新颖保健食品，如菊花晶、菊花露、菊花糖、菊花饼干等。

二、来源考证

（一）品种考证

菊花在《神农本草经》中被列入上品。《本草经集注》云：“菊有两种，一种茎紫，气香而味甘，叶可作羹食者，为真；一种青茎而大，作蒿艾气，味苦不堪食者，名苦薏，非真。其华正相似，唯以甘、苦别之尔。南阳郦县最多。今近道处处有，取种之便得。又有白菊，茎叶都相似，唯花白，五月取。”所述“味甘之菊”和“白菊”即今之药用菊花。《本草衍义》云：“菊花，近世有二十余种，唯单叶花小而黄绿，叶色深小而薄，应候而开者是也。《月令》所谓菊有黄花者也。又邓州白菊，单叶者亦入菊。”《本草纲目》曰：“菊之品凡百种，宿根自生，茎叶花色品品不同……其茎有株、蔓、紫、赤、青、绿之殊，其叶有大、小、厚、薄、尖、秃之异，其花有千叶单叶、有心无心、有子无子、黄白红紫、间色深浅、大小之别，其味有甘、苦、辛之辨，又有夏菊、秋菊、冬菊之分。大抵惟以单叶味甘者入药，《菊谱》所载甘菊，邓州黄、邓州白者是矣。甘菊始生于山野，今则人皆栽植之。其花细碎，品不甚高。蕊如蜂巢，中有细子，亦可捺种。”

从历史上看，最早菊花来源于野生，以甘者入药（甘菊），味苦者称“苦薏”。“甘菊”应该为野菊花中味甘的品种，花瓣黄色，在当今南京、滁州一带称“菊花脑”，多栽培用作菜蔬，味甘，可能是历史上的甘菊。后期菊花可能因栽培形成“白菊”这一品种，并在近代占据药用品种的主流，从而取代古之“甘菊”。李时珍描述了菊花由野生变家种，在栽种过程中又培育出形态各异的品种等，其中有药用的，也有观赏的。总之，古之菊花品种随着栽培不断演变成今天的几大药用栽培品种，其中，以“甘菊”为佳，这一类型在后期逐步培育并发展成今天的白菊和黄菊品系，形成四大药用菊花品种。从植物品种上看，为菊科植物菊。

（二）药用部位

历代本草文献关于菊花的药用部位均记载为花，古今一致。菊花的主产地为河南、安徽、浙江等地，河南“怀菊”和安徽亳州“亳菊”为一类型，主要为药用，滁菊以药用为主，浙江杭菊花为泡茶或药用。

三、历代本草记载

1.《神农本草经》 味苦，平。主风头眩肿痛，目欲脱，泪出，皮肤死肌，恶风湿痹。久服利血气，轻身，耐老延年。

2.《名医别录》 味甘，无毒。主治腰痛去来陶陶，除胸中烦热，安肠胃，利五脉，调四肢。

3.《本草经集注》 菊有两种：一种茎紫气香而味甘，叶可作羹食者，为真；一种青茎而大，作蒿艾气，味苦不堪食者名苦薏，非真。其华正相似，唯以甘苦别之尔。南阳郦县最多，今近道处处有，取种之便得。又有白菊，茎叶都相似，唯花白，五月取。亦主风眩，能令头不白。《仙经》以菊为妙用，但难多得，宜常服之尔。

4.《嘉祐本草》 鞠，治蘠。注：今之秋华菊。《药性论》云：甘菊花，使。能治头风旋倒地，脑骨疼痛，身上诸风，令消散。

5.《本草图经》 菊花，生雍州川泽及田野，今处处有之，以南阳菊潭者为佳。初春布地生细苗，夏茂，秋花，冬实。然菊之种类颇多。有紫茎而气香，叶厚至柔嫩可食者，其花微小，味甚甘，此为真；有青茎而大，叶细作蒿艾气味苦者，华亦大，名苦薏，非真也。南阳菊亦有两种：白菊，叶大似艾叶，茎青，根细，花白，蕊黄；其黄菊，叶似茼蒿，花、蕊都黄。然今服饵家多用白者。南京又有一种开小花，花瓣下如小珠子，谓之珠子菊。云入药亦佳。正月采根，三月采叶，五月采茎，九月采花，十一月采实，皆阴干用。《唐天宝单方图》载白菊云：味辛，平，无毒，原生南阳山谷及田野中。颖川人呼为回蜂菊。汝南名茶苦蒿，上党及建安郡、顺政郡名羊欢草，河内名地薇蒿，诸郡皆有。其功主丈夫妇人久患头风眩闷，头发干落，胸中痰结，每风发即头旋眼昏暗，不觉欲倒者，是其候也。先灸两风池各二七壮，并服此白菊酒及丸，永瘥。其法：春末夏初，收软苗，阴干，捣末，空腹取一方寸匕，和无灰酒服之，日再，渐加三方寸匕。若不欲饮酒者，但和羹粥汁服之，亦得。秋八月，合花收，曝干，切取三大斤，以生绢囊盛，贮三大斗酒中，经七日服之，日三，常令酒气相续为佳。今诸州亦有作菊花酒者，其法得于此乎。

6.《本草衍义》 近世有二十余种，惟单叶，花小而黄，绿叶色深小而薄，应候而开者是也。《月令》所谓菊有黄华者也。又邓州白菊，单叶者亦入药。余医经不用。专治头目风热，今多收之作枕。

7.《汤液本草》 苦而甘寒，无毒。《心》云：去翳膜，明目。《珍》云：养目血。《药性论》云：使。治身上诸风。《日华子》云：治四肢游风，利血脉，心烦，胸膈壅闷。

8.《本草蒙筌》 味甘、微苦，气平、寒。属土与金，有水火，可升可降，阴中阳也。无毒。种类颜色多品，应候黄小为良（《月令》云：菊有黄花是也。余色不入药）。山野间，味苦茎青、名苦薏勿用（苦薏花亦黄色，但气薄味苦，入药反损尔）。家园内味甘茎紫，谓甘菊堪收。苦者胃气反伤，甘者阴血兼补。为使一味，宜桑白皮。驱头风止头痛晕眩，清头脑第一；养眼血收眼泪翳膜，明眼目无双。共葛花煎汤，变老人皓白成乌；同地黄酿酒，解醉汉昏迷易醒。散湿痹去皮肤死肌，安肠胃除胸膈烦热。利一身血气，逐四肢游风。腰痛陶陶，亦堪主治。久服弗已，轻身延年。捣根叶取汁顿尝（夏秋采叶，冬春采根）。救疔肿垂死即活。谟按：《月令》于桃、于桐，但言花而不言色，独于菊曰黄花，取其得时之正，况当其候，田野山侧盛开，满眼皆黄花也。《月令》所取，不无意焉。入药用黄，盖本诸此。又考根、苗、花、叶，亦可共剂成方。三月上寅日采苗，六月上寅日采叶，九月上寅日采花，十二月上寅日采根。并阴干百日，各等分称匀。择成日制之，捣千杵为末。用蜜炼熟，豆大丸成。酒服七九，一日三服。百日身轻润泽，一年发白变乌，二年齿落更生，三年貌如童子。至贱之草，而有至大之功。特附其详，以为老者益寿之一助尔。

9.《本草纲目》【附方】（旧六，新十六）。服食甘菊（玉函方云：王子乔变白增年方：用甘菊三月上寅日采苗，名曰玉英；六月上寅日采叶，名曰容成；九月上寅日采花，名曰金精；十二月上寅日采根茎，名曰长生。四味并阴干，百日取等分，以成日合捣千杵为末，每酒服一钱匕。或以蜜丸梧子大，酒服七丸，一日三服。百日，身轻润泽；一年，发白变黑；服之二年，齿落再生；五年，八十岁老翁变为儿童也。孟诜云：正月采叶，五月五日采茎，九月九日采花）。服食白菊（太清灵宝方引：九月九日白菊花二斤，茯苓一斤，并捣罗为末。每服二钱，温酒调下，日三服。或以炼过松脂和，丸鸡子大，每服一丸。主头眩，久服令人好颜色不老。［藏器曰］抱朴子言刘生丹法，用白菊汁、莲花汁、地血汁、樗汁，和丹蒸服也）。白菊花酒（天宝单方：治丈夫妇人久患头风眩闷，头发干落，胸中痰壅，每发即头旋眼昏，不觉欲倒者，是其候也。先灸两风池各二七壮，并服此酒及散，永瘥。其法：春末夏初，收白菊软苗，阴干捣末，空腹取一方寸匕和无灰酒服之，日再服，渐加三方寸匕。若不饮酒者，但和羹粥汁服，亦得。秋八月合花收暴干，切取三大斤，以生绢袋盛，贮三大斗酒中，经七日服之，日三次，常令酒气相续为佳。苏颂《图经》）。风热头痛（菊花、石膏、川芎各三钱，为末。每服一钱半，茶调下。《简便方》）。膝风疼痛（菊花、陈艾叶作护膝，久则自除也。吴旻《扶寿方》）。瘢痘入目（生翳障。用白菊花、谷精草、绿豆皮等分，为末。每用一钱，以干柿饼一枚，粟米泔一盏，同煮候泔尽，食柿，日食三枚。浅者五七日，远者半月，见效。《仁斋直指方》）。病后生翳（白菊花、蝉蜕，等分，为散。每用二三钱，入蜜少许，水煎服。大人小儿皆宜。屡验。《救急方》）。疔肿垂死（菊花一握，捣汁一升，入口即活，此神验方也。冬月采根。《肘后方》）。女人阴肿（甘菊苗捣烂煎汤，先熏后洗。《危氏得效方》）。酒醉不醒（九月九日真菊花为末，饮服方寸匕。《外台秘要》）。眼目昏花（双美丸：用甘菊花一斤、红椒去目六两，为末。用新地黄汁和，丸梧子大。每服五十丸，临卧茶清下。《瑞竹堂方》）。

10.《本草从新》 甘，苦，微寒。备受四气（冬苗，春叶，夏蕊，秋花）。饱经霜露，得金水之精，能益肺肾二脏，以制心火而平肝木。木平则风息，火降则热除，故能养目血，去翳膜（与枸杞相对，蜜丸久服，永无目疾）。治目泪头眩，散湿痹游风。家园所种，杭产者良（花小味苦者名苦薏，非真菊也。《牧竖闲谈》云：真菊延龄，野菊泄人）。有黄、白二种，单瓣味甘者入药。茶点、酿酒、作枕俱佳。白术、枸杞、地骨为使。黄者入阴分，白者入阳分，可药可饵，可酿可枕，《仙经》重之。

11.《得配本草》 配石膏、川芎，治风热头疼。配杞子蜜丸，治阴虚目疾。白花，肺虚者宜之。黄花，肺热者宜之。去心蒂，地骨皮煎汁拌蒸，晒干用。去风热，生用。入补药，酒拌蒸，晒干用。味苦者伤胃气，勿用。

12.《本草崇原》 气味苦平，无毒。主治诸风头眩肿痛，目欲脱，泪出，皮肤死肌，恶风湿痹。久服利血气，轻身，耐老延年（菊花处处有之，以南阳菊潭者为佳。菊之种类不一，培植而花球大者，只供玩赏。生于山野田泽，开花不起楼子，色只黄白二种，名茶菊者，方可入药，以味甘者为胜。古云：甘菊延龄，苦菊泄人，不可不辨。《本经》气味主治，概茎叶花实而言，今时只用花矣）。菊花《本经》名节华，以其应重阳节候而华也。《月令》云：九月菊有黄花，茎叶味苦，花味兼甘，色有黄白，禀阳明秋金之气化。主治诸风头眩肿痛，察金气而制风也。目欲脱泪出，言风火上淫于目，痛极欲脱而泪出，菊禀秋金清肃之气，能治风木之火热也。皮肤死肌，恶风湿痹，言感恶风湿邪而成风湿之痹证，则为皮肤死肌。菊禀金气，而治皮肤之风，兼得阳明土气，而治肌肉之湿也。周身血气，生于阳明胃腑，故久服利血气轻身，血气利而轻身，则耐老延年。

四、用法与用量

菊花为《中国药典》2020年版品种，用量5~10g。菊花作为食品可适量食用，做粥、茶、汤、酒等。

五、药膳应用

（一）粥类

菊花粥

【来源】经验方。

【材料】菊花（研成末）15g，枸杞子10g，粳米60g。

【做法】先将粳米煮成粥，待粥将成时，调入菊花末、枸杞子，再煮5min即可。

【功效】散风清热，平肝明目。

（二）汤类

楂菊紫菜汤

【来源】经验方。

【材料】紫菜50g，山楂20g，菊花20g，味精2g，精盐1g。

【做法】将山楂、菊花用清水淘洗干净，煎成药汁，澄清去沉淀。将紫菜发胀洗净。锅置于火上，放入中药汁煮至紫菜熟时，放入味精、精盐即成。

【功效】清热，消食。

（三）茶类

菊花茶

【来源】经验方。

【材料】菊花、梨皮各9g。

【做法】上药纳入保温瓶中，冲入适量沸水浸泡，盖闷10min。频频饮用。

【功效】发散风热，润燥止咳。

（四）酒类

菊英酒

【来源】经验方。

【材料】菊花30g，鲜蒲公英30g，金银花15g，白酒500ml。

【做法】将上药捣烂，调成糊状。
【功效】清热解毒，消痈散结。

六、现代研究

（一）主要成分

1. 营养成分　粗蛋白、粗脂肪、矿物质、多糖等以及钙、镁、磷、硫、钾、硼、铁、锰、锌等人体必需营养元素。

2. 其他成分　黄酮（木犀草苷、异绿原酸 A、芹菜素苷、木犀草素、槲皮素、芹菜素、刺槐素）、萜类及有机酸等。

（二）主要活性

现代药理研究表明，菊花具有抗肿瘤、调血脂、抑菌、镇痛、免疫调节、抗疲劳等多种药理作用。菊花含有的挥发油及黄酮类化合物为主要活性成分，均具有抗肿瘤作用。挥发油中的樟脑、龙脑是其发挥抗菌作用的主要成分。黄酮类有清除羟自由基和超氧阴离子的能力，且有较强的抗氧化活性，还有降低三酰甘油、胆固醇水平的作用，能够抑制血栓形成和扩张冠状动脉，可用于治疗高血压和动脉粥样硬化。

（三）毒理学评价

现代研究表明菊花提取物属实际无毒级物质；遗传毒性试验显示菊花浸膏对哺乳类动物体细胞染色体及生殖细胞无损伤作用，未见遗传毒性作用；致畸试验提示菊花浸膏对孕鼠和胎鼠均无毒性，也无致畸作用；90d 经口毒性试验结果表明菊花提取物对动物未产生明显毒性作用。

七、安全小贴士

孕妇不适合服用菊花茶。气虚胃寒、食少泄泻者慎服。

八、参考文献

[1] 王存琴，汪荣斌，张艳华．菊花的化学成分及药理活性[J]. 长春中医药大学学报，2014，30(1)：28-30.
[2] 邵清松，郭巧生．药用菊花道地药材形成源流考[J]. 时珍国医国药，2009，20(7)：1751-1752.
[3] 徐桂花，关海宁．银杏叶、枸杞、菊花保健饮料的研制[J]. 食品科学，2006，27(11)：621-623.
[4] 秦慧民，徐慧．枸杞菊花饮料的研究[J]. 食品研究与开发，2004，25(2)：55-56.
[5] 张星海．不同来源菊花化学成分、抗炎作用及其机理的研究[D]. 南京：南京中医药大学硕士学位论文，2014.
[6] 王德胜，黄艳梅，石岩，等．菊花化学成分及药理作用研究进展[J]. 安徽农业科学，2018，46(23)：9-11，17.
[7] 王凤岩，陈瑞仪，周轶琳，等．菊花浸膏对大鼠的致畸毒性试验[J]. 癌变·畸变·突变，2012，24(5)：386-388.

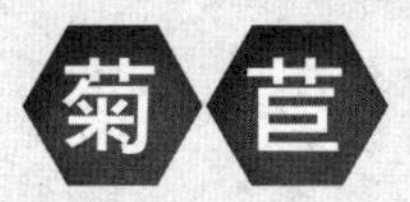

菊苣

一、概述

菊苣，又名苦苣、法国苦苣、奇可力、咖啡草等，为菊科植物毛菊苣 *Cichorium glandulosum* Boiss. et Huet 或菊苣 *C. intybus* L. 的干燥地上部分或根。夏、秋二季采割地上部分或秋末挖根，除去泥沙和杂质，晒干。其味微苦、咸，性凉，归肝、胆、胃经，具有清肝利胆、健胃消食、利尿消肿的功效，用于治疗湿热黄疸、胃痛食少、水肿尿少等症。菊苣是维吾尔族和蒙古族习用药材，载于《新疆中草药手册》，含有的化学成分主要有多糖类、萜类、黄酮类和酚酸类等。菊苣具有丰富的药理活性，如保护肝脏、抗炎、抗糖尿病、抗高尿酸血症等，与其含有的多种化学成分密切相关。除药用外，菊苣还作为牧草和蔬菜广泛应用，其作为保健饮品和功能性食品也受到了国际保健食品界的青睐。在国外常用菊苣作为食品添加剂、营养饲料、果糖原料和咖啡替代品，我国常作药用和家畜饲料。

二、来源考证

菊苣来源于菊科植物菊苣和毛菊苣的地上部分，系维吾尔族习用药材（维吾尔语名：卡申纳）。

三、历代本草记载

1.《中华本草》 性味微苦、咸，凉。功能主治，清肝利胆，健胃消食，利尿消肿。用于湿热黄疸，胃痛食少，水肿尿少。

2.《新疆中草药手册》 清肝利胆。治黄疸型肝炎。以菊苣三钱水煎服，并用适量煎水洗身。

四、用法与用量

菊苣为《中国药典》2020 年版品种，用量 9~18g。菊苣作为食品可适量食用，可生用，也可作增香添加剂或作咖啡的代用品。

五、药膳应用

茶类

1. 菊苣栀子茶

【来源】经验方。

【材料】菊苣、栀子各 5g。

【做法】上药煎水饮用。

【功效】清热燥湿。

2. 养生茶

【来源】现代研究。

【材料】决明子、枸杞子、栀子、茯苓、生姜、葛根、蒲公英、山药、菊苣。

【做法】热水浸泡饮用。

【功效】降血压、护肝。

六、现代研究

（一）主要成分

1. 营养成分　糖类、有机酸类、维生素、钙、镁、钠、钾、铁、锌、锰、铜、磷、硫、硼等。

2. 其他成分　多糖类、有机酸类（菊苣酸、咖啡酸）、生物碱类、三萜类（乙酸降香萜烯醇酯、α- 香树脂醇、蒲公英萜酮）、倍半萜类（山莴苣素、山莴苣苦素、8- 脱氧山莴苣素）、黄酮类（矢车菊素 -3-*O*- 葡萄糖苷、矢车菊素 -3- 丙二酰半乳糖苷）等。

（二）主要活性

菊苣的药理作用主要有降血糖、降血脂、降尿酸、保肝、促进对钙的吸收利用、提高机体免疫力、抗过敏、抗病原微生物等。菊苣提取物是菊粉、菊苣酸、果糖等的重要来源，其中含量最高的是菊粉。

（三）毒理学评价

现代研究未见相关毒理学试验报道。

七、安全小贴士

脾胃虚弱者不宜多食。

八、参考文献

[1] 王小芬，尚靖，杨洁，等．菊苣药理药效研究进展[J]. 新疆中医药，2006，24(3)：80-83.

[2] 李鹏，赵红，吴远芳，等．菊苣的生药鉴定[J]. 农垦医学，2001，23(3)：149-151.

[3] 凡杭，陈剑，梁呈元，等．菊苣化学成分及其药理作用研究进展[J]. 中草药，2016，47(4)：680-688.

[4] 王佺珍，崔健．菊苣的药理药效研究及开发前景[J]. 中国中药杂志，2009，34(17)：2269-2272.

[5] 王佺珍，崔健．中草药菊苣天然产物的药效药理及开发前景[J]. 亚太传统医药，2009，5(11)：32-35.

[6] 孙博喻，张冰，林志健，等．菊苣的药理药效研究进展[J]. 中华中医药学刊，2015，33(7)：1577-1579.

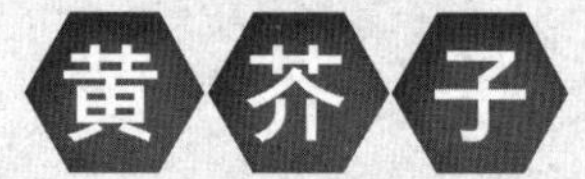

黄芥子

一、概述

黄芥子，又称芥菜子、青菜子、芥子，为十字花科植物芥 *Brassica juncea*（L.）Czern. et Coss. 的干燥成熟种子。夏末秋初果实成熟时采割植株，晒干，打下种子，除去杂质。其味辛，性温，归肺经，具有温肺豁痰利气、散结通络止痛的功效。黄芥子作为药食两用品种，可作酱、调味品食用，其苗叶可食用。现代研究表明黄芥子含芥子苷、芥子酶、芥子酸、芥子碱、脂肪油等，有平喘和抑制皮肤真菌的作用。

二、来源考证

（一）品种考证

黄芥子和白芥子以“芥”之名收录在本草中。《本草经集注》：“似菘而有毛，味辣，好作菹，亦生食。其子可藏冬瓜。又有莨，以作菹，甚辣快。”《新修本草》描述了 3 种芥：“叶大粗者，叶堪食，子入药用，熨恶疰至良；叶小子细者，叶不堪食，其子但堪为齑尔；又有白芥，子粗大白色，如白粱米，甚辛美，从戎中来。”《本草图经》则描述了更多的品类：“芥，旧不著所出州土，今处处有之。似菘而有毛，味极辛辣，此所谓青芥也。芥之种亦多，有紫芥，茎、叶纯紫，多作齑者，食之最美；有白芥，子粗大色白，如粱米，此入药者最佳。旧云从西戎来，又云生河东，今近处亦有。其余南芥、旋芥、花芥、石芥之类，皆菜茹之美者，非药品所须，不复悉录。大抵南土多芥，亦如菘类。”李时珍同样描述了多种芥。实际上，现代有“芥”之名的植物有多种，这种经过几千年栽培的品种形成了多个品系。《中国药典》1963 年版一部将“芥子”和“白芥子”单列，1977 年版将二者合并到“芥子”名下，并沿用至今，表明两者“同功同用”，今天所用黄芥子来源于芥的种子。

（二）药用部位

根据历代本草记载，黄芥子药用部位为种子。

三、历代本草记载

1.《名医别录》 芥，味辛，温，无毒。归鼻。主除肾邪气，利九窍，明耳目，安中，久食温中。

2.《本草经集注》 似菘而有毛，味辣，好作菹，亦生食。其子可藏冬瓜。又有莨，以作菹，甚辣快。《别录》云：子主射工及注气发无恒处，丸服之，或捣为末，醋和涂之，随手验也。

3.《新修本草》 芥有三种：叶大粗者，叶堪食，子入药用，熨恶疰至良；叶小子细者，叶不堪食，其子但堪为齑尔；又有白芥，子粗大白色，如白粱米，甚辛美，从戎中来。

4.《本草图经》 芥,旧不著所出州土,今处处有之。似菘而有毛,味极辛辣,此所谓青芥也。芥之种亦多,有紫芥,茎、叶纯紫,多作齑者,食之最美。

5.《本草纲目》(芥子)【附方】(旧五,新十八)。感寒无汗(水调芥子末填脐内,以热物隔衣熨之,取汗出妙。《杨起简便单方》)。身体麻木(芥菜子末,醋调涂之。《济生秘览》)。中风口噤(舌本缩者。用芥菜子一升研,入醋二升,煎一升,傅颔颊下,效。《圣惠方》)。小儿唇紧(用马芥子捣汁曝浓,揩破,频涂之。《崔氏纂要方》)。喉痹肿痛(芥子末,水和傅喉下。干即易之。又用辣芥子研末,醋调取汁,点入喉内。待喉内鸣,却用陈麻骨烧烟吸入,立愈。《并圣惠方》)。耳卒聋闭(芥子末,人乳汁和,以绵裹塞之。《外台秘要》)。雀目不见(真紫芥菜子,炒黑为末,用羊肝一具,分作八服。每用芥末三钱,捻肝上,笱箨裹定,煮熟冷食,以汁送下。《圣济总录》)。目中翳膜(芥子一粒,轻手挼入眼中。少顷,以井华水、鸡子清洗之。《总录》)。眉毛不生(芥菜子、半夏等分,为末,生姜自然之调搽,数次即生。《孙氏集效方》)。鬼疰劳气(芥子三升研末,绢袋盛,入三斗酒中七日,温服,一日三次。《广济方》)。热痰烦运(方见白芥)。霍乱吐泻(芥子捣细,水和傅脐上。《圣济总录》)。反胃吐食(芥子末,酒服方寸匕,日三服。《千金方》)。上气呕吐(芥子末,蜜丸梧子大。井华水寅时下七丸,申时再服。《千金方》)。脐下绞痛(方同上)。腰脊胀痛(芥子末酒调,贴之立效。《摘玄方》)。走注风毒(作痛。用小芥子末,和鸡子白涂之。《圣惠》)。一切痈肿(猪胆汁和芥子末贴之,日三上。猪脂亦可。《千金翼》)。痈肿热毒(家芥子末同柏叶捣涂,无不愈者,大验,得山芥更妙。《千金翼》)。热毒瘰疬(小芥子末,醋和贴之。看消即止,恐损肉。《肘后》)。五种瘘疾(芥子末,以水、蜜和傅,干即易之。《广济方》)。射工中人(有疮。用芥子末和苦酒厚涂之。半日痛即止。《千金方》)。妇人经闭(不行,至一年者,脐腹痛,腰腿沉重,寒热往来。用芥子二两,为末。每服二钱,热酒食前服。《仁存方》)。阴证伤寒(腹痛厥逆。芥菜子研末,水调贴脐上。《生生编》)。

6.《本草从新》(白芥子项下) 辛。温。入肺。通行经络,发汗散寒,温中开胃,利气豁痰(丹溪曰:痰在胁下及皮里膜外,非此不能达行。韩懋三子养亲汤,白芥子主痰,下气宽中;紫苏子主气,定喘止嗽;莱菔子主食,开痞降气;各微炒研,看所主为君。治老人痰嗽喘满,懒食而气实者)。消肿止痛(痰行则肿消,气行则痛止。为末,醋调敷,消痈肿)。治咳嗽反胃,痹木脚气,筋骨诸痛(痰气阻滞)。阴虚火亢,气虚久嗽者勿服。北产者良。煎汤不可太熟,熟则力减。茎叶,动风动气,有疮疡痔疾便血者俱忌。芥菜子,豁痰利气,主治略同。芥菜,辛热而散,能通肺开胃,利气豁痰。久食则积温成热。辛散太甚,耗人真元,昏目发疮。

四、用法与用量

芥子为《中国药典》2020年版品种,内服用药量3~9g,外用适量。黄芥子作食品可适量食用。芥子粉作为调味剂使用,配合其他食品如饺子、面条、肉制品等食用,还可制作芥末鸭掌、芥末酱蛋、西蓝花芥末炒虾仁。

五、药膳应用

酒类

猴头菇糯米酒

【来源】专利。

【材料】猴头菇、黑糯米、鱼腥草、黄芥子、蜂蜜、酒曲、果胶酶。

【做法】预处理猴头菇,得到猴头菇汁;将鱼腥草和黄芥子加水煎煮,过滤得煎煮液;将糯米加水浸渍、蒸煮,蒸熟放凉后拌入酒曲,拌匀,放入容器中密封发酵;再加入煎煮液和猴头菇汁,搅匀、发酵;经过60~80d发酵后,取上层清液,灭菌,压榨制得酒液。

【功效】调节免疫。

六、现代研究

(一)主要成分

1. 营养成分 脂肪、蛋白质。

2. 其他成分 芥子苷、芥子酶、芥子酸、芥子碱、挥发油(3-氯丙腈、2-丁烯腈、丁香酚)等。

(二)主要活性

黄芥子中主要含有硫代葡萄糖苷和芥子碱类成分。现代药理研究发现,芥子碱具有广泛的药理活性,如降血压、抗衰老、抗辐射等,其中芥子碱硫氰酸盐具有抗氧化活性;芥子苷能在芥子酶的作用下被酶解为异硫氰酸烯丙酯(黑芥子油)而发挥祛痰平喘的生物活性。此外,黄芥子外敷有刺激作用,使局部皮肤充血发红,甚则使皮肤起疱,原因是黄芥子苷遇水后经芥子酶的作用生成挥发油,其主要成分异硫氰酸烯丙酯有刺鼻辛辣味及刺激作用,不利于患者顺从。因此临床上多以其炒制品(炒制后可杀酶保苷)配伍入方剂,发挥药效。李群等发现芥子碱在辐射和活性氧攻击中不仅可以防止碱基损伤,而且能更有效地减少链式反应,是一种非常有价值的保护物质。通过芥子碱对辐照后小鼠外周血象变化的影响实验发现,芥子碱能够显著缓解辐照后小鼠外周血中血小板和白细胞的减少,而对血红蛋白的变化无显著影响,并且能够显著促进外周血中血小板水平的恢复。

(三)毒理学评价

小鼠毒性试验表明,芥子碱实际上为无毒物质,这是芥子碱有别于人工合成抗放疗药物的一个最显著的特点。

七、安全小贴士

肺虚咳嗽及阻虚火旺者忌服。

八、参考文献

[1] 张璐,易延逵,陈兴兴,等.炒制对黄芥子挥发油成分的影响[J].江苏中医药,2007(8):66-67.

[2] 张青山,王卓,孔铭,等.黄芥子文火微炒和研粉使用的化学内涵[J].中国中药杂志,2014,39(22):4345-4348.

[3] 李群,郭房庆,顾瑞琦.果蝇伴性隐性致死突变试验中芥子碱的辐射保护作用[J].实验生物学报,1993,26(3):269-274.

[4] GUO F,LI Q,GU R. Effects of sinapine on X-ray induced changes of peripheral blood picture in mice[J]. Journal of Radiation Research & Radiation Processing,1995,13(3):177-180.

[5] LIU L,WANG Y,LI H,et al. Study of distribution of sinapine in commonly used crude drugs from cruciferous plants[J]. Chinese Journal of Chromatography,2006,24(1):49-51.

黄精

一、概述

黄精，为百合科植物滇黄精 *Polygonatum kingianum* Coll. et Hemsl.、黄精 *P. sibiricum* Red. 或多花黄精 *P. cyrtonema* Hua. 的干燥根茎。按形状不同，习称"大黄精""鸡头黄精""姜形黄精"。春、秋二季采挖，除去须根，洗净，置沸水中略烫或蒸至透心，干燥。其味甘，性平，归脾、肺、肾经，具有补气养阴、健脾、润肺、益肾的功效，多用于腰膝酸软、须发早白、消渴等。黄精始载于《名医别录》，古代医家认为其"得坤土之精粹"，自古以来就被认为是补益类中药中的上品。《蓝琉璃》中曾记载黄精为"世间初成之精华"，是一味补气养阴、抗衰防老的珍品。黄精中含有的化学成分主要有黄精多糖、甾体皂苷和多种对人体有益的氨基酸及木脂素、生物碱和蒽醌类等化合物，其药理作用主要为降血糖、降血脂、抗炎、抗肿瘤、调节免疫等。

二、来源考证

（一）品种考证

黄精始载于《名医别录》，列为上品。历史上多与葳蕤（玉竹）相混淆。《雷公炮炙论》指出其"叶似竹叶"。《本草经集注》曰："今处处有。二月始生，一枝多叶，叶状似竹面短，根似萎蕤。萎蕤根如荻根及菖蒲，概节而平直；黄精根如鬼臼、黄连，大节而不平，虽燥并柔软有脂润。"萎蕤，即玉竹 *Polygonatum odoratum*（Mill.）Druce，说明黄精与玉竹相似，应为百合科黄精属植物。《本草图经》载有 10 幅黄精图，其中"滁州黄精""解州黄精"和"相州黄精"均为叶轮生，与黄精相似，"永康军黄精"叶互生，与多花黄精接近。《植物名实图考》载有黄精、滇黄精 2 条。其黄精条附图可确定为多花黄精。滇黄精条曰："滇黄精，根与湖南所产同而大，重数斤，俗以煨肉，味如山蓣。茎肥色紫，六七叶攒生作层，初生皆上抱。花生叶际，四面下垂如璎珞，色青白，老则赭黄。"结合其附图可鉴定为滇黄精。由此可见，古代所用黄精来源不止 1 种，但主要为百合科黄精属植物，与目前药用的黄精原植物大致相符，为百合科黄精属 3 种植物：滇黄精、黄精或多花黄精。

（二）药用部位

历代本草文献关于黄精的药用部位均记载为"根"，生物学上实为地下的根状茎，古今一致。《本草纲目》载："黄精野生山中，亦可劈根长二寸，稀种之，一年后极稠，子亦可种。其叶似竹而不尖，或两叶、三叶、四、五叶，俱对节而生。其根横行，状如葳蕤，俗采其苗爆熟，淘去苦味食之，名笔管菜。"说明其叶亦可作食用。

三、历代本草记载

1.《名医别录》 黄精。味甘，平，无毒。主补中益气，除风湿，安五脏。久服轻身，延年，不饥。一名重楼，一名菟竹，一名鸡格，一名救穷，一名鹿竹。生山谷，二月采根，阴干。

2.《本草经集注》 今处处有。二月始生。一枝多叶，叶状似竹而短，根似葳蕤。葳蕤根如荻根及菖蒲，概节而平直；黄精根如鬼臼、黄连，大节而不平。虽燥，并柔软有脂润。世方无用此，而为《仙经》所贵。根、叶、花、实皆可饵服，酒散随宜，具在断谷方中。黄精叶乃与钩吻相似，惟茎不紫、花不黄为异，而人多惑之。

3.《新修本草》 黄精肥地生者，即大如拳；薄地生者，犹如拇指。萎蕤肥根，颇类其小者，肌理形色，都大相似。今以鬼臼、黄连为比，殊无仿佛。又黄精叶似柳叶及龙胆、徐长卿辈而坚。其钩吻蔓生，殊非比类。

4.《本草图经》 黄精，旧不载所出州郡，但云生山谷，今南北皆有之。以嵩山、茅山者为佳。三月生苗，高一、二尺以来；叶如竹叶而短，两两相对；茎梗柔脆，颇似桃枝，本黄末赤；四月开细青白花，如小豆花状；子白如黍，亦有无子者。根如嫩生姜，黄色；二月采根，蒸过曝干用。今通八月采，山中人九蒸九曝，作果卖，甚甘美，而黄黑色。江南人说黄精苗叶，稍类钩吻，但钩吻叶头极尖，而根细。苏恭注云：钩吻蔓生，殊非此类，恐南北所产之异耳。初生苗时，人多采为菜茹，谓之笔菜，味极美，采取尤宜辨之。

5.《本草蒙筌》 味甘，气平。无毒。山谷上肥俱出，茅山嵩山独良。茎类桃枝脆柔，一枝单长；叶如竹叶略短，两叶对生(一说：其叶偏生不相对者为偏精，叶相对者为正精，正精功力尤胜。又华佗漆叶青粘散云：青粘即黄精之正叶者，未审的否？)花开似赤豆花，实结若白黍米(亦有不结实者)。并堪服饵(《抱朴子》云：服花胜实，服实胜根，但花难得，生花一斛只干得一二升，非大有役力者不能办也)。勿厌采收。冬月挖根，嫩姜仿佛。仙家称名黄精，俗呼为野生姜也。洗净九蒸九曝代粮，可过凶年。因味甘甜，又名米。入药疗病，生者亦宜。钩吻略同，切勿误用。安五脏六腑，补五劳七伤。除风湿，壮元阳，健脾胃，润心肺。旋服年久，方获奇功。耐老不饥，轻身延寿。小儿羸瘦，多啖弥佳。谟按：《博物志》曰：太阳之草名黄精，饵之可以长生；太阴之草名钩吻，食之入口立死。夫钩吻，野葛之别名也。人但言钩吻杀人，并无敢食之者，何尝信黄精延寿，而饵之不厌者耶？《本经》注中载古一婢，逃入深山，得黄精饵之，日间不饥，久渐轻身，飞越山顶，莫有能追之者，此亦非虚诬也。

6.《本草纲目》【附方】(旧一，新四)。服食法(《圣惠方》：用黄精根茎不限多少，细锉阴干捣末。每日水调末服，任多少。一年内老变少，久久成地仙。《臞仙神隐书》：以黄精细切一石，用水二石五斗煮之，自旦至夕，候冷。以手挼碎，布袋榨取汁煎之。渣晒干为末，同入釜中煎至可丸，丸如鸡子大。每服一丸，日三服。绝粮轻身，除百病。渴则饮水)。补肝明目(黄精二斤、蔓菁子一斤，共同九蒸九晒，细末。空心每米汤饮下二钱，日二服，延年益寿。《圣惠方》)。大风癞疮(营气不清，久风入脉，因而成癞，鼻坏色败，皮肤痒溃。用黄精根去皮洗净二斤，日中暴令软，纳粟米饭甑中，同蒸至二斗米熟，时时食之。《圣济总录》)。补虚精气(黄精、枸杞子等分，捣作饼，日干为末，炼蜜丸梧桐子大。每汤下五十丸。《奇效良方》)。

7.《本草从新》 甘，平。补中益气，安五脏，益脾胃，润心肺，填精髓，除风湿，下三尸虫，以其得坤土之精粹，久服不饿(气满则不饿)。却病延年。似玉竹而稍大，黄白多须，故俗呼为玉竹黄精。又一种似白芨，俗呼为白芨黄精，又名山生姜，恐非真者。去须，九蒸九晒用(每蒸一次必半日方透)。

8.《得配本草》 得蔓菁,养肝血。配杞子,补精气。洗净砂泥,蒸晒九次用。

四、用法与用量

黄精为《中国药典》2020 年版品种,用量 9~15g。黄精作为食品可适量食用,如制作黄精面包、蛋糕、休闲食品、黄精果酱、果冻、蜜饯等,也可用其制保健酒、醋,甚至直接用于主食。

五、药膳应用

(一) 粥类

黄精粥

【来源】经验方。

【材料】黄精 30g,山药 20g,粳米 50g。

【做法】先将黄精、山药切碎,与粳米共煮粥。

【功效】补益脾肾。

(二) 汤类

黄精瘦肉汤

【来源】经验方。

【材料】瘦猪肉 200g,黄精 50g,料酒、精盐、胡椒粉、姜片、葱段、肉汤各适量。

【做法】黄精、猪肉洗净,切碎,加水 500ml,慢火炖,加入调料即成。

【功效】补虚养血。

(三) 茶类

黄精茶

【来源】经验方。

【材料】黄精 10g,罗布麻 5g,杜仲叶 5g。

【做法】上 3 味按比例加大药量研成粗末。每取 15~20g,纱布包,放入保温瓶中,冲入沸水适量,盖闷 10~20min 后代茶饮。

【功效】益气补脾,平肝。

(四) 酒类

黄精枸杞酒

【来源】经验方。

【材料】制黄精 120g,枸杞子 60g,桑椹 50g,糯米 2 000g,酒曲适量。

【做法】各药水煎 2 次,取药液混匀并加热浓缩成药汁:糯米煮饭加药液、酒曲,按常法酿酒。每次服 20ml,早、晚各服 1 次,饭后温服。

【功效】养血滋肾。

（五）相关食用制品

保健粉

【来源】中国专利。

【材料】山药，黄精，无花果，茯苓，薏苡仁，车前子，蕨根粉，糯米，紫薯，黑豆，枸杞子。

【做法】将除蕨根粉外的各材料干品分别炒熟，粉碎成细粉，备用（原料粉）；将挖出来的蕨根用水泡洗干净，将其砸碎，用水洗根，将沉淀在桶内的淀粉取出晒干，杀菌，备（蕨根粉）；将原料粉与蕨根粉混合均匀，杀菌，包装即成。食用时，根据需要，取本品加开水冲调成糊状即可食用。

【功效】调节免疫力。

六、现代应用

（一）主要成分

1. 营养成分　蛋白质、糖类、粗纤维、赖氨酸、谷氨酸、异亮氨酸、甘氨酸、亮氨酸、酪氨酸、脯氨酸等氨基酸和铁、锌等人体所必需的微量元素；多花黄精含有天冬氨酸、高丝氨酸等。

2. 其他成分　黄精多糖、甾体皂苷、木脂素、生物碱和蒽醌类等化合物。

（二）主要活性

黄精中含有的多糖和甾体皂苷类成分为其主要药效成分，其多糖广泛应用于降血糖、延缓衰老、降血脂、增强记忆力、抗肿瘤、抗病毒等。此外，还含有多种对人体有益的氨基酸及木脂素、生物碱和蒽醌类等化合物，在抗菌、解压抗疲劳、抗衰老和治疗心血管疾病、结核病、慢性肝炎等方面均有较好作用。

（三）毒理学评价

未见相关毒理学试验报道。

七、安全小贴士

中寒泄泻、痰湿痞满气滞者忌服。根据中医九种体质学说，气虚体质人群最为适宜食用，痰湿、痰热体质人群应少食或忌食。

八、参考文献

[1] 张瑞宇 . 天然黄精橙汁复合饮料的研制[J]. 食品科技，2002（12）：61-63.

[2] 李晓明 . 黄精化学成分及药理作用的研究[J]. 生物化工，2018，4（2）：138-139，145.

[3] 陈辉，冯珊珊，孙彦君，等 .3 种药用黄精的化学成分及药理活性研究进展[J]. 中草药，2015，46（15）：2329-2338.

[4] 王婷，苗明三 . 黄精的化学、药理及临床应用特点分析[J]. 中医学报，2015，30（5）：714-715，718.

[5] 王慧，袁德培，曾楚华，等 . 黄精的药理作用及临床应用研究进展[J]. 湖北民族学院学报，2017，34（2）：58-60，64.

[6] 侯慧．黄精的化学成分及药理作用研究探讨[J]. 黑龙江科技信息，2014(7):78.
[7] 张娇，王元忠，杨维泽，等．黄精属植物化学成分及药理活性研究进展[J]. 中国中药杂志，2019，44(10):1989-2008.
[8] 陈兴荣，王成军，赖泳．复方滇黄精提取物的急性毒性和药效学初步实验研究[J]. 云南中医中药杂志，2010，31(1):59-60.

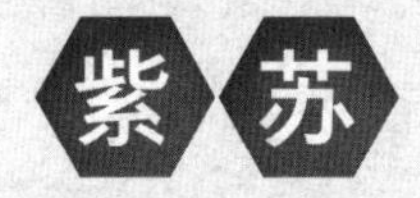

紫苏

一、概述

紫苏，别名：桂荏、红苏、赤苏、香苏等，为唇形科植物紫苏 *Perilla frutescens*（L.）Britt. 的干燥地上部分，其叶（或带嫩枝）称紫苏叶，其干燥茎称紫苏梗，茎叶合用称全紫苏，亦为药食同源品种。紫苏叶夏季枝叶茂盛时采收，除去杂质，晒干。紫苏梗秋季果实成熟后采割，除去杂质，晒干，或趁鲜切片，晒干。紫苏为一年生草本植物，始载于《神农本草经》，列为中品，是我国传统的药食两用植物。紫苏叶味辛、性温，归肺、脾经，具有解表散寒、行气和胃等功效，可用于风寒感冒、咳嗽呕吐、脾胃气滞、妊娠呕吐、鱼蟹中毒。紫苏梗具有理气宽中、止痛、安胎的功效，用于胸膈痞闷、胃脘疼痛、嗳气呕吐、胎动不安。紫苏在中国为常用中药，而日本人多用于料理，尤其在吃生鱼片时是必不可少的陪伴物，在中国少数地区也有用它作蔬菜或入茶。

二、来源考证

（一）品种考证

紫苏原名“苏”，入药始载于《名医别录》，列为中品。《本草经集注》云：“叶下紫色，而气甚香，其无紫色、不香似荏者，多野苏，不堪用。”《本草图经》载：“苏，紫苏也。旧不著所出州土，今处处有之。叶下紫色，而气甚香，夏采茎、叶，秋采实。”《本草纲目》曰：“紫苏、白苏皆以二三月下种，或宿子在地自生。其茎方，其叶圆面有尖，四围有巨齿，肥地者面背皆紫，瘠地者面青背紫，其面背皆白者，即白苏，乃荏也。紫苏嫩时采叶，和蔬茹之，或盐及梅卤作葅食，甚香。夏月作熟汤饮之。五六月连根采收，以火煨其根，阴干，则经久叶不落。八月开细紫花，成穗作房，如荆芥穗。九月半枯时收子，子细如芥子而色黄赤，亦可取油如荏油。”李时珍的描述十分详细，基本上和今天所用品种一致，为唇形科植物紫苏。

（二）药用部位

根据本草典籍，紫苏的药用部位可分为紫苏叶、紫苏梗、紫苏子、紫苏苞、紫苏根等，但是主要以地上部分或果实入药，如《本草图经》载：“夏采茎、叶，秋采实。”

三、历代本草记载

1.《名医别录》 苏，味辛，温。主下气，除寒中，其子尤良。

2.《本草图经》 苏，紫苏也。旧不著所出州土，今处处有之。叶下紫色而气甚香，夏采茎、叶，秋采实。其茎并叶，通心经，益脾胃，煮饮尤胜，与橘皮相宜，气方中多用之。实主上气咳逆，研汁煮粥尤佳，长食之，令人肥健。若欲宣通风毒，则单用茎，去节大良。

3.《本草蒙筌》 紫苏，味辛、气微温。无毒。发表解肌，疗伤风寒甚捷；开胃下食，治作胀满易瘥。脚气兼除，口臭亦辟。梗下诸气略缓，体稍虚者用宜。子研驱痰，降气定喘。润心肺，止咳逆，消五膈，破癥坚。利大小二便，却霍乱呕吐。

4.《本草纲目》【附方】(旧二，新一十三)。感寒上气(苏叶三两，橘皮四两。酒四升，煮一升半，分再服。《肘后方》)。伤寒气喘(不止。用赤苏一把，水三升，煮一升，稍稍饮之。《肘后方》)。劳复食复(欲死者。苏叶煮汁二升，饮之。亦可入生姜、豆豉同煮饮。《肘后方》)。卒啘不止(香苏浓煮，顿服三升，良。《千金》)。霍乱胀满(未得吐下。用生苏捣汁饮之，佳。干苏煮汁亦可。《肘后方》)。诸失血病(紫苏不限多少，入大锅内，水煎令干，去滓熬膏，以炒熟赤豆为末，和丸梧子大。每酒下三五十丸，常服之。《斗门方》)。金疮出血(不止。以嫩紫苏叶、桑叶同捣贴之。《永类钤方》)。颠扑伤损(紫苏捣傅之，疮口自合。《谈野翁试验方》)。伤损血出(不止。以陈紫苏叶蘸所出血挼烂傅之，血不作脓，且愈后无瘢，甚妙也。《永类钤方》)。风狗咬伤(紫苏叶嚼傅之。《千金方》)。蛇虺伤人(紫苏叶捣饮之。《千金方》)。食蟹中毒(紫苏煮汁饮二升。《金匮要略》)。飞丝入目(令人舌上生泡。用紫苏叶嚼烂，白汤咽之。《世医得效方》)。乳痈肿痛(紫苏煎汤频服，并捣封之。《海上仙方》)。咳逆短气(紫苏茎叶二钱，人参一钱，水一钟，煎服。《普济》)。

5.《本草从新》 紫苏，宣、发表散寒。味辛，入气分，利肺下气，定喘安胎(治子气)。色紫，兼入血分，和血止痛，性温发汗。解肌，祛风散寒，气香开胃，益脾宽中，利大小肠，又解鱼蟹毒(气虚表虚者禁之。俗喜其芳香、旦暮恣食、不知泄真元之气、古称芳草致豪贵之疾、此类是也)。气香者良。宜橘皮，忌鲤鱼。

四、用法与用量

紫苏叶(梗)为《中国药典》2020年版品种，用量5~10g。紫苏作为食品可适量食用，可拌在肉馅加面粉或蛋羹里做成紫苏酱，还可炒食、凉拌、做汤等。

五、药膳应用

(一)粥类

紫苏粥

【来源】经验方。

【材料】紫苏叶15g，生姜3g，粳米100g。

【做法】先将紫苏叶、生姜洗净，用水煎后去渣取汁；把粳米洗净，加入药汁中，文火煮成粥即可。

【功效】散寒，行气，止呕。

(二)汤类

1. 紫苏羊肉汤

【来源】经验方。

【材料】紫苏茎叶(锉)50g，羊肉200g。

【做法】将紫苏茎叶、羊肉洗净，羊肉切片，加清水先煮羊肉，肉熟后加入紫苏叶，再慢火煮5min，加入调料即成。

【功效】散寒，温脾。

2. 紫苏红枣汤

【来源】经验方。

【材料】鲜紫苏叶 10g，高良姜 6g，红枣 15g。

【做法】先将红枣放清水里洗净，然后去掉枣核，再将高良姜切成片。将鲜紫苏叶切成丝，与姜片、红枣一起放入盛有温水的砂锅里用大火煮，锅开后改用文火炖 30min，再将紫苏叶、姜片捞出，继续用文火煮 15min。

【功效】暖胃散寒。

(三) 茶类

1. 紫苏叶茶

【来源】经验方。

【材料】紫苏叶 3g，薄荷叶 3g，红糖适量。

【做法】将紫苏叶、薄荷叶揉成粗末，放入茶杯中，加红糖适量，沸水冲泡。

【功效】透表散寒。

2. 姜糖苏叶茶

【来源】经验方。

【材料】紫苏叶 10g，荆芥 6g，生姜、红糖适量。

【做法】将紫苏叶、荆芥、生姜洗净，生姜切成丝，一同装茶壶内，冲入沸水 200~300ml，加盖浸泡 5~10min，去渣，取汁，入红糖趁热饮用。

【功效】发汗解表，温中和胃。

(四) 相关食用制品

梅苏糖

【来源】《安徽农业科学》。

【材料】乌梅肉、紫苏叶、白砂糖适量。

【做法】先将乌梅取肉用清水洗净；紫苏叶洗净碾碎成细粉。把白砂糖放锅中，加水少许，以小火煎熬至较稠时，入乌梅肉、苏叶粉调匀，即停火。趁热将糖倒在表面涂过食油的大搪瓷盘中，待稍冷将糖压平，用刀划成小块，冷却后即成棕色梅苏糖。

【功效】解毒和中，生津止渴。

六、现代应用

(一) 主要成分

1. 营养成分　粗蛋白质、氨基酸、维生素，铁、锌、锰、铜、钙、镁、钾、钠等营养元素。

2. 其他成分　α-亚麻酸、芳香性挥发精油（紫苏醛、柠檬烯）、植物甾醇、酚酸、黄酮（紫苏酮）、脂肪酸和苷类。

(二) 主要活性

现代研究表明，紫苏具有如下药理作用：缓和的解热作用，促进消化液分泌、增进肠胃蠕动的作用,减少支气管分泌、缓解支气管痉挛作用,镇静、抗抑郁、抑制病原微生物、抗肿瘤、抗过敏、止痒、降血糖、降血脂等作用。紫苏提取物中的迷迭香酸具有较强的还原力、抗氧化性和抑制脱氧核糖氧化损伤的作用。

(三) 毒理学评价

未见相关毒理学试验报道。

七、安全小贴士

肺虚咳喘者禁服;紫苏含有的芳香物质容易挥发,不宜久煮久泡。

八、参考文献

[1] 卢隆杰,苏浓,岳森,等.紫苏加工与食用[J].保鲜与加工,2005,5(5):44.

[2] 王恒,高婷婷,谭勇,等.紫苏叶中氨基酸及微量元素含量的测定[J].安徽农业科学,2013,41(1):88-89.

[3] 谭丽霞,廖菁,饶桂春.紫苏微量元素的测定[J].贵州科学,1998(2):132-135.

[4] 王玉萍,杨峻山,赵杨景,等.紫苏类中药化学和药理的研究概况[J].中国药学杂志,2003,38(4):250-253.

[5] 刘娟,雷焱霖,唐友红,等.紫苏的化学成分与生物活性研究进展[J].时珍国医国药,2010,21(7):1768-1769.

[6] 何育佩,郝二伟,谢金玲,等.紫苏药理作用及其化学物质基础研究进展[J].中草药,2018,49(16):3957-3968.

[7] 王晓辉.紫苏化学成分和抗肿瘤的研究[D].长春:吉林大学硕士学位论文,2016.

紫苏子

一、概述

紫苏子，别名苏子、黑苏子、铁苏子、任子，为唇形科植物紫苏 *Perilla frutescens*（L.）Britt.的干燥成熟果实。秋季果实成熟时采收，除去杂质，晒干。其味辛，性温，归肺经，具有降气消痰、平喘、润肠的功效，用于痰壅气逆、咳嗽气喘、肠燥便秘等。紫苏子是紫苏植物的主要经济器官之一，具有多方面的利用价值。紫苏子主要含有脂肪油、氨基酸、微量元素、黄酮等化学成分，药理研究表明其具有降血脂、促进学习记忆能力、抗衰老、止咳平喘等作用。此外，紫苏子油中富含 α- 亚麻酸，是一种理想的营养保健食用油脂。紫苏子油在医药、保健品领域有广阔的开发前景。

二、来源考证

（一）品种考证

同"紫苏"。

（二）药用部位

《本草图经》载："夏采茎、叶，秋采实。""实"实际为紫苏的果实。《本草纲目》则收载了较多的以紫苏子入药的方剂。

三、历代本草记载

1.《名医别录》 苏，味辛，温。主下气，除寒中，其子尤良。

2.《本草图经》 苏，紫苏也。旧不著所出州土，今处处有之。叶下紫色而气甚香，夏采茎、叶，秋采实。其茎并叶，通心经，益脾胃，煮饮尤胜，与橘皮相宜，气方中多用之。实主上气咳逆，研汁煮粥尤佳，长食之，令人肥健。若欲宣通风毒，则单用茎，去节大良。

3.《本草蒙筌》 紫苏，味辛、气微温。无毒。发表解肌，疗伤风寒甚捷；开胃下食，治作胀满易瘥。脚气兼除，口臭亦辟。梗下诸气略缓，体稍虚者用宜。子研驱痰，降气定喘。润心肺，止咳逆，消五膈，破癥坚。利大小二便，却霍乱呕吐。

4.《本草纲目》【附方】（旧三，新六）。顺气利肠（紫苏子、麻子仁等分，研烂，水滤取汁，同米煮粥食之。《济生方》）。治风顺气（利肠宽中。用紫苏子一升，微炒杵，以生绢袋盛，于三斗清酒中浸三宿，少少饮之。《圣惠》）。一切冷气（紫苏子、高良姜、橘皮等分，蜜丸梧子大。每服十丸，空心酒下。《药性论》）。风湿脚气（方同上）。风寒湿痹（四肢挛急，脚肿不可践地。用紫苏子二两，杵碎，以水三升，研取汁，煮粳米二合，作粥，和葱、椒、姜、豉食之。《圣惠方》）。

消渴变水（服此令水从小便出。用紫苏子炒三两，萝卜子炒三两，为末。每服二钱，桑根白皮煎汤服，日三次。《圣济总录》）。梦中失精（苏子一升，熬杵研末，酒服方寸匕，日再服。《外台秘要》）。食蟹中毒（紫苏子煮汁饮之。《金匮要略》）。上气咳逆（紫苏子入水研滤汁，同粳米煮粥食。《简便方》）。

四、用法用量

紫苏子为《中国药典》2020年版品种，用量3~10g。紫苏子作为食品可适量食用，可做粥、茶，也经常作为调味品使用，亦有紫苏子榨油食用。

五、药膳应用

（一）粥类

紫苏麻仁粥

【来源】经验方。

【材料】紫苏子15g，麻子仁10g，黑芝麻10g，粳米100g。

【做法】用水同煮紫苏子、麻子仁、黑芝麻、糯米成粥。

【功效】润肠通便。

（二）茶类

苏子茶

【来源】经验方。

【材料】紫苏子10g，莱菔子10g，橘皮5g，蜂蜜适量。

【做法】紫苏子、莱菔子共杵细，橘皮切碎，用纱布包之，置保温瓶中，用沸水适量冲泡，盖闷15min，再调入蜂蜜15g。

【功效】止咳化痰。

（三）酒类

三子酒

【来源】经验方。

【材料】紫苏子60g，白芥子10g，莱菔子30g，黄酒2 500g。

【做法】将紫苏子、白芥子、莱菔子放入锅中用文火微炒，装入布袋盛之，放入小坛内倒入黄酒浸泡，加盖密封。7d后开封，弃去药袋即成。

【功效】止咳平喘，降气消痰。

（四）相关食用制品

固本长寿粉

【来源】中国专利。

【材料】黄大豆、红小豆、绿豆、粳米、小米、小麦、燕麦米、黄玉米、紫苏子、油菜蜂花粉、陈皮。

【做法】上述材料油菜花粉外，均打成粉，混匀。

【功效】延缓衰老。

六、现代应用

(一) 主要成分

1. 营养成分　脂肪、蛋白质、氨基酸、不饱和脂肪酸（α- 亚麻酸、亚油酸、油酸等）、维生素 E、维生素 B，钾、钙、镁、磷等 18 种元素，其中必需微量元素如铁、锰、铜、锌等含量较丰富。

2. 其他成分　黄酮类（紫苏酮）等。

(二) 主要活性

现代药理研究表明，紫苏子具有降血脂、促进学习记忆能力、抗衰老、止咳、平喘、调节神经系统和免疫系统等作用。紫苏子中所含的黄酮类化合物是公认的调节血脂的成分，具有显著的抗动脉硬化、降低三酰甘油的作用。紫苏精油是从紫苏叶和紫苏子中提取的一种挥发性活性物质，具有多种生物学功能，如抗氧化、保护血管、抗菌消炎、保护肝脏、抗癌、改善抑郁、镇静等。

(三) 毒理学评价

未见相关的毒理学试验报道。

七、安全小贴士

肺虚咳喘、脾虚便溏者忌服。脾胃虚寒者长期服用可出现滑泄症状。

八、参考文献

[1] 张卫明，刘月秀，王红．紫苏子的化学成分研究[J]. 中国野生植物资源，1998(1):44-46.
[2] 潘建国，王开发，段怡．试论花粉调节血脂的机理与新进展[J]. 蜂产品专刊，2002(1):23-26.
[3] 赵晓玲．紫苏籽主要营养成分分析[J]. 中国食物与营养，2015，21(3):63-67.
[4] 林文群，刘剑秋，林文群，等．紫苏子化学成分初步研究[J]. 海峡药学，2002(4):26-28.
[5] 刘洪旭，陈海滨，吴春敏．紫苏子的研究进展[J]. 海峡药学，2004(4):5-8.
[6] 何育佩，郝二伟，谢金玲，等．紫苏药理作用及其化学物质基础研究进展[J]. 中草药，2018，49(16):3957-3968.

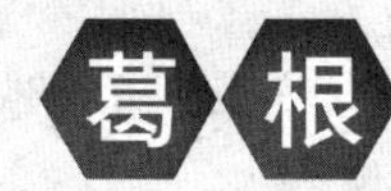

葛根

（附：粉葛）

一、概述

葛根，为豆科植物野葛 *Pueraria lobata*（Willd.）Ohwi 的干燥根，习称野葛。秋、冬二季采挖，趁鲜切成厚片或小块，干燥。其味甘、辛，性凉，归脾、胃、肺经，具有解肌退热、生津止渴、透疹、升阳止泻、通经活络、解酒毒等功效。用于外感发热头痛，项背强痛，口渴，消渴，麻疹不透，热痢，泄泻，眩晕头痛，中风偏瘫，胸痹心痛，酒毒伤中。本品始载于《神农本草经》："葛根，消渴，身大热，呕吐，诸痹，起阴气，解诸毒"，具有极高的营养价值、药用价值，常与产于我国北方的人参相提并论，素有"南葛北参"和"南方人参"之美誉。其化学成分主要为异黄酮类化合物葛根素，具有解热、镇痛、抗菌、抗感染、降血压、降血糖、降血脂、抗氧化、抗肿瘤、解酒等作用。民间常用于治疗烦热消渴、温热头痛、伤寒等症，也是中医常用的祛风解毒药。近年来对葛根逐步深入的研究发现，葛根有多种功效和利用价值，可开发出多种适合广大消费者需要的药品和营养保健食品。

二、来源考证

（一）品种考证

葛根始载于《神农本草经》，列为中品。《本草经集注》首次记载了葛根的食用情况："即今之葛根，人皆蒸食之，当取入土深大者，破而日干之。"《本草图经》详细地描述了葛根的形态特征："生汶山川谷，今处处有之，江浙尤多。春生苗，引藤蔓，长一、二丈，紫色。叶颇似楸叶而青。七月著花，似豌豆花，不结实。根形如手臂，紫黑色。五月五日午时采根，曝干，以入土深者为佳。"其描述及附图"海州葛根"基本上和今豆科葛属植物相符。《本草纲目》云："葛有野生，有家种……其根外紫内白，长者七八尺。其叶有三尖，如枫叶而长，面青背淡。其花成穗，累累相缀，红紫色。其荚如小黄豆荚，亦有毛。其子绿色，扁扁如盐梅子核，生嚼腥气。"根据李时珍的描述基本上能确定历代所用葛根来源于葛属植物，与今所用之野葛和甘葛藤（又称粉葛）一致。二者主要区别在于产地和质地不同，其中历代主流品种根据描述当为野葛。甘葛藤产于长江以南地区，根部呈粉性，《本草经集注》云："南康、庐陵间最胜，多肉而少筋，甘美。但为药用之，不及此间尔。"南康、庐陵均在今江西省，陶弘景称此种粉性足，食用最佳，所云即是甘葛藤，并指出了此种药用不及主流的野葛。

历代本草多记载了葛根的民间食用情况，《食疗本草》载："葛根蒸食之，消酒毒，其粉甚妙。"《食物本草》曰："葛根，生者堕胎，蒸食消酒毒，可断谷不饥，作粉尤妙。"葛根作为药食同源物品的历史久远。

（二）药用部位

历代本草文献关于葛根的药用或食用记载均为根，古今一致。野葛和甘葛藤在当前民间均有作为食品应用的情况，尤其是甘葛藤根部粉性足，历史上即为葛粉的主要来源，并在明代形成了栽培。而野葛药用为佳，为历代葛根的主流品种。

三、历代本草记载

1.《神农本草经》 葛根，味甘平。主消渴，身大热。呕吐，诸痹，起阴气，解诸毒，葛谷，主下利，十岁已上。一名鸡齐根。

2.《名医别录》 无毒，主治伤寒中风头痛，解肌发表出汗，开腠理，疗金疮，止痛，胁风痛。生根汁，大寒，疗消渴，伤寒壮热。白葛，烧以粉疮，止痛断血。叶，主金疮止血。花，主消酒。一名鹿藿，一名黄斤。生汶山川谷。五月采根，曝干。

3.《本草经集注》 即今之葛根，人皆蒸食之。当取入土深大者，破而日干之。生者捣取汁饮之，解温病发热。其花并小豆花干末，服方寸匕，饮酒不知醉。南康、庐陵间最胜，多肉而少筋，甘美。但为药用之，不及此间尔。五月五日日中时，取葛根为屑，疗金疮断血为要药，亦疗疟及疮，至良。

4.《新修本草》 葛谷，即是实尔，陶不言之。葛虽除毒，其根入土五、六寸已上者，名葛脰，脰者颈也，服之令人吐，以有微毒也。根末之，主猘狗啮，并饮其汁良。蔓烧为灰，水服方寸匕，主喉痹。今按《陈藏器本草》云：葛根，生者破血合疮，堕胎，解酒毒，身热赤，酒黄，小便赤涩，可断谷不饥，根堪作粉。

5.《嘉祐本草》 干葛，臣。能治天行上气呕逆，开胃下食。主解酒毒，止烦渴。熬屑，治金疮，治时疾，解热。日华子云：葛，冷。治胸膈热，心烦闷，热狂，止血痢，通小肠，排脓破血。傅蛇虫啮，解罯毒箭。干者力同。

6.《本草图经》 生汶山川谷，今处处有之，江浙尤多。春生苗，引藤蔓，长一、二丈，紫色。叶颇似楸叶而青。七月著花，似豌豆花，不结实。根形如手臂，紫黑色。五月五日午时采根，曝干，以入土深者为佳。今人多作粉食之，甚益人。下品有葛粉条，即谓此也。古方多用根，张仲景治伤寒，有葛根及加半夏葛根黄芩黄连汤，以其主大热解肌，开腠理故也。葛洪治肾腰痛，取生根嚼之，咽其汁，多益佳。叶主金刃疮，山行伤刺血出，卒不可得药，但挼叶傅之，甚效。《正元广利方》金疮、中风、痉，欲死者，取生根四大两，切，以水三升，煮取一升，去滓，分温四服。口噤者，灌下，即瘥。

7.《本草衍义》 澧、鼎之间，冬月取生葛，捣烂入水中，揉出粉，澄成垛，入沸汤中良久，色如胶，其体甚韧，以蜜拌食，擦入生姜少许尤妙。又切入茶中待宾，虽甘而无益。又将生葛根煮熟，作果实卖，虔、吉州、南安军亦然。

8.《汤液本草》 气平，味甘，无毒。阳明经引经药，足阳明经行经的药。《象》云：治脾虚而渴，除胃热，解酒毒，通行足阳明经之药，去皮用。《心》云：止咳升阳。《珍》云：益阳生津，勿多用，恐伤胃气，虚渴者非此不能除。《本草》云：主消渴，身大热，呕吐，诸痹，起阴气，解诸毒，疗伤寒中风头痛，解肌表出汗，开腠理，疗金疮，止痛，胁风痛。生根汁，寒，治消渴，伤寒壮热。花，主消酒。粉，味甘，大寒，主压丹石，去烦热，利大小便，止渴。小儿热痰，以葛根浸，捣汁饮之良。东垣云：葛根甘平温，世人初病太阳证，便服葛根升麻汤，非也。朱奉议云：头痛如欲破者，连须葱白汤饮之，又不已者，葛根葱白汤。易老云：用此以断太阳入阳明之路，非即太阳药也。故仲景治太阳、阳明合病，桂枝汤内加麻黄、葛根也。又有葛根黄芩黄连解肌汤，是知葛根非太阳药，即阳明药。《食疗》云：葛根蒸食之消毒，其粉亦甚妙。其粉以水调三合，能解鸩毒。《衍义》云：之中热酒渴病，多食行小便，亦能使人利，病酒及渴者，得之甚良。易老又云：太阳初病未入阳明，头痛者，不可便服葛根发之，若服之，是引贼破家也。若头顶痛者可服之。葛根汤，阳明自中风之仙药也。《本草》又云：杀野葛、巴豆百药毒。

9.《本草蒙筌》 成藤蔓旋长。春初发叶，秋后采根。入土深者力洪，去皮用之效速。杀野葛巴豆百毒，入胃足阳明行经。疗伤寒发表解肌，治肺燥生津止渴。解酒毒卒中，却温疟往来。散外疮疹止疼，提中胃气除热。花消酒不醉。壳治痢实肠。生根汁乃大寒，专理天行时病。止热毒吐衄，去热燥消渴。妇人热闷能苏，小儿热痞堪却。葛粉甘冷，醉后宜食。除烦热利大便，压丹石解鸠鸟毒。叶敷金疮捣烂。蔓祛喉痹烧灰。

10.《本草纲目》【附方】(旧十五，新八)。数种伤寒(庸人不能分别，今取一药兼治。天行时气，初觉头痛，内热脉洪者。葛根四两，水二升，入豉一升，煮取半升服。捣生根汁尤佳。《伤寒类要》)。时气头痛(壮热。生葛根洗净，捣汁一大盏，豉一合，煎六分，去滓分服，汗出即瘥。未汗再服。若心热，加栀子仁十枚。《圣惠方》)。伤寒头痛(二三日发热者。葛根五两，香豉一升，以童子小便八升，煎取二升，分三服。食葱豉粥取汗。《梅师方》)。妊娠热病(葛根汁二升，分三服。《伤寒类要》)。预防热病(急黄贼风。葛粉二升，生地黄一升，香豉半升，为散。每食后米饮服方寸匕，日三服。有病五服。《庞安常伤寒论》)。辟瘴不染(生葛捣汁一小盏服，去热毒气也。《圣惠方》)。烦躁热渴(葛粉四两，先以水浸粟米半升，一夜漉出，拌匀，煮粥食之。《圣惠方》)。小儿热渴(久不止。葛根半两，水煎服。《圣惠方》)。干呕不息(葛根捣汁服一升，瘥。《肘后方》)。小儿呕吐(壮热食痫。葛粉二钱，水二合，调匀，倾入锡锣中，重汤烫熟，以糜饮和食。昝殷《食医心镜》)。心热吐血(不止。生葛捣汁半升，顿服，立瘥。《广利方》)。衄血不止(生葛根捣汁，服一小盏。三服即止。《圣惠方》)。热毒下血(因食热物发者。生葛根二斤，捣汁一升，入藕汁一升，和服。《梅师方》)。伤筋出血(葛根捣汁饮。干者煎服。仍熬屑傅之。《外台秘要》)。臂腰疼痛(生葛根嚼之咽汁，取效乃止。《肘后方》)。金创中风(痉强欲死。生葛根四大两，以水三升，煮取一升，去滓，分温四服。口噤者灌之。若干者，捣末调三指撮。仍以此及竹沥多服，取效。贞元《广利方》)。服药过剂(苦烦。生葛汁饮之。干者煎汁服。《肘后方》)。酒醉不醒(生葛根汁饮二升，便愈。《千金方》)。诸菜中毒(发狂烦闷，吐下欲死。葛根煮汁服。《肘后方》)。解中鸩毒(气欲绝者。葛粉三合，水三盏，调服。口噤者灌之。《圣惠方》)。虎伤人疮(生葛根煮浓汁洗之。仍捣末，水服方寸匕，日夜五六服。《梅师方》)。

11.《本草从新》 辛，甘，性平。轻扬升发，入阳明经。能鼓胃气上行，生津止渴(风药多燥，葛根独能止渴者，以其升胃气入肺而生津尔)。兼入脾经，开腠发汗，解肌退热(脾主肌肉)。为治清气下陷泄泻之圣药(经曰：清气在下，则生食泄。葛根能升阳明清气)。疗伤寒中风，阳明头痛(元素曰：头痛如破乃阳明中风，可用葛根葱白汤。若太阳初病，未入阳明而头痛者，不可更服升葛汤发之，反引邪气入阳明也。仲景治太阳阳明合病，桂枝汤内加麻黄、葛根也。又有葛根黄芩黄连解肌汤，是用以断太阳入阳明之路，非即太阳药也)。血痢温疟(丹溪曰：凡治疟，无汗要有汗，散邪为主，带补，有汗要无汗，扶正为主，带散；若阳疟有汗加参、耆、白术以敛之，无汗加柴、葛、苍术以发之)。肠风痘疹(能发痘疹，丹溪曰：凡斑疹已见红点，不可更服升葛汤，恐表虚反增斑烂也)。又能起阴气，散郁火，解酒毒(葛花尤良)。利二便，杀百药毒。上盛下虚之人，虽有脾胃病亦不宜服。即当用者，亦宜少用，多则反伤胃气，以其升散太过也（夏月表虚汗多尤忌）。生葛汁大寒，解温病大热，吐衄诸血。

12.《得配本草》 得葱白，治阳明头痛。佐健脾药，有醒脾之功。佐粟米，治热渴虚烦。同升、柴，有散火之力（阳气郁于脾胃者，状如表症，而饮食如常）。生葛汁解温病，并治大热吐衄（如无鲜者，滚水泡绞汁冲服）。多用伤胃气（升散太过）。太阳病初起勿用（误用引贼破家）。表虚多汗，痘疹见点后，俱不宜用。花，辛、甘，入足阳明经。消酒积，去肠风。因酒已成弱者禁用。

13.《本草崇原》 气味甘辛平，无毒。主治消渴，身大热，呕吐，诸痹，起阴气，解诸毒（葛处处有之，江浙尤多。春生苗，延引藤蔓，其根大如手臂，外色紫黑，内色洁白，可作粉食，其花红紫，结实如黄豆荚，其仁如梅核，生嚼腥气。《本经〉所谓葛谷者是也）。葛根延引藤蔓，则主经脉，甘辛粉白，则入阳明，皮黑花红，则合太阳，故葛根为宣达阳明中土之气，而外合于太阳经脉之药也。主治消渴身大热者，从胃腑而宣达水谷之津，则消渴自止。从经脉而调和肌表之气，则大热自除。治呕吐者，和阳明之胃气也。治诸痹者，和太阳之经脉也。起阴气者，藤引蔓延，从下而上也。解诸毒者，气味甘辛，和于中而散于外也。元人张元素曰：葛根为阳明仙药，若太阳初病，未入阳明而头痛者，不可便用升麻、葛根，用之反引邪入阳明，为引贼破家也。愚按：仲祖《伤寒论》方有葛根汤，治太阳病，项背强几几，无汗，恶风。又治太阳与阳明合病。若阳明本病，只有白虎、承气诸汤，并无葛根汤证，况葛根主宣通经脉之正气以散邪，岂反引邪内入耶？前人学不明经，屡为异说。李时珍一概收录，不加辨证，学者看本草发明，当合经论参究，庶不为前人所误。

四、用法与用量

葛根为《中国药典》2020年版品种，用量10~15g。葛根作为食品可适量食用，如制作成保健酒、粥、茶、汤等。

五、药膳应用

（一）粥类

葛根粉粥

【来源】经验方。

【材料】葛根粉30g，山药20g，粳米100g。

【做法】将葛根、山药切片，水磨，澄取淀粉。与粳米同入砂锅内，加水500ml，文火煮为稀粥，待食。

【功效】解肌退热，生津止渴。

（二）汤类

凉粉草葛根汤

【来源】《中华药膳大全》。

【材料】凉粉草60g，葛根150g，水适量。

【做法】煮汤，去渣代茶饮用，亦可加白糖少许调味。

【功效】清凉解毒，除烦止渴。

（三）茶类

1. 葛根丹参茶

【来源】经验方。

【材料】生葛根 15g，丹参 10g，山楂 6g。

【做法】按上述 3 味药研成粗末。每次取 30g，放入保温瓶中，冲入半瓶沸水，盖闷 20min 即可，代茶饮用。

【功效】生津止渴，活血化瘀。

2. 冰雪梅苏茶

【来源】《中药制剂手册》。

【材料】乌梅肉 14g，薄荷 16g，葛根 2.4g，紫苏 4.8g，白糖适量。

【做法】上药乌梅肉切碎，其余 3 味共研为末，分作 2 包。每日 1 包，加白糖适量，置于保温瓶中，冲入沸水适量浸泡，盖闷约 20min。频频代茶饮用，于 1d 内饮完。

【功效】清解暑热，生津止渴。

3. 葛根钩藤茶

【来源】《食物中药与便方》。

【材料】生葛根 15~18g，钩藤 6~9g。

【做法】将上述 2 味药物研成粗末。每取 20~30g 入纱布包，放保温瓶中，冲入沸水适量，盖闷 10~20min 后，早晚分服。

【功效】升清生津，平肝息风。

4. 葛根丹参茶

【来源】《食物中药与便方》。

【材料】生葛根 15~18g，丹参 18g，茯苓 9g，甘草 6g。

【做法】将上述 4 味药物研成粗末。每次取 40g，放保温瓶中，冲入半瓶沸水，盖闷 20min 即可，代茶饮用。

【功效】升清，生津，活血，化瘀。

5. 行气活血茶

【来源】《中医原著选读》。

【材料】葛根、草河车、白芷、郁金、枳壳、生甘草各 9g，红花、泽兰各 15g，赤芍、白芍、五味子各 12g。

【做法】上方药物共研为细末。每次用 50~60g，置保温瓶中，冲入开水，盖闷 15~30min，代茶频频饮服。每日 1 剂，连服 2~4 周。

【功效】疏肝理气，活血化瘀。

6. 玉泉茶

【来源】《杂病源流犀烛》。

【材料】天花粉、葛根各 45g，麦冬、人参、茯苓、乌梅、甘草各 30g，生黄芪、炙黄芪各 15g。

【做法】上方药物研为粗末备用。每服取 30~60g，纱布包，以清水适量，煎沸取汤，代茶饮服。每日 1 剂。

【功效】生津止渴，益气养阴。

（四）酒类

1. 葛根酒

【来源】经验方。

【材料】葛根25g，桃仁10g，丹参20g，檀香15g，砂仁10g。

【做法】上药洗净，装入一大瓶内，加入高粱酒800~1 000ml，泡1个月即可。

【功效】活血化瘀，行气止痛。

2. 黄芪酒

【来源】《证治准绳》。

【材料】黄芪45g，当归36g，独活45g，防风45g，细辛45g，牛膝45g，川芎45g，甘草45g，制附子45g，蜀椒45g，制川乌30g，山萸肉30g，干葛根30g，秦艽30g，官桂30g，生大黄30g，白术15g，干姜15g，白酒2L。

【做法】以上18味，洗净后研为细末装入3层纱布袋中，置于净器中，用好酒浸之，封口，春、夏5d，秋、冬7d后，去药袋，过滤装瓶备用。

【功效】补气血，通经络，祛风寒，化痰饮。

（五）相关食用制品

1. 葛根口服液

【来源】中国专利。

【材料】葛根、葛花、枳椇子、红景天、柠檬酸。

【做法】在1 000ml纯净水中加入80~100g葛根、葛花和枳椇子混合提取物、20~30g红景天提取物、1~2g柠檬酸，搅拌均匀后灌装；将灌装好的口服液在121℃温度下高压蒸汽灭菌15min后得到成品。

【功效】对化学性肝损伤有辅助保护作用。

2. 卡琦茶

【来源】现代研究。

【材料】葛根、山楂、绞股蓝、菊花、陈皮、茶叶。

【做法】热水泡服，每日2次，每次2袋。

【功效】对化学性肝损伤有辅助保护作用。

六、现代应用

（一）主要成分

1. 营养成分　淀粉、膳食纤维、氨基酸，钾、钙、镁、锌、铁、锰等营养元素。

2. 其他成分　异黄酮类（葛根素、大豆苷元、大豆苷等，其中葛根主要以葛根素为主，粉葛以大豆苷元为主）、三萜类化合物、香豆素、葛根苷类、生物碱。

（二）主要活性

现代研究表明，葛根具有解热、改善心脑血管系统、解酒、益智、抗肿瘤、改善血液流变性、抗血栓、降血糖、保护神经组织等作用。粉葛更偏向于醒脾、解酒。

（三）毒理学评价

未见相关毒理学试验报道。

七、安全小贴士

寒湿偏盛人群不宜食用。

附:粉葛

一、概述

粉葛为豆科植物甘葛藤 *Pueraria thomsonii* Benth. 的干燥根。秋、冬二季采挖,除去外皮,稍干,截段或再纵切两半或斜切成厚片,干燥。其功效及应用与葛根相同。其味甘、辛,性凉,归脾、胃经,具有解肌退热、生津止渴、透疹、升阳止泻、通经活络、解酒毒等功效。研究表明葛植物的根、藤和花毒副作用小,具有较高的安全性,可以作为一种高品质的食物和药物资源。

二、本草考证

葛根和粉葛的主要区别在于产地和质地不同,其中历代主流品种根据描述当为野葛。甘葛藤产于长江以南地区,根部呈粉性,《本草经集注》云:"南康、庐陵间最胜,多肉而少筋,甘美。但为药用之,不及此间尔。"南康、庐陵均在今江西省,陶弘景称此种粉性足,食用最佳,所云即是甘葛藤,并指出了此种药用不及主流的野葛。

三、现代研究与应用

（一）主要成分

1. 营养成分　淀粉,钙、硒、铁、铜、磷、钾、锗等营养元素和人体必需的 13 种氨基酸。

2. 化学成分　多糖、补骨脂异黄酮、染料木素、染料木苷、大豆苷元、芒柄花苷、大豆苷、大豆苷元 -7,4'-*O*- 二葡萄糖苷、大豆苷元 -8-*C*- 芹菜糖(1 → 6)葡萄糖苷、葛根素、染料木素 -8-*C*- 芹菜糖(1 → 6)葡萄糖苷、野葛醇 B、葛根苷 C、葛根苷 D、葛根皂苷 A、反式对香豆酰乙醇酸、十六烷酸、胡萝卜苷、α- 香树脂醇、β- 谷甾醇等。

（二）主要活性

现代药理研究表明,粉葛具有如下的药理作用:抗氧化、护肝、防治骨质疏松、降血糖、降血脂、护脑、增强免疫力、抑菌、醒脾、解酒等作用。

四、安全小贴士

寒湿偏盛人群不宜食用。根据中医九种体质学说,阴虚型人群食用最为适宜,痰湿型和阳虚型人群忌食或少食。

五、参考文献

[1] 李臻,赖富饶,吴晖.葛根的营养成分分析[J].现代食品科技,2011,27(8):1010-1011,1019.
[2] 黄晓巍,张丹丹,王晋冀,等.葛根化学成分及药理作用[J].吉林中医药,2018,38(1):87-89.
[3] 张瑞贤.本草名著集成[M].北京:华夏出版社,1998:22,98,380,647.
[4] 杜文燮.药鉴[M].张向群,校注.北京:中国中医药出版社,1993.
[5] 张建夫,陈亚红,黄香丽,等.葛根与葛花解酒的功效研究[J].安徽农业科学,2009,37(35):17505-17506.
[6] 吕浩.葛根养生酒的生产工艺及产品特色[J].酿酒科技,2009(8):97-99.
[7] 张宇.恩施地区野生葛成分及微量元素硒的药用价值分析[J].低碳世界,2017(27):280-281.
[8] 李昕,潘俊娴,陈士国,等.葛根化学成分及药理作用研究进展[J].中国食品学报,2017,17(9):189-195.
[9] 程博琳,苗明三.葛根现代研究及应用特点分析[J].中医学报,2014,29(7):1014-1016.
[10] 朱振元,罗游,薛婧,等.葛根功能饮料的急性毒性及解酒护肝功效评价[J].食品研究与开发,2016,37(21):160-163.
[11] 李昕,潘俊娴,陈士国,等.不同生长期野葛与粉葛的活性成分及体外抗氧化活性研究[J].中国食品学报,2017,17(10):220-226.
[12] 朱盼,谢娟平.不同产地粉葛不同部位中7种化学成分的含量测定与比较[J].化学与生物工程,2019,36(7):59-64.
[13] 沈雪峰,陈勇,黄小武.粉葛标准化栽培与加工技术[J].现代农业科技,2013(1):94-95.
[14] 史军杰.云南产葛根药材的化学成分研究[D].昆明:云南中医学院硕士学位论文,2016.
[15] 周礼仕,潘小燕,唐敏.葛根多糖类成分研究进展[J].现代医学与健康研究电子杂志,2017,1(7):76.
[16] 王伟宁,张波.葛根和粉葛的异同[J].解放军药学学报,2018,34(3):289.
[17] 梁洁,李琳,唐汉军.葛的功能营养特性与开发应用现状[J].食品与机械,2016,32(11):217-224.

黑芝麻

一、概述

黑芝麻,又名黑脂麻、胡麻、巨胜等,是脂麻科(胡麻科)脂麻属植物脂麻 *Sesamum indicum* L. 的干燥成熟种子。秋季果实成熟时采割植株,晒干,打下种子,除去杂质,再晒干。其味甘、性平,归肝、肾、大肠经,具有补肝肾、益精血、润肠燥等功效,用于精血亏虚,头晕眼花,耳鸣耳聋,须发早白,病后脱发,肠燥便秘。黑芝麻为传统的滋补肝肾类中药,具有较大的药用价值。黑芝麻始载于《神农本草经》:"补五脏,益气力,长肌肉,填脑髓。久服轻身不老。"中医和养生学家多将其作为药膳治疗一些疾病。黑芝麻富含多种营养物质,如脂类、蛋白质、维生素和矿物质等,具有独特的营养保健功能和医药治疗功能,在国内市场上多将黑芝麻加工成糊类、羹类食品,或者制备芝麻油等。

二、来源考证

(一) 品种考证

本品以"胡麻"之名始载于《神农本草经》,列为上品。《名医别录》云:"生上党川泽。"《本草经集注》云:"淳黑者名巨胜……本生大宛,故名胡麻。又茎方名巨胜,茎圆名胡麻。"《新修本草》云:"此麻以角作八棱者为巨胜,四棱者名胡麻,都以乌者良,白者劣尔。"本草中胡麻和巨胜相类而混淆。而《本草图经》却说:"胡麻,巨胜也……今并处处有之。皆园圃所种,稀复野生。苗梗如麻,而叶圆锐光泽。"《本草衍义》云:"胡麻,诸家之说参差不一,止是今脂麻也,更无他义。盖其种出于大宛,故言胡麻。今胡地所出者皆肥大,其纹鹊,其色紫黑,故如此区别。取油亦多。"《本草纲目》云:"胡麻即脂麻也。有迟、早二种,黑、白、赤三色,其茎皆方。秋开白花,亦有带紫艳者。节节结角,长者寸许。有四棱、六棱者,房小而子少;七棱、八棱者,房大而子多,皆随土地肥瘠而然……其茎高者三四尺。有一茎独上者,角缠而子少,有开枝四散者,角繁而子多,皆因苗之稀稠而然也。其叶有本团而末锐者,有本团而末分三叉如鸭掌形者。"从寇宗奭和李时珍的描述可知,二人对胡麻即今天所用的芝麻(脂麻)已十分明确。芝麻种子有黑、白二种,黑者称黑脂麻,白者称为白脂麻。

(二) 药用部位

历代本草文献关于黑芝麻的药用部位均记载为种子,古今一致。古代有以种子的黑白、茎的方圆以及果实的棱数不同将胡麻、巨胜分为二物,但据《本草图经》《本草衍义》《本草纲目》的论述,实为同物异名,并且所述形态特征与今用之芝麻基本一致。

三、历代本草记载

1.《神农本草经》 胡麻 味甘，平。主伤中，虚羸。补五内，益气力，长肌肉，填髓脑。久服轻身不老。一名巨胜。生川泽。叶名青蘘。

2.《名医别录》 胡麻 无毒。坚筋骨，疗金疮，止痛，及伤寒温疟，大吐后虚热羸困。久服明耳目，耐饥，延年。以作油，微寒。利大肠，胞衣不落。生者摩疮肿，生秃发。

3.《本草经集注》 八谷之中，惟此为良。淳黑者名巨胜。巨者，大也，是为大胜。本生大宛，故名胡麻。又，茎方名巨胜，茎圆名胡麻。服食家当九蒸、九曝、熬、捣、饵之断谷，长生、充饥。虽易得，世中学者，犹不能恒服，而况余药耶！蒸不熟，令人发落，其性与茯苓相宜。世方用之甚少，时以合汤丸尔。

4.《本草纲目》【附方】(旧十五，新十六)。服食胡麻(抱朴子云:用上党胡麻三斗，淘净甑蒸，令气遍。日干，以水淘去沫再蒸，如此九度。以汤脱去皮，簸净，炒香为末，白蜜或枣膏丸弹子大。每温酒化下一丸，日三服。忌毒鱼、狗肉、生菜。服至百日，能除一切痼疾，一年身面光泽不饥，二年白发返黑，三年齿落更生，四年水火不能害，五年行及奔马，久服长生。若欲下之，饮葵菜汁。孙真人云:用胡麻三升，去黄褐者，蒸三十遍，微炒香为末。入白蜜三升，杵三百下，丸梧桐子大。每日服五十丸。人过四十以上，久服明目洞视，肠柔如筋也。神仙传云:鲁女生服胡麻饵术，绝谷八十余年，甚少壮，日行三百里，走及獐鹿)。服食巨胜(治五脏虚损，益气力坚筋骨。用巨胜九蒸九暴，收贮。每服二合，汤浸布裹，挼去皮再研，水滤汁煎饮，和粳米煮粥食之。[时珍曰]古有服食胡麻、巨胜二法。方不出于一人，故有二法，其实一物也)。白发返黑(乌麻九蒸九晒，研末，枣膏丸，服之。《千金方》)。腰脚疼痛(新胡麻一升，熬香杵末。日服一小升，服至一斗永瘥。温酒、蜜汤、姜汁皆可下。《千金》)。手脚酸痛(微肿。用脂麻五升熬研，酒一升，浸一宿。随意饮。《外台》)。入水肢肿(作痛。生胡麻捣涂之。《千金》)。偶感风寒(脂麻炒焦，乘热擂酒饮之，暖卧取微汗出良)。中暑毒死(救生散:用新胡麻一升，微炒令黑，摊冷为末，新汲水调服三钱。或丸弹子大，水下。《经验后方》)。呕啘不止(白油麻一大合，清酒半升，煎取三合，去麻顿服。《近效方》)。牙齿痛肿(胡麻五升，水一斗，煮汁五升，含漱吐之，不过二剂神良。《肘后》)。热淋茎痛(乌麻子、蔓菁子各五合，炒黄，绯袋盛，以井华水三升浸之，每食前服一钱《圣惠方》)。小儿下痢(赤白。用油麻一合捣，和蜜汤服之。《外台》)。解下胎毒(小儿初生，嚼生脂麻，绵包，与儿咂之，其毒自下。小儿急疳(油麻嚼傅之。《外台》)。小儿软疖(油麻炒焦，乘热嚼烂傅之。《谭氏小儿方》)。头面诸疮(脂麻生嚼傅之。《普济》)。小儿瘰疬(脂麻、连翘等分，为末。频频食之。《简便方》)。疔肿恶疮(胡麻烧灰、针砂等分，为末。醋和傅之，日三。《普济方》)。痔疮风肿(作痛。胡麻子煎汤洗之，即消)。坐板疮疥(生脂麻嚼傅之。《笔峰杂兴》)。阴痒生疮(胡麻嚼烂傅之，良。《肘后》)。乳疮肿痛(用脂麻炒焦，研末。以灯窝油调涂即安)。妇人乳少(脂麻炒研，入盐少许，食之。《唐氏》)。汤火伤灼(胡麻生研如泥，涂之。《外台》)。蜘蛛咬疮(油麻研烂傅之。《经验后方》)。诸虫咬伤(同上)。蚰蜒入耳(胡麻炒研，作袋枕之。《梅师》)。谷贼尸咽(喉中痛痒，此因误吞谷芒，抢刺痒痛也。谷贼属咽，马喉风属喉，不可不分。用脂麻炒研，白汤调下。《三因方》)。痈疮不合(乌麻炒黑，捣傅之。《千金》)。小便尿血(胡麻三升杵末。以东流水二升浸一宿，平旦绞汁，顿热服。《千金方》)。

5.《本草从新》 甘，平。益肝肾，润五脏，填精髓，坚筋骨，明耳目，耐饥渴。可以辟谷。乌须发，利大小肠，疗风淫瘫痪。凉血解毒。服之令人肠滑。精气不固者亦勿宜食。皮肉俱

 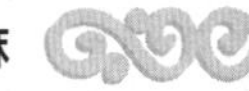

黑者良。九蒸九晒,可以服食。麻油,疗疮滑胎。熬膏多用之。

6.《得配本草》 芝麻即胡麻,一名巨胜。甘,平。入足三阴经血分。补精髓,润五脏,通经络,滑肌肤,治尿血,祛头风,敷诸毒不合,并阴痒生疮。得蔓荆,治热淋茎痛;得白蜜蒸饵,治百病。配连翘,治小儿瘰疬。嚼生芝麻,绵包与儿咂之,下胎毒。乌色者佳。敷疮,生嚼;滑痰,生用;逐风,酒蒸。入补,蒸晒;炒食,不生风病。精滑,脾滑,牙疼,口渴,四者禁用。麻虽润而偏致口燥。

四、用法与用量

黑芝麻为《中国药典》2020年版品种,用量9~15g。黑芝麻作为食品可适量食用,如芝麻酱、芝麻油、芝麻糊、炒粒拌菜、黑芝麻豆奶饮料等。

五、药膳应用

(一) 粥类

1. 黑芝麻粥

【来源】经验方。

【材料】黑芝麻30g,黑豆30g,枸杞子15g,大米100g,白砂糖适量。

【做法】将黑芝麻、黑豆、枸杞子与大米淘洗干净,同入砂锅中,加水适量,文火熬煮,至米熟为度,调以白糖,即可食用。

【功效】补肝养血,润肠通便。

2. 芝麻粥

【来源】经验方。

【材料】黑芝麻30g,核桃仁30g,黑桑椹30g,大米100g。

【做法】将核桃仁捣碎,加入黑芝麻、黑桑椹、大米,文火煮粥。

【功效】补肾健脑,乌发悦颜。

(二) 汤类

芝麻乌发汤

【来源】经验方。

【材料】山药10g,黑豆10g,黑芝麻15g,核桃仁10g,当归5g,羊肉250g。

【做法】羊肉洗净,入沸水锅内焯去血水,放入锅内。诸中药装袋扎口入锅内,放入调料,加清水。锅置炉上,旺火烧沸水去泡沫,羊肉捞出切片,温火炖1.5h至羊肉烂,去药袋。

【功效】滋肝补肾,乌须发。

(三) 茶类

芝麻养血茶

【来源】经验方。

【材料】黑芝麻6g,桑椹3g,茶叶3g。

【做法】黑芝麻炒黄,与桑椹、茶加水煎煮10min。凉后代茶饮。

【功效】滋补肝肾。

（四）酒类

黑芝麻酒

【来源】经验方。

【材料】黑芝麻150g，制何首乌30g，黑桑椹100g，女贞子50g，黄酒1 000ml。

【做法】将黑芝麻淘净，炒至微香，与何首乌、黑桑椹、女贞子置瓷器内捣碎，倒入黄酒，搅匀，加盖密封，置阴凉干燥处。每日摇动数下，7d后澄清透明即成。

【功效】补益肝肾，乌发养颜。

（五）相关食用制品

黑芝麻糊

【来源】中国专利。

【材料】茯苓、豆粉、花生仁、山药、枸杞子、川芎、燕麦、骨碎补、党参、黑芝麻、黑豆、马齿苋、桑椹子、当归。

【做法】每天40~200g，用适量开水调成糊状即可食用。

【功效】补脾益气。

六、现代应用

（一）主要成分

1. 营养成分　含脂肪油可达60%，油中有甾醇、芝麻素、芝麻林素、芝麻酚、维生素E、叶酸、烟酸、卵磷脂、蛋白质等，人体必需的钙、磷、硫、镁、钾、钠、铁、锌、硒、铜、锰、铝等营养元素。

2. 其他成分　黑色素、芝麻木脂素类。

（二）主要活性

黑芝麻中所含的维生素E及黑色素、芝麻木脂素类物质具有抗氧化、延缓衰老的作用；富含的芝麻素具有广泛的生物活性，它不仅可以保护及强化肝功能、调节血压、降低胆固醇，更可以直接作用于组织器官，发挥优异的抗氧化能力，对大肠埃希菌、金黄色葡萄球菌和枯草芽孢杆菌有较好的抑菌作用；丰富的维生素E能预防皮肤干燥，增强皮肤对湿疹、疥疮的抵抗力，维持正常生殖功能和防止肌肉萎缩。此外，黑芝麻蛋白质是完全蛋白质，其中蛋氨酸和色氨酸等含硫氨基酸含量比其他植物蛋白高，容易被人体吸收利用，是一种理想的植物蛋白资源。

（三）毒理学评价

未见相关毒理学试验报道。

七、安全小贴士

慢性肠炎、便溏腹泻者忌食。根据中医九种体质学说，痰湿、湿热体质人群忌食。

八、参考文献

[1] 冯航．黑芝麻药用成分研究进展[J]. 农技服务，2016，33(9)：153.

[2] 刘之力，涂彩霞，任风，等.56 味中药乙醇提取物对酪氨酸酶活性影响及动物致色素作用的研究[J]. 中华皮肤科杂志，2001，34(4)：284-285.

[3] 吴可克，徐秋，陈丽风，等．八味中药水和乙醇提取物对酪氨酸酶的激活作用[J]. 大连轻工业学院学报，2000，19(1)：21-24.

[4] 李秋凤，王金亭．黑芝麻色素的制备及其应用现状[J]. 食品研究与开发，2010，31(11)：212-214.

[5] 赵肃清，孙远明，蔡燕飞，等．天然黑色素的研究进展[J]. 广州食品工业科技，2001，17(3)：54-56.

[6] 曹蕾，耿薇，魏永生．微波消解 -ICP-OES 法测定黑芝麻中的 18 种矿质元素[J]. 应用化工，2012，41(5)：910-913.

[7] 陆海鹏，李彬．复方黑芝麻胶囊调节免疫功能作用的实验研究[J]. 云南中医中药杂志，2010，31(4)：50-53.

[8] 刘晓芳，徐利，刘娜，等．黑芝麻和黑豆色素提取物对急性肝损伤的保护作用[J]. 中国实验方剂学杂志，2008，14(5)：68-70.

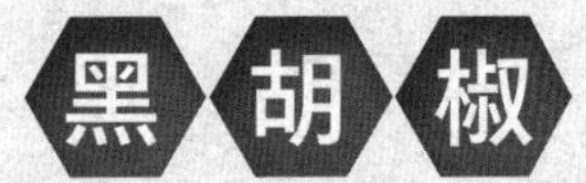

黑胡椒

一、概述

胡椒,为胡椒科植物胡椒 *Piper nigrum* L. 的干燥近成熟或成熟果实。秋末至次春果实呈暗绿色时采收,晒干,为黑胡椒;果实变红时采收,用水浸渍数日,擦去果肉,晒干,为白胡椒。胡椒味辛,性热,归胃、大肠经。有温中散寒,下气、消痰的功效。可用于治疗胃寒呕吐、腹痛泄泻、食欲不振、癫痫痰多等症。胡椒中含有生物碱、挥发油、有机酸类化合物等化学成分。黑胡椒具有抗炎、保肝、抗菌杀虫、抗肿瘤、抗感染等广泛的药理活性。黑胡椒又可作为调味剂,在煮粥、熬汤等方面多有应用。

二、来源考证

(一) 品种考证

胡椒始载于《新修本草》,云:"胡椒,……生西戎,形如鼠李子,调食用之,味甚辛美,……"《本草纲目》果部味果类载:"胡椒,因其辛辣似椒,故得椒名,实非椒也。""胡椒,今南番诸国及交趾、滇南、海南诸地皆有之。蔓生附树及作棚引之。叶如扁豆、山药辈。正月开黄白花,结椒累累,缠藤而生,状如梧桐子,亦无核,生青熟红,青者更辣。四月熟,五月采收,曝干乃皱。今遍中国食品,为日用之物也。"根据以上记载,与今所用之胡椒相符合。

(二) 药用部位

历代本草记载关于黑胡椒的药用部位均为干燥果实。诸如《新修本草》载:"形如鼠李子。"《本草蒙筌》载:"蔓生苗茎软柔,长仅寸半;发枝条细嫩,与叶相齐。子结条中,两两相对。其叶晨开暮合,合则将子里藏。阴气不沾,故甚辛热。状如鼠李,六月采收。"《本草纲目》载:"蔓生附树及作棚引之。叶如扁豆、山药辈。正月开黄白花,结椒累累,缠藤而生,状如梧桐子,亦无核,生青熟红,青者更辣。"从历代本草文献对黑胡椒药用部位的描述可知,与今之黑胡椒形态相符。《中国药典》1990 年版一部始,将白胡椒和黑胡椒合并到"胡椒"名下,规定药用部位为干燥近成熟或成熟果实。秋末至次春果实呈暗绿色时采收,晒干,为黑胡椒;果实变红时采收,用水浸渍数日,擦去果肉,晒干,为白胡椒。

三、历代本草记载

1.《新修本草》 胡椒,味辛,大温,无毒。主下气,温中,去痰,除脏腑中风冷。生西戎,形如鼠李子,调食用之,味甚辛美,而芳香不及蜀椒。

2.《嘉祐本草》 调五藏,止霍乱,心腹冷痛,壮肾气,及主冷痢,杀一切鱼、肉、鳖、蕈毒。

3.《证类本草》 海药云：谨按徐表《南州记》：生南海诸国。去胃口气虚冷，宿食不消，霍乱气逆，心腹卒痛，冷气上冲。和气，不宜多服，损肺。一云：向阴者澄茄，向阳者胡椒也。雷公云：凡使，只用内无皱壳者，用力大。汉椒使壳，胡椒使子。每修拣了，于石糟中碾碎，成粉用。食疗云：治五脏风冷，冷气心腹痛，吐清水，酒服之佳。亦宜汤服。若冷气，吞三、七枚。孙真人：治霍乱。以胡椒三、四十粒，以饮吞之。段成式《酉阳杂俎》云：胡椒，出摩伽陁国，呼为昧履支。其苗蔓生，茎极柔弱，长寸半。有细条与叶齐，条上结子，两两相对。其叶晨开暮合，合则裹其子于叶中。形似汉椒，至辛辣，六月采，今作胡盘肉食，皆用之也。

4.《本草衍义》 胡椒，去胃中寒痰吐水，食已即吐，甚验。过剂则走气。大肠寒滑亦用，须各以他药佐之。

5.《汤液本草》 胡椒，气温，味辛。无毒。《本草》云：主下气温中去痰，除脏腑中风冷。向阳者为胡椒，向阴者为荜澄茄。胡椒多服损肺。味辛辣，力大于汉椒。

6.《本草蒙筌》 胡椒，味辛，气大温。属火有金。无毒。来从南广，出自西戎。蔓生苗茎软柔，长仅寸半；发枝条细嫩，与叶相齐。子结条中，两两相对。其叶晨开暮合，合则将子里藏。阴气不沾，故甚辛热。状如鼠李，六月采收。番人呼为昧履支，中国称曰胡椒子。杀一切鱼肉菰蕈之毒，调诸般食馔汤饮之需。下气去风痰，温中止霍乱。肠胃冷痢可却，心腹冷痛堪除。疗产后血气刺疼，治跌扑血滞肿痛。食勿过剂，损肺伤脾。又荜澄茄柄粗蒂圆，系嫩胡椒青时摘取。一云：向阳生者为胡椒，向阴生者为澄茄。化谷食，理逆气多效；消痰癖，止呕哕殊功。染须发香身，逐鬼气除胀。伤寒咳噫，亦每用之。

7.《本草纲目》【附方】（旧二，新二十一）。心腹冷痛（胡椒三七枚，清酒吞之。或云一岁一粒。《孟诜食疗》）。心下大痛（《寿域方》：用椒四十九粒，乳香一钱，研匀。男用生姜、女用当归酒下。又方：用椒五分，没药三钱，研细。分二服，温酒下。又方：胡椒、绿豆各四十九粒研烂，酒下神效）。霍乱吐泻（《孙真人》：用胡椒三十粒，以饮吞之。《直指方》：用胡椒四十九粒，绿豆一百四十九粒。研匀，木瓜汤服一钱）。反胃吐食［《戴原礼方》：用胡椒醋浸，晒干，如此七次，为末，酒糊丸梧桐子大。每服三四十丸，醋汤下。《圣惠方》：用胡椒七钱半，煨姜一两，水煎，分二服。《是斋百一方》：用胡椒、半夏（汤泡）等分，为末，姜汁糊丸梧子大。每姜汤下三十丸］。夏月冷泻（及霍乱。用胡椒碾末，饭丸梧桐子大。每米饮下四十丸。《卫生易简方》）。赤白下痢（胡椒、绿豆各一岁一粒，为末，糊丸梧桐子大。红用生姜、白用米汤下。《集简方》）。大小便闭（关格不通，胀闷二三日则杀人。胡椒二十一粒，打碎，水一盏，煎六分，去滓，入芒消半两，煎化服。《总录》）。小儿虚胀（塌气丸：用胡椒一两，蝎尾半两，为末，面糊丸粟米大。每服五七丸，陈米饮下。一加莱菔子半两。《钱乙方》）。虚寒积癖（在背膜之外，流于两胁，气逆喘急，久则营卫凝滞，溃为痈疽，多致不救。用胡椒二百五十粒，蝎尾四个，生木香二钱半，为末，粟米饭丸绿豆大。每服二十丸，橘皮汤下。名磨积丸。《济生方》）。房劳阴毒（胡椒七粒，葱心二寸半，麝香一分，捣烂，以黄蜡溶和，做成条子，插入阴内，少顷汗出即愈。《孙氏集效方》）。惊风内钓（胡椒、木鳖子仁等分，为末，醋调黑豆末，和杵，丸绿豆大。每服三四十丸，荆芥汤下。《圣惠》）。发散寒邪（胡椒、丁香各七粒，碾碎，以葱白捣膏和，涂两手心，合掌握定，夹于大腿内侧，温覆取汗则愈。《伤寒蕴要》）。伤寒咳逆（日夜不止，寒气攻胃也。胡椒三十粒打碎，麝香半钱，酒一钟，煎半钟，热服。《圣惠方》）。风虫牙痛（《卫生易简方》：用胡椒、荜茇等分，为末，蜡丸麻子大。每用一丸，塞蛀孔中。《韩氏医通》：治风、虫、客寒，三般牙痛，呻吟不止。用胡椒九粒，绿豆十一粒，布裹捶碎，以丝绵包作一粒，患处咬定，涎出吐去，立愈。《普济方》：用胡椒一钱半，以羊脂拌打四十丸，擦之追涎）。阿伽陀丸（治妇人血崩。用胡椒、紫檀香、郁金、茜根、小檗皮等分，为末，水丸梧子大。每服二十丸，阿胶汤下。〔时珍曰〕按《酉阳杂俎》：胡椒出摩伽陀国。此方之名，因此而讹者也）。沙石淋痛（胡椒、朴消等分，为末。每服用二钱，白汤下，日二。名二拗散。《普济方》））。蜈蚣咬伤（胡椒，嚼封之，即不痛。《多能鄙事》）。

8.《本草从新》 胡椒，辛，大热，有毒。温中下气，快膈消痰。治寒痰食积，肠滑冷痢，阴毒腹痛，胃寒吐水，牙齿浮热作痛。合荜茇散之。杀一切鱼肉鳖蕈毒。《多能鄙事》方，蜈蚣咬伤，胡椒嚼封之即不痛。世人因其快膈，嗜之者众。然损肺走气，动火动血，损齿昏目，发疮痔脏毒，必阴气至足者方可用。毕澄茄，即胡椒之大者，乃一类二种，主治略同。亦易僭上。

9.《得配本草》 胡椒，辛，热。有毒。入足阳明经气分。除寒湿，下膈气。治一切风冷、积滞、痰饮、泻痢诸痛，杀一切鱼肉鳖蕈诸毒。得木香、蝎梢，治背膜寒癖。配绿豆，为末，治冷热下痢（一岁各一粒）。使芒硝，治大小便秘。入麝香，治伤寒呃逆。多用动血伤气，发疮昏目。因热致病者。

四、用法与用量

黑胡椒为《中国药典》2020年版品种，用量为0.6~1.5g，研粉吞服，外用适量。黑胡椒可适量食用，是一种常用的调味品，现代加工食品如香辣粉、辣酱油、五香粉等，烹调食品如肉类、火锅、菜肴等中均将黑胡椒作为香料添加剂使用。

五、药膳应用

（一）粥类

胡椒粥

【来源】《药膳食疗》。

【材料】胡椒粉3g，粳米30g，葱白3根，红枣2枚。

【做法】粳米、葱白、红枣同煮粥，粥成调和胡椒粉，文火微煮5min即成。

【功效】温中散寒，下气。

（二）汤类

1. 胡椒红糖汤

【来源】《家庭医药》。

【材料】黑胡椒适量，红糖适量。

【做法】压碎黑胡椒，加红糖煮开两次，稍凉即成。

【功效】温中散寒，下气。

2. 猪肚汤

【来源】经验方。

【材料】猪肚一个，黑胡椒适量，葱、姜适量，盐少许。

【做法】猪肚洗净切块水焯，加葱、姜，慢炖至熟，拍碎黑胡椒，同盐加入其中，搅拌即成。

【功效】滋补肠胃。

（三）酒类

胡椒酒

【来源】经验方。

【材料】黑胡椒 6g，茴香 6g，肉桂 3g，酒 150ml。

【做法】共研末，纱布包之，入酒中浸泡，密封 3d，去药袋，过滤去渣取汁即成。

【功效】温阳散寒。

六、现代研究

（一）主要成分

1. 营养成分　蛋白质、脂肪、膳食纤维、烟酸，钙、铜、锰、铁、锌等人体必需营养元素。

2. 其他成分　酰胺类化合物（胡椒碱、胡椒酰胺、次胡椒酰胺等）、挥发油（向日葵素、二氢香苇醇、氧化丁香烯等）、有机酸类化合物等。

（二）主要活性

现代药理研究表明，黑胡椒有镇静、镇痛、抗炎、保肝、抗菌、杀虫、抗肿瘤、抗感染、抗惊厥等多方面药理活性，其主要成分胡椒碱不仅具有镇静作用，而且可加强其他中枢神经抑制药的中枢抑制作用。胡椒在医学上有多种用途，可治疗消化不良、寒痰、支气管炎和风湿病等。

（三）毒理学评价

未见相关毒理学试验报道。

七、安全小贴士

热病及阴虚有火者禁服，孕妇慎服。根据中医九种体质学说，适宜食用黑胡椒的人群为阳虚体质型，阴虚有火者应禁食或少食。

八、参考文献

[1] 郭振东．粥食可止胃腹痛[J]．药膳食疗，2004(5):12.

[2] 王崇仪，白晓菊．胡椒红糖汤解胃痛通小便[J]．家庭医药(快乐养生)，2010(9):22.

[3] 韦琨，窦德强，裴玉萍，等．胡椒的化学成分、药理作用及与卡瓦胡椒的对比[J]．中国中药杂志，2002，27(5):328-333.

[4] 郑虎占，董泽宏，佘靖，等．中药现代研究与应用：第四卷[M]．北京：学苑出版社，1998.

[5] 刘屏，索婧侠，于腾飞．胡椒碱药理作用的研究进展[J]．中国药物应用与监测，2007，4(3):7-9.

[6] 枉前，张恩娟．胡椒属植物药理作用的研究概况[J]．药学实践杂志，2006，24(3):139-141，177.

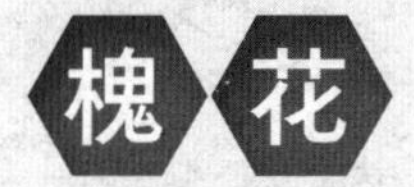

槐花

（槐花、槐米）

一、概述

槐花，为豆科植物槐 *Sophora japonica* L. 的干燥花及花蕾。夏季花开放或花蕾形成时采收，及时干燥，除枝、梗及杂质，前者习称“槐花”，后者习称“槐米”。槐花味苦，性微寒，归肝、大肠经，有凉血止血、清肝泻火的功效，可治疗便血、痔血、血痢、崩漏、吐血、衄血、肝热目赤、头痛眩晕等症。槐花中含有黄酮、多糖等化学成分，临床多用于降血压、改善微循环等方面。因其清热降火之功，槐花、槐米常用作泡茶、酿酒、食品等，用途广泛。

二、来源考证

（一）品种考证

《神农本草经》收载“槐实”，《嘉祐本草》据《日华子本草》资料另立“槐花”条。《淮南子》曰：“槐之生也，入季春五日而兔目，十日而鼠耳，更旬而始规，二旬而叶成。”《本草图经》云：“谨按《尔雅》，槐有数种，叶大而黑者名櫰槐，昼合夜开者名守宫槐。叶细而青绿者但谓之槐，其功用不言有别。四月、五月开花，六月、七月结实。”其中所附“高邮军槐实”图，其荚果呈串珠状，叶与羽状复叶相似。又《本草纲目》云：“其花未开时，状如米粒，炒过煎水，染黄甚鲜。其实作荚连珠，中有黑子，以子连多者为好。”以上所述槐的特征及附图均与豆科植物槐一致。本草描述了槐花已开放者和花蕾，而以未开者佳，即槐花和槐米，植物来源为豆科植物槐。

（二）药用部位

槐花和槐米（又称槐实）的药用部位为花及花蕾，历代本草记载统一。槐实入药最早，《神农本草经》就有记载，列为上品药之一。《本草纲目》曰：“其花未开时，状如米粒，炒过煎水，染黄甚鲜。”《本草原始》载：“槐花未开者为槐子，染家水煮染色”，可见槐米多用于染色。槐花的记载出现较晚，首次载于宋代《本草图经》，并未单独分条，其文附于“槐实”条下，到宋代《日华子本草》才将其分出。

三、历代本草记载

1.《神农本草经》 槐实，味苦、寒。主五内邪气热，止涎唾，补绝伤，疗五痔，火疮，妇人乳瘕，子脏急痛。

2.《名医别录》 槐实，酸、咸，无毒。以七月七日取之，捣取汁，铜器盛之，日煎，令可作丸，大如鼠矢，内窍中，三易乃愈。又堕胎。久服明目，益气，头不白，延年。枝主洗疮及阴囊下湿痒。皮主烂疮。根主喉痹寒热。生河南平泽。可作神烛。

3.《本草经集注》 陶隐居云:槐子以相连多者为好,十月上巳日采之。新盆盛,合泥百日,皮烂为水,核如大豆。服之,今令人脑满,发不白而长生。今处处有,此云七月取其子未坚,故捣绞取汁。

4.《新修本草》 八月断槐大枝,使生嫩蘖,煮汁酿酒,疗大风痿痹甚效。槐耳味苦、辛,平,无毒。主五痔心痛,妇人阴中痒痛。槐树菌也,当取坚如桑耳者。枝炮熨止蝎毒也。

5.《嘉祐本草》 櫰,槐大叶而黑。守宫槐,叶昼聂宵炕。释曰:櫰,槐也。大叶而黑名櫰,不尔即名槐。又曰:槐叶昼合夜开者,别名守宫槐。聂,合也。炕,张也。《药性论》云:槐子,臣,主治大热,难产。皮煮汁。淋阴囊坠肿气痛。又云:槐白皮,味苦,无毒。能主治口齿风疳䘌血,以煎浆水煮含之。又煎淋浴男子阴疝卵肿。陈藏器云:槐实本功外,杀虫去风。合房折取阴干煮服,味一如茶,明目,除热泪,头脑、心胸间热风烦闷,风眩欲倒,心头吐涎如醉,漾漾如船车上者。花堪染黄,子上房七月收之,染皂木为灰,长毛发。日华子云:槐子,治丈夫、女人阴疮湿痒,催生。吞七粒。又云槐皮草,治中风皮肤不仁,喉痹,浸洗五痔并一切恶疮,妇人产门痒痛及汤火疮。煎膏,止痛长肉,消痈肿。

槐花,味苦,平,无毒。治五痔,心痛,眼赤,杀腹藏虫及热,治皮肤风并肠风泻血,赤白痢,并炒服。叶,平,无毒。煎汤治小儿惊痫,壮热,疥癣及丁肿。皮、茎同用。

6.《证类本草》《简要济众》:治妇人漏下血不绝。槐花鹅不以多少烧作灰,细研。食前温酒服二钱匕。

7.《本草衍义》 槐花,今染家亦用。收时折其未开花,煮一沸,出之釜中,有所澄下稠黄滓,渗漉为饼,染色更鲜明。治肠风热泻血甚佳,不可过剂。

8.《汤液本草》 槐花,苦薄,阴也。《珍》云:凉大肠热。

9.《本草蒙筌》 槐实,味苦、辛、咸,气寒。无毒。折枝插地即活,人家多植门庭。实生荚中,十月收采。粒大如豆,色紫而坚。一荚两粒三粒者为良,若系单粒五粒者勿用。小铜锤击碎,乌牛乳浸宵。蒸过才煎,景天为使。主五内邪热,去五痔肿疼(七月七日取,捣绞汁,贮铜器内,置高处曝二十日以上,煎稠硬,圆如鼠粪大,纳谷道内,三易之乃愈)。止涎唾,补绝伤,凉大肠,消乳瘕。除男子阴疮湿痒不歇,却女子产户痛痒难当。仍理火疮,且堕胎孕。酒吞七粒,催产尤良。嫩房荚收煎代茶,去头风明目补脑。老荚疏导风热,亦可取捣煎尝。白皮皮肤不仁服效。消阴疝卵肿,却壮热惊痫。茎叶功同,总治疮毒。熬膏贴痈疽溃烂,煮汁漱口齿风疳。根作神烛可烧,仍主喉痹寒热。枝洗疮住痒,煅揩齿杀虫。花味甚苦炒黄,亦凉大肠去热。理肠风泻血及皮肤风,止痔疮来红并赤白痢。去胃脘卒痛,杀腹脏蛔蚘。胶主诸风化涎,任作汤散丸服。却风痹肢难举动,散风毒身如虫行。噤口急风殊功,破脑伤风立效。槐耳系菌,亦树所生。坚如桑耳者良,用作细末酒服。去妇人阴中疮痛,治痔疮谷道血流。

10.《本草纲目》【附方】(旧一,新二十)。衄血不止(槐花、乌贼鱼骨等分,半生半炒为末,吹之。《普济方》)。舌衄出血(槐花末,傅之即止。《朱氏集验》)。吐血不止(槐花烧存性,入麝香少许,研匀,糯米饮下三钱。《普济方》)。咯血唾血(槐花炒研。每服三钱,糯米饮下,仰卧一时取效。《朱氏方》)。小便尿血[槐花(炒)、郁金(煨)各一两,为末。每服二钱,淡豉汤下,立效。《箧中秘宝方》]。大肠下血(《经验方》:用槐花、荆芥穗等分,为末。酒服一钱匕。《集简方》:用柏叶三钱,槐花六钱,煎汤日服。《袖珍》:用槐花、枳壳等分,炒存性为末。新汲水服二钱)。暴热下血(生猪脏一条,洗净控干,以炒槐花末填满扎定,米醋沙锅内煮烂,擂丸弹子大,日干。每服一丸,空心当归煎酒化下。《永类钤方》)。酒毒下血[槐花(半生半炒)一两,山栀子(焙)五钱,为末。新汲水服二服。《经验良方》]。脏毒下血(新槐花炒研,酒服三钱,日三服。或用槐白皮煎汤服。《普济方》)。妇人漏血(不止。槐花烧存性,研。每服二、三钱,食前温酒下。《圣惠方》)。血崩不止(槐花三两,黄芩二两,为末。每服半两,酒一碗,铜秤锤一枚,桑柴火烧红,浸入酒内,调服。忌口。《乾坤秘韫》)。中风失音(炒槐花,三更后仰卧嚼咽。《危氏得效方》)。痈疽发背(凡人中热毒,眼花头晕,口干舌苦,心惊背热,四肢麻木,觉有红晕在背后者。即取槐花子一大抄,铁杓炒褐色,以好酒一碗汗之。乘热饮酒,一汗即愈。如未退,再炒一服,极效。纵成脓者,亦无不愈。彭幸庵云:此方三十年屡效者。刘松石《保寿堂方》)。杨梅毒疮(乃阳明积热所生。槐花四两略炒,入酒二盏,煎十余沸,热服。胃虚寒者勿用。《集简方》)。外痔长寸(用槐花煎汤,频洗并服之。数日自缩。《集简方》)。疔疮肿毒[一切痈疽发背,不问已成未成,但焮痛者皆治。槐花(微炒)、核桃仁二两,无灰酒一钟,煎十余沸,热服。未成者二三服,已成者一二服见效。《医方摘要》]。发背散血(槐花、绿豆粉各一升,同炒作象牙色,研末。用细茶一两,煎一碗,露一夜,调末三钱傅之,留头。勿犯妇女手。《摄生众妙方》)。下血血崩(槐花一两,棕灰五钱,盐一钱,水三钟,煎减半服。《摘玄方》)。白带不止[槐花(炒)、牡蛎(煅)等分,为末。每酒服三钱,取效。同上]。

11.《本草从新》 槐花,苦,凉。功同槐实,凉血。治风热目赤,赤白泄痢,五痔肠风,吐崩便衄诸血。舌上出血如线者名舌衄,炒研掺之。忌同槐实。含蕊而陈久者佳。微炒。

四、用法与用量

槐花、槐米为《中国药典》2020年版品种,用量为5~10g。槐花、槐米作为食品可适量食用,可用于烹调食品,如炒食、蒸食、凉拌、做馅、煮汤等,也可加工成茶饮、饮料、保健醋、葡萄酒、酸奶等。

五、药膳应用

(一) 粥类

槐花粥

【来源】《山西老年》。

【材料】黄玉米100g,槐花30g,食用盐1g。

【做法】黄玉米煮粥,粥将成,加入槐花和食用盐,搅拌微煮即成。

【功效】清热凉血,清肝泻火,辅助消化。

(二) 汤类

芹菜槐花汤

【来源】《农家之友》。

【材料】芹菜100g,槐花20g,车前子20g,白茅根20g。

【做法】加水煮开,再煮30min即成。

【功效】清热利尿。

（三）茶类

槐花止血茶

【来源】经验方。

【材料】炒槐花 10g，藕节 10g。

【做法】纱布包之，煎煮取汁，代茶饮。

【功效】清肠止血。

（四）酒类

槐花酒

【来源】经验方。

【材料】炒槐花 90g，金银花 30g，黄酒 500ml。

【做法】炒槐花、金银花研末，取 9g，以黄酒 50ml 冲泡即成。

【功效】清热解毒。

（五）相关食用制品

槐花煎蛋

【来源】经验方。

【材料】槐花适量，鸡蛋 2 个，盐少许。

【做法】槐花洗净去梗，温水焯。打入鸡蛋，加盐少许搅拌均匀。锅内放油，小火慢煎，至底部金黄色即成。

【功效】凉血泻火。

六、现代研究

（一）主要成分

1. 营养成分　蛋白质、脂肪、氨基酸、多种维生素及锌、锰、镉、铜、钾等人体必需营养元素。

2. 其他成分　三萜皂苷（赤豆皂苷Ⅰ、大豆皂苷Ⅰ、槐花皂苷Ⅰ等）、黄酮（槲皮素、芸香苷、异鼠李素等）、脂肪酸（月桂酸、十二碳烯酸、硬脂酸等）。

（二）主要活性

现代药理研究表明，槐花、槐米能够调节毛细血管通透性和脆性、降血压、改善微循环等，对痛风、心血管疾病、肥胖、糖尿病、高血压等效果显著。槐花多糖的功效主要在免疫调节方面，同时在抗菌、抗氧化等方面也具有一定作用。

（三）毒理学评价

未见相关毒理学试验报道。

七、安全小贴士

过敏性体质、消化不良、脾胃虚弱者慎服。根据中医九种体质学说,适宜食用槐花、槐米的人群为湿热体质型,气虚、阳虚体质人群少食。

八、参考文献

[1] 李桂风,薰淑敏,李兴福,等.槐米保健香茶的研制[J].药膳食疗研究,1999(2):8.

[2] 赵贵红.槐花酒的研制[J].农产品加工(学刊),2005(2):70-71.

[3] 谭长征.发酵型槐米低糖酸奶工艺研究[J].湖南林业科技,2006,33(1):37-38.

[4] 张仁庆.槐花的食用[J].中国食品,2003(9):43.

[5] 申国强.春季美食槐花粥[J].山西老年,2013(4):55.

[6] 朱欣佚.耳背喝芹菜槐花汤[J].农家之友,2017(6):48.

[7] 李秋红,栾仲秋,王继坤.中药槐米的化学成分、炮制研究及药理作用研究进展[J].中医药学报,2017,45(3):112-116.

[8] 李娆娆,原思通,肖永庆.中药槐花化学成分、药理作用及炮制研究进展[J].中国中医药信息杂志,2002,9(6):77-82.

蒲公英

一、概述

蒲公英，别名蒲公草、黄花地丁、黄花三七、婆婆丁等，为菊科植物蒲公英 *Taraxacum mongolicum* Hand. -Mazz.、碱地蒲公英 *T. borealisinense* Kitam. 或同属数种植物的干燥全草。春至秋季花初开时采挖，除去杂质，洗净，晒干。蒲公英始载于《新修本草》，味苦、甘，性寒，归肝、胃经，有清热解毒、消肿散结、利尿通淋的功效，常用于疔疮肿毒、乳痈、瘰疬、目赤、咽痛、肺痈、肠痈、湿热黄疸、热淋涩痛等症。蒲公英中含有黄酮类、酚酸类、萜类化合物等化学成分，临床多用于抗炎、抗氧化、抗癌、抗高血糖等方面。由于蒲公英具有清热解毒散结之功，可用来煮粥、酿酒、熬汤等，既满足口腹之欲，又能强身健体。蒲公英在食品、药物、化妆品等众多领域都有着广阔的应用前景，国内外已经开始发展蒲公英产业。

二、来源考证

（一）品种考证

蒲公英，本草记载始见于《新修本草》，原名蒲公草。云："叶似苦苣，花黄，断有白汁，人皆啖之。"《本草图经》云："蒲公草旧不著所出州土，今处处平泽田园中皆有之，春初生苗叶如苦苣，有细刺，中心抽一茎，茎端出一花，色黄如金钱，断其茎有白汁出，人亦啖之。俗呼为蒲公英。"《本草衍义》曰："蒲公草，今地丁也，四时常有花，花罢飞絮，絮中有子，落处即生，所以庭院间亦有者，盖因风而来也。"《本草纲目》云："地丁，江之南北颇多，他处亦有之，岭南绝无。小科布地，四散而生，茎、叶、花、絮并似苦苣，但小耳。嫩苗可食。"根据以上描述再结合《本草图经》《植物名实图考》之附图形态证实，古代本草记载的蒲公草系菊科蒲公英属（*Taraxacum*）植物。此类植物在民间均称蒲公英，古今名实延续下来。根据近代调查，蒲公英主要来源于菊科植物蒲公英、碱地蒲公英或同属数种植物的干燥全草。

（二）药用部位

蒲公英古代亦名蒲公草，根据历代本草中的记载可知，蒲公英药用部位为全草。将蒲公英作为药用首先收载于《新修本草》。其后本草多有收录。

三、历代本草记载

1.《名医别录》 蒲公草，味甘，平，无毒。主妇人乳痈肿，水煮汁饮之，及封之，立消。一名拘耨草。

2.《新修本草》 味甘，平，无毒。主妇人乳痈肿，水煮汁饮之，及封之，立消。一名拘耨草。叶似苦苣，花黄，断有白汁，人皆啖之。

3.《嘉祐本草》 花如菊而大。茎、叶断之俱有白汁，堪生食。生平泽田园中，四月、五月采之。

4.《证类本草》《图经》曰：蒲公草，旧不著所出州土，今处处平泽田园中皆有之。春初生苗，叶如苦苣，有细刺。中心抽一茎，茎端出一花，色黄如金钱。断其茎，有白汁出，人亦啖之。俗呼为蒲公英。语讹为仆公罂是也。水煮汁以疗妇人乳痈。又捣以敷疮皆佳。又治恶刺及狐尿刺，摘取根，茎白汁涂之，唯多涂立瘥止。此方出孙思邈《千金方》，其序云：余以贞观五年七月十五日夜，以左手中指背触着庭木，至晓遂患痛不可忍。经十日，痛日深，疮日高硕，色如熟小豆色。尝闻长者之论有此方，遂根据治之。手下则愈，痛亦除，疮亦即瘥，未十日而平复。杨炎《南行方》亦着其效云。《梅师方》：治产后不自乳儿，畜积乳汁结作痈。取蒲公草捣敷肿上，日三、四度易之。衍义曰：蒲公草，今地丁也。四时常有花，花罢，飞絮，絮中有子，落处即生，所以庭院间亦有者盖因风而来也。

5.《本草衍义》 蒲公草，今地丁也。四时常有花，花罢飞絮，絮中有子，落处即生。所以庭院间亦有者，盖因风而来也。

6.《本草蒙筌》 蒲公草（即黄花地丁草），味苦，气平。无毒。一云耩耨草，俗呼孛孛丁。田侧道旁，逢春满地。叶如苦苣有细刺，花类金钱开茎端。断其茎（茎中空如葱状）。白汁竟流，开罢花飞絮随起。絮中有子，落地则生。庭院有之，因风吹至。采宜四月五月，经入阳明太阴。煎汁同忍冬，临服加醇酒。溃痈肿，消结核屡着奇功；解食毒，散滞气每臻神效。

7.《本草纲目》【附方】（新五）。还少丹［昔日越王曾遇异人得此方，极能固齿牙，壮筋骨，生肾水。凡年未及八十者，服之须发返黑，齿落更生。年少服之，至老不衰。得遇此者，宿有仙缘，当珍重之，不可轻泄。用蒲公英一斤，一名耩耨草，又名蒲公罂，生平泽中，三四月甚有之，秋后亦有放花者，连根带叶取一斤洗净，勿令见天日，晾干，入斗子。解盐一两，香附子五钱，二味为细末，入蒲公草内淹一宿，分为二十团，用皮纸三四层裹扎定，用六一泥（即蚯蚓粪）如法固济，入灶内焙干，乃以武火煅通红为度，冷定取出，去泥为末。早晚擦牙漱之，吐、咽任便，久久方效。《瑞竹堂方》］。乳痈红肿（蒲公英一两，忍冬藤二两。捣烂，水二钟，煎一钟，食前服。睡觉病即去矣。《积德堂方》）。疳疮疔毒（蒲公英捣烂覆之，即黄花地丁也。别更捣汁，和酒煎服，取汗。《唐氏方》）。多年恶疮（蒲公英捣烂贴。《救急方》）。蛇螫肿痛（方同上）。

8.《本草从新》 一名黄花地丁。苦，甘，寒。东垣曰：苦寒入肾。丹溪曰：花黄味甘，可入阳明、太阴经。化热毒，解食毒，消肿核。专治疔毒乳痈。乳头属厥阴，乳房属阳明。同忍冬煎，入少酒服，捣敷亦良。亦为通淋妙品。擦牙，乌须发。《瑞竹堂方》有还少丹方，取其通肾。白汁涂恶刺。凡螳螂诸虫孕育，游诸物上，必遗精汁，干久则有毒，人手触之成疾，名狐尿刺，惨痛不眠，百治难效，取原汁涂即愈。《千金方》极言其功。叶如莴苣，花如单瓣黄菊，四时有花，花罢飞絮，断之茎中有白汁。

9.《得配本草》 一名黄花地丁。辛、苦，微寒。入足太阴、阳明经。解食毒，散滞气，化热毒，消疔肿。治淋通乳，敷诸疮，涂狐刺（诸虫精汁遗诸物上，干久有毒，人手触之成疾，名狐尿刺，惨痛不眠，取浓汁涂之即愈）。同忍冬藤煎汤，入少酒服，治乳痈。捣汁和酒服。

四、用法与用量

蒲公英为《中国药典》2020 年版品种，用量为 10~15g，内服或外敷。蒲公英作为食品可适量食用,可作炒菜或腌渍菜,现代加工食品有蒲公英复合饮料、保健蒲公英酸奶、蒲公英咖啡等。蒲公英中蒲公英黄素是一种天然食用色素,经精制后广泛用于饮料、罐头、糕点、糖果以及化妆品的调色。

五、药膳应用

(一) 粥类

蒲公英粥

【来源】经验方。

【材料】蒲公英 30g,紫花地丁 30g,粳米 100g。

【做法】蒲公英、紫花地丁煎煮取汁,与粳米同煮成粥。

【功效】清热解毒,消肿散结。

(二) 汤类

1. 蒲公英鸭肉汤

【来源】经验方。

【材料】蒲公英 60g,鸭肉 200g,生姜 5g。

【做法】鸭肉洗净,切块,先煮肉熟,之后放入蒲公英、生姜,再煮 5~10min,加入适量调料即成。

【功效】清热解毒。

2. 蒲公英猪肉汤

【来源】经验方。

【材料】蒲公英 20g,猪肉 200g,生姜适量。

【做法】猪肉洗净切块,生姜拍碎同煮至近熟,期间去浮沫。蒲公英摘好洗净,同煮入味即成。

【功效】清热,滋补。

(三) 茶类

流感三草茶

【来源】《实用中医内科学》。

【材料】蒲公英 30~50g,紫苏叶 10g,鸭跖草 30g。

【做法】以沸水冲泡,盖闷 15min 即成。

【功效】清热解毒。

(四) 酒类

蒲公英酒

【来源】经验方。

【材料】鲜蒲公英 15g,金银花 5g,白酒 100ml。

【做法】蒲公英、金银花捣烂,入白酒浸泡 3h,去渣即成。

【功效】清热解毒。

六、现代研究

(一) 主要成分

1. 营养成分　糖类、粗纤维、蛋白质、脂肪、胡萝卜素、维生素 B_2、维生素 C、多种氨基酸和铁、钴、锌、磷、锰、钾、钙、镁、钠等人体必需营养元素。

2. 其他成分　黄酮(木犀草素、槲皮素、香叶木素等)、萜类(蒲公英赛醇、蒲公英甾醇、β- 香树脂醇)、酚酸类化合物(对羟基苯甲酸、对羟基苯乙酸、原儿茶酸)等。

(二) 主要活性

现代药理研究表明,蒲公英在抗炎、抗氧化、抗肿瘤、降血糖、抗血栓形成、抗真菌、抗病毒、抗胃损伤、保肝、利胆、通乳等方面均有较显著的作用。

(三) 毒理学评价

对蒲公英进行的毒理学试验结果表明,原核细胞、生殖细胞及染色体畸变等均为阴性。蒲公英是一种无毒、无致突变作用、食用安全的绿色食品。

七、安全小贴士

阳虚外寒、脾胃虚弱者忌用。根据中医九种体质学说,适宜食用蒲公英的人群为湿热体质型,阳虚、气虚、特禀体质人群应忌食或少食。

八、参考文献

[1] 王喜萍,李长生,金艳梅. 蒲公英黄瓜复合保健饮料的加工工艺[J]. 食品科学,2001,21(4):70-71.

[2] 聂明,周传云,肖明. 保健蒲公英酸奶的研制[J]. 食品研究与开发,2005,26(4):144-147.

[3] 袁荣高,张克田,胡玉涛. 蒲公英在食品中的开发与应用[J]. 安徽农业科学,2007,35(6):1797-1799.

[4] 肖正春,张卫明. 蒲公英的食用与栽培[J]. 中国野生植物资源,2001,20(3):39-40.

[5] 张治平,孙兆义,白金花. 复方蒲公英汤治疗急性扁桃体炎 300 例[J]. 内蒙古中医药,1999(S1):144-145.

[6] 陈亮. 蒲公英的营养成分与保健功能[J]. 中国林副特产,2005(1):76.

[7] 袁瑾,钟华,姚宗仁,等. 野生植物蒲公英营养成分的研究[J]. 氨基酸和生物资源,2006(2):22-23.

[8] 周锐丽,卢锋,秦龙龙. 蒲公英的营养与保健功能[J]. 中国食物与营养,2011,17(6):71-72.

[9] 谢沈阳,杨晓源,丁章贵,等. 蒲公英的化学成份及其药理作用[J]. 天然产物研究与开发,2012,24(S1):141-151.

[10] 屠国昌. 蒲公英化学成分、药理作用和临床应用[J]. 海峡药学,2012,24(5):33-35.

[11] 吉枫,丛晓东,张云,等. 蒲公英药理作用综述[J]. 亚太传统医药,2011,7(9):173-175.

[12] 俞红,李锦兰,宇莉,等. 天然野生蒲公英矿物元素及动物毒理学安全评价分析[J]. 微量元素与健康研究,2004(4):4-5.

榧子

一、概述

榧子为红豆杉科植物榧 *Torreya grandis* Fort. 的干燥成熟种子。秋季种子成熟时采收，除去肉质假种皮，洗净，晒干。榧子味甘，性平，归肺、胃、大肠经，具有杀虫消积、润肺止咳、润燥通便的功效，常用于钩虫病、蛔虫病、绦虫病、虫积腹痛、小儿疳积、肺燥咳嗽、大便秘结等症。榧子含有蛋白质、氨基酸、挥发油、萜类化合物等化学成分，临床用于促进肠胃吸收等方面。

二、来源考证

（一）品种考证

榧子，始载于《神农本草经》，列为下品，原作"彼子"。《名医别录》云："有毒，生永昌山谷。"但又列"榧实"条，亦云生永昌。《本草经集注》在"彼子"条云："方家从来无用此者，古今诸医及药家子不复识，又一名熊子，不知其形何类也。"说明陶弘景已不知"彼子"为何物。《新修本草》云："此彼字，当木傍作皮，柀仍音披，木实也，误入虫部……叶似杉、木如柏，肌软、子名榧子。"并在"榧实"条下云："此物是虫部中彼子也……其树大连抱，高数仞，叶似杉，其木如柏作松理，肌细软，堪为器用也"，认为"彼子"即"柀子"，也就是"榧子"。根据音韵学知识和汉字发展规律，"榧子"乃"彼子"后世分化字，《名医别录》将两者分列二条，可能是不了解"彼"与"榧"二字之间的关系，其所述二者的功效、产地基本一致。李时珍亦同意此观点，云："榧实、柀子治疗相同，当为一物无疑。"并将"柀子"附于"榧子"之中叙述。另《本草拾遗》在"棑华"条，云："棑，树似杉，子如槟榔，食之肥美，主痔杀虫，春华，并与《本经》相会（合），《本经》虫部云：彼子……陶复于果部重出棑，此即是其华也。"指出"棑华""彼子"植物来源一致，其所述植物形态及种子功用，亦与"彼子"基本相同。且"棑"亦是"彼"的后世分化字，与"榧"同。因此，各本草所音"彼子""柀子""榧实""棑华"均来源于同一植物。后世本草对"榧实"的描述更为详尽，如《本草衍义》云："榧实大如橄榄，壳色紫褐而脆，其中子有一重粗黑衣，其仁黄白色，久嚼渐甘美。"《本草纲目》云："榧生深山中，人呼为野杉……其木似桐而叶似杉，绝难长。木有牝牡，牡者华而牝者实。冬月开黄圆花，结实大小如枣，其核长如橄榄核，有尖者、不尖者，无棱而壳薄，黄白色……一树不下数十斛。"根据诸家本草的描述及《植物名实图考》之附图，可以证实古代药用榧子的正品即今之红豆杉科植物榧的种子。

（二）药用部位

榧子的药用部位为种子，对《神农本草经》"彼子"药物进行考证，"彼子、柀子、榧子三者，字虽异而物同，乃彼杉之果实"，今则通作"榧子"一名。

三、历代本草记载

1.《名医别录》 榧实，味甘，无毒。主五痔，去三虫，蛊毒，鬼疰，生永昌。

2.《本草经集注》 陶隐居云：今出东阳诸郡，食其子，乃言疗寸白虫。不复有余用，不入药方，疑此与前虫品彼子疗说符同。

3.《新修本草》 此物是虫部中彼子也。《尔雅》云：柀杉也。其树大连抱，高数仞。叶似杉，其木如柏，作松理，肌细软，堪为器用也。今注：彼子与此殊类，既未知所用，退入有名无用。

4.《嘉祐本草》 平。多食一、二升，佳。不发病，令人能食消谷，助筋骨，行营卫，明目轻身。

5.《证类本草》《食疗》云：治寸白虫，日食七颗，七日满，其虫皆化为水。《外台秘要》：治白虫。榧子一百枚，去皮，只然啖之，能食尽佳。不然，啖五十枚亦得。经宿虫消下。

6.《本草衍义》 榧实，大如橄榄，壳色紫褐而脆，其中子有一重粗黑衣。其仁黄白色，嚼久渐甘美。五痔人常如果，食之愈。过多则滑肠。

7.《本草蒙筌》 榧（一名赤果），味甘。属土与金。无毒。多生永昌（属云南）。亦产各处。树大连抱，叶密类杉。实生与橄榄同形，秋熟色紫褐而脆。摘以文火烘燥，嚼甚甘美馨香。丹溪云：此肺家果也。非火不可啖，经火则熟；生食不宜多，引火入肺。大肠受损，滑泻难当。主五痔能使去根，杀三虫旋化为水。助筋骨健，调荣卫行。忌同鹅肉食之，生瘕节风上壅。木纹细软，器皿堪为。

8.《本草纲目》【附方】（旧一，新五）。寸白虫（日食榧子七颗，满七日，虫皆化为水也。《外台秘要》：用榧子一百枚，去皮火燃，啖之，经宿虫消下也。胃弱者啖五十枚）。好食茶叶（面黄者。每日食榧子七枚，以愈为度。《杨起简便方》）。令发不落（榧子三个，胡桃二个，侧柏叶一两，捣浸雪水梳头，发永不落且润也。《圣惠方》）。卒吐血出（先食蒸饼两三个，以榧子为末，白汤服三钱，日三服。《圣济总录》）。口咽痛痒（语言不出。榧实半两，芜荑一两，杏仁、桂各半两，为末，蜜丸弹子大，含咽。《圣济总录》）。

9.《本草从新》 甘涩而平。杀虫。小儿黄瘦有虫积者，宜食之。疗痔消积。丹溪曰：此肺家果也。多食引火入肺，大肠受伤，反绿豆。

10.《得配本草》 榧实，反绿豆，能杀人。甘、涩、平。入手太阴经气分。助筋骨，行营卫，润肺气，助阳道，去虫蛊，消谷食。配芜荑、杏仁、肉桂，蜜丸含咽，治口咽痛痒。去壳衣蒸用，生嚼亦可。多食引火入肺，大肠受伤。忌同鹅肉食（生断节风）。

四、用法与用量

榧子为《中国药典》2020年版品种，用量为9~15g。香榧作为食品可适量食用，炒食加工后可制成香榧糖、糕、酥等食品。香榧还可以做香料，生产蒸馏芳香油、浸膏、明糕等。

五、药膳应用

（一）汤类

榧子乌梅汤

【来源】经验方。

【材料】榧子 30g，川椒 20g，生姜 20g，甘草 20g，乌梅 30g。

【做法】加水 500ml，文火煎煮至 250ml 即成。

【功效】驱虫。

（二）相关食用制品

炒榧子（坚果）

【来源】《食品研究与开发》。

【材料】榧子适量。

【做法】制作方法有带壳淡炒、带壳盐炒及脱衣椒盐炒多种。炒食加工后还可设计香榧糖、糕、酥等食品。

【功效】润燥，消积。

六、现代研究

（一）主要成分

1. 营养成分　糖类、蛋白质、氨基酸、脂肪酸、膳食纤维、烟酸、叶酸、维生素 A、维生素 E 和铁、磷、锌、锰、硫、铜、钾、钠、镁、钙、硒等人体必需营养元素。

2. 其他成分　挥发油（二十八醛、亚油酸、二十六醛等）、酚类（对羟基苯甲醛、4- 甲氧基邻苯二酚、4- 羟基肉桂醛等）、甾醇等。

（二）主要活性

现代药理研究表明，榧子中含有 4 种脂碱，对淋巴细胞白血病有明显的抑制作用，并对恶性程度很高的淋巴肉瘤的治疗和预防有积极作用；其脂肪酸中含有丰富的维生素 A 和维生素 E，经常食用不仅可以滋润肌肤，延缓衰老，而且对眼睛干涩、夜盲症都有预防和缓解作用；其所含丰富的脂肪油能有效驱除肠道的多种寄生虫。此外，榧子能帮助机体对脂溶性维生素的吸收，改善胃肠道功能，促进消化，增进食欲；榧子还含有一种生物碱，对子宫平滑肌有收缩作用，民间还将榧子用于堕胎。

（三）毒理学评价

未见相关毒理学试验报道。

七、安全小贴士

脾虚泄泻及肠滑大便不实者慎服。榧子不宜与绿豆同食，容易发生腹泻。根据中医九种体质学说，气虚、阳虚体质人群应忌食或少食。

八、参考文献

[1] 李今庸 .《神农本草经》药名新诂二则[J]. 中医文献杂志，2008，26（4）：1-2.

[2] 马长乐，周稚凡，李向楠，等 . 云南榧子和香榧子营养成分比较研究[J]. 食品研究与开发，2015，36（14）：92-94.

[3] 王向阳，修丽丽 . 香榧的营养和功能成分综述[J]. 食品研究与开发，2005，26（2）：20-22.

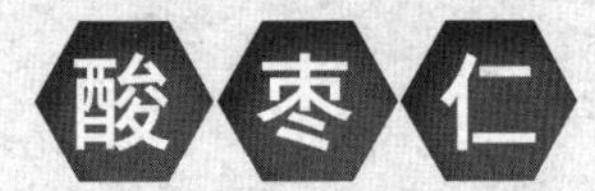

酸枣仁

一、概述

酸枣仁，别名枣仁、酸枣核，为鼠李科植物酸枣 *Ziziphus jujube* Mill. var. *spinosa*（Bunge）Hu ex H. F. Chou 的干燥成熟种子。秋末冬初采收成熟果实，除去果肉和核壳，收集种子，晒干。酸枣仁味甘、酸，性平，归肝、胆、心经，有养心补肝、宁心安神、敛汗、生津的功效，常用于虚烦不眠、惊悸多梦、体虚多汗、津伤口渴等症。酸枣仁中含有黄酮类、萜类化合物等化学成分，临床多用于循环系统的治疗和抗失眠等方面。世人多知酸枣仁养心安神之功，故其在生活中应用颇广，有五味枣仁杞子茶、枣仁银耳汤等物经久流传。

二、来源考证

（一）品种考证

《神农本草经》载有酸枣，列为上品。《名医别录》云："生河东（今山西、河北等地）川泽，八月采实，阴干。"陶弘景曰："今出东山间，云即是山枣树，子似武昌枣而味极酸。"陈藏器《本草拾遗》云："其枣圆小，而味酸，其核微圆而仁稍长，色赤如丹。"《新修本草》曰："此即樲枣实也，树大如大枣，实无常形，但大枣中味酸者是。"《开宝本草》指出："此乃棘实，更非他物。若谓是大枣味酸者，全非也。酸枣小而圆，其核中仁微扁；大枣仁大而长，不类也。"《本草图经》谓："今近京及西北州郡皆有之，野生多在坡坂及城垒间。似枣木而皮细，其木心赤色，茎叶俱青，花似枣花，八月结实，紫红色，似枣而圆小味酸。"《开宝本草》《本草图经》所述及《本草图经》附图与今之酸枣原植物特征一致，均说明酸枣仁来源于鼠李科植物酸枣。

（二）药用部位

《名医别录》及一些本草多描述"酸枣实"，认为最初用的是果实。但早在汉代张仲景《金匮要略》一书中就有酸枣仁汤，刘宋时的《雷公炮炙论》也明确记载的是酸枣仁，即种子的炮炙方法。因此，古代所用应是种子。

三、历代本草记载

1.《神农本草经》 酸枣，味酸，平。主心腹寒热，邪结气聚，四肢酸疼湿痹。久服安五脏，轻身延年。

2.《名医别录》 无毒。烦心不得眠，脐上下痛，血转，久泄，虚汗，烦渴。补中，益肝气，坚筋大骨，助阴气，令人肥健。生河东川泽。八月采实，阴干，卅日成。

3.《本草经集注》 陶隐居云：今出东山间，云即是山枣树子，子似武昌枣，而味极酸，东人乃啖之以醒睡，与此疗不得眠，正反矣。

4.《新修本草》 此即樲枣实也，树大如大枣，实无常形，但大枣中味酸者是。《本经》唯用实，疗不得眠，不言用仁。今方用其仁，补中益气，自补中益肝已下，此为酸枣仁之功能。又于下品白棘条中，复云其实。今医以棘实为酸枣，大误矣。今注：陶云醒睡，而经云疗不得眠。盖其子肉味酸，食之使不思睡。核中仁服之，疗不得眠，正如麻黄发汗，根节止汗也。此乃棘实，更非他物。若谓是大枣味酸者，全非也。酸枣小而圆，其核中仁微扁，大枣仁大而长不类也。

5.《嘉祐本草》 今河东及滑州，以其木为车轴及匙箸等，木甚细理而硬，所在有之。八月采实，日干。《药性论》云：酸枣人，主筋骨风，炒末作汤服之。陈藏器云：按酸枣，既是枣中之酸，更无他异，此即真枣，何复名酸，既云其酸，又云其小，今枣中酸者，未必即小，小者未必即酸，虽欲为枣生文，展转未离于枣，若道枣中酸者，枣条无令睡之功，道棘子不酸，今人有众呼之目。枣、棘一也。酸、甜两焉。纵令以枣当之，终其非也。嵩阳子曰：余家于滑台。今酸枣县，即滑之属邑也。其地名酸枣焉，其树高数丈，径围一、二尺，木理极细，坚而且重，其树皮亦细纹似蛇鳞。其枣圆小而味酸，其核微圆，其仁稍长，色赤如丹。此医之所重，居人不易得。今市之卖者，皆棘子为之。又云：山枣树如棘，子如生枣，里有核如骨，其肉酸滑好食，山人以当果。五代史后唐刊《石药验》云：酸枣人，睡多生使，不得睡炒熟。日华子云：酸枣人，治脐下满痛。

6.《证类本草》《图经》曰：酸枣，生河东川泽，今近京及西北州郡皆有之，野生多在坡坂及城垒间。似枣木而皮细，其木心赤色，茎、叶俱青，花似枣花。八月结实，紫红色，似枣而圆小味酸。当月采实，取核中仁，阴干，四十日成。《尔雅》辨枣之种类曰：实小而酸，曰樲枣。《孟子》曰：养其樲枣。赵歧注：所谓酸枣是也。一说唯酸枣县出者为真，其木高数丈，径围一、二尺，木理极细，坚而且重，邑人用为车轴及匕箸。其皮亦细，文似蛇鳞。其核仁稍长而色赤如丹，亦不易得。今市之货者，皆棘实耳，用之尤宜详辨也。《本经》主烦心不得眠。今医家两用之，睡多生使，不得睡炒熟。生熟便尔顿异。雷公云：酸枣仁，凡使，采得后晒干，取叶重拌酸枣仁蒸半日了，去尖皮了，任研用。《食疗》：酸枣，平。主寒热结气，安五脏，疗不得眠。

7.《汤液本草》 酸枣，气平，味酸。无毒。《本草》云：主心腹寒热，邪结气聚，四肢酸疼湿痹，烦心不得眠，脐上下痛，血转久泄，虚汗烦渴；补中益肝气，坚筋骨，助阴气，令人肥健。久服安五脏，轻身延年。胡洽治振悸不得眠，人参、白术、白茯苓、甘草、生姜、酸枣仁六物煮服。《圣惠方》：胆虚不眠，寒也。酸枣仁炒香，竹叶汤调服。《济众方》：胆实多睡，热也。酸枣仁生用末，茶、姜汁调服。

8.《本草蒙筌》 酸枣，味酸，气平。无毒。生河东川泽，秋采实阴干。因肉味酸，故名酸枣。凡仗入药，碎核取仁。粒遍色丹，亦不易得。市家往往以棘实充卖，不可不细认焉。能治多眠不眠，必分生用炒用。多眠胆实有热，生研末，取茶叶姜汁调吞；不眠胆虚有寒，炒作散，采竹叶煎汤送下。倘和诸药共剂，却恶防已须知。宁心志，益肝补中。敛虚汗，驱烦止渴。去心腹寒热，五脏能安。疗手足酸疼，筋骨堪健。久服长寿，且令人肥。核壳烧末水调，刺入肉中敷效。

9.《本草纲目》【附方】(旧五，新二)。胆风沉睡[胆风毒气，虚实不调，昏沉多睡。用酸枣仁一两(生用)，金挺蜡茶二两(以生姜汁涂，炙微焦)，为散。每服二钱，水七分，煎六分，温服。《简要济众方》]。胆虚不眠(心多惊悸。《圣惠方》：用酸枣仁一两炒香，捣为散。每服二钱，竹叶汤调下。《和剂局方》：加人参一两，辰砂半两，乳香二钱半，炼蜜丸服)。振悸不眠(胡洽方:酸枣仁汤:用酸枣仁二升,茯苓、白术、人参、甘草各二两,生姜六两,水八升,煮三升,分服。《图经》)。虚烦不眠[《深师方》:酸枣仁汤:用酸枣仁二升、蝭母、干姜、茯苓、芎䓖各二两,甘草(炙)一两,以水一斗,先煮枣仁,减三升,乃同煮取三升,分服。《图经本草》]。骨蒸不眠(心烦。用酸枣仁二两,水二盏研绞取汁,下粳米二合煮粥,候熟,下地黄汁一合再煮,匀食。《太平圣惠方》)。睡中汗出(酸枣仁、人参、茯苓等分,为末。每服一钱,米饮下。《简便方》)。刺入肉中(酸枣核烧末,水服,立出。《外台秘要》)。

10.《本草从新》 酸枣仁,甘酸而润。生用酸平,专补肝胆。今人专以为心家药,殊未明耳。炒熟酸温而香,亦能醒脾。助阴气,坚筋骨,除烦止渴。敛阴生津。敛汗,《经疏》曰:凡服固表药而汗不止者,用枣仁炒研,同生地、白芍、北五味、麦冬、龙眼肉、竹叶煎服多效,以汗为心液也。宁心。心君易动,皆由胆怯所致。经曰:凡十一官皆取决于胆也。疗胆虚不眠,温胆汤中或加用之,肝虚则胆亦虚,肝不藏魂故不寐,血不归脾,卧亦不安。《金匮》治虚劳虚烦不眠用酸枣仁汤:枣仁二升,甘草炙、知母、茯苓、芎䓖各二两,深师加生姜二两,此补肝之剂。经曰:卧则血归于肝。苏颂曰:一方加桂一两。二方枣仁皆生用治不得眠,则生用疗胆热好眠之说未可信也。盖胆热必有心烦口苦之证,何以反能好眠乎?若肝火郁于胃中,以致倦怠嗜卧,则当用辛凉透发肝火,如柴、薄之属,非枣仁所得司也。酸痹久泻。酸收涩,香舒脾。肝胆二经有实邪热者勿用。炒香研。恶防己。

11.《得配本草》 酸枣仁,恶防己。酸,平。入足厥阴,兼入手少阴经血分。收肝脾之液,以滋养营气。敛心胆之气,以止消渴。补君火以生胃土,强筋骨以除酸痛。得人参、茯苓,治盗汗(无火可用)。得生地、五味子,敛自汗(心火盛不用)。配辰砂、乳香,治胆虚不寐(有火勿用)。配地黄、粳米,治骨蒸不眠。枣仁只用一钱。去壳,治不眠。炒用,治胆热不眠。生用,止烦渴虚汗。醋炒,醒脾。临时炒用恐助火,配足,敛之益增烦躁。俱禁用。世医皆知枣仁止汗,能治不眠。岂知心火盛、汗溢不止,胆气热、虚烦不眠,阴虚痨瘵症,有汗出上焦而终夜不寐者,用此治之,寐不安,而汗更不止。

四、用法与用量

酸枣仁为《中国药典》2020年版品种,用量为10~15g。酸枣仁作为食品可适量食用,可加工成各种食品,如酸枣仁茯神果冻、酸枣仁酸奶、酸枣仁黄酒饮料等。

五、药膳应用

(一)粥类

酸枣仁粥

【来源】经验方。

【材料】酸枣仁30g,柏子仁15g,大枣10g,粳米100g。

【做法】酸枣仁捣碎煎煮取汁,加柏子仁、大枣、粳米煮粥。

【功效】养心安神。

(二)汤类

1. 枣仁牡蛎汤

【来源】经验方。

【材料】酸枣仁 30g,茯苓 12g,牡蛎肉 150g。

【做法】牡蛎肉洗净,加水煎煮,待肉熟后加入酸枣仁和茯苓即成。

【功效】养心安神。

2. 枣仁银耳汤

【来源】经验方。

【材料】酸枣仁 30g,银耳 20g,红糖适量。

【做法】酸枣仁研碎,煎煮取汁。银耳洗净泡软,同酸枣仁汁共煮,加入红糖适量,搅拌即成。

【功效】安神。

(三) 茶类

枣仁杞子茶

【来源】经验方。

【材料】枸杞子 6g,酸枣仁 10g。

【做法】共置沸水冲泡,盖闷 15min 即成。

【功效】宁心安神,健脑益智。

(四) 酒类

酸枣仁酒

【来源】经验方。

【材料】酸枣仁 25g,柏子仁 20g,大枣 15g,枸杞子 20g,白酒 1L。

【做法】上药洗净研末,纱布包之,置白酒中浸泡,密封 7d,过滤去渣取汁即成。

【功效】养心安神。

六、现代研究

(一) 主要成分

1. 营养成分　维生素 C、氨基酸及铁、锰、铜、锌、镍等人体必需微量元素。

2. 其他成分　生物碱(欧鼠李叶碱、荷叶碱、原荷叶碱等)、三萜类(白桦脂酸,酸枣皂苷 A、B 等)、黄酮(斯皮诺素、酸枣黄素、当药素等)等。

(二) 主要活性

酸枣仁作为养心益肝安神药被广泛应用。现代药理研究表明,酸枣仁、叶、肉、根均具有不同程度的中枢抑制作用。酸枣仁含有多种活性成分,总皂苷具有镇静催眠的作用,能够明显改善循环系统内的动脉粥样硬化、血压升高、心律失常等症状。黄酮类化合物具有明显的抗焦虑、抗抑郁作用,而生物碱成分可以抗惊厥。

(三) 毒理学评价

对酸枣仁提取物进行毒理学试验。结果表明,静脉注射酸枣仁醇提取物后,部分小鼠出现中毒反应并死亡,LD_{50} 为 27.5g/kg,LD_{50} 95% 置信区间为 25.1~30.1g/kg,死亡动物的主要脏器未见病理改变。小鼠灌胃给药 340g/kg 后,连续观察 14d,小鼠全部存活,无明显毒性反应。

七、安全小贴士

凡有实邪郁火、滑泻者慎服。根据中医九种体质学说,适宜食用酸枣仁的人群为阴虚体质型。

八、参考文献

[1] 吴立明 . 酸枣仁本草及功用考证[J]. 中药材,2005,28(5):432-434.

[2] 张雪,李和平,李云芳 . 酸枣仁、茯神营养果冻的研制[J]. 现代食品科技,2011,27(6):651-654.

[3] 云月英,王国泽,柳青,等 . 酸枣仁酸奶的研制[J]. 安徽农业科学,2011,39(8):4523-4525.

[4] 王红磊 . 改善睡眠功能性饮料酒的开发[D]. 武汉:武汉工业学院硕士学位论文,2011.

[5] 宋蓓,黄育平,苗凌娜 . 酸枣仁汤加减治疗失眠 42 例[J]. 中医杂志,2001(11):653.

[6] 杨冲,李宪松,刘孟军 . 酸枣的营养成分及开发利用研究进展[J]. 北方园艺,2017(5):184-188.

[7] 耿欣,李廷利 . 酸枣仁主要化学成分及药理作用研究进展[J]. 中医药学报,2016,44(5):84-86.

[8] 胡明亚 . 酸枣仁的药理作用及现代临床应用研究[J]. 中医临床研究,2012,4(19):20-22.

[9] 刘志梅,徐颖娟,李巍 . 可用于保健食品中药酸枣仁的药理活性研究进展[J]. 亚太传统医药,2011,7(3):152-154.

[10] 王丽娟,张明春,闫超 . 酸枣仁提取物急性毒性实验研究[J]. 时珍国医国药,2009,20(7):1610-1611.

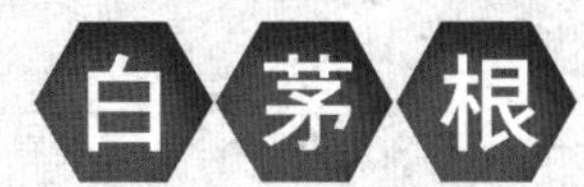

白茅根

（鲜白茅根）

一、概述

白茅根，又名兰根、地筍、白花茅根、茅草根、甜草根、地甘蔗等，为禾本科植物白茅 *Imperata cylindrica* Beauv. var. *major*（Nees）C. E. Hubb. 的干燥根茎。春、秋二季采挖，洗净晒干，除去须根等杂质，捆成小把。白茅根味甘，性寒，归肺、胃、膀胱经，具有凉血止血、清热利尿的功效，常用于血热吐血、衄血、尿血、热病烦渴、湿热黄疸水肿尿少、热淋涩痛等证。白茅根中含有萜类、酸类化合物等化学成分，临床多用于止血、免疫调节、利尿降压等方面。生活中白茅根多与其他凉血药配伍使用，如茅根银花茶，可清热解毒，清咽利喉。

二、来源考证

（一）品种考证

白茅根在本草中多以"茅根"名之。始载于《神农本草经》，列为中品。《名医别录》载："一名地菅，一名地筋，一名兼杜。生楚地山谷田野。六月采根。"陶弘景《本草经集注》云："一名茹根。"《本草图经》谓："茅根，今处处有之，春生苗，布地如针，俗间谓之茅针，亦可啖，甚益小儿。夏生白花，茸茸然，至秋而枯，其根至洁白，亦甚甘美，六月采根用。"《本草纲目》曰："茅有白茅、菅茅、黄茅、香茅、芭茅数种，叶皆相似。白茅短小，三、四月开白花成穗，结细实。其根甚长，白软如筋而有节，味甘，俗呼丝茅。"《植物名实图考》载："白茅，《本经》中品，其芽曰茅针，白嫩可啖，小儿嗜之。河南谓之茅荑，湖南通呼为丝茅，其根为血症要药。"根据诸家本草所述及附图，与今所用之白茅根原植物相符。白茅根来源于禾本科植物白茅的干燥根茎。

（二）药用部位

白茅根的药用部位为其根茎，历代本草记载统一。《救荒本草》载："茅芽根，本草名茅根，一名兰根、一名茹根、一名地菅（音奸）、一名地筋、一名兼杜，又名白茅菅，其芽一名茅针。"《本草纲目》载："白茅短小，三、四月开白花成穗，结细实。其根甚长，白软如筋而有节。"《本草乘雅半偈》载："拔茅连茹，以其汇，故其根牵连长冗，经寸成节，柔白如筋，甘甜如蔗，用以造饴，清滑可口也。"从历代本草文献对白茅根药用部位的描述，可知与现行版《中国药典》一致。

三、历代本草记载

1.《神农本草经》 茅根，味甘，寒。主劳伤虚羸，补中益气，除瘀血，血闭，寒热，利小便。

其苗主下水。一名兰根,一名茹根。

2.《名医别录》 无毒。下五淋,除客热在肠胃,止渴,坚筋,妇人崩中。久服利人。一名地菅,一名地筋,一名兼杜,生楚地山谷田野。六月采根。

3.《本草经集注》 陶隐居云:此即今白茅菅。《诗》云:露彼菅茅,其根如渣芹甜美。服食此断谷甚良。俗方稀用,唯疗淋及崩中尔。

4.《新修本草》 菅花,味甘,温,无毒。主衄血,吐血,灸疮。

5.《嘉祐本草》 白茅,臣,能破血,主消渴。根治五淋,煎汁服之。

6.《证类本草》 陈藏器云:茅针,味甘,平,无毒。主恶疮肿,未溃者,煮服之。服一针一孔,二针二孔。生挪敷金疮,止血。煮服之,主鼻衄及暴下血。成白花者,功用亦同。针即茅笋也。又云:屋茅,主卒吐血。细锉三升,酒浸煮,服一升。屋上烂茅,和酱汁研敷斑疮,蚕啮疮。一名百足虫。茅屋滴溜水,杀云母毒。日华子云:茅针,凉。通小肠,痈毒、软疖不作头,浓煎和酒服。花刀箭疮,止血并痛。根主妇人月经不匀。又云:茅根,通血脉淋沥,是白花茅根也。又云:屋四角茅,平,无毒。主鼻洪。

7.《本草蒙筌》 茅根,味甘,气寒。无毒。旷野平原,无处不产。本为盖屋草,俗呼过山龙。收采法去衣皮,掏断忌犯铁器。甘美可啖,断壳甚良。下淋利小便,通闭逐瘀血。除客热在肠胃,止吐衄因劳伤。解渴坚筋,补中益气。苗破血且下水肿,花止血仍罯金疮。又有茅针,一名茅笋,禁崩漏,塞鼻洪。肿毒未溃服之,一针便溃一孔。屋茅陈久,酒浸煎浓。吐衄血来,服亦即止。

8.《本草纲目》【附方】(旧二,新十二)。山中辟谷(凡辟难无人之境,取白茅根洗净,咀嚼,或石上晒焦捣末,水服方寸匕,可辟谷不饥。《肘后方》)。温病冷啘(因热甚饮水,成暴冷啘者。茅根切,枇杷叶拭去毛炙香,各半斤。水四升,煎二升,去滓,稍热饮之。庞安常《伤寒总病论》)。温病热哕(乃伏热在胃,令人胸满则气逆,逆则哕;或大下后,胃中虚冷,亦致哕也。茅根切,葛根切,各半斤,水三升,煎一升半。每温饮一盏,哕止即停。同上)。反胃上气(食入即吐。茅根、芦根二两。水四升,煮二升,顿服得下,良。《圣济总录》)。肺热气喘(生茅根一握。㕮咀,水二盏,煎一盏,食后温服。甚者三服止。名如神汤。《圣惠方》)。虚后水肿(因饮水多,小便不利。用白茅根一大把,小豆三升。水三升,煮干,去茅食豆,水随小便下也。《肘后方》)。五种黄病(黄胆、谷疸、酒疸、女疸、劳疸也。黄汗者,乃大汗出入水所致,身体微肿,汗出如黄檗汁。用生茅根一把,细切,以猪肉一斤,合作羹食。《肘后方》)。解中酒毒(恐烂五脏。茅根汁,饮一升。《千金方》)。小便热淋(白茅根四升,水一斗五升,煮取五升,适冷暖饮之,日三服。《肘后方》)。小便出血(茅根煎汤,频饮为佳。《谈野翁方》)。劳伤溺血(茅根、干姜等分。入蜜一匙,水二钟,煎一钟,日一服)。鼻衄不止(茅根为末,米泔水服二钱。《圣惠方》)。吐血不止(《千金翼》:用白茅根一握,水煎服之。《妇人良方》:用根洗捣汁,日饮一合)。竹木入肉(白茅根烧末,猪脂和涂之。风入成肿者,亦良。《肘后方》)。

9.《本草从新》 白茅根,甘,寒。入手少阴心,足太阴、阳明脾胃。除伏热,消瘀血,利小便。解酒毒。治吐衄诸血,心肝火旺,逼血上行则吐血,肺火盛则衄血。茅根甘和血,寒凉血,引火下降,故治之。扑损瘀血,捣汁服,名茅花汤,亦治鼻衄产淋。血闭寒热,血瘀则闭,闭则寒热作矣。淋沥崩中,血热则崩。伤寒哕逆,即呃逆。《说文》曰:哕,气牾也。肺热喘急,内热烦渴,黄疸水肿。清火行水。时珍曰:良药也。世人以微而忽之,惟事苦寒之药伤冲和之气,乌足知此哉?针能溃脓。酒蒸服,一针溃一孔,二针溃二孔。花能止血。吐血因于虚寒者非所宜也。

10.《得配本草》 白茅根，甘，寒。入手少阴、太阴，兼入足太阴、阳明经。善理血病。治吐衄诸血，瘀血血闭，经水不调，淋沥崩中。除伏热烦渴，胃热哕逆，肺热喘急。消水肿黄胆，通五淋，解酒毒。配葛根，治温病热哕。汁煮猪肉，治五种黄胆。配枇杷叶，治冷啘（因热盛饮水，暴作冷啘）。止血、治产淋，用花亦良。痈疖未溃者，用针，酒煎服，一针溃一孔，二针二孔。消瘀血，童便浸捣汁用。

四、用法与用量

白茅根为《中国药典》2020 年版收载品种，用量为 9~30g，鲜白茅根作为食品可适量食用，现代被开发成各种饮料，如茅根笋汁保健饮料，茅根冬瓜茶，莲藕、茅根、菊花复合清凉饮料，马蹄茅根汁清凉饮料，罗汉果茅根菊花清凉饮料等。

五、药膳应用

（一）粥类

茅根粥

【来源】经验方。

【材料】鲜白茅根 30g，芦根 15g，粳米 100g，冰糖少许。

【做法】白茅根、芦根洗净捣碎，煎煮取汁，加粳米和冰糖煮粥即成。

【功效】清热生津，凉血止血，利尿。

（二）汤类

1. 黄花鲜根饮

【来源】《山珍滋补养生食谱》。

【材料】黄花菜（干品）100g，白茅根 50g。

【做法】加水煎煮取汁即成。

【功效】解热消毒，凉血止血。

2. 白茅根汤

【来源】经验方。

【材料】甘蔗 200g，白茅根 30g。

【做法】甘蔗洗净切块，白茅根洗净浸泡，同煮入味，稍凉即成。

【功效】清热凉血。

（三）茶类

三根茶

【来源】经验方。

【材料】白茅根 15g，芦根 10g，葛根 10g。

【做法】上药捣碎，共置沸水冲泡，盖闷 10min 即成。

【功效】疏散风热，清热生津。

六、现代研究

（一）主要成分

1. 营养成分　淀粉、蔗糖及铁、铜、锌、锰、钙、镁等人体必需营养元素。

2. 其他成分　萜类（芦竹素、羊齿烯醇、印白茅素等）、甾醇类（豆甾醇、β-谷甾醇、菜油甾醇等）、简单酸类（柠檬酸、草酸、苹果酸等）等。

（二）主要活性

现代药理研究表明，白茅根主要有止血、免疫调节、利尿降压、抑菌、抗炎镇痛、抗肿瘤、降血糖、降血脂、减少羟自由基、抗氧化、改善肾功能等作用。其中萜类、甾体类、酸类以及黄酮类化合物作用显著。

（三）毒理学评价

未见相关毒理学试验报道。

七、安全小贴士

脾胃虚寒者慎服。根据中医九种体质学说，适宜食用鲜白茅根的人群为湿热体质型，气虚、阳虚体质型人群少食。

八、参考文献

[1] 黄发新，展云虎，周雪明．茅根、笋汁保健饮料[J]．食品科学，1997，18(8)：60-61.
[2] 罗有华，杨辉，黄亦琦，等．茅根冬瓜袋泡茶的配比优选实验研究[J]．海峡药学，2004(1)：41-43.
[3] 李洪辉．莲藕、茅根、菊花复合清凉饮料的研制[J]．食品科学，2001(1)：42-44.
[4] 黄发新，詹志辉，王伟亮，等．马蹄茅根汁清凉饮料的研制[J]．食品工业，1998(2)：15-17.
[5] 黄发新，邓小文，李超雄．罗汉果茅根菊花清凉饮料研制[J]．食品工业，2000(2)：26-28.
[6] 聂海潮．绿豆茅根粥治疗急性传染性肝炎100例[J]．实用中医药杂志，1996(5)：9.
[7] 李立顺，时维静，王甫成．白茅根化学成分、药理作用及在保健品开发中的应用[J]．安徽科技学院学报，2011，25(2)：61-64.
[8] 刘金荣．白茅根的化学成分、药理作用及临床应用[J]．山东中医杂志，2014，33(12)：1021-1024.

芦 根

（鲜芦根）

一、概述

芦根，别名芦茅根，为禾本科植物芦苇 *Phragmites communis* Trin. 的新鲜或干燥根茎。全年均可采挖，除去芽、须根及膜状叶，鲜用或晒干。芦根味甘，性寒，归肺、胃经，有清热泻火、生津止渴、除烦、止呕、利尿的功效，常用于热病烦渴、肺热咳嗽、肺痈吐脓、胃热呕哕、热淋涩痛等症。芦根含有黄酮类、有机酸类、甾体类化合物等化学成分，临床多用于抗肝纤维化、保肝、抗菌等方面。芦根搭配青果，能作清热代茶饮，用于清肺化痰，生津止咳，效果甚佳。

二、来源考证

（一）品种考证

芦根始载于《名医别录》，列为下品。《诗经·卫风》有“一苇航之”的记载，这里说的“苇”即成长的“芦”。《玉篇》解释道：“苇之未秀者为芦。”《新修本草》载：“生下湿地。茎叶似竹，花若荻花。二月、八月采根，日干用之。”《本草图经》云：“芦根，旧不载所出州土，今处处有之。生下湿陂泽中。其状都似竹，而叶抱茎生，无枝。花白作穗若茅花，根亦若竹根而节疏，二月八月采，日干用之。”李时珍认为芦、苇、葭系同一植物的不同生长阶段。而作芦根入药的原植物可能有数种。这与苏颂谓“本草所用芦，今北地谓苇者，皆可通用也”的看法是一致的。综上所述，结合《本草图经》“芦根”附图来看，芦根的原植物主要就是芦苇。

（二）药用部位

历代本草文献关于芦根的药用部位均记载为根，古今一致。在药用方面记载较少，《本草纲目》有记载：“芦有数种：其长丈许中空、皮薄、色白者，葭也，芦也，苇也……芦笋主治膈间客热，止渴，利小便，解河豚及诸鱼蟹毒……”在食用方面，《救荒本草》载：“采嫩笋煠熟，油盐调食。其根甘甜，亦可生咂食之。”可见作为芦苇的根茎，无论生熟，芦根均可食用。在民间，因芦根的生津止渴功效，多用在润喉化痰等方面。如配伍鲜青果，作青果芦根汤，清肺化痰、生津止咳。与银耳共煮，成芦根银耳汤，用于清热润喉、凉血生津。

三、历代本草记载

1.《名医别录》 芦根，味甘，寒。主消渴，客热，止小便利。

2.《本草经集注》 当掘取甘辛者，其露出及浮水中者，并不堪用也。

3.《新修本草》 此草，根疗呕逆不下食，胃中热，伤寒患者弥良。其花名蓬茙，水煮汁服，主霍乱大善，用有验也。

4.《嘉祐本草》 芦根，使，无毒。能解大热，开胃，治噎哕不止。日华子云：治寒热时疾烦闷，妊孕人心热，并泻痢人渴。

5.《本草图经》 旧不载所出州土，今在处有之，生下湿陂泽中。其状都似竹，而叶抱茎生，无枝；花白作穗若茅花；根亦若竹根而节疏；二月、八月采日干用之。当汲取水底甘辛者。其露出及浮水中者，并不堪用。谨按《尔雅》谓芦根为葭华。

郭璞云：芦苇也。苇即芦之成者。谓蒹为薕（与廉同），薕似萑（音桓）而细长，高数尺，江东人呼为薕。薍（与荻同）者谓薍（他敢切），为薍（五患切）。薍似苇而小中实，江东人呼为乌。蓲（音丘）者或谓之荻，荻至秋坚成，即谓之萑。其华皆名苕（徒雕切），其萌笋皆名虇（音绻）。若然所谓芦苇，通一物也。所谓薕，今作蒹者是也。所谓菼，人以当薪爨者是也。今人罕能别蒹菼与芦苇。又北人以苇与芦为二物，水旁下湿所生者，皆名苇；其细不及指，人家池圃所植者，为芦。其秆差大深碧色者，谓之碧芦，亦难得。然则本草所用芦，今北地谓苇者，皆可通用也。古方多单用。葛洪疗呕哕，切根水煮，顿服一升。《必效方》，以童子小便煮服，不过三升瘥。其蓬茸主卒得霍乱气息危急者，取一把煮浓汁，顿服二升，瘥。兼主鱼蟹中毒，服之尤佳。其笋味小苦，堪食。法如竹笋，但极冷耳。

6.《本草蒙筌》 芦根，味甘，气寒。无毒。州渚多生，秋冬才取。掘土择甘美者有效，露出及浮水者损人。解酒毒退热除烦；止呕哕开胃下食。食鱼蟹中毒即劫，怀胎孕发热即驱。花白名曰蓬茸，霎时可安。

7.《本草纲目》【附方】（新六）霍乱烦渴（腹胀。芦叶一握，水煎服。又方：芦叶五钱，糯米二钱半，竹茹一钱，水煎，入姜汁、蜜各半合，煎两沸，时时呷之。《圣惠方》）。吐血不止（芦荻外皮烧灰，勿令白，为末，入蚌粉少许，研匀，麦门冬汤服一二钱。三服可救一人。《圣惠方》）。肺痈咳嗽（烦满微热，心胸甲错。苇茎汤：用苇茎切二升，水二斗，煮汁五升。入桃仁五十枚，薏苡仁、瓜瓣各半升，煮取二升，服。当吐出脓血而愈。《张仲景金匮玉函方》）。发背溃烂（陈芦叶为末，以葱椒汤洗净，傅之神效。《乾坤秘韫》）。痈疽恶肉（白炭灰、荻灰等分，煎膏涂之，蚀尽恶肉，以生肉膏贴之。亦去黑子。此药只可留十日，久则不效。《葛洪肘后方》）。小儿秃疮（以盐汤洗净，蒲苇灰傅之。《圣济总录》）。

8.《本草从新》 芦根，泻热止呕。甘和胃，寒降火，治呕哕反胃（胃热火升则呕、逆食不下）。客热消渴，伤寒烦热，止小便数（肺为水之上源，脾气散精、上归于肺，始能通调水道、下输膀胱，肾为水脏、而主二便，三经有热，则小便数甚，至不能少忍，火性急速故也。芦中空，清上焦、湿热解，则肺之气化行，而小便复其常道矣）。芦笋能解鱼、蟹、河豚毒，反胃呕吐。由于寒者勿用。取逆水肥浓者，去须节（因热霍乱烦闷、芦根三钱、麦门冬二钱、水煎服、即愈）。

9.《得配本草》 芦根，忌巴豆。甘，寒。入足阳明经。退邪热，下逆气，止呕哕，除烦渴（甘能益胃，寒能降火）。疗便数劳复。解鱼鳖肉毒。配竹茹、麦冬，治霍乱烦闷（热除呕自止）。配地骨皮、麦冬、橘皮、生姜，治肺痿骨蒸。逆水生，黄泡肥浓者良。去须节黄皮，捣汁用。出泥浮水中者，不可用。

四、用法与用量

芦根为《中国药典》2020年版品种，用量为15~30g，鲜品用量加倍，或捣汁服。鲜芦根作食品时可适量食用，做成芦根粥、青果芦根茶、鱼腥草芦根汤、五汁参乳膏、生芦根粥等多种食物。

五、药膳应用

(一)粥类

1. 芦根粥

【来源】经验方。

【材料】芦根30g(或鲜者100g),竹叶20g,粳米100g,白糖少许。

【做法】芦根、竹叶洗净切碎,煎煮取汁。粳米煮粥,粥成兑入芦根竹叶汁和白糖,微煮即成。

【功效】清热,生津,止渴。

2. 芦根茅根粥

【来源】经验方。

【材料】鲜芦根、白茅根各30g(洗净),粳米100g。

【做法】先用水煮芦根、茅根取汁去滓,用汁煮米做粥。

【功效】清热生津,除烦止呕。

(二)汤类

1. 芦根代茶饮

【来源】经验方。

【材料】鲜芦根40g,薄荷10g,白糖少许。

【做法】芦根切碎,加入薄荷,水500ml,煎煮取汁,加白糖即成。

【功效】清肺止咳,生津。

2. 芦根雪梨藕汁

【来源】经验方。

【材料】鲜芦根、雪梨、鲜藕各250g。

【做法】将上述3味洗净切碎,捣烂绞汁即得。

【功效】清热生津。

3. 山药牡蛎芦根汤

【来源】经验方。

【材料】鲜芦根30g,山药30g,生牡蛎20g,白糖适量。

【做法】将生牡蛎取肉,与山药、芦根共煮熟,加白糖调味即成。

【功效】健脾安神,清热除烦。

(三)茶类

1. 芦根茶

【来源】经验方。

【材料】竹茹、芦根各20g,藿香3g。

【做法】前2味药切碎,置保温瓶中,加藿香,以沸水适量冲泡即得。

【功效】清火降逆止呕。

2. 芦根竹叶茶

【来源】经验方。

【材料】竹叶 15g，鲜芦根 30g。

【做法】上 2 味药共捣碎，纳入保温瓶中，冲入沸水适量浸泡，盖闷约 15min，代茶频饮。

【功效】清热生津。

3. 鲜芦根茶

【来源】经验方。

【材料】鲜芦根 150g，西瓜皮 50g。

【做法】西瓜皮洗净、敲碎后，与洗净切段的鲜芦根中火煎煮 30min，纱布过滤取汁即得。

【功效】清暑，生津。

4. 鲜芦根藿香茶

【来源】经验方。

【材料】鲜芦根、藿香叶各 50g。

【做法】鲜芦根、藿香叶共捣碎，置保温瓶中，用适量沸水冲泡，盖闷 15min，代茶频饮。

【功效】清热化湿。

（四）相关食用制品

竹芦黄梨膏

【来源】《清朝宫廷秘方》。

【材料】鲜竹叶 100 片，鲜芦根 30 枝，黄梨（去核、切碎）100 个，荸荠（去皮，切碎）50 个，橘红 100g，炼蜜适量。

【做法】将方中各味放入砂锅，加清水适量，煎熬至梨溶，捞去残渣留汁，下炼蜜继续加热至稠膏状，即可装瓶饮用。

【功效】清热泻火，养阴生津，润肺化痰。

六、现代研究

（一）主要成分

1. 营养成分　多糖、蛋白质、氨基酸、维生素以及钙、铁、钾、镁、钛、钙、镁、钾等营养元素。

2. 其他成分　黄酮类（芹菜素、木犀草素、槲皮素、芦丁等）、有机酸类（阿魏酸、咖啡酸、香草酸等）、甾体类、多糖等化学成分。

（二）主要活性

芦根多糖具有抗肝纤维化、保肝、改善脂代谢和抗肿瘤的作用，其能将过氧化物转化为无毒的醇和水，抗氧化损伤效果良好。同时芦根具有抗菌作用，能够抑制羟基自由基的产生。

（三）毒理学评价

未见相关毒理学试验报道。

七、安全小贴士

脾胃虚寒者忌服。根据中医九种体质学说,气虚、阳虚体质人群忌食或少食。

八、参考文献

[1] 邵荣,郭海滨,许伟,等.芦苇中活性物质研究进展[J].中国生化药物杂志,2011,32(2):167-169.

[2] 赵小霞,谭成玉,孟繁桐,等.芦苇化学成分及其生物活性研究进展[J].精细与专用化学品,2013,21(1):20-22.

[3] 王中华,郭庆梅,周凤琴.芦根化学成分、药理作用及开发利用研究进展[J].辽宁中医药大学学报,2014,16(12):81-83.

[4] 李洪,王麟,刘薇,等.中药芦根化学成分、药理作用及临床应用研究[J].科技信息,2014(5):31-32.

[5] 孙淑玲.中药芦根的药理作用及临床应用[J].中西医结合心血管病电子杂志,2016,4(36):165.

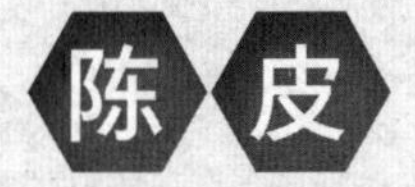

陈皮

(橘皮)

一、概述

陈皮,又称橘皮,芸香科植物橘 *Citrus reticulata* Blanco 及其栽培变种的干燥成熟果皮。药材分为“陈皮”和“广陈皮”。采摘成熟果实,剥取果皮,晒干或低温干燥;中医药理论认为,橘皮需要经过一段时间放置来降低燥性(陈化),因此橘皮又称陈皮。陈皮味苦、辛,性温,归肺、脾经,有理气健脾、燥湿化痰的功效,常用于脘腹胀满、食少吐泻、咳嗽痰多等症。橘皮中含有黄酮类、酚酸类、挥发油类、三萜类(柠檬苦素)等化学成分,临床多用于降脂保肝、抗氧化等方面。橘皮理气效果较好,可制作成各类饮食,如与生姜共熬粥,与红枣共泡茶,还可加入冰糖雪梨内,有理气宽中、燥湿健脾的功效。

二、来源考证

(一)品种考证

陈皮,原名橘皮,始载于《神农本草经》,列为上品。“橘柚”项下谓:“橘柚,性辛温……一名橘皮。”陶弘景云:“此是说其皮功尔……并以陈者为良。”陈皮作为橘皮之处方用名,始见于孟诜的《食疗本草》。元代王好古云:“橘皮以色红日久者为佳,故曰红皮、陈皮。”陈皮之名由此而来。据上所述,历代本草所用陈皮,当为芸香科植物橘的成熟果皮。后期,橘皮出现了黄橘皮(陈皮)、青橘皮(青皮)之别。陈嘉谟《本草蒙筌》曰:“青皮,陈皮一种,……因其迟收早收,特分老嫩而立名也。”刘文泰《本草品汇精要》云:“青皮即青橘皮也,实与黄橘同种。”

自宋代以来,有将柑皮作橘皮使用的现象,如《本草衍义》在“乳柑子”条云:“今人多作橘皮售于人,不可不择也。”李时珍在柑条中也说:“柑、橘皮今人多混用,不可不辨也。……橘皮性温,柑、柚性冷,不可不知。”前人虽一再辨明,但这种现象一直沿用至今,目前陈皮药材有陈皮和广陈皮两种,其中广陈皮即柑皮,主要为茶枝柑(新会柑)*C. chachiensis* Hort. 和四会柑 *C. suhoiensis* Tanaka 的成熟果皮。综上,历史上橘皮主要来源于橘 *C. reticulata* Blanco,后期逐步形成了以茶枝柑(新会柑)*C. chachiensis* Hort. 和四会柑 *C. suhoiensis* Tanaka 作橘皮的现象。故橘这个基源是古今通用的陈皮(橘皮)来源。

(二)药用部位

陈皮首载于《神农本草经》,正名为橘柚,因以果皮入药,故曰:“一名橘皮。”齐梁时代讲究以经年陈久者入药,陶弘景《本草经集注》云:“凡狼毒、枳实、橘皮、半夏、麻黄、吴茱萸皆须陈久者良,其余须精新也。”即后世所谓“六陈”。至于陈皮之名,首见于孟诜《食疗本草》。

陈皮，顾名思义，橘皮之陈久者也。《汤液本草》又进一步解释说："橘皮以色红日久者为佳，故曰红皮、陈皮。"清代《本草备要》："广中陈久者良，故名陈皮（陈则烈气消，无燥散之患。半夏亦然，故同用名二陈汤）。"后世医家沿用陈皮正名，近代药学文献也使用此名，故历版《中国药典》皆以陈皮为正名。

三、历代本草记载

1.《神农本草经》 橘柚，味辛温。主胸中瘕热逆气，利水谷。久服，去臭下气通神，一名橘皮。生川谷。

2.《名医别录》 橘柚，无毒。下气，止呕咳，除膀胱留热，下停水，五淋，利小便，主脾不能消谷，气冲胸中吐逆，霍乱，止泄，去寸白。轻身长年。生南山川谷，生江南。十月采。

3.《本草经集注》 此是说其皮功耳，以东橘为好，西江亦有而不如。其皮小冷，疗气乃言欲胜东橘，北人亦用之，以陈者为良。其肉味甘、酸，食之多痰，恐非益人也。今此虽用皮，既是果类，所以犹宜相从。柚子皮乃可食，而不复入药用，此亦应下气。

4.《新修本草》 柚皮厚，味甘，不如橘皮味辛而苦，其肉亦如橘，有甘有酸，酸者名胡甘。今俗人或谓橙为柚，非也。案《吕氏春秋》云：果之美者。有云梦之柚。郭璞曰：柚似橙而大于橘。孔安国云：小曰橘，大曰柚，皆谓甘也。今注：自木部今移。

5.《嘉祐本草》 橘皮，臣，味苦、辛。能治胸膈间气，开胃，主气痢，消痰涎，治上气咳嗽。陈藏器云：橘、柚本功外，中实冷。酸者聚痰，甜者润肺。皮堪入药，子非宜人。其类有朱柑、乳柑、黄柑、石柑、沙柑。橘类有朱橘、乳橘、塌橘、山橘、黄淡子。此辈皮皆去气调中，实总堪实。就中以乳柑为上。《本经》合入果部，宜加实字；入木部非也。岭南有柚，大如冬瓜。孟诜云：橘，止泄痢。食之下食，开胸膈痰实结气。下气不如皮。穰不可多食，止气。性虽温，止渴。又，干皮一斤，捣为末，蜜为丸。每食前酒下三十丸，治下膲冷气。又，取陈皮一斤，和杏仁五两，去皮、尖熬，加少蜜为丸。每日食前饮下三十丸，下腹藏间虚冷气。脚气冲心，心下结硬，悉主之。日华子云：橘，味甘、酸。止消渴，开胃，除胸中隔气。

又云：皮，暖，消痰止嗽，破癥瘕痃癖。又云核，治腰痛，膀胱气，肾疼，炒去壳，酒服良。橘囊上筋膜，治渴及吐酒。炒，煎汤饮，甚验也。

又云：柚子，无毒，治妊孕人吃食少并口淡，去胃中恶气，消食，去肠胃气。解酒毒，治饮酒人口气。

6.《本草衍义》 橘柚，自是两种，故曰一名橘皮，是元无柚字也。岂有两等之物，而治疗无一字别者，即知柚字为误。后人不深求其意，为柚字所惑，妄生分别，亦以过矣。且青橘与黄橘，治疗尚别，矧柚为别种也。郭璞云：柚似橙而大于橘，此即是识橘柚者也。今若不如此言之，恐后世亦以柚皮为橘皮，是贻无穷之患矣。去古既远，后之贤者，亦可以意逆之耳。橘惟用皮与核。皮，天下甚所须也。仍汤浸去穰。余如经与《注》。核、皮二者须自收为佳。有人患气嗽将期，或教以橘皮、生姜焙干、神曲等分为末，丸桐子大，食后、夜卧，米饮服三五十丸。兼旧患膀胱，缘服此偕愈。然亦取其陈皮入药，此六陈中一陈也。肾疰腰痛、膀胱气痛，微炒核，去壳为末，酒调服，愈。

7.《本草蒙筌》 橘皮，味辛、苦，气寒。味浓，沉也，阴也，阴中之阳。无毒。浙郡俱生，广州独胜。本与橘红同种，此未成熟落之。皮紧浓色则纯青，头破裂状如莲瓣。去穰嘴薄，润醋炒干。《汤液》云：陈皮治高，青皮治低，亦以功力大小不同故尔。入少阳三焦胆腑，又厥阴肝脏引经。削坚癖小腹中，温疟热盛者莫缺（患疟热盛，缠久不愈，必结癖块，俗云疟母。

宜清脾汤多服，内有青皮疏利肝邪，则癖自不结也）。破滞气左胁下，郁怒痛甚者须投。劫疝疏肝，消食宽胃。病已切勿过服，恐损真气；先防老弱虚羸，尤当全戒。近冬赤熟，薄皮细纹。新采者名橘红，气味稍缓，胃虚气弱者宜；久藏者名陈皮，气味辛烈，痰实气壅服妙。东垣又曰：留白则补胃和中，去白则消痰利滞。治虽分二，用不宜单。君白术则益脾，单则损脾；佐甘草则补肺，否则泻肺。同竹茹，治呃逆因热；同干姜，治呃逆因寒。止香港脚冲心，除膀胱留热。利小水，通五淋，解酒毒，去寸白。核研仁调醇酒饮，驱腰痛疝痛神丹；叶引经以肝气行，散乳痈胁痈圣药。橘囊上筋膜微炒，醉呕吐发渴急煎。肉多食生痰，穰多食上气。虽并止渴，未足益人。又种乳柑，圆大过橘。皮粗且浓，色赤兼黄。经霜甚甜，未经霜者味酸，故名柑子。其皮不任药用，肉惟解酒良。多食脏寒，令人泄痢也。柑皮不甚苦，橘皮极苦，至熟亦苦。

谟按：青皮、陈皮一种，枳实、枳壳一种，因其迟早采收，特分老嫩而立名也。嫩者性酷治下，青皮枳实相同；老者性缓治高，陈皮枳壳无异。四药主治并以导滞消痞为专，虽高下各行，其泻气则一。单服久服俱损真元，故必以甘补之药为君，少加辅佐，使补中兼泻，泻则兼补，庶几不致于偏胜也。陈皮款下已详发明，余虽未言，举一隅则可以三隅反矣。

8.《本草纲目》【附方】（旧七，新二十一）。润下丸（治湿痰，因火泛上，停滞胸膈，咳唾稠粘。陈橘皮半斤，入砂锅内，下盐五钱，化水淹过煮干，粉甘草二两，去皮蜜炙，各取净末，蒸饼和丸梧桐子大。每服百丸，白汤下。《丹溪方》）。宽中丸（治脾气不和，冷气客于中，壅遏不通，是为胀满。用橘皮四两，白术二两，为末，酒糊丸梧子大。每食前木香汤下三十丸，日三服。是斋《指迷方》）。橘皮汤（治男女伤寒并一切杂病呕哕，手足逆冷者。用橘皮四两，生姜一两。水二升，煎一升，徐徐呷之即止。《仲景方》）。嘈杂吐水（真橘皮去白为末，五更安五分于掌心舐之，即睡，三日必效。皮不真则不验。《怪证奇方》）。霍乱吐泻（不拘男女，但有一点胃气存者，服之再生。广陈皮去白五钱，真藿香五钱，水二盏，煎一盏，时时温服。出《百一选方》。《圣惠》：用陈橘皮末二钱，汤点服。不省者灌之。仍烧砖沃醋，布裹砖，安心下熨之，便活）。反胃吐食（真橘皮，以日照西壁土炒香为末。每服二钱，生姜三片，枣肉一枚，水二钟，煎一钟，温服。《直指方》）。卒然食噎（橘皮一两，汤浸去瓤，焙为末。以水一大盏，煎半盏，热服。《食医心镜》）。诸气呃噫（橘皮二两去瓤，水一升，煎五合，顿服。或加枳壳尤良。《孙尚药方》）。痰膈气胀（陈皮三钱，水煎热服。杨氏《简便方》）。卒然失声（橘皮半两，水煎徐呷。《肘后方》）。经年气嗽（橘皮、神曲、生姜焙干等分，为末，蒸饼和丸梧子大。每服三五十丸，食后、夜卧各一服。有人患此服之，兼旧患膀胱气皆愈也。《寇氏衍义》）。化食消痰（胸中热气。用橘皮半两微熬，为末。水煎代茶，细呷。《心镜》）。下焦冷气（干陈橘皮一斤为末，蜜丸梧子大。每食前温酒下三十丸。《食疗本草》）。脚气冲心（心下结硬，腹中虚冷。陈皮一斤和杏仁五两去皮尖熬，少加蜜捣和，丸如梧桐子大，每日食前米饮下三十丸。《食疗》）。老人气闷（方同上。《济生》）。大肠闷塞（陈皮连白，酒煮焙研末。每温酒服二钱，一方米饮下。《普济》）。途中心痛（橘皮去白，煎汤饮之，甚良。《谈野翁方》）。食鱼蟹毒（方同上。《肘后》）。风痰麻木（凡手及十指麻木，大风麻木，皆是湿痰死血：用橘红一斤，逆流水五碗，煮烂去渣，再煮至一碗，顿服取吐，乃吐痰圣药也。不吐，加瓜蒂末。《摘玄方》）。脾寒诸疟（不拘老少孕妇，只两服便止：真橘皮去白切，生姜自然汁浸过一指，银器内重汤煮干，焙研末。每服三钱，用隔年青州枣十个，水一盏，煎半盏，发前服，以枣下之。《适用方》）。小儿疳瘦（久服消食和气，长肌肉：用陈橘皮一两，黄连以米泔水浸一日，一两半，研末，入麝三分，用猪胆盛药，以浆水煮熟取出，用粟米饭和，丸绿豆大。每服一二十丸，米饮下。《钱氏小儿方》）。

产后尿闷不通者(陈皮一两去白为末,每空心温酒服二钱,一服即通。此张不愚方也。《妇人良方》)。产后吹奶(陈皮一两,甘草一钱,水煎服,即散)。妇人乳痈(未成者即散,已成者即溃,痛不可忍者即不疼,神验不可云喻也。用真陈橘皮汤浸去白晒,面炒微黄,为末。每服二钱,麝香调酒下。初发者一服见效。名橘香散)。鱼骨鲠咽(橘皮常含,咽汁即下。《圣惠方》)。嵌甲作痛(不能行履者。浓煎陈皮汤浸良久,甲肉自离,轻手剪去,以虎骨末傅之即安。《医林集要》)。

9.《本草从新》 橘皮,宣、理气调中、泻、燥湿、消痰。辛能散,温能和,苦能燥能泻。为脾、肺气分之药(脾为气母、肺为气龠,凡用补药涩药,有宜佐陈皮以利气者)。调中快膈,导滞消痰(大法治痰,以健脾顺气为主。洁古曰:陈皮定呕止嗽,利水破症,宣通五脏,统治百病,皆取其理气燥湿之功。入和中药,则留白。入疏通药,则去白。去白名橘红,兼能除寒发表(皮能发散皮肤)。气虽中和,亦损真元,无滞勿用。广产为胜,皮浓不脆,有猪棕纹(福建产者,名建皮,力薄;浙江衢州出者,名衢皮,更恶劣矣)。陈久者良,故又名陈皮(陈则烈气消,无燥散之患,半夏亦然,故同用,名二陈汤)。治痰咳,童便浸晒。治痰积,姜汁炒,入下焦。盐水炒(化州陈皮,消痰甚灵,然消伐太峻,不宜轻用,况此物真者绝少,无非柚皮而已)。

10.《本草崇原》 橘皮,气味苦辛温,无毒。主治胸中瘕热逆气,利水谷。久服去臭,下气,通神(橘生江南及山南山谷,今江浙荆襄湖皆有。枝多坚刺,叶色青翠,经冬不凋,结实青圆橘实形圆色黄,臭香肉甘,脾之果也。其皮气味苦辛,性主温散,筋膜似络脉,皮形若肌肉,宗眼如毛孔,乃从脾脉之大络而外出于肌肉毛孔之药也。胸中瘕热逆气者,谓胃上郛郭之间,浊气留聚,则假气成形,而为瘕热逆气之病。橘皮能达胃络之气,出于肌腠,故胸中之瘕热逆气可治也。利水谷者,水谷入胃,藉脾气之散精,橘皮能达脾络之气,上通于胃,故水谷可利也。久服去臭者,去中焦腐秽之臭气,而整肃脾胃也。下气通神者,下肺主之气,通心主之神,橘皮气味辛苦,辛入肺,而苦入心也。愚按:上古诸方,只曰橘皮个用不切,并无去白之说。李东垣不参经义,不礼物性,承嗽。夫咳嗽非只肺病,有肝气上逆而咳嗽者,有胃气壅滞而咳嗽者,有肾气奔迫而咳嗽者,有心火上炎而咳嗽者,有皮毛闭拒而咳嗽者,有脾肺不和而咳嗽者。《经》云:五脏六腑皆令人咳,非独肺也。橘皮里有筋膜,外黄内白,其味先甘后辛,其性从络脉而外达于肌肉、毛孔,以之治咳,有从内达外之义。若去其白,其味但辛,只行皮毛,风寒咳嗽似乎相宜,虚劳不足,益辛散矣。后人袭方书糟粕,不穷物性本原,无怪以讹传讹,而莫之止。须知雷斆乃宋人,非黄帝时雷公也。业医者当以上古方制为准绳,如《金匮要略》用橘皮汤治干呕哕,义可知矣。日华子谓:橘瓤上筋膜,治口渴吐酒,煎汤饮甚效。以其能行胸中之饮而行于皮肤也。夫橘皮从内达外,凡汗多里虚,阳气外浮者,宜禁用之。

四、用法与用量

陈皮为《中国药典》2020年版品种,用量为3~10g。陈皮被广泛用于日常饮食中,有新会陈皮梅、陈皮鸭、陈皮酒,现代还开发了很多新型加工产品,如玉米须陈皮复合保健饮料、陈皮风味蛋糕、陈皮营养豆酱、陈皮兔肉及养生黄酒等。陈皮中提取的柑橘精油,目前广泛应用于食品生产,如饮料、饼干等;既可作为调味香精,又可用作食品抑菌剂。此外,柑橘香精油亦可作为饲料、牙膏、香水、花露水、香皂及家庭除臭产品等的调香剂。陈皮作为食品可适量食用。

五、药膳应用

(一) 粥类

1. 橘皮粥

【来源】经验方。

【材料】橘皮末 10g,茯苓粉 15g,粳米 100g。

【做法】粳米煮粥,将熟加入橘皮末、茯苓粉,搅拌微煮即成。

【功效】健脾理气。

2. 白扁豆橘皮粥

【来源】经验方。

【材料】白扁豆 30g,橘皮 30g,大枣 10g,粳米 100g。

【做法】白扁豆洗净,加水适量旺火煮沸后,再改用文火煨煮 50min,再加入洗净的粳米和橘皮、大枣,继续用文火煨煮成稠粥即可。

【功效】健脾理气。

(二) 汤类

1. 姜橘汤

【来源】经验方。

【材料】生姜 10g,橘皮 15g,高良姜 10g。

【做法】生姜切片,橘皮、高良姜研末,文火煎煮取汁。

【功效】温胃止痛。

2. 冰糖雪梨

【来源】经验方。

【材料】梨子 1 个,冰糖 50g,橘皮 15g。

【做法】橘皮泡开,加入水,同洗净切碎梨块共煮至水开,放入冰糖适量,小火慢煮 20min,搅拌即成。

【功效】降火滋阴。

(三) 茶类

1. 橘皮竹茹茶

【来源】经验方。

【材料】橘皮 12g,竹茹 10g,生姜 6g。

【做法】将橘皮、竹茹研成粗末,用纱布包好;加入生姜,沸水适量冲泡,闷盖 15min 即可饮用。

【功效】降逆止呕。

2. 橘皮枣茶

【来源】经验方。

【材料】橘皮 10g,红枣 3 枚,当归 3g。

【做法】橘皮切丝,红枣炒焦,当归研粗末,共置沸水冲泡,盖闷 10min 即成。

【功效】理气,养血。

3. 佛手橘皮饮

【来源】经验方。

【材料】橘皮 10g,佛手 10g。

【做法】将上述两味放入杯中,加入开水沏泡。

【功效】理气健脾。

4. 黄芪橘皮茶

【来源】经验方。

【材料】红茶 3g,生黄芪 10g,橘皮末 3g。

【做法】将黄芪与红茶浓煎取汁,加入橘皮末,混匀稍煮即成。

【功效】健脾理气。

六、现代研究

(一)主要成分

1. 营养成分　多糖、蛋白质、氨基酸、维生素以及钾、钠、钙、镁、铜、锌、铁、锶和锰等多种无机元素。

2. 其他成分　挥发油类(松油烯、柠檬烯、月桂烯等)、黄酮类(橙皮苷、柚皮苷、川陈皮素等)、三萜类(柠檬苦素、奥巴叩酮、诺米林)等化合物。

(二)主要活性

现代研究表明,陈皮中挥发油和黄酮类化合物为其主要成分,在其他活性成分的协同下,具有抗氧化、降脂保肝、抗炎等作用。对陈皮的药理研究完全超越了几千年来陈皮的理气健脾、燥湿化痰功用范畴,除对胃肠道作用的研究外,已涉及心血管、内分泌、抗癌、抗突变、免疫、抗菌消炎、抗衰老、养颜美容、营养补虚等方面,并证实其均具有很好作用。

七、安全小贴士

婴幼儿、孕妇、阴虚火旺者慎服。根据中医九种体质学说,痰湿体质人群最适宜食用。

八、参考文献

[1] 张志海,王彩云,杨天鸣,等.陈皮的化学成分及药理作用研究进展[J].西北药学杂志,2005,20(1):47-48.

[2] 李晓芳,张健康,王慧鸾,等.陈皮的研究进展[J].江西中医药,2014(3):76-78.

[3] 吴惠君,欧金龙,池晓玲,等.陈皮药理作用研究概述[J].实用中医内科杂志,2013,27(17):91-92.

[4] 赵秀玲.陈皮生理活性成分研究进展[J].食品工业科技,2013,34(12):376-381.

[5] 宋保兰.陈皮药理作用[J].实用中医内科杂志,2014,28(8):132-133.

[6] NAKABAYASHI T, TAKANO T, MOTOYAMA K. Studies on the Citrus Flavonoids. Part 4 [J]. Journal for the Utilization of Agricultural Products, 1960, 7(5): 213-218.

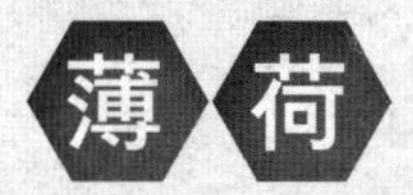

薄荷

一、概述

薄荷，别名蕃荷菜，为唇形科植物薄荷 *Mentha haplocalyx* Briq. 的干燥地上部分。夏、秋二季茎叶茂盛或花开至三轮时，选晴天，分次采割，晒干或阴干。其鲜茎叶经蒸馏而得的挥发油（薄荷油）、鲜茎叶的蒸馏液（薄荷露）、全草中提炼出的结晶（薄荷脑）亦供药用。薄荷味辛，性凉，归肝、肺经，具有宣散风热、清利头目、利咽透疹的功效，常用于风热感冒、风温初起、头痛目赤、喉痹口疮、风疹、麻疹、胸胁胀闷等症，是一味常用的辛凉解表药。薄荷中含有挥发油、二羟基-1,2-二氢萘衍生物、酚类化合物、黄酮类化合物等化学成分；现代药理研究表明其具有兴奋中枢神经、解痉、祛痰止咳、保肝利胆、抗炎等广泛的药理活性；临床多用于治疗儿童鼻出血、婴幼儿支气管肺炎，以及风湿类关节炎等。薄荷是一种有特种经济价值的芳香作物，与甘草、蜂蜜均可配伍泡茶，多能提神醒脑、疏散风热。

二、来源考证

（一）品种考证

薄荷，李时珍认为即西汉扬雄《甘泉赋》中的茇葀。《新修本草》记载："薄荷茎叶似荏而尖长，根经冬不死，又有蔓生者。"李时珍在《本草纲目》中对薄荷的特征、栽培、分布和用途作了详述："薄荷，人多栽莳。二月宿根生苗，清明前后分之。方茎赤色，其叶对生，初时形长而头圆，及长则尖。吴、越、川、湖人多以代茶。苏州所莳者，茎小而气芳，江西者稍粗，川蜀者更粗，入药以苏产为胜。"《本草纲目》及《植物名实图考》所附的薄荷图，与李时珍所述的薄荷一致，《新修本草》所谓蔓生者实为薄荷花期的形态特征，来源于今唇形科的薄荷。

（二）药用部位

历代本草文献关于薄荷的药用部位记载为全草或叶。《救荒本草》曰："采苗叶煠熟，换水浸去辣味，油盐调食。"又如《本草纲目》所言："茎叶似荏而尖长，经冬根不死，夏秋采茎叶曝干。"《随息居饮食谱》中记载："薄荷叶，辛甘苦温。"

三、历代本草记载

1.《名医别录》 味辛，苦，温，无毒。主贼风伤寒发汗，恶气，心腹胀满，霍乱，宿食不消，下气。煮汁服，亦堪生食。人家种之，饮之发汗，大解劳乏。

2.《新修本草》 茎方，叶似荏而尖长，根经冬不死；又有蔓生者，功用相似。

3.《嘉祐本草》 薄荷，使。能去愤气，发毒汗，破血，止痢，通利关节，尤与薤作菹相宜。

新病瘥人勿食,令人虚汗不止。

4.《证类本草》《食疗》:平。解劳,与薤相宜。发汗,通利关节。杵汁服,去心脏风热。《外台秘要》:治蜂螫。挪贴之,瘥。《经验方》:治水入耳。以汁点,立效。《食医心镜》:煎豉汤,暖酒和饮、煎茶、生食之并宜。

5.《本草衍义》 世谓之南薄荷,为有一种龙脑薄荷,故言南以别之。小儿惊风、壮热,须此引药。猫食之即醉,物相感尔。治骨蒸热劳,用其汁与众药熬为膏。

6.《本草蒙筌》 味辛、苦,气温。气味俱薄,浮而升,阳也。无毒。又名鸡苏,各处俱种。姑苏龙脑者第一(龙脑地名,在苏州府,儒学前此处种者,气甚香窜,因而得名,古方有龙脑鸡苏丸,即此是也)。五月端午日采干。与薤作相宜,和蜜炒饯益妙。入手厥阴包络,及手太阴肺经。下气令胀满消弥,发汗俾关节通利。清六阳会首,驱诸热生风。退骨蒸解劳乏,善引药入荣卫。乃因性喜上升,小儿风涎尤为要药。新病瘥者忌服,恐致虚汗亡阳。猫误食之,即时昏醉,盖亦物相感尔。

7.《本草纲目》 清上化痰(利咽膈,治风热。以薄荷末,炼蜜丸芡子大,每噙一丸。白沙糖和之亦可。《简便单方》)。风气瘙痒(用大薄荷、蝉蜕等分,为末,每温酒调服一钱。《永类钤方》)。舌苔语蹇(薄荷自然汁,和白蜜、姜汁擦之。《医学集成》)。眼弦赤烂(薄荷,以生姜汁浸一宿,晒干为末。每用一钱,沸汤泡洗。《明目经验方》)。瘰疬结核(或破未破。以新薄荷二斤,取汁,皂荚一挺,水浸去皮,捣取汁,同于银石器内熬膏。入连翘末半两,连白青皮、陈皮,黑牵牛半生半炒,各一两,皂荚仁一两半,同捣和,丸梧子大。每服三十丸,煎连翘汤下。《济生方》)。衄血不止(薄荷汁滴之。或以干者水煮,绵裹塞鼻。《许学士本事方》)。血痢不止(薄荷叶煎汤常服。《普济》)。水入耳中(薄荷汁滴入立效。《经验方》)。蜂虿螫伤(薄荷叶挼贴之。《外台秘要》)。火毒生疮(冬间向火,火气入内,两股生疮,汁水淋漓者。用薄荷煎汁频涂,立愈。《张杲医说》)。

8.《本草从新》 轻、宣散风热。辛能散,凉能清(《本经》:温,盖体温而用凉也)。升浮能发汗,搜肝气而抑肺盛,疏逆和中。宣滞解郁,消散风热,清利头目。治头痛头风,中风失音,痰嗽口气,语涩舌胎(含漱、或和蜜擦之)。眼耳咽喉口齿诸病(辛香通窍、而散风热)。皮肤瘾疹疮疥,惊热(小儿治惊药蒸)。消宿食,止血痢(血痢病在凝滞,辛能散、凉能清)。通关节。定霍乱,猫咬蛇伤(薄荷,猫之酒也;犬,虎之酒也;蜈蚣,鸡之酒也;桑葚,鸠之酒也;莽草,鱼之酒也,食之皆醉。被猫伤者,薄荷汁涂之)。辛香伐气,多服损肺、伤心。虚者远之(每见小儿多食薄荷糕者、汗多体弱)。苏州所莳者,茎小而气芳,最佳。江西者稍粗,次之。四川者更粗,又次之。野生者,茎叶气味都相似,入药以苏产者为胜(《张杲医说方》:灸火毒瓦斯入内、两股生疮、汁水淋漓者,用薄荷煎汁,频涂立愈)。

9.《得配本草》 辛、微苦,微凉。入手太阴、足厥阴经气分。散风热,清头目,利咽喉口齿耳鼻诸病。治心腹恶气,胀满霍乱,小儿惊热,风痰血痢,瘰疮疥,风瘙瘾疹。亦治蜂虿蛇蝎猫伤(薄荷,猫之酒也)。配生地、春茶,治脑热鼻渊。配花粉,治热痰。配蝉蜕、僵蚕,治风瘙瘾疹。配生姜汁,治眼弦赤烂。配白蜜、白糖,化痰利咽膈。入逍遥散,疏肝郁。捣取自然汁,滴耳。捣取自然汁,和姜汁、白蜜,擦舌胎语涩。揉叶塞鼻,止衄血(取汁滴鼻中即止)。产苏州者名龙脑薄荷,方茎中虚,似苏叶而微长,齿密面皱,其气芳香,消散风热,其力尤胜。兼能理血。新病瘥人,服之令虚汗不止。瘦弱人,久服动消渴病。肺虚咳嗽,客寒无热,阴虚发热,痘后吐泻者,皆禁用。

四、用法与用量

薄荷为《中国药典》2020年版品种，用量为3~6g，后下。薄荷作食品时可适量食用，常用作调味品腌菜，腌制薄荷萝卜、薄荷黄瓜、薄荷辣椒、薄荷青菜等，还可炒食，晒成干菜，制成薄荷酒、薄荷饮料等。

五、药膳应用

（一）粥类

薄荷粥

【来源】经验方。

【材料】鲜薄荷30g（或干薄荷10g），生姜3g，粳米50g，冰糖少许。

【做法】薄荷、生姜煎煮取汁，粳米煮粥，近熟时加入薄荷生姜汁及冰糖，再煮微沸，即可服用。

【功效】疏风，利咽。

（二）茶类

1. 薄荷解暑茶

【来源】经验方。

【材料】薄荷、香薷、藿香各6g。

【做法】上药共研为末，置于保温瓶中，冲入沸水适量浸泡，盖闷20~30min即成。

【功效】清热解暑。

2. 薄荷茶

【来源】经验方。

【材料】薄荷叶10g，淡竹叶5g，甘草3g。

【做法】共置沸水冲泡，盖闷10min即成。

【功效】疏散风热。

3. 薄荷香茶

【来源】经验方。

【材料】薄荷叶5g，香薷3g。

【做法】将香薷洗净置砂锅中，煎沸5min，然后放入薄荷再煎煮5min即得。

【功效】消暑清热。

4. 薄荷芦根茶

【来源】经验方。

【材料】鲜薄荷10g，鲜芦根30g，生甘草5g。

【做法】上三味洗净后切碎，共置保温杯中，用沸水冲泡，代茶频饮。

【功效】疏散表邪，宣肺利咽。

5. 桑荷茶

【来源】经验方。

【材料】桑叶5g，薄荷6g，荷叶3g。

【做法】将上三味药洗净，捣碎，放入茶壶内，用开水浸泡 10min 即得。

【功效】疏散风热。

6. 薄荷蜂蜜水

【来源】经验方。

【材料】薄荷适量，柠檬适量，蜂蜜适量。

【做法】薄荷叶洗净剪碎，浸泡 1h，柠檬切片，同薄荷再浸泡 30min，调和适量蜂蜜搅拌均匀，冷藏即成。

【功效】清利头目，凉血利咽。

（三）酒类

薄荷酒

【来源】《中华药酒谱》。

【材料】薄荷油 10g，米酒 50ml，好黄酒（煮）50ml。

【做法】将薄荷油与米酒、黄酒兑在一起即可。

【功效】疏风，清热，辟秽，解毒，健胃，清咽，透疹。

六、现代研究

（一）主要成分

1. 营养成分　氨基酸、维生素、铝、硼、钡、钙、铜、铁、钾、镁、锰、钠、镍、磷等。

2. 其他成分　挥发油类（薄荷醇、异薄荷酮、胡薄荷酮、乙酸薄荷酯等）、二羟基 -1，2- 二氢萘酚类、黄酮类（香叶木素、橙皮苷、蒙花苷等）、蒽醌类（大黄素、大黄酚、大黄素甲醚等）、有机酸类化合物等。

（二）主要活性

目前对薄荷的药理研究主要集中在对中枢神经系统、心血管系统、呼吸系统、消化系统及对病原微生物等的作用方面。薄荷对中枢神经系统具有兴奋与抑制双重作用，内服少量薄荷或薄荷油可兴奋中枢神经，使皮肤毛细血管扩张，促进汗腺分泌，有发汗解热作用。薄荷对消化系统的作用表现在能增加胆汁排出量，对四氯化碳造成的大鼠肝损害有一定保护作用。在离体状态下，薄荷醇对回肠、子宫等平滑肌有一定的舒张作用。薄荷煎剂对单纯疱疹病毒、牛痘病毒、Semliki 森林病毒和流行性腮腺炎病毒均有抑制作用。薄荷油可抑制真菌的生长、繁殖，且呈一定的量效关系。薄荷还有抗早孕及抗着床作用，其作用机制可能与其对滋养叶的损害有关。另有报道，薄荷水溶部分对大白鼠也有抗早孕和兴奋子宫作用。薄荷热水提取物体外试验显示其对人子宫颈癌 JTC26 株有抑制作用。薄荷制剂局部应用可使皮肤黏膜的冷觉感受器产生冷觉反射，引起皮肤黏膜管收缩。薄荷尚有局麻和局部止痛作用。薄荷醇可以促进对乙酰氨基酚、氯霉素、水杨酸等多种药物的透皮吸收，其机制与引起皮肤超微结构的改变有关。薄荷提取物具有抗炎镇痛作用，对大鼠角叉菜胶性足肿胀、小鼠醋酸扭体反应等都具有一定的抑制作用。

（三）毒理学评价

挥发油是薄荷中目前比较明确的功效和毒性物质基础，而黄酮类、有机酸类等非挥发性成分的研究仅集中在其药理作用方面，目前未见其毒性研究报道。对啮齿类动物的研究表明，薄荷油中所含的胡薄荷酮（pulegone）可能是导致肝毒性的成分。胡薄荷酮在薄荷油中含量为 0.5%~1.5%，具有左旋和右旋两种异构体，在肝微粒体酶作用下，右旋胡薄荷酮体内主要经 CYP1A2 代谢生成薄荷呋喃（menthofuran），快速而大量地消耗谷胱甘肽（GSH），并与某些蛋白共价结合，直接对肝细胞产生毒性作用。而左旋胡薄荷酮则不能生成薄荷呋喃。此外，胡薄荷酮在肝脏还可氧化为其他产物，也可能参与了肝损伤过程。

七、安全小贴士

表虚汗多者禁服。多服久服，令人虚冷，阴虚发热，咳嗽自汗者勿施。

八、参考文献

[1] 陈秋林，姚成．薄荷中微量元素的测定[J]. 广东微量元素科学，2003(9):56-59.

[2] 刘颖，张援虎，任兵．薄荷化学成分的研究[J]. 中国中药杂志，2005，30(14):1086-1088.

[3] 沈梅芳，李小萌，单琪媛．薄荷化学成分与药理作用研究新进展[J]. 中华中医药学刊，2012，30(7):1484-1487.

[4] 陈智坤，梁呈元，任冰如，等．薄荷属植物挥发性成分及药理作用研究进展[J]. 天然产物研究与开发，2013，25(6):856-861.

[5] 彭蕴茹，钱士辉，石磊，等．薄荷非挥发性提取部位的药理活性研究[J]. 中药材，2008(1):104-107.

[6] 陈光亮，余玉宝，李冬梅．薄荷油及其有效成分药理作用的研究概况[J]. 中国中医药信息杂志，2000，7(2):33-34.

[7] LAHLOU S，CARNEIROLEAO R F，LEALCARDOSO J H，et al. Cardiovascular effects of the essential oil of *Mentha x villosa* and its main constituent，piperitenone oxide，in normotensive anaesthetised rats：role of the autonomic nervous system[J]. Planta Medica，2001，67(7):638-643.

[8] MOORTHY B，MADYASTHA P，MADYASTHA K M. Hepatotoxicity of pulegone in rats：its effects on microsomal enzymes，in vivo[J]. Toxicology，1989，55(3):327-337.

[9] THOMASSEN D，KNEBEL N，SLATTERY J T，et al. Reactive intermediates in the oxidation of menthofuran by cytochromes P-450 [J]. Chemical Research in Toxicology，1992，5(1):123-130.

[10] ENGEL W. In vivo studies on the metabolism of the monoterpene pulegone in humans using the metabolism of ingestion-correlated amounts(MICA) approach：explanation for the toxicity differences between (*S*)-(−)-and (*R*)-(+)-pulegone[J]. Journal of Agricultural & Food Chemistry，2003，51(22):6589-6597.

[11] MADYASTHA K M，RAJ C P. Studies on the metabolism of a monoterpene ketone，*R*-(+)-pulegone-a hepatotoxin in rat：isolation and characterization of new metabolites[J]. Xenobiotica，1993，23(5):509-518.

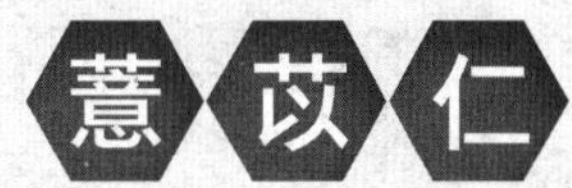

薏苡仁

一、概述

薏苡仁，别名薏米、薏珠子，为禾本科植物薏米 *Coix lacryma-jobi* L. var. *ma-yuen*（Roman.）Stapf 的干燥成熟种仁。秋季果实成熟时采割植株，晒干，打下果实，再晒干，除去外壳、黄褐色种皮和杂质，收集种仁。薏苡仁味甘、淡，性凉，归脾、胃、肺经，具有利水渗湿、健脾止泻、除痹、排脓、解毒散结的功效，常用于水肿、脚气、小便不利、脾虚泄泻、湿痹拘挛、肺痈、肠痈、赘疣、癌肿等症。薏苡仁中含有脂肪酸及酯类、多酚类、黄酮类、内酰胺类、甾醇类、三萜类等多种化学成分，临床常用于抗肿瘤、提高机体免疫力、镇痛消炎等方面。生活饮食如泡茶、煮粥等常加薏苡仁，加强除湿健脾之功。

二、来源考证

（一）品种考证

薏苡仁，首载于《神农本草经》，列入上品。《名医别录》曰："生真定平泽及田野，八月采实，采根无时。"《本草图经》云："春生苗，茎高三四尺，叶如黍，开红白花作穗子，五月、六月结实，青白色，形如珠子而稍长，故呼薏珠子。""薏珠子"特征显然与今之薏苡相符。《本草纲目》曰："薏苡，人多种之，二三月宿根自生，叶如初生芭茅，五六月抽茎开花结实。有二种：一种黏牙者，尖而壳薄，即薏苡也，其米白色如糯米，可作粥饭及磨面食，亦可同米酿酒。一种圆而壳厚，坚硬者，即菩提子也，其米少，即粳糠也，但可穿做念经数珠，故人亦呼为念珠云……其根并白色，大如匙柄，纠结而味甘也。"《本草纲目》所述二种，其中壳薄黏牙者为薏米即本种；另一种壳厚坚硬者为川谷（菩提子）*Coix lacryma-jobi* L. var. *monilifer* Watt。而现行版《中国药典》仅收载薏米。

（二）药用部位

历代本草文献关于薏苡的药用部位记载一致，《本草图经》《本草纲目》《食疗本草》《备急千金方》《饮食须知》《救荒本草》《随息居饮食谱》等食疗类本草所用薏苡部位均为其仁（子），即现代所说的种仁。

三、历代本草记载

1.《神农本草经》 味甘，微寒。主筋急，拘挛不可屈伸，风湿痹，下气。久服，轻身、益气。其根，下三虫。一名解蠡。生平泽及田野。

2.《名医别录》 薏苡仁，无毒。除筋骨邪气不仁，利肠胃，消水肿，令人能食。一名屋菼，一名起实，一名赣。生真定平泽及田野。八月采实，采根无时。

3.《本草经集注》 真定县属常山郡，近道处处有，多生人家。交趾者子最大，彼土呼为杆珠。马援大取将还，人谗以为真珠也。实重累者为良。用之取中仁。今小儿病蛔虫，取根煮汁糜食之甚香，而去蛔虫大效。今按陈藏器本云：薏苡收子，蒸令气馏，曝干，磨取仁，炊作饭及作面，主不饥，温气轻身。煮汁饮之，主消渴。又按别本注云：今多用梁、汉者，气力劣于真定，取青水色者良。

4.《嘉祐本草》 能治热风，筋脉挛急，能令人食，主肺痿，肺气吐脓血，咳嗽涕唾上气。昔马援煎服之，破五溪毒肿。种于彼取人，甑中蒸，使气馏，暴于日中，使干挼之，得人矣。孟诜云：性平，去干湿脚气，大验。

5.《本草图经》 薏苡仁，生真定平泽及田野今所在有之。春生苗，茎高三、四尺；叶如黍；开红白花作穗子；五月、六月结实，青白色，形如珠子而稍长，故呼意珠子。小儿多以线穿如贯珠为戏。八月采实，采根无时。今人通以九月、十月采，用其实中人。古方大抵心肺药多用之。韦丹治肺痈，心胸甲错者，淳苦酒煮薏苡仁令浓，微温顿服之。肺有血当吐愈。《广济方》治冷气，薏苡仁饭粥法：细舂其人，炊为饭，气味欲匀如麦饭乃佳，或煮粥亦好，自任无忌。根之入药者，葛洪治卒心腹烦满。又胸胁痛者，锉根浓煮汁，服三升乃定。今人多取叶为饮，香溢中空膈，甚胜其杂他药用者。张仲景治风湿身烦疼，日晡剧者，与麻黄杏仁薏苡仁汤。麻黄三两，杏仁三十枚，甘草、薏苡仁各一两，四物以水四升，煮取二升，分温再服。又治胸痹偏缓急者，薏苡仁附子散方，薏苡仁十五两，大附子十枚炮，二物杵末，每服方寸匕，日三。

6.《本草衍义》 薏苡仁，此李商隐《太仓铭》中所谓“薏苡似珠，不可不虞”者也，取仁用。《本经》云：微寒，主筋急拘挛。拘挛有两等，《素问》注中“大筋受热，则缩而短，缩短故挛急不伸”。此是因热而拘挛也，故可用薏苡仁。若《素问》言因寒则筋急者，不可更用此也。凡用之，须倍于他药。此物力势和缓，须倍加用，即见效。盖受寒即能止人筋急。受热，故使人筋挛。若但热而不曾受，又亦能使人筋缓。受湿则又引长无力。

7.《本草蒙筌》 薏苡仁，味甘，气微寒。无毒。近道俱出，真定(郡名，属北直隶)者良。多生旷野泽中，茎高三四尺许。叶类垂黍，花开浅黄。结实而名薏珠，小儿每穿为戏。医家采用，舂壳取仁。或和诸药煎汤(炒熟微研入之)。或搀粳米煮粥(薏苡仁粒硬，须先煮半熟，才搀粳米同煮，粥方稠粘)。专疗湿痹，且治肺痈。筋急拘挛，屈伸不便者最效(此湿痹证)。咳嗽涕唾，脓血并出者极佳(此肺痈证)。除筋骨邪入作疼，消皮肤水溢发肿。利肠胃，主渴消。久服益气轻身，多服开胃进食。但此药力和缓，凡用之时，须当倍于他药尔。若挖根煮汁，可攻蛔堕胎。肺痈服之，亦臻神效。

(谟)按：《衍义》云：《本经》谓主筋急拘挛，须分两等，大筋缩短，拘急不伸，此是因热拘挛，故此可用；倘若因寒筋急，不可用也。又云：受湿者亦令筋缓。再按丹溪曰：寒则筋急，热则筋缩。急因于坚强，缩因于短促。若受湿则弛，弛因于宽长。然寒于湿未尝不挟热，而三者又未始不因于湿。薏苡仁去湿要药也。二家之说，实有不同。以《衍义》言观之，则筋病因热可用，因寒不可用。以丹溪言观之，则筋病因寒、因热、因湿皆可用也。盖寒而留久，亦变为热。况外寒湿与热皆由内湿启之，方能成病(内湿病酒面为多，鱼肉继以成之。若甘滑、陈久烧炙、辛香、干硬皆致湿之因，宜戒之)。谓之曰：三者未始不因于湿，是诚盲者日月，聋者雷霆欤。

8.《本草纲目》【附方】(旧五，新九)。薏苡仁饭(治冷气。用薏苡仁舂熟，炊为饭食。

气味欲如麦饭乃佳。或煮粥亦好。《广济方》)。薏苡仁粥(治久风湿痹,补正气,利肠胃,消水肿,除胸中邪气,治筋脉拘挛。薏苡仁为末,同粳米煮粥,日日食之,良。《食医心镜》)。风湿身疼(日晡剧者。张仲景麻黄杏仁薏苡仁汤主之。麻黄三两,杏仁二十枚,甘草、薏苡仁各一两,以水四升,煮取二升,分再服。《金匮要略》)。水肿喘急(用郁李仁三两研,以水滤汁,煮薏苡仁饭,日二食之。《独行方》)。沙石热淋(痛不可忍。用玉秣,即薏苡仁也,子、叶、根皆可用,水煎热饮。夏月冷饮。以通为度。《杨氏经验方》)。消渴饮水(薏苡仁煮粥饮,并煮粥食之。周痹缓急(偏者。薏苡仁十五两,大附子十枚炮,为末。每服方寸匕,日三。《张仲景方》)。肺痿咳唾(脓血。薏苡仁十两杵破,水三升,煎一升,酒少许,服之。《梅师》)。肺痈咳唾(心胸甲错者。以淳苦酒煮薏苡仁令浓,微温顿服。肺有血,当吐出愈。《范汪方》)。肺痈咯血(薏苡仁三合捣烂,水二大盏,煎一盏,入酒少许,分二服。《济生》)。喉卒痈肿(吞薏苡仁二枚,良。《外台》)。痈疽不溃(薏苡仁一枚,吞之。《姚僧垣方》)。孕中有痈(薏苡仁煮汁,频频饮之。《妇人良方补遗》)。牙齿䘌痛(薏苡、桔梗生研末,点服。不拘大人、小儿。《永类方》)。

9.《本草从新》 薏苡仁,补脾肺、通行水。甘淡微寒而属土,阳明药也。(胃)甘益胃。土胜水,淡渗湿,泻水所以益土,故健脾。治水肿湿痹,香港脚疝气。泄痢热淋,益土所以生金,故补肺清热(色白入肺、微寒清热)。治肺猪肺蘸末服、良)。扶土所以抑木,故治风热筋急拘挛(厥阴风木主筋,然治筋骨之病,以阳明为本。阳明主润宗筋,宗筋主束骨而利机关者也,阳明虚则宗筋纵弛,故经曰:治痿独取阳明;又曰:肺热叶焦,发为痿躄。盖肺者,相傅之官,治节出焉。阳明湿热上蒸于肺,则肺热叶焦,气无所主而失其治节,故痿躄。薏苡得土之燥、禀秋之凉,故能燥脾湿、善祛肺热。筋,寒则急、热则缩、湿则纵,然寒湿久留,亦变为热,又有热气熏蒸,水液不行,久而成湿者,薏苡去湿要药)。令人能食,大便燥结。因寒筋急,勿用。其力和缓,用之须倍于他药,炒熟微研。

10.《得配本草》 薏苡仁,俗呼米仁。甘、淡,微寒。入足阳明、手太阴经气分。除筋骨中邪气不仁(筋受寒则急,热则缩,湿则弛,寒热皆因于湿也)。利肠胃,消水肿(合郁李仁更效)。治肺痿肺痈,开心气,并治香港脚、筋急、拘挛(阳明主润宗筋,宗筋主束骨而利机关,阳明虚则宗筋纵弛)。利小便热淋。杀蛔,堕胎。配附子,治周痹。配桔梗,治牙齿䘌痛。配麻黄、杏仁、甘草,治风湿身疼。佐败酱,化脓为水。蘸熟猪肺,治肺损咯血。微炒用,治疝气。引药下行,盐水煮,或用壁土炒。治泻痢,糯米拌炒。治肺痈、利二便,生用。肾水不足,脾阴不足,气虚下陷,妊妇,四者禁用。

11.《本草崇原》 薏苡仁,气味甘,微寒,无毒。主筋急拘挛,不可屈伸,久风湿痹,下气。久服轻身益气(薏苡其形似米,故俗名米仁。始出真定平泽及田野,今处处有之。春生苗叶如黍。五六月结实,至秋则老。其仁白色如珠,可煮粥,同米酿酒)。薏苡仁,米谷之属,夏长秋成,味甘色白,其性微寒,禀阳明金土之精。主治筋急拘挛,不可屈伸者,阳明主润宗筋,宗筋主束骨而利机关,盖宗筋润,则诸筋自和。机关利,则屈伸自如。又,金能制风,土能胜湿,故治久风湿痹。肺属金而主气,薏苡禀阳明之金气,故主下气。治久风湿痹,故久服轻身,下气而又益气。

四、用法与用量

薏苡仁为《中国药典》2020年版品种,用量为9~30g。薏苡仁作食品时可适量食用,可做粥、茶、汤等,也有一些加工产品,如薏苡乳精、薏米粉、薏米糕点、薏米保健酒等。

五、药膳应用

(一) 粥类

1. 薏苡仁粥
【来源】经验方。
【材料】薏苡仁 30g，茯苓 20g，大米 100g。
【做法】加水 3 000ml，大火煮沸，然后小火熬粥。
【功效】健脾祛湿。
2. 薏苡仁冬瓜粥
【来源】经验方。
【材料】冬瓜 50g，薏苡仁 50g，粳米 100g，白糖适量。
【做法】冬瓜切块，再入薏苡仁、粳米煮粥。待粥熟时，调入白糖适量即可食用。
【功效】化湿利水消肿。
3. 薏苡仁山药粥
【来源】经验方。
【材料】薏苡仁 100g，山药 50g，白糖适量。
【做法】薏苡仁、山药和水，煮至薏苡仁烂熟，可加入白糖适量，即成。
【功效】健脾止泻。
4. 薏苡仁百合粥
【来源】经验方。
【材料】薏苡仁 100g，百合 50g，大米 100g。
【做法】薏苡仁、百合洗净，加入大米，适量水烧开，文火煮熬 1h 左右即可。
【功效】健脾除湿，润肺清心。
5. 薏苡仁莲子粥
【来源】经验方。
【材料】薏苡仁 30g，莲子肉（去皮心）30g，冰糖适量，桂花少许。
【做法】先煮薏苡仁，再加入莲子肉，粥成时加入冰糖、桂花。
【功效】健脾祛湿。
6. 薏苡仁红枣粥
【来源】经验方。
【材料】薏苡仁 50g，红枣 10 枚，糙粳米 100g，红糖 50g。
【做法】糙粳米浸泡 3~5h，洗净，放入开水锅内熬煮 10min，再加入浸泡洗净的薏苡仁和红枣（经过开水泡后去核），继续煮至米极烂成粥时，加入红糖调匀即可。
【功效】健脾益胃，益气生血。

(二) 汤类

1. 冬瓜薏苡仁瘦肉汤
【来源】经验方。
【材料】猪瘦肉 250g，冬瓜（去皮）250g，薏苡仁 60g，调料适量。

【做法】冬瓜、猪瘦肉洗净切块，将全部原料放入锅内，加清水适量，旺火煮沸后，改小火煲 2h，调味至鲜。

【功效】养血益阴，祛湿健脾。

2. 鲫鱼薏苡仁汤

【来源】经验方。

【材料】鲫鱼 100g，薏苡仁 15g。

【做法】鲫鱼去鳞和内脏，洗净。煮锅上火，将薏苡仁放入，加入清水适量，煮沸后将鲫鱼放入，最后加入适量的酱油、胡椒粉调味。

【功效】健脾利水消肿。

3. 海带薏苡仁蛋花汤

【来源】经验方。

【材料】海带 30g，薏苡仁 50g，鸡蛋 2 个，精盐、味精、胡椒粉、香油各适量。

【做法】海带、薏苡仁洗净，加水炖至极烂；鸡蛋去壳打散后倒入，蛋花浮起时调入适量精盐、味精、胡椒粉，淋少许香油即成。

【功效】清热利湿，软坚散结。

（三）茶类

1. 薏苡仁木瓜茶

【来源】经验方。

【材料】薏苡仁 100g，木瓜 40g。

【做法】取上药共研粗末，每服取 10~20g，置保温瓶中，用沸水 300ml 冲泡，盖闷 30min 后饮用。

【功效】清热利湿，舒筋活络。

2. 参芪薏苡茶

【来源】经验方。

【材料】党参 15g，薏苡仁 60g，黄芪 10g，陈皮 10g。

【做法】党参、薏苡仁、黄芪、陈皮炒黄，研碎，取 15g，沸水冲泡，盖闷 20min 即成。

【功效】补中益气，健脾除湿。

（四）酒类

1. 黄芪薏苡仁酒

【来源】经验方。

【材料】黄芪 100g，薏苡仁 100g，杜仲 50g，白酒 1L。

【做法】纱布包之，共置白酒中浸泡 7d 即成。

【功效】补益肝肾，强筋益骨，健脾祛湿。

2. 薏仁姜酒

【来源】经验方。

【材料】薏苡仁 100g，干姜 75g，高良姜 50g，炙甘草 50g，白酒 1.5L。

【做法】以上 4 味共捣为粗末，用白酒浸 24h 后，微火煮沸去渣备用。每日服 30~50ml。

【功效】祛湿除痹，温经止痛。

3. 薏苡仁酒

【来源】经验方。

【材料】薏苡仁 200g，高粱米酒 1L。

【做法】薏苡仁研成细粉，混入酒内，放砂锅内熬煮 15min，取出，冷却，密封 5d。然后开启，去渣留汁即得。

【功效】健脾胃，祛风湿。

（五）相关食用制品

薏苡牛奶

【来源】经验方。

【材料】薏苡仁 150g，牛奶 100ml，水 200ml，白糖适量。

【做法】薏苡仁洗净浸泡同水打浆，过滤取汁，小火搅拌煎煮，加入牛奶搅拌均匀，稍凉，加白糖调味即成。

【功效】除湿美白。

六、现代研究

（一）主要成分

1. 营养成分　糖类、蛋白质、脂肪、氨基酸、维生素，铁、铜、锌、锰、钙、镁等人体必需营养元素。

2. 其他成分　脂肪酸及酯类（棕榈酸、亚油酸、硬脂酸、单亚麻酸甘油酯等）、酚酸类（阿魏酸、香草酸、对香豆酸等）、黄酮类（橙皮素、柚皮素、橘皮苷等）、内酰胺类（薏苡仁内酰胺、薏苡仁螺环内酰胺 A、薏苡仁螺环内酰胺 B 等）、甾醇类（谷甾醇、菜油甾醇、麦角甾烷醇）等。

（二）主要活性

现代药理研究证明薏苡仁具有抗肿瘤、降血糖、降血脂、增强免疫力、抑菌、镇痛抗炎、抗溃疡、止泻等多种药理活性。康莱特注射液（原材料是薏苡仁油）是近几年科学家研究薏苡仁抗肿瘤作用的最大成果，其具有抑杀癌细胞作用，并且能减轻放疗、化疗的毒副作用，提供机体高能营养，缓解疼痛，改善晚期肿瘤患者的生存质量。

（三）毒理学评价

未见相关毒理学试验报道。

七、安全小贴士

脾虚无湿，大便燥结及孕妇慎服。根据中医九种体质学说，气虚、湿热体质人群适宜食用，阴虚体质人群忌食或少食。

八、参考文献

[1] 王宁，任顺成，马瑞萍．薏苡仁的营养保健特性[J]. 粮食科技与经济，2013，38(1)：54-55.

[2] 谢晶，刘丽宅，卢曼曼，等．薏苡仁的营养价值与食用功效的研究进展[J]. 粮食加工，2016，41(3)：50-52.

[3] 李加林,吴素珍,李银保,等.火焰原子吸收光谱法测定薏苡仁中的微量元素[J].食品研究与开发,2008,29(1):126-128.

[4] 樊青玲,张平,任旻琼.薏苡的化学成分、药理活性及应用研究进展[J].天然产物研究与开发,2015,27(10):1831-1835.

[5] 田洪星,郑晓霞,胡蝶,等.薏苡仁的化学成分及质量控制研究进展[J].贵州农业科学,2017,45(7):82-87.

[6] 李颖硕,汪琼,杨楠楠,等.薏苡化学成分及药理活性研究进展[J].辽宁中医药大学学报,2018,20(7):114-121.

[7] LI D P. The anticancer drug Kang-Lai-Te emulsion for infusion[J]. Vestnik Rossiiskoi Akademii Meditsinskikh Nauk,2005(9):32-37.

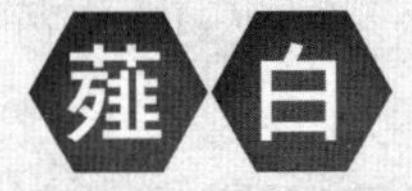

薤白

一、概述

薤白，百合科植物小根蒜*Allium macrostemon* Bge.或薤*A. chinense* G. Don的干燥鳞茎。夏、秋二季采挖，洗净，除去须根，蒸透或置沸水中烫透，晒干。薤白味辛、苦，性温，归心、肺、胃、大肠经，有通阳散结、行气导滞的功效，常用于胸痹心痛，脘腹痞满胀痛，泻痢后重。薤白中含有甾体类、脂肪酸类、含氮化合物等化学成分，临床多用于治疗心血管系统和呼吸系统等方面疾病。薤白适应性较强，是一种药食兼用的粗放型经济作物，具有较高的研究和开发价值，有用薤白酿酒、煮粥，主为通阳。

二、来源考证

（一）品种考证

薤，始载于《神农本草经》，列为中品。《名医别录》谓“生鲁山”。《新修本草》云：“薤乃是韭类，叶不似葱……薤有赤白二种：白者补而美，赤者主金疮及风，苦而无味。”《本草图经》谓：“薤，生鲁山平泽，今处处有之。似韭而叶阔，多白无实。人家种者，有赤、白二种，赤者疗疮生肌，白者冷补，皆春分莳之，至冬而叶枯。”《证类本草》与《本草纲目》均将其列入菜部，《本草纲目》曰：“薤……叶状似韭。韭叶中实而扁，有剑脊。薤叶中空，似细葱叶而有棱，气亦如葱。二月开细花，紫白色。根如小蒜，一本数颗，相依而生。”根据以上所述，古代药用薤白至少有二种，生鲁山（今河南境内），叶似韭而阔多白者，与小根蒜相符，李时珍所说的“叶中空似细葱叶”者与薤（藠头）*Allium chinense* G. Don相吻合。但是后者入药较少，多用前者。陈仁山《药物出产辨》云“薤白以产江苏、浙江府为正，广东产者系荞头耳、均三月新”，所言亦与当前实际情况相符。在薤的两个品种中，以小根蒜入药入食更佳。

（二）药用部位

薤的药食同源部位为薤白，即薤的鳞茎。

三、历代本草记载

1.《神农本草经》 薤，味辛，主金创创败，轻身，不饥耐老。

2.《名医别录》 薤，味辛、苦，温，无毒。主治金创创败，轻身，不饥，耐老，归骨。菜芝也。除寒热，去水气，温中，散结，利病人。诸疮，中风寒水肿以涂之。生鲁山平泽。

3.《本草经集注》 葱、薤异物，而今共条。《本经》即无韭，以其同类故也，今亦取为副品种数。方家多用葱白及叶中涕，名葱苒，无复用实者。葱亦有寒热，其白冷、青热。伤寒汤不得令有青也。能消桂为水，亦化五石，仙术所用。薤用温补，《仙方》及服食家皆须之，偏入诸膏用，并不可生啖，熏辛为忌耳。

4.《新修本草》 薤乃是韭类，叶不似葱，今云同类，不识所以然。薤有赤、白二种：白者补而美；赤者主金创及风，苦而无味，今别显条于此。今按《陈藏器本草》云：薤，调中，主久痢不瘥，腹内常恶者，但多煮食之。赤痢取薤致黄檗煮服之瘥。

5.《嘉祐本草》 薤，形似韭而无实。山薤一名葝，茎叶相似，体性亦同，叶皆冬枯，春秋分莳。《尔雅》云：葝，山䪥。释曰：《说文》云：䪥；菜也。生山中者名葝。又云：䪥，鸬荟。释曰：䪥，一名鸿荟。孟诜云：薤，疗诸疮中风水肿，生捣，热涂上，或煮之。白色者最好。虽有辛，不荤五藏。学道人长服之，可通神，安魂魄，益气，续筋力。日华子云：轻身，耐寒，调中，补不足。食之能止久痢冷泻，肥健人。生食引涕唾。不可与牛肉同食，令人作癥瘕，四月不可食也。

6.《本草图经》 生鲁山平泽，今处处有之，似韭而叶阔，多白无实。人家种者，有赤、白二种。赤者疗疮生肌；白者冷补。……薤宜去青留白，白冷而青热也。……薤虽辛而不荤五脏，故道家长饵之，兼补虚，最宜人。

7.《本草衍义》 薤，叶如金灯叶，差狭而更光，故古人言薤露者，以其光滑难之义。《千金》治肺气喘急，用薤白。亦取其滑泄也。与蜜同捣，涂汤火伤，效甚速。

8.《本草纲目》【附方】(旧十五，新八)。胸痹刺痛(张仲景栝楼薤白汤：治胸痹，痛彻心背，喘息咳唾短气，喉中燥痒，寸脉沉迟，关脉弦数，不治杀人。用栝楼实一枚，薤白半升，白酒七升，煮二升，分二服。《千金》：治胸痹，半夏薤白汤：用薤白四两，半夏一合，枳实半两，生姜一两，栝楼实半枚，㕮咀，以白截浆三升，煮一升，温服，日三。肘后：治胸痹，瘥而复发。薤根五升，捣汁饮之，立瘥)。卒中恶死(卒死，或先病，或平居寝卧奄忽而死，皆是中恶：以薤汁灌入鼻中，便省。《肘后》)。霍乱干呕(不止者。以薤一虎口，以水三升，煮取一半，顿服。不过三作即已。韦宙《独行方》)。奔豚气痛(薤白捣汁饮之。《肘后方》)。赤痢不止(薤同黄檗煮汁服之。《陈藏器》)。赤白痢下(薤白一握，同米煮粥，日食之。《食医心镜》)。小儿疳痢(薤白生捣如泥，以粳米粉和蜜作饼，炙熟与食。不过三两服。《杨氏产乳》)。产后诸痢(多煮薤白食，仍以羊肾脂同炒食之。《范汪方》)。妊娠胎动(腹内冷痛。薤白一升，当归四两。水五升，煮二升，分三服。《古今录验》)。郁肉脯毒(杵薤汁，服二三升良。《葛洪方》)。疮犯恶露(甚者杀人。薤白捣烂，以帛裹煨极热，去帛傅之，冷即易换。亦可捣作饼，以艾灸之，热气入疮，水出即瘥也。《梅师方》)。手指赤色(随月生死。以生薤一把，苦酒煮熟，捣烂涂之，愈乃止。《肘后方》)。疥疮痛痒(煮薤叶，捣烂涂之。同上)。灸疮肿痛(薤白一升，猪脂一斤，切，以苦酒浸一宿，微火煎三上三下，去滓涂之。《梅师方》)。手瘑疮(生薤一把，以热醋投入，以封疮上取效。《千金》)。毒蛇螫伤(薤白捣傅。《徐王方》)。虎犬咬伤(薤白捣汁一升饮之，并涂之。日三服，瘥乃止。《葛洪方》)。诸鱼骨哽(薤白嚼柔，以绳系中，吞到哽处，引之即出。《葛洪方》)。误吞钗镮(取薤白曝萎，煮熟勿切，食一大束，钗即随出。《葛洪方》)。目中风翳(作痛。取薤白截断，安膜上令遍。痛作复为之。《范汪方》)。咽喉肿痛(薤根醋捣傅肿处。冷即易之。《圣济》)。

9.《本草崇原》 薤，气味辛苦温滑，无毒。主治金疮疮败，轻身，不饥，耐老(薤处处有之，正月发苗，叶状似韭，韭叶中实而扁，有剑脊，薤叶中空似细葱，而有棱，气亦如葱。二月开细花紫白色，一茎一根，根如小蒜，叶青根白，入药只用其根，故曰薤白，与韭白、葱白同一义也。根之色亦有微赤者，赤者苦而不辛，白者辛而不苦，入药以白者为佳)。薤用在下之根，气味辛温，其性从下而上，主助生阳之气上升者也。《金匮》胸痹证，有瓜蒌薤白白酒汤，瓜蒌薤白半夏汤，枳实薤白桂枝汤，皆取自下而上从阴出阳之义。金疮疮败，则皮肌经脉虚寒。薤白辛温，从内达外，故能治之，生阳上升，则轻身不饥耐老。

四、用法与用量

薤白为《中国药典》2020 年版品种，用量为 5~10g。薤白作食品时可适量食用，可将其粉碎成粉后添加到速冻饺子、包子、馒头、面条及饼干等食品中，也可制作保健饮料。

五、药膳应用

（一）粥类

1. 薤白鸡子粥

【来源】经验方。

【材料】薤白 20g，鸡子（去黄）2 枚，粟米 100g。

【做法】加水 2 000ml，下粟米煮粥，将熟时下鸡子清、薤白，再煮候熟即可。

【功效】益气通阳，豁痰宽胸。

2. 薤白大米粥

【来源】经验方。

【材料】薤白 15g，豆豉 10g，大米 100g，葱白 7 根。

【做法】薤白倒入砂罐，加水煎煮 1h，滤渣留汁，下大米煮粥，粥将成时加入豆豉、葱白等佐料，继续煮至粥稠香味，再调味至鲜即可。

【功效】通阳导滞。

3. 薤白粥

【来源】经验方。

【材料】薤白 10g，肉桂粉 3g，粳米 50g。

【做法】同煮粥即成。

【功效】温阳散结。

4. 薤白木耳粥

【来源】经验方。

【材料】薤白 15g，白木耳 20g，粳米 100g。

【做法】将白木耳与薤白洗净切细，与米相和煮作粥。

【功效】滋阴润燥，理气止痛。

（二）汤类

1. 薤白肉汤

【来源】经验方。

【材料】薤白 15g，猪瘦肉 200g，生姜 5g，肉桂粉 3g。

【做法】将薤白、猪肉、生姜洗净，切片、入锅，加适量水，慢火炖，将熟时加肉桂粉，去渣取汁，待汤汁转温后即成。

【功效】温阳散寒，理气止痛。

2. 薤白炖猪肚

【来源】经验方。

【材料】猪肚 1 具，薤白 150g，生姜适量。

【做法】猪肚洗净，将薤白、生姜混合后装入猪肚中，用绳扎住，加水和适量的食盐、胡椒，炖至猪肚软烂。

【功效】健脾温胃。

（三）酒类

薤白酒

【来源】经验方。

【材料】薤白 60g，肉桂 10g，米酒 300ml。

【做法】肉桂打碎，与薤白、米酒煎煮至 200ml，候温，即成。

【功效】通阳散结。

六、现代研究

（一）主要成分

1. 营养成分　多糖、氨基酸、维生素，铁、钙、钾、镁、锌等人体必需营养元素。

2. 其他成分　甾体皂苷类（螺甾皂苷和呋甾皂苷等）、脂肪酸类（棕榈酸、油酸、亚麻酸等）、含氮化合物（腺苷、胸苷、尿苷）等。

（二）主要活性

薤白化学成分多样，能增强免疫力，对血脂、动脉粥样硬化、血小板凝聚、心肌缺氧缺血有调节作用，还有抗肿瘤、解痉平喘、抗氧化、扩张血管、抗菌、抑制肝药酶等作用。

七、安全小贴士

孕妇、气虚者慎用。根据中医九种体质学说，痰湿体质型人群更为适宜，阴虚体质型人群忌食或少食。

八、参考文献

[1] 姜晓莉，王淑玲 . 小根蒜的营养价值与开发利用[J]. 特种经济动植物，2000，3(6):22.

[2] 盛华刚 . 薤白的化学成分和药理作用研究进展[J]. 药学研究，2013，32(1):42-44.

[3] 乔凤仙，蔡皓，裴科，等 . 中药薤白的研究进展[J]. 世界中医药，2016，11(6):1137-1140.

[4] 贝伟剑，赵一 . 瓜蒌薤白汤的药理作用[J]. 中华中医药杂志，1989(5):21-23.

[5] 吉崎文彦 . 薤白的药理作用[J]. 国外医学：中医中药分册，1990，12(6):368.

覆盆子

一、概述

覆盆子,别名乌藨子、小托盘,为蔷薇科植物华东覆盆子 *Rubus chingii* Hu 的干燥果实。夏初果实由绿变绿黄时采收,除去梗、叶,置沸水中略烫或略蒸,取出,干燥。覆盆子味甘、酸,性温,归肝、肾、膀胱经,具有益肾固精缩尿、养肝明目的功效,常用于遗精滑精、遗尿尿频、阳痿早泄、目暗昏花等症。强肾但不燥热,固精但无疑涩之害,属于金玉之品也。覆盆子中含有黄酮类、生物碱类、香豆素类化合物等化学成分,临床多用于降血糖、降血脂、抗炎、抗衰老等方面。另可直接将覆盆子榨汁过滤,辅以佐料食用。

二、来源考证

(一) 品种考证

覆盆子始载于《名医别录》,列为上品。关于其来源古代本草诸说不一。如《本草经集注》《新修本草》《开宝本草》《本草图经》等皆认为覆盆与蓬藟是同物异名。《食疗本草》指出覆盆子与悬钩子相似,陈士良《食性本草》则云:"蓬藟似蚕莓,大;覆盆小,其苗各别。"《本草蒙筌》谓:"道傍田侧,处处有生。苗长七八寸余,实结四五颗止。大若半弹而有蒂,微生黑毛而中虚,赤熟夏初,小儿竞采。江南咸谓莓子。"《本草纲目》曰:"蓬藟子以八九月熟,故谓之割田藨。覆盆以四五月熟,故谓之插田藨,正与《名医别录》五月采相合。"又曰:"南土覆盆极多。悬钩是树生,覆盆是藤生,子状虽同。而覆盆色乌赤,悬钩色红赤,功亦不同。"综合上述本草文献中覆盆子与蓬藟、悬钩子相似的记载,可以认定覆盆子应为蔷薇科悬钩子属植物。该类植物果实果柄脱落形如"盆"而造成历史上的混乱。当前市场流通中,覆盆子使用量最大的为掌叶覆盆子 *Rubus chingii* Hu,也就是《中国药典》收载的华东覆盆子,其次为山莓,商品习称"小覆盆子""川覆盆子"。从历史来看,覆盆子来源于多种悬钩子属植物,但以掌叶覆盆子为主。

(二) 药用部位

历史上对覆盆子的描述均为其果实,形如覆盆而得名。历代文献对于覆盆子作为药食两用的记载可谓颇多,如《尔雅注疏》:"覆盆也。实似莓而小,亦可食";《证类本草》将其列为果部品种收载;《徐霞客游记》滇游日记载:"担夫摘洞口黑果来啖,此真覆盆子也;其色红,熟则黑而可食,比前去时街子所鬻黄果,形同而色异,其熟亦异,其功用当亦不同也。"从这些文献都可以看出覆盆子作为果品食用已经非常普遍。

三、历代本草记载

1.《名医别录》 覆盆子，味甘，平，无毒。主益气轻身，令发不白。五月采。

2.《备急千金要方》 覆盆子，味甘、辛、平、无毒，益气轻身，令发不白。

3.《嘉祐本草》 李云是蓬蘽子也。陶云蓬蘽子津味与覆盆子小异，而云未审，乃慎之至也。苏云覆盆、蓬蘽一物也，而云剩出此条者，亦非也。今据蓬蘽即莓也。按《切韵》莓，音茂，其子覆盆也。又按：蘽者，藤也。今此云覆盆子，则不言其蔓藤也，前云蓬蘽，则不言其子实也。犹如芎䓖与蘼芜异条，附子与乌头殊用。《药性论》云：覆盆子，臣，微热，味甘、辛。能主男子肾精虚竭，女子食之有子。主阴痿，能令坚长。孟诜云：覆盆子，味酸，五月于麦田中得之良。采得及烈日晒干，免烂不堪。江东亦有，名悬钩子。大小形异，气味、功力同。北土即无悬钩，南地无覆盆，是土地有前后生，非两种物耳。陈藏器云：笮取汁，合成膏，涂发不白。食其子，令人好颜色。叶挼绞取汁，滴目中，去肤赤，有虫出如丝线。陈士良云：蓬蘽似蚕莓大，覆盆小，其苗各别。日华子云：莓子，安五藏，益颜色，养精气，长发，强志，疗中风身热及惊。又有树莓，即是覆盆子。

4.《本草图经》 覆盆子，旧不著所出州土，今并处处有之，而秦、吴地尤多。苗短不过尺，茎、叶皆有刺。花白，子赤黄，如半弹丸大，而下有茎承如柿蒂状。小儿多食其实。五月采其苗，叶采无时。

5.《本草衍义》 覆盆子，长条，四、五月红熟，秦州甚多，永兴华州亦有。及时，山中人采来卖。其味酸甘，外如荔枝。樱桃许大，软红可爱，失采则就枝生蛆。益肾脏，缩小便，服之，当覆其溺器，如此取名。食之多热，收时五、六分熟便可采。烈日曝，仍须薄绵蒙之。今人取汁作煎为果，仍少加蜜，或熬为稀汤，点服，治肺虚寒。采时着水则不堪煎。

6.《本草蒙筌》 味甘，气平、微热。无毒。道傍田侧，处处有生。苗长七八寸余，实结四五颗止。大若半弹而有蒂（承之如柿蒂状）。微生黑毛而中虚（去蒂中虚而白）。赤熟夏初，小儿竞采。江南咸谓莓子，《本经》易名覆盆。因益肾易收小便，人服之当覆溺器。由此为誉，大能拯。益气温中，补虚续绝。安和五脏，悦泽肌肤。疗中风发热成惊，治肾伤精竭流滑。明目黑发，耐老轻身。男子久服强阴，女人多服结孕。叶绞汁，堪滴目中。止冷泪浸淫，去赤花盲暗。又种蛇莓，附地而生。苗茎仅长寸余，茎端只结一实。小而光洁，略异覆盆。下有蛇藏，切勿采食。敷蛇虫咬毒最效，疗射工溪毒亦良。仍有蓬虆，甘酸咸味。茎粗叶疏类树，枝枝有刺软柔。结实盈枝，亦熟而擎蒂中实；俗呼树，采食与覆盆同时。安五脏，益精气。长阴悦颜色，强志力有子。

（谟）按：覆盆、蓬虆，本系两种。《本经》不考，妄注蓬虆即是覆盆，一种二名，则甚误也。殊不知蓬虆枝茎类树而粗长，结实有百千颗；覆盆枝茎是草而短小，结实仅四五枝。蓬虆赤熟，擎蒂中实而味酸；覆盆赤熟，蒂脱中虚而味甜。大相差殊，何得混指。故特别白，以释其疑。

7.《本草纲目》【附方】（新一）。阳事不起（覆盆子，酒浸焙研为末。每旦酒服三钱。《集简方》）。

8.《本草从新》 温补肝肾、涩缩小便。甘酸而温，益肾脏而固精。补肝虚而明目。起阳痿，缩小便（寇宗奭曰：服之可覆其溺器、故名，李当之曰：子似覆盆之形，因名之）。续绝伤，美颜色，乌须发（捣汁涂发，不白）。女子多孕。同蜜为膏，治肺气虚寒（李士材曰：强肾无燥热之偏，固精无凝滞之害，金玉之品也）。性固涩。小便不利者勿服。去蒂淘净，捣饼，用时酒拌蒸，叶绞汁。滴目中。出目弦虫。除肤赤。收湿止泪。疮溃烂，酸浆水洗后，覆盆叶为末掺之，日一次，以愈为度。

9.《得配本草》 覆盆子，甘、酸、温。入足少阴、厥阴经。止肾脏之虚泄，疗肺气之虚寒。补肝脏，明耳目，壮阳治痿。得益智仁，治小便频数。佐破故纸，治阳事不起。去皮蒂，酒煮用。戒酒、面、油腻。叶研细末，绵裹，浸人乳，点青盲目暗，能使视物如常。

四、用法与用量

覆盆子为《中国药典》2020年版品种，用量为6~12g。覆盆子作食品时可适量食用，可以加工成各种果汁饮料、果酱等。

五、药膳应用

（一）粥类

覆盆子芡实粥

【来源】经验方。

【材料】覆盆子15g，莲子肉6g，芡实10g，大米60g。

【做法】先将莲子肉、芡实、大米入锅，加适量水，旺火煮沸后，改用文火煨至芡实熟软，加入覆盆子继续煮沸即成。

【功效】补肾缩尿。

（二）汤类

覆盆子芦笋汤

【来源】经验方。

【材料】芦笋100g，绿豆芽200g，覆盆子40g。

【做法】覆盆子加清水煎出药汤100ml备用；绿豆芽加水煮20min，沥出素汤500ml（豆芽不用）。长条芦笋放炒锅中，加覆盆子药汤、素汤、精盐，置火上烧沸2min即成。

【功效】补肾益精固涩。

（三）茶类

覆盆子茶

【来源】经验方。

【材料】覆盆子15g，枸杞子5g，绿茶适量。

【做法】将3味泡茶即得。

【功效】补肾益精。

（四）酒类

四子酒

【来源】现代研究。

【材料】覆盆子60g，菟丝子30g，金樱子60g，枸杞子30g，白酒2L。

【做法】上药共捣碎，纱布包之，入白酒浸泡，阴凉处密封15d，去药袋，过滤去渣取汁即成。

【功效】补肝肾,益精髓,固精气,缩遗尿。

(五) 相关食用制品

覆盆子汁

【来源】经验方。

【材料】覆盆子 500g,白糖 250g,柠檬汁 5g。

【做法】部分覆盆子打碎,加入冰糖和柠檬汁,搅拌均匀后盖上保鲜膜静置,直至析出大部分果胶。转移至锅内小火熬制,搅拌均匀,捞出浮沫,至浓稠则趁热保存,冷却即成。

【功效】益肾养肝。

六、现代研究

(一) 主要成分

1. 营养成分　氨基酸、维生素,铁、铜、锌、锰、钙、镁等人体必需营养元素。

2. 其他成分　黄酮类(木犀草素、槲皮素、山柰酚、芦丁等)、二萜类(半日花烷型和贝壳杉烷型二萜等)、三萜类(乌苏烷型、齐墩果烷型、羽扇豆烷型三萜等)、生物碱类(喹啉、异喹啉、吲哚型生物碱等)、香豆素类(七叶内酯、七叶内酯苷、欧前胡内酯等)、有机酸类(莽草酸、鞣花酸、没食子酸、硬脂酸等)、甾体类化合物(β- 谷甾醇、豆甾醇、胡萝卜苷)等。

(二) 主要活性

覆盆子在我国传统中医药中应用广泛,现代药理研究表明其具有降血糖、祛黄褐斑、抑菌消炎、抗氧化、抗衰老、溶脂减肥、补肾、抗疲劳、增强骨密度、抗肿瘤、调节性腺轴、抗血栓等功效。

(三) 毒理学评价

未见相关毒理学试验报道。

七、安全小贴士

肾虚有火,小便不利者慎服。根据中医九种体质学说,阳虚体质人群更为适宜食用,痰湿、湿热体质人群忌食或少食。

八、参考文献

[1] 石永芳 . 覆盆子的营养成分和药理作用的研究进展[J]. 山东化工,2017(6):76-77.

[2] 程丹,李洁,周斌,等 . 覆盆子化学成分与药理作用研究进展[J]. 中药材,2012,35(11):1873-1876.

[3] 王宝珍,解红霞 . 悬钩子属植物化学成分和药理作用研究新进展[J]. 中南药学,2014,12(5):466-469.

广藿香

一、概述

广藿香，为唇形科植物广藿香 *Pogostemon cablin*（Blanco）Benth. 的干燥地上部分。枝叶茂盛时采割，日晒夜闷，反复至干。广藿香味辛，性微温，归脾、胃、肺经，有芳香化浊、和中止呕、发表解暑的功效。常用于湿浊中阻，脘痞呕吐；暑湿表证，湿温初起，发热倦怠，胸闷不舒；寒湿闭暑，腹痛吐泻；鼻渊头痛等症。藿香中含有挥发油类、萜类、黄酮类化合物等化学成分，临床多用于调节肠胃功能和抗菌抗炎等方面。藿香正气水有降火解暑之功，是暑期常用药物。

二、来源考证

（一）品种考证

藿香始载于汉代杨孚《异物志》，云："藿香交趾有之。"其后嵇含《南方草木状》云；"出交趾九真诸国。"《本草图经》云："藿香旧附五香条，不著所出州土，今岭南郡多有之，人家亦多种植，二月生苗，茎梗甚密作丛，叶似桑而小薄，六月七月采之，曝干乃芬香，须黄色，然后可收。"《本草纲目》云："藿香方茎有节中虚，叶微似茄叶。洁古、东垣惟用其叶，不用枝梗。今人并枝梗用之，因叶多伪故耳。"从上述"叶似桑而小薄""叶微似茄叶"及《本草图经》之"蒙州藿香"和《本草纲目》藿香附图观之，均确证明代以前所称的"藿香"，系今《中国药典》所收载的"广藿香"。此种藿香历史上主产于越南，后引种至广东栽培。与今之广藿香 *Pogostemon cablin*（Blanco）Benth. 相符合。

（二）药用部位

藿香的药用部位主要是叶，但由于藿香叶与茄叶、棉花叶相似，古代经常有以假乱真的现象发生，如《本草蒙筌》强调："……市家多搀棉花叶、茄叶假充，不可不细择尔。拣去枝梗入剂，专治脾肺二经。"因此，后来逐渐形成了含有藿香梗、茎的全草入药习惯，以防止此类现象发生，如《本草纲目》记载："今人并枝梗用之，因叶多伪故耳。"现代沿用全草入药。

三、历代本草记载

1.《本草图经》 藿香，旧附五香条，不著所出州土，今岭南郡多有之，人家亦多种植。二月生苗，茎梗甚密，作丛，叶似桑而小薄。六月、七月采之，曝干。乃芬香，须黄色，然后可收。又金楼子及《俞益期笺》皆云：扶南国人言：众香共是一木，根便是旃檀，节是沉水，花是鸡舌，叶是藿香，胶是薰陆。详《本经》所以与沉香等共条，盖义出于此。然今南中所有，乃是草类。

2.《证类本草》 微温。疗风水毒肿，去恶气，疗霍乱心痛。

3.《本草蒙筌》 藿香，味辛、甘，气微温。味薄气厚，可升可降，阳也。无毒。岭南郡州，人多种莳。七月收采，气甚芬香。市家多搀棉花叶、茄叶假充，不可不细择尔。拣去枝梗入剂，专治脾肺二经。加乌药顺气散中，奏功于肺；加黄耆四君子汤内，取效在脾。入伤寒方，名正气散。理霍乱俾呕吐止，开胃口令饮食增。禁口臭难闻，消风水延肿。

4.《本草纲目》【附方】(新六)。升降诸气(藿香一两，香附炒五两，为末，每以白汤点服一钱。《经效济世方》)。霍乱吐泻(垂死者，服之回生。用藿香叶、陈皮各半两，水二盏，温服。《百一选方》)。暑月吐泻(滑石炒二两，藿香二钱半，丁香五分，为末。每服一二钱，淅米泔调服。《禹讲师经验方》)。胎气不安(气不升降，呕吐酸水。香附、藿香、甘草各三钱，为末，每服二钱，入盐少许，沸汤调服之。《圣惠》)。香口去臭(藿香洗净，煎汤，时时噙漱。《摘玄方》)。冷露疮烂(藿香叶、细茶等分，烧灰，油调涂叶上贴之。《应验方》)。

5.《本草从新》 藿香，宣、去恶气。辛甘微温，入手足太阴(肺、脾)。快气和中，开胃止呕。去恶气，进饮食，治霍乱吐泻，心腹绞痛，上中二焦邪滞(禀清和芳烈之气，为脾肺达气要药。局方有藿香正气散，正气通畅，则邪逆自除)。阴虚火旺，及胃热胃虚作呕者，戒用。出交广，方茎有节，叶微似茄叶，古唯用叶，今枝梗亦用，因叶多伪也(冷露疮烂：藿香叶、细茶等分，烧灰，油调涂之，良)。

6.《得配本草》 藿香，辛、甘，微温。入足太阴、阳明经气分。温中快气，理脾和胃，为吐逆要药。治上中二焦邪气壅滞，霍乱吐泻，心腹绞痛，去恶气，疗水毒，除饮酒口臭。得滑石，治暑月吐泻(加丁香，尤效)。配豆仁，治饮酒口臭。广产者良。叶主散，茎主通。胃弱胃热而呕，阴虚火旺者，禁用。

四、用法与用量

广藿香为《中国药典》2020年版品种，用量为3~10g。藿香作食品时可适量食用，可制成藿香饼、藿香饺、藿香锅贴、藿香豆腐羹等。藿香还是一种调味料，常用作炖鱼、火锅鱼的调味菜。

五、药膳应用

(一) 粥类

1. 藿香粥

【来源】经验方。

【材料】藿香15g(鲜品30g)，荷叶10g，粳米50g。

【做法】藿香、荷叶煎煮取汁。粳米煮粥，粥熟加藿香荷叶汁，微煮即成。

【功效】解暑祛湿，开胃止呕。

2. 藿香苡仁粥

【来源】经验方。

【材料】藿香15g，薏苡仁30g，大米100g。

【做法】藿香烘干研成细粉；薏苡仁与大米同入锅，加水适量，大火煮沸后改用小火煨煮成黏稠粥，缓缓调入藿香细末，继续用小火煨煮片刻即成。

【功效】祛暑化湿。

（二）汤类

1. 藿香生姜汤

【来源】经验方。

【材料】藿香 30g，生姜 10g，红糖 10g。

【做法】藿香洗净切成短节；生姜洗净、切成薄片。将姜片、藿香、红糖同放入沸水中煮3~5min，滤渣取汁即得。

【功效】解表，和胃止呕。

2. 藿香芦根汤

【来源】经验方。

【材料】鲜藿香 30g，佩兰 10g，鲜芦根 50g。

【做法】上药洗净加适量清水煎煮为汤液，去渣取汁即成。

【功效】清热除烦，解毒化湿。

（三）茶类

1. 调胃茶

【来源】经验方。

【材料】陈皮、藿香、生甘草各 6g。

【做法】共研末，纱布包后置保温瓶中，以沸水适量冲泡，盖闷 20min 即成。

【功效】行气和胃。

2. 豆蔻藿香茶

【来源】经验方。

【材料】白豆蔻 6g，藿香 10g。

【做法】共研末，置沸水冲泡，盖闷 20min 即成。

【功效】行气，止呕。

3. 藿香茶

【来源】经验方。

【材料】藿香 10~20g，绿茶 3g。

【做法】沸水冲泡，盖闷 10min 即成。

【功效】清暑化湿。

4. 苏霍薄荷茶

【来源】经验方。

【材料】紫苏叶 3g，薄荷叶 3g，藿香 5g。

【做法】上药纳入保温瓶中，冲入沸水适量浸泡，盖闷 10min 即成。

【功效】化湿行气。

5. 藿香砂仁茶

【来源】经验方。

【材料】藿香 5g，砂仁 3g。

【做法】将二者洗净，研碎，放入大杯中开水冲泡，加盖闷 10min 即成。

【功效】祛暑化湿,和胃止呕。

6. 藿香四味茶

【来源】经验方。

【材料】藿香、佩兰叶、鲜竹叶、荷叶各 10g。

【做法】将上 4 味捣碎,煎汤取汁,代茶频饮。

【功效】清暑化湿。

(四) 相关食用制品

藿香煎蛋

【来源】民间经验。

【材料】藿香叶 10 片,鸡蛋 1 个,面粉 50g。

【做法】鸡蛋打入面粉,加水调成蛋粉糊。藿香叶洗净,裹蛋粉糊,放油复炸两次即成。

【功效】化浊。

六、现代研究

(一) 主要成分

1. 营养成分　蛋白质、氨基酸、维生素,铁、铜、锌、锰、钙、镁等人体必需营养元素。

2. 其他成分　挥发油类(广藿香醇、刺蕊草烯、愈创木烯、广藿香烯、广藿香酮等)、黄酮类(芹菜素、金合欢素、金丝桃苷)、植物甾醇等。

(二) 主要活性

藿香及其提取物能够抑制胃肠运动及保护胃肠黏膜,从而调节胃肠功能、促进消化液分泌,达到解痉的作用。此外,广藿香挥发油还具有镇吐、抑制子宫收缩、抗炎镇痛、消炎防腐等作用,而黄酮类物质具有良好的抗菌、抗病毒作用。

(三) 毒理学评价

采用口服和腹腔注射给药途径,观察小鼠给予不同剂量广藿香醇花生油溶液后的死亡率,结果显示广藿香醇花生油溶液灌胃给药的 LD_{50} 为 4.69g/kg,腹腔注射给药的 LD_{50} 为 3.14g/kg,表明广藿香醇的安全性较高,属于低毒药物。分别以广藿香油及其主要成分广藿香醇、广藿香酮对斑马鱼胚胎发育的毒性进行考察,结果显示随作用时间延长,3 种药物的毒性表现越明显;24h 时广藿香醇和广藿香酮对斑马鱼的 LD_{50} 分别为 50.3mg/L、12.9mg/L,广藿香油无明显致死现象;96h 时广藿香油、广藿香醇和广藿香酮对斑马鱼胚胎的 LD_{50} 分别为 21.22mg/L、12.86mg/L 和 11.76mg/L。对比 12mg/L 浓度下 3 种药物的毒性,广藿香醇和广藿香酮在 24h 时主要表现为生长缓慢、止于体节期,96h 时表现为导致幼鱼脊柱侧弯,心脏肿大,卵黄囊肿大、摆尾次数和心率明显下降等现象;广藿香油在各时间点主要表现为延缓黑色素的生成和轻微的心脏毒性;对比结果表明,广藿香酮毒性最明显。因此,广藿香油、广藿香醇和广藿香酮对斑马鱼均有胚胎发育毒性,其毒性大小为广藿香酮 > 广藿香醇 > 广藿香油。

七、安全小贴士

阴虚火旺、邪实便秘者禁服。根据中医九种体质学说，痰湿、湿热体质人群更为适宜食用，阴虚体质人群忌食或少食。

八、参考文献

[1] 贾旭玲，徐三，施芬. 广藿香的研究进展[J]. 中华中医药学刊，2010，28(11):2442-2444.

[2] 罗集鹏. 不同产地广藿香宏量与微量元素分析[J]. 中药材，2001，24(12):869-872.

[3] 李春龚，吴友根，林尤奋，等. 广藿香化学成分的研究进展[J]. 江苏农业科学，2011，39(6):498-500.

[4] 陈英，吴友根，张军锋，等. 广藿香生物活性和遗传多样性研究进展[J]. 热带生物学报，2013，4(3):276-288.

[5] 刘红淼，李艳玲，杨继章. 广藿香油的药理作用研究进展[J]. 中国药房，2012，23(47):4506-4508.

[6] 何景进，彭绍忠，谢庆凤，等. 广藿香醇的急性毒性研究[J]. 时珍国医国药，2012，23(2):274-275.

[7] 杨雨婷，何育霖，张雪，等. 广藿香油及其主要成分对斑马鱼胚胎发育毒性的比较研究[J]. 中国民族民间医药，2015，24(21):14-16.

乌 梢 蛇

一、概述

乌梢蛇，为游蛇科动物乌梢蛇 *Zaocys dhumnades*（Cantor）的干燥体。多于夏、秋二季捕捉，剖开腹部或先剥皮留头尾，除去内脏，盘成圆盘状，干燥。本品味甘，性平，归肝经，具有祛风、通络、止痉等功效，常用于风湿顽痹、麻木拘挛、中风口眼㖞斜、半身不遂、抽搐痉挛等症。乌梢蛇含有蛋白质及氨基酸、糖类等化学成分，临床多用于抗炎、镇静、镇痛等方面。乌梢蛇常用来泡酒，以达到祛风通络之效。

二、来源考证

（一）品种考证

乌梢蛇原名乌蛇，首载于《药性论》。《本草图经》曰："乌蛇，生商洛山，今蕲州、黄州山中有之。背有三棱，色黑如漆。"《本草衍义》曰："乌蛇，尾细长，能穿小铜钱一百文者，佳。有身长一丈余者，蛇类中此蛇入药最多。……乌蛇脊高，世谓之剑脊乌梢。"《本草纲目》载："乌蛇有二种：一种剑脊细尾者为上。一种长大无剑脊而尾稍粗者，名风梢蛇，亦可治风，而力不及。"古代本草提及乌梢蛇脊高、有剑脊，即今天乌梢蛇的主要鉴别特征。

由此可见，古之乌蛇与现今之乌梢蛇一致。

（二）药用部位

本草中乌梢蛇的全体均用。《本草纲目》记载："肉，〔气味〕甘，平，无毒。〔主治〕诸风顽痹，皮肤不仁，风瘙瘾疹，疥癣。膏，〔主治〕耳聋。绵裹豆许塞之，神效。胆，〔主治〕大风防疾，木舌胀塞。皮，〔主治〕风毒气，眼生翳，唇紧唇疮。卵，〔主治〕大风癞疾。"现在多食用乌梢蛇的肉，药用为干燥全体。

三、历代本草记载

1.《本草衍义》 乌蛇，尾细长，能穿小铜钱一百文者，佳。有身长一丈余者，蛇类中此蛇入药最多。……乌蛇脊高，世谓之剑脊乌梢。

2.《汤液本草》 乌蛇，《本草》云：主诸风瘙瘾疹，疥癣，皮肤不仁，顽痹诸风。用之炙，入丸散，浸酒，合膏。背有三棱，色黑如漆，性善，不噬物。江东有黑梢蛇，能缠物至死，亦是其类。生商洛山。

3.《本草纲目》【附方】（旧二，新五）。大风（朝野佥载云：商州有人患大风。家人恶之，山中为起茅屋。有乌蛇堕酒罂中，病人不知，饮酒渐瘥。罂底见有蛇骨，始知其由。《治例》：

治大风(用乌蛇三条蒸熟,取肉焙研末,蒸饼丸米粒大,以喂乌鸡,待尽,杀鸡烹熟,取肉焙研末,酒服一钱。或蒸饼丸服。不过三五鸡即愈。《秘韫》:用大乌蛇一条,打死盛之。待烂,以水二碗浸七日,去皮骨,入糙米一升,浸一日晒干。用白鸡一只,饿一日,以米饲之。待毛羽脱去,杀鸡煮熟食,以酒下之。吃尽,以热汤一盆,浸洗大半日,其病自愈)。紫白癜风[乌蛇肉(酒炙)六两,枳壳(麸炒)、羌活、牛膝、天麻各三两,熟地黄四两,白蒺藜(炒)、五加皮、防风、桂心各二两,剉片,以绢袋盛,于无灰酒二斗中浸之,密封七日。每日三度,温服一小盏。忌鸡、鹅、鱼肉、发物。《圣惠》]。面疮皯疱(乌蛇肉二两,烧灰,腊猪脂调傅。《圣惠》)。婴儿撮口[不能乳者。乌蛇(酒浸,去皮骨,炙)半两,麝香一分,为末。每用半分,荆芥煎汤调灌之。《圣惠》]。破伤中风(项强身直,定命散主之。用白花蛇、乌蛇,并取项后二寸,酒洗润取肉,蜈蚣一条全者,并酒炙,右为末。每服三钱,温酒调服)。

4.《本草从新》 功用同白花蛇,无毒而力浅。性善,不噬物,眼光至死不枯。以尾细能穿百钱者佳。重七钱至一两者上,十两至一镒者中,大者力减。去头与皮骨,酒煮或酥炙。

四、用法与用量

乌梢蛇为《中国药典》2020年版品种,用量为6~12g。乌梢蛇作为食品可适量食用,常用的食用方法有熬粥、浸酒、煲汤、入菜肴等。

五、药膳应用

(一) 粥类

黄瓜土茯苓乌蛇粥

【来源】《中华药粥谱》。

【材料】乌梢蛇250g,黄瓜500g,土茯苓100g,赤小豆60g,生姜30g,红枣8枚。

【做法】将乌梢蛇剥皮,去内脏,放入碗内,上笼蒸至烂熟,取肉去骨备用。赤小豆洗净,红枣洗净去核,切碎块备用。鲜黄瓜切成小片备用。先将土茯苓与生姜入锅,煮1h,去渣留汁。再将赤小豆、红枣入汤内煮粥。待粥熟后,入乌梢蛇肉与黄瓜片,再稍煮片刻即可。

【功效】清热,除湿,解毒。

(二) 茶类

乌蛇茶

【来源】经验方。

【材料】乌梢蛇200g,蝉蜕50g,生甘草100g。

【做法】按照上方药物组成比例,研为粗末。每日用30~40g,纱布包后置保温瓶内,冲入沸水适量,盖闷20~30min,频频饮用,当日服完。

【功效】祛风止痒,活血通络。

(三) 酒类

1. 乌梢蛇酒

【来源】经验方。

【材料】乌梢蛇1条,当归15g,木瓜30g,白酒1 000ml。

【做法】将乌梢蛇、当归、木瓜置于净瓶内，用好酒浸泡 3~4d，药酒则成。
【功效】祛风通络。
2. 桑椹乌蛇酒
【来源】经验方。
【材料】桑椹 100g，乌梢蛇（去头尾皮骨）60g，白酒 1.5L。
【做法】将所有药物装入瓷瓶中密封，浸泡 15d 后，即可饮用，每日 30-50ml。
【功效】祛风通络，补益肝肾，消肿止痛。

六、现代研究

（一）主要成分

1. 营养成分　蛋白质及氨基酸、糖类、钠、钙、镁、磷、铁、锌、铜、锰等。
2. 其他成分　果糖 -1，6- 二磷酸酯酶、蛇肌醛缩酶、胶原蛋白等。

（二）主要活性

现代研究表明，乌梢蛇具有抗炎、镇静、镇痛等功效，其中抗炎作用较强，不同剂量无甚差异。其大剂量水煎液和醇提液镇痛、镇静等效果尤为显著。从乌梢蛇蛇油中分离鉴定出多种不饱和脂肪酸，其中二十碳五烯酸（EPA）和二十二碳六烯酸（DHA）具有一定的抗炎、抗风湿作用。

（三）毒理学评价

现代研究未见对乌梢蛇的食用部位或其提取物进行相关毒理学试验的报道。有学者对含有乌梢蛇的现代中药制剂——腰康胶囊进行了毒理学和药效学研究，结果急性毒性和慢性毒性试验均显示本品无毒副作用，使用安全。

七、安全小贴士

婴幼儿、孕妇、老年人及血虚生风者慎用。

八、参考文献

[1] 肖寄平，黄青，陈人萍，等．乌梢蛇及其常见伪品的鉴别研究[J]. 吉林中医药，2009，29(10):884-885.
[2] 胡献国．妙用乌梢蛇[N]. 上海中医药报，2013-04-26(003).
[3] 胡建国．类风湿性关节炎治疗中蛇制品应用进展[J]. 赤峰学院学报(自然科学版)，2012，28(5):35-36.
[4] 郑艳青，王艳敏．乌梢蛇的化学成分及分析方法研究进展[J]. 中国药业，2006，15(21):59-60.
[5] 刘冲，刘荫贞，乐智勇，等．乌梢蛇本草考证及研究概况[J]. 亚太传统医药，2016，12(24):82-84.
[6] 顾剑萍，林乾良．乌梢蛇的药理研究初报[J]. 浙江药学，1986(4):4-8.
[7] 杜伟奇，施秀芳，王瑞书．腰康胶囊的研制与临床疗效观察[J]. 药品评价，2005，2(4):273-274.

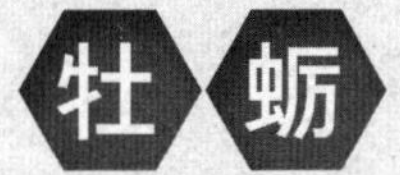

牡蛎

一、概述

牡蛎为牡蛎科动物长牡蛎 *Ostrea gigas* Thunberg、大连湾牡蛎 *O. talienwhanensis* Crosse或近江牡蛎 *O. rivularis* Gould 的贝壳。全年均可捕捞，去肉，洗净，晒干。本品始载于《神农本草经》，列为上品。牡蛎味咸、性微寒，归肝、胆、肾经，有重镇安神、潜阳补阴、软坚散结的功效，常用于惊悸失眠、眩晕耳鸣、瘰疬痰核、癥瘕痞块。煅牡蛎收敛固涩、制酸止痛，用于自汗盗汗、遗精滑精、崩漏带下、胃痛吞酸等症。牡蛎含多糖、氨基酸、活性肽等化学物质，临床常用于调节免疫系统、抗肿瘤等方面。

二、来源考证

（一）品种考证

本品始载于《神农本草经》，列为上品。《名医别录》云："生东海池泽，采无时。"《蜀本草》曰："海中蚌属，以牡者良。今莱州昌阳县海中多有，二月、三月采之。"《本草图经》谓："今海旁皆有之，而南海、闽中及通、泰间尤多。此物附石而生，磈礧相连如房，故名蛎房，一名蠔山，晋安人呼为蠔莆。初生海边才如拳石，四面渐长，有一二丈者，崭岩如山。每一房内有蠔肉一块，肉之大小随房所生，大房如马蹄，小者如人指面。每潮来则诸房皆开，有小虫入则合之以充腹。"李时珍就"蛎""蠔"进一步解释说："曰蛎曰蠔，皆言其粗大也。"

根据以上所述形态、生活环境及产区考证，古今牡蛎药用来源基本一致。

（二）药用部位

历代本草文献关于牡蛎的药用部位均记载为贝壳，古今一致。《本草经集注》载："是百岁雕所化，以十一月采为好，去肉，二百日成。"《新修本草》载："以十一月采为好，去肉，二百日成。今出东海，永嘉、晋安皆好。"《本草衍义》载："须烧为粉用，兼以麻黄根等分同捣，研为极细末粉。"按其用法，可知均为去尽残肉的贝壳，生用或煅用。

三、历代本草记载

1.《神农本草经》 牡蛎味咸，平。主伤寒寒热，温疟洒洒，惊恚怒气，除拘缓鼠瘘，女子带下赤白。久服，强骨节，杀邪鬼，延年。一名蛎蛤。

2.《名医别录》 牡蛎微寒，无毒。除留热在关节荣卫，虚热去来不定，烦满，止汗，心痛气结，止渴，除老血，涩大小肠，止大小便，疗泄精，喉痹咳嗽，心胁下痞热。一名蛎蛤，一名牡蛤。生东海池泽。采无时。

3.《本草经集注》 味咸,平、微寒,无毒。主治伤寒,寒热,温疟洒洒,惊恚怒气。除拘缓鼠瘘,女子带下赤白。除留热在关节、荣卫虚热去来不定,烦满,止汗,心痛气结,止渴,除老血,涩大小肠,止大小便,治泄精,喉痹,咳嗽,心胁下痞热。久服强骨节,杀邪鬼,延年。一名蛎蛤,一名牡蛤。生东海池泽。采无时。

4.《本草图经》 今海旁皆有之,而南海、闽中及通、泰间尤多。此物附石而生,相连如房,故名蛎房,一名蚝山,晋安人呼为蚝莆。

5.《本草衍义》 须烧为粉用,兼以麻黄根等分同捣,研为极细末粉。盗汗及阴汗,本方使生者,则自从本方左顾。经中本不言,只从陶隐居说。其《酉阳杂俎》已言:牡蛎言牡,非为雄也。且如牡丹,岂可更有牝丹也?今则合于地,人面向午位,以牡蛎顶向子,视之口,口在左者为左顾。此物本无目,如此,焉得更有顾盼也。

6.《汤液本草》 气微寒,味咸,平。无毒。入足少阴经。《象》云:治伤寒寒热温疟,女子带下赤白,止汗,止心痛气结。涩大小肠,治心胁痞。烧,白研,细用。《珍》云:能软积气之痞。《经》曰:咸能软坚。《心》云:咸,平。熬,泄水气。《本草》云:主伤寒寒热,温疟洒洒,惊恚怒气。除拘缓鼠瘘,女子带下赤白。除留热在关节,荣卫虚热,往来不定,烦满。止汗,心痛气结。止渴,除老血。涩大小肠,止大小便。疗泄精,喉痹咳嗽,心胁下痞热。能去瘰,一切疮肿。入足少阴。咸为软坚之剂,以柴胡引之,故能去胁下之硬;以茶引之,能消结核;以大黄引之,能除股间肿;地黄为之使,能益精收涩,止小便,本肾经之药也。久服,强骨节,杀鬼延年。贝母为之使。得甘草、牛膝、远志、蛇床子,良。恶麻黄、吴茱萸、辛夷。《药性论》云:君主之剂。治女子崩中,止血及盗汗,除风热,定痛。治温疟。又和杜仲服,止盗汗。为末蜜丸,服三十丸,令人面光白,永不值时气。又治鬼交精出,病患虚而多热,加用之,并地黄、小草。陈士良云:牡蛎捣粉粉身,治大人小儿盗汗。和麻黄根、蛇床子、干姜为粉,粉身,去阴汗。《衍义》意同。

7.《本草蒙筌》 (一名蛎蛤)味咸,气平、微寒。无毒。系咸水结成,居海旁不动(天生万物皆有牝牡,惟蛎是咸水结成块,然不动阴阳之道何从而生?经言牡者,非指为雄,正犹牡丹之牡同一义也)。始生不如拳石,四面渐长,二三丈者如山崭岩。口向上如房相连,肉藏中随房渐长(每一房有蚝肉一块,肉之大小随房渐长)。海潮辄至,房口悉开。涌入小虫,合以克腹。海人欲取其肉,凿房火迫得之。……得左顾大者尤良(左顾之说诸注不同。一云:取蛎向南视之,口斜向东者是。一云:头尖者是,俱无证据,惟大者为上)。宜蛇床、牛膝、甘远(甘草、远志),恶吴茱、麻黄、辛夷。入少阴肾经,以贝母为使。能软积癖,总因味咸。茶清引消结核疽,柴胡引去胁下硬。同大黄泻热,焮肿即平;同熟苄益精,尿遗可禁。麻黄根共作散,敛阴汗如神;川杜仲共煎汤,固盗汗立效。髓疽日深嗜卧,泽泻和剂频调。又单末蜜丸水吞,令面光时气不染。摩宿血,消老痰。闭塞鬼交精遗,收涩气虚带下。肉炙令沸,去壳食佳。海族之中,亦为上品。美颜色,细肌肤,补虚劳,调血气。若和姜醋生啖,酒后烦渴亦驱。

8.《本草纲目》【附方】(旧七,新十四)。心脾气痛(气实有痰者。牡蛎煅粉,酒服二钱。《丹溪心法》)。疟疾寒热(牡蛎粉、杜仲等分为末,蜜丸梧子大。每服五十丸,温水下。《普济方》)。气虚盗汗(上方为末。每酒服方寸匕。《千金方》)。虚劳盗汗(牡蛎粉、麻黄根、黄芪等分为末。每服二钱,水一盏,煎七分,温服,日一。《本事方》)。产后盗汗(牡蛎粉、麦麸炒黄等分。每服一钱,用猪肉汁调下。《经验》)。消渴饮水(腊日或端午日,用黄泥固济牡蛎,煅赤研末。每服一钱,用活鲫鱼煎汤调下。只二三服愈。《经验方》)。百合变渴[伤寒传成百合病,如寒无寒,如热无热,欲卧不卧,欲行不行,欲食不食,口苦,小便赤色,得药则吐利,变成渴疾，久不瘥者。用牡蛎（熬）二两，栝蒌根二两，为细末。每服方寸匕，用米饮调下，日三服取效。张仲景《金匮玉函方》]。病后常衄[小劳即作。牡蛎十分，石膏五分，为末。酒服方寸匕（亦可蜜丸），日三服。《肘后方》]。小便淋闷[服血药不效者。用牡蛎粉、黄柏（炒）等分为末。每服一钱，小茴香汤下，取效。《医学集成》]。小便数多（牡蛎五两。烧灰，小便三升，煎二升，分三服。神效。《乾坤生意》）。梦遗便溏（牡蛎粉，醋糊丸梧子大。每服三十丸，米饮下，日二服。《丹溪方》）。水病囊肿[牡蛎（煅）粉二两，干姜（炮）一两。研末，冷水调糊扫上。须臾囊热如火，干则再上。小便利即愈。一方，用葱汁、白面同调。小儿不用干姜。初虞世《古今录验方》]。月水不止（牡蛎煅研，米醋搜成团，再煅研末。以米醋调艾叶末熬膏，丸梧子大。每醋艾汤下四五十丸。《普济方》）。金疮出血（牡蛎粉傅之。《肘后》）。破伤湿气（口噤强直。用牡蛎粉，酒服二钱，仍外傅之，取效。《三因方》）。发背初起（古贲粉灰，以鸡子白和，涂四围，频上取效。《千金方》）。痈肿未成（用此拔毒。水调牡蛎粉末涂之。干更上。姚僧垣《集验方》）。男女瘰疬[《经验》：用牡蛎（煅，研）末四两，玄参末三两，面糊丸梧子大。每服三十丸，酒下，日三服。服尽除根。初虞世云：瘰疬不拘已破未破。用牡蛎四两，甘草一两，为末。每食后，用腊茶汤调服一钱。其效如神]。甲疽溃痛（胬肉裹趾甲，脓血不瘥者。用牡蛎头浓处，生研为末。每服二钱，红花煎酒调下，日三服。仍用傅之，取效。《胜金方》）。面色黧黑（牡蛎粉研末，蜜丸梧子大。每服三十丸，白汤下，日一服。并炙其肉食之。《普济方》）。

9.《本草从新》 涩肠、补水、软坚，咸以软坚化痰。消瘰、结核、老血瘕疝，涩以收脱。治遗精崩带，止嗽敛汗（或同麻黄根为粉扑身、或加入煎剂）。固大小肠，微寒以清热补水，治虚劳烦热，温疟赤痢，利湿止渴，为肝肾血分之药（好古曰：以柴胡引之，去胁下硬；茶引之，消颈核；大黄引，消股间肿；以地黄为使，益精收涩、止小便利；以贝母为使，消结积）。虚而热者宜之，有寒者禁与。海气化成，潜伏不动（故体用皆阴），盐水煮一伏时，煅粉，亦有生用者。贝母为使，恶吴萸、细辛、麻黄，得蛇床、远志、牛膝、甘草良。肉名蛎黄（味美且益人、为海错上品）。

10.《得配本草》 得甘草、牛膝、远志、蛇床子良。贝母为之使。恶麻黄、吴茱萸、辛夷。咸，平，微寒，涩。入足少阴经血分。主泄精带下，逐虚痰宿血，除梦交，治温疟，止遗溺，散喉痹。收往来潮热，消胸膈胀满。凡肝虚阳升于顶者，得此降之，而阳自归也。得杜仲，止盗汗（加麻黄根更好）。得玄参，治男女瘰疬。得柴胡，治腹痛。配大黄，消痈肿。配鳖甲，消胁积。和贝母，消痰结。合花粉，消瘿瘤，并治伤寒百合变渴。同干姜末，水调，涂阴囊水肿（热如火，若干燥再涂之，小便利自愈）。

11.《本草崇原》 牡蛎出东南海中，今广闽、永嘉、四明海旁皆有之，附石而生，相连如房，每一房内有肉一块，谓之蛎黄，清凉甘美，其腹南向，其口东向，纯雄无雌，故名曰牡，粗大而坚，故名曰蛎。牡蛎假海水之沫，凝结而成形，禀寒水之精，具坚刚之质。太阳之气，生于水中，出于肤表，故主治伤寒寒热，先热后寒，谓之温疟。皮毛微寒，谓之洒洒。太阳之气，行于肌表，则温疟洒洒可治也。惊恚怒气，厥阴肝木受病也。牡蛎南生东向，得水中之生阳，达春生之木气，则惊恚怒气可治矣。生阳之气，行于四肢，则四肢拘缓自除。鼠瘘乃肾脏水毒，上淫于脉。牡蛎味咸性寒，从阴泄阳，故除鼠瘘。女子带下赤白，乃胞中湿热下注。牡蛎禀水气而上行，阴出于阳，故除带下赤白。具坚刚之质，故久服强骨节。纯雄无雌，故杀邪鬼。骨节强而邪鬼杀，则延年矣。

四、用法与用量

牡蛎为《中国药典》2020年版品种，用量为9~30g，先煎。牡蛎作为药膳食材可适量食用，可煮粥、煲汤等。

五、药膳应用

（一）粥类

牡蛎粥

【来源】《大家健康》。

【材料】牡蛎15g，陈皮6g，粳米60g。

【做法】牡蛎煎煮取汁，加入粳米和陈皮煮粥，煮沸即成。

【功效】平肝，明目。

（二）汤类

牡蛎排骨汤

【来源】经验方。

【材料】生牡蛎40g，猪排骨200g，生姜5g。

【做法】牡蛎研粉，排骨、生姜加水1 000ml慢火炖至600ml，加入牡蛎粉，再煮10min即成。

【功效】潜阳安神。

六、现代研究

（一）主要成分

1. 营养成分　糖类（葡萄糖、阿拉伯糖、岩藻糖等）、蛋白质、牛磺酸、脂肪酸（二十五碳五烯酸、二十二碳六烯酸等）、维生素（A_1、B_1、B_2、B_6、B_{12}、D、E等），铁、铜、锌、锰、钙、磷、碘等人体必需的营养元素。

2. 其他成分　低分子活性肽、碳酸钙、牡蛎多糖等。

（二）主要活性

现代药理研究表明，牡蛎具有免疫调节、抗肿瘤、抗氧化、抗疲劳、保肝、解酒等作用。牡蛎多糖可以通过清除自由基、提高体内抗氧化酶活性、抑制脂质过氧化等来发挥抗氧化作用，同时调节免疫功能。牛磺酸是牡蛎提取物中非蛋白质氨基酸的一种，参与人体内代谢。牡蛎的活性肽成分则具有抗肿瘤、降血糖等作用，对肺癌细胞具有显著的诱导分化作用。

（三）毒理学评价

现代研究表明，牡蛎中的多糖类成分糖胺聚糖属无毒级，无遗传毒性。急性毒性试验表明，小鼠经口最大耐受剂量（MTD）均大于20.0g/kg，小鼠连续5d经口灌服10g/kg、5g/kg、2.5g/kg近江牡蛎糖胺聚糖，35d后未出现精子畸形；Ames试验、小鼠骨髓细胞微核试验结果也均为阴性，未显示出致突变性。以 ICR 小鼠为研究系统，对牡蛎多糖急性经口毒性进行评价，结果显示其对 ICR 种雌、雄小鼠的急性经口毒性耐受剂量 >20g/kg，其经口 LD_{50}>20g/kg。Ames 试验结果显示牡蛎多糖无致突变效应；小鼠骨髓红细胞微核试验结果显示牡蛎多糖无致小鼠骨髓细胞微核效应；体外哺乳动物细胞染色体畸变试验结果未见牡蛎多糖对中国仓鼠肺细胞（CHL）存在明显的致细胞染色体畸变效应。

七、安全小贴士

脾胃虚寒、慢性腹泻者慎用。

八、参考文献

[1] 顺子. 青光眼 选粥疗[J]. 大家健康，2012(12):77.

[2] 杨利生. 龙骨牡蛎汤治疗顽固性失眠 54 例[J]. 中医临床研究，2011，3(1):36，43.

[3] 代春美，廖晓宇，叶祖光. 海洋中药牡蛎的化学成分、药理活性及开发应用[J]. 天然产物研究与开发，2016，28(03):471-474，437.

[4] 赵思远，吴楠，孙佳明，等. 近 10 年牡蛎化学成分及药理研究[J]. 吉林中医药，2014，34(8):821-824.

[5] 杨韵，徐波. 牡蛎的化学成分及其生物活性研究进展[J]. 中国现代中药，2015，17(12):1345-1349.

[6] 郑亚旭. 牡蛎多糖制备工艺及安全性毒理学评价研究[D]. 大连：大连海洋大学硕士学位论文，2017.

[7] 胡雪琼，吴红棉，范秀萍，等. 近江牡蛎糖胺聚糖毒理学的初步评价[J]. 食品工业科技，2014，35(8):349-351.

阿胶

一、概述

阿胶，又名傅致胶、驴皮胶，为马科动物驴 *Equus asinus* L. 的干燥皮或鲜皮经煎煮、浓缩制成的固体胶，与人参、鹿茸并称为“滋补三宝”。阿胶药用始载于《神农本草经》，列为上品，被誉为“补血圣药”。其味甘，性平，归肺、肝、肾经，具有补血滋阴、润燥、止血的功效，主治血虚萎黄、眩晕心悸、肌痿无力、心烦不眠、虚风内动、肺燥咳嗽、劳咳咯血、吐血、尿血、便血、崩漏、妊娠胎漏等。阿胶含多糖、蛋白质、氨基酸、糖胺聚糖等化学成分，临床多用于抗肿瘤、保护卵巢、防止哮喘、调节免疫、抗疲劳、抗衰老等方面。阿胶补血之力强劲，阿胶膏、阿胶糕等食品广受民众喜爱。

二、来源考证

（一）品种考证

阿胶始载于《神农本草经》，列为上品。早期的阿胶主要来源于牛皮，《名医别录》载：“阿胶生东平郡（今山东东平县），煮牛皮作之，出东阿县。”《本草经集注》又曰：“今东都下亦能作之。用皮亦有老少。胶则有清浊。”唐之后西域之驴传入中原，而出现驴皮代替牛皮的情况。《本草图经》曰：“今郓州皆能作之。以阿县城北井水作煮为真。造之，阿井水煎乌驴皮，如常煎胶法。其井官禁，真胶极难得……大抵以驴皮得阿井水乃佳耳……今时方家用黄明胶，多是牛皮，《神农本草经》中的阿胶亦用牛皮，是二皮亦通用。”《本草纲目》云：“凡造诸胶，自十月至二三月间，用犖牛、水牛、驴皮者为上，猪、马、骡、驼皮者次之，其旧皮、鞋、履等物者为下。俱取生皮，水浸四五日，洗刮极净。”根据上述记载可知，古代阿胶原料最早用牛皮，后期以驴皮为佳，牛皮熬制的胶后称“黄明胶”，并强调了驴皮用阿井水煎成者为最佳，和今天的应用情况一致。

（二）药用部位

阿胶药用部位，历代本草文献记载均很统一，为动物的皮熬成的胶。《名医别录》载：“阿胶，生东平郡，煮牛皮作之，出东阿。”《齐民要术》之“煮胶法”记载：“沙牛皮、水牛皮、猪皮为上，驴、马、驼、骡皮为次。”《本草纲目》载：“大抵古方所用多是牛皮，后世乃贵驴皮。”因而阿胶药用部位为驴皮熬制加工而成的固体胶。

三、历代本草记载

1.《神农本草经》 味甘，平。主心腹，内崩，劳极，洒洒如疟状，腰腹痛，四肢酸疼，女子下血安胎，久服轻身益气，一名傅致胶。

2.《名医别录》 微温，无毒。主丈夫少腹痛，虚劳羸瘦，阴气不足，脚酸不能久立，养肝气。生东平郡，煮牛皮作之，出东阿。

3.《新修本草》 恶大黄，得火良。出东阿，故名阿胶。今都下能作之，用皮亦有老少，胶则有清浊。凡三种：清薄者，书画用；浓而清者，名为盆覆胶，作药用之，用之皆火炙，丸散须极燥，入汤微炙尔；浊黑者，可胶物用，不入药也。用一片鹿角即成胶，不尔不成也。

4.《本草图经》 出东平郡，煮牛皮作之，出东阿，故名阿胶。今郓州皆能作之，以阿县城北井水作煮为真。造之，用阿井水煎乌驴皮，如常煎胶法。

5.《汤液本草》 气微温，味甘平。无毒。甘，平。味薄，气升阳也。入手太阴经、足少阴经、厥阴经。《象》云：主心腹痛内崩。补虚安胎，坚筋骨，和血脉，益气止痢。炮用。《心》云：补肺金气不足。除不足，甘温补血。出东阿，得火良。《本草》云：主心腹内崩，劳极，洒洒如疟状。腰腹痛，四肢酸痛，女子下血，安胎，丈夫小腹痛。虚劳羸瘦。阴气不足，脚痛，不能久立。养肝气，益肺气。肺虚极损。咳嗽，唾脓血，非阿胶不补。仲景猪苓汤，用阿胶，滑以利水道。《活人书》四物汤加减例，妊娠下血者，加阿胶。

6.《本草蒙筌》 风淫木旺，遍疼延肢体能驱；火盛金虚，久咳唾脓血即补。养血止吐衄崩带，益气扶羸瘦劳伤。利便闭，调猪苓汤吞；禁胎漏，加四物汤服。定喘促，同款冬、紫菀；止泻痢，和蜜蜡黄连。安胎养肝，坚骨滋肾。

7.《本草纲目》【附方】(旧四，新十四)。瘫缓偏风(治瘫缓风及诸风，手脚不遂，腰脚无力者。驴皮胶微炙熟。先煮葱豉粥一升，别贮。又以水一升，煮香豉二合，去滓入胶，更煮七沸，胶烊如饧，顿服之。及暖，吃葱豉粥。如此三四剂即止。若冷吃粥，令人呕逆。《广济方》)。肺风喘促[涎潮眼窜。用透明阿胶切炒，以紫苏、乌梅肉(焙研)等分，水煎服之。《直指》]。老人虚秘[阿胶(炒)二钱，葱白三根。水煎化，入蜜二匙，温服]。胞转淋闷(阿胶三两，水二升，煮七合，温服。《千金方》)。赤白痢疾[黄连阿胶丸：治肠胃气虚，冷热不调，下痢赤白，里急后重，腹痛口渴，小便不利。用阿胶(炒过，水化成膏)一两，黄连三两，茯苓二两。为末，捣丸梧子大。每服五十丸，粟米汤下，日三。《和剂局方》]。吐血不止[《千金翼》：用阿胶(炒)二两，蒲黄六合，生地黄三升，水五升，煮三升，分三服。《经验》：治大人、小儿吐血。用阿胶、蛤粉各一两，辰砂少许为末，藕节捣汁，入蜜调服]。肺损呕血并开胃[用阿胶(炒)三钱，木香一钱，糯米一合半，为末。每服一钱，百沸汤点服，日一。《普济》]。大衄不止[耳鼻俱出。用阿胶(炙)半两，蒲黄一两，每服二钱，水一盏，入生地黄汁一合，煎至六分，温服。急以帛系两乳。《圣惠》]。月水不调(阿胶一钱，蛤粉炒成珠，研末，热酒服即安。一方入辰砂末半钱)。月水不止(阿胶炒焦为末，酒服二钱。《秘韫》)。妊娠尿血(阿胶炒黄为末，食前粥饮下二钱。《圣惠》)。妊娠血痢(阿胶二两，酒一升半，煮一升，顿服。《杨氏产乳》)。妊娠下血(不止。阿胶三两炙为末，酒一升半煎化，一服即愈。又方：用阿胶末二两，生地黄半斤捣汁，入清酒三升，绞汁分三服。《梅师方》)。妊娠胎动[《删繁》：用阿胶(炙研)二两，香豉一升，葱一升，水三升，煮二物取一升，入胶化服。《产宝》胶艾汤：用阿胶(炒)二两，熟艾叶二两，葱白一升。水四升，煮一升半，分温两服]。产后虚闷[阿胶(炒)、枳壳(炒)各一两，滑石二钱半。为末，蜜丸梧桐子大。每服五十丸，温水下。未通，再服。《和剂局方》]。久嗽经年[阿胶(炒)、人参各二两，为末。每用三钱，豉汤一盏，葱白少许，煎服，日三次。《圣济总录》]。

8.《本草从新》 甘平。清肺养肝，滋肾补阴，止血去瘀，除风化痰，润燥定喘，利大小肠。治虚劳咳嗽，肺痿吐脓，吐血衄血，血淋血痔，肠风下痢(伤暑伏热成痢者，必用之，妊娠血痢尤宜），腰酸骨痛，血痛血枯，经水不调，崩带胎动（或妊娠下血、酒煎服）及一切风病（藏器曰：诸胶皆能疗风、补虚止泄，驴皮主风为最；宗奭曰：用驴皮煎胶，取其发散皮肤之外；用乌者，取其属水，以制热则生风之义也），痈疽肿毒（士瀛曰：小儿惊风后、瞳神不正者，以阿胶倍人参服最良；阿胶有神，人参益气也，按阿井乃济水伏流，其性趋下，用搅浊水则清，故治瘀浊及逆上之痰也，大抵补血与液，为肺、大肠要药）。胃弱作呕吐，脾虚食不消者，均忌。用黑驴皮、阿井水煎成。以黑光带绿色，顿之易化，清而不腻并不臭者良。蛤粉炒（化痰），蒲黄炒（止血）酒化，水化，童便和用，得火良。山药为使，畏大黄（月水不止，阿胶炒焦为末，酒服二钱；妊娠尿血，阿胶炒黄为末，食前粥饮下二钱）。

9.《本草崇原》 气味甘平，无毒。主治心腹内崩，劳极洒洒如疟状，腰腹痛，四肢酸疼，女子下血，安胎，久服轻身益气。山东兖州府，古东阿县地有阿井，汲其水煎乌驴皮成胶，故名阿胶。此清济之水，伏行地中，历千里而发现于此井，济居四渎之一，内合于心，井有官舍封禁，发煮胶以供天府，故真胶难得，货者多伪。其色黯绿，明净不臭者为真，俗尚黑如漆。故伪造者，以寻常之水煎牛皮成胶，搀以黑豆汁，气臭质浊，不堪入药。

四、用法与用量

阿胶为《中国药典》2020年版品种，用量为3~9g，烊化兑服。阿胶是常用滋补品，除传统的胶剂外，还有阿胶浆、口服液、阿胶片、阿胶颗粒等。阿胶作为食品可适量食用。

五、药膳应用

（一）粥类

阿胶粥

【来源】经验方。

【材料】阿胶15g，大枣10g，糯米100g。

【做法】将大枣、糯米加水煮粥。阿胶烊化为汁，兑入粥中搅服。

【功效】养阴润燥，补血安神。

（二）汤类

阿胶鸡子黄汤

【来源】经验方。

【材料】鸡子黄2个，阿胶9g，当归6g。

【做法】当归加水600ml煎煮至300ml，取汁，加阿胶烊化，再加鸡子黄，搅拌均匀即成。

【功效】补血安神。

（三）酒类

阿胶酒

【来源】经验方。

【材料】枸杞子30g，阿胶30g，黄酒400ml。

【做法】枸杞子、阿胶同黄酒煮沸10数次，待阿胶烊化，候冷即成。

【功效】补益肝肾，补血润燥。

（四）相关食用制品

阿胶枣膏

【来源】民间经验。

【材料】红枣 500g，阿胶 250g，冰糖适量。

【做法】浸泡阿胶 4d，加入冰糖煮至阿胶烊化。红枣洗净蒸熟并去核，加入阿胶中搅拌均匀即成。

【功效】补血滋阴。

六、现代研究

（一）主要成分

1. 营养成分　含多糖、氨基酸、多肽、蛋白质等，以及钾、钠、钙、镁、铜、铁、锰、铝、锌、锶等营养元素。

2. 其他成分　糖胺聚糖如硫酸皮肤素等；挥发性成分中含有吡嗪类、醛类、酯类、酮类等。

（二）主要活性

阿胶具有抗贫血、促进机体造血干细胞的增殖和分化、改变血液流变性，提高免疫力、抗疲劳、耐缺氧和增强记忆力的作用，尤其是在补血、止血方面具有较强的作用。阿胶还能促进正常菌群的生长，维护机体微生态平衡。也有阿胶在抗肿瘤、保护卵巢、修复耳蜗损伤、防止哮喘、抗衰老方面作用的报道。

（三）毒理学评价

对阿胶进行小鼠灌胃急性毒性试验研究，阿胶的 LD_{50} 大于 20.0g/kg，属于无毒级物质；遗传毒性试验表明，阿胶无致突变性，无致小鼠骨髓嗜多染红细胞微核作用，无致小鼠精子畸形作用；30d 喂养试验结果表明阿胶喂养组与对照组相比未出现有意义的病理改变，表明其无亚急性毒性。60d 灌服长期毒性试验表明，阿胶喂养组与对照组未见异常。

七、安全小贴士

脾虚便溏者慎服。根据中医九种体质学说，阴虚体质人群更为适宜，湿热、痰湿体质人群忌食或少食。

八、参考文献

[1] 刘桂芹，刘文强，李俊霞，等．阿胶保健酸奶的研制[J]. 畜产品与安全，2012，12(下)：36-37.

[2] 郭健，孙佳明，张志颉，等．阿胶化学成分及药理作用研究进展[J]. 吉林中医药，2013，33(4)：389-391.

[3] 郭中坤，王可洲，籍国霞，等．阿胶的成分、鉴别方法及药理作用研究进展[J]. 辽宁中医药大学学报，2015，17(4)：71-74.

[4] 张飘飘，阎晓丹，杜鹏程，等．阿胶的化学成分及其药理毒理学研究进展[J]. 山东医药，2016，56(9)：95-97.

[5] 毛跟年,郭倩,瞿建波,等.阿胶化学成分及药理作用研究进展[J].动物医学进展,2010,31(11):83-85.
[6] 张鹏云,李蓉,龙春霞,等.HS-SPME-GC-MS结合自动解卷积技术分析阿胶中的挥发性成分[J].食品与机械,2019,35(3):52-57,143.
[7] 秦明春,王若光.中药阿胶的开发研究进展[J].中医药导报,2007(5):102-104.
[8] 高景会,王蕊,范锋.阿胶现代研究进展[J].中国药事,2011,25(4):396-401.
[9] 郭婕,谢玮,颜燕,等.阿胶的毒理学安全性评价[J].毒理学杂志,2013,27(4):314-316.

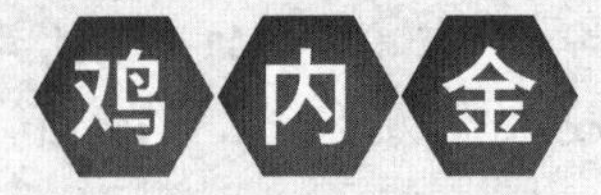

鸡内金

一、概述

鸡内金，又称鸡肶胵、鸡肫内黄皮、鸡肫皮。为雉科动物家鸡 *Gallus gallus domesticus* Brisson 的干燥沙囊内壁。杀鸡后，取出鸡肫，立即剥下内壁，洗净，干燥。本品味甘，性平，归脾、胃、小肠、膀胱经，有健胃消食、涩精止遗、通淋化石的功效，常用于食积不消、呕吐泻痢、小儿疳积、遗尿、遗精、石淋涩痛、胆胀胁痛等症。鸡内金含有氨基酸、多糖等化学成分，临床多用于调节胃肠道、降血脂等方面。鸡内金作为传统中药，应用历史久远，但在古代主要作为药用，或者以治疗药物于膳食中添加，而单独作为食用的情况基本未见。

二、来源考证

（一）品种考证

鸡作为家禽一直被我国人民所养殖。所以鸡内金从古至今起来源并未改变。鸡内金又称鸡肶胵，从宋代开始才称其为鸡内金。《神农本草经》"丹雄鸡"项下载："肶胵，裹黄皮，主泄利。"《说文解字》载："鸡，知时畜也。籀文作鸡，肪，肥也。肠，大小肠也。膍鸟胵，胵鸟胃也。"此后，鸡内金、鸡肶胵、里黄皮等一直收录在各本草典籍的条目"鸡"项下。

（二）药用部位

历代本草文献关于鸡内金的药用部位均记载为沙囊内壁，古今一致。鸡内金最早的记载可见于《神农本草经》："肶胵，裹黄皮，主泄利。"《新修本草》载："里黄皮，微寒，主泄痢，小便利，遗溺，除热，止烦。"《日华子本草》载："诸鸡肶胵，平，无毒。止泄精并尿血，崩中，带下，肠风，泻痢，此即是肫内黄皮。"《本草纲目》载："膍胵（音脾鸱），鸡肫也，近人讳之，呼肫内黄皮为鸡内金。"《医学衷中参西录》载："鸡内金，鸡之脾胃也。中有瓷石、铜、铁皆能消化，其善化瘀积可知。"

三、历代本草记载

1.《神农本草经》 肶胵，裹黄皮，主泄利。

2.《名医别录》 里黄皮：微寒，主小便利，遗溺，除热，止烦。

3.《新修本草》 里黄皮，微寒，主泄痢，小便利，遗溺，除热，止烦。屎白，微寒。主消渴，伤寒，寒热，破石淋及转筋，利小便，止遗溺，灭瘢痕。

4.《本草纲目》【附方】（旧二，新十八）。小便遗失（用鸡膍胵一具，并肠烧存性，酒服。男用雌，女用雄。《集验》）。小便淋沥（痛不可忍。鸡肫内黄皮五钱，阴干烧存性，作一服，白汤下，立愈。《医林集要》)。膈消饮水[鸡内金(洗、晒干)、栝楼根(炒)五两，为末，糊丸梧桐子大。服三十丸，温水下，日三。《总录》]。反胃吐食(鸡膍胵一具，烧存性，酒调服。男用雌，女用雄。《千金》)。消导酒积(鸡膍胵、干葛为末，等分，面糊丸梧子大。每服五十丸，酒下。《袖珍方》)。禁口痢疾(鸡内金焙研，乳汁服之。小儿疟疾：用鸡膍胵黄皮烧存性，乳服。男用雌，女用雄。《千金》)。喉闭乳蛾(鸡肫黄皮勿洗，阴干烧末，用竹管吹之即破，愈。《青囊方》)。一切口疮(鸡内金烧灰傅之，立效。(《活幼新书》)。鹅口白疮(鸡肫黄皮为末，乳服半钱。《子母秘录》)。走马牙疳[《经验》:用鸡肫黄皮(不落水者)五枚，枯矾五钱，研搽立愈。《心鉴》:用鸡肫黄皮，灯上烧存性，入枯矾、黄柏末等分，麝香少许。先以米泔洗漱后，贴之]。阴头疳蚀(鸡内金不落水拭净，新瓦焙脆，出火毒，为细末。先以米泔水洗疮，乃搽之。亦治口疳。《经验方》)。谷道生疮(久不愈。用鸡膍胵烧存性为末，干贴之，如神。《总录》)。脚胫生疮(雄鸡肫内皮，洗净贴之。一日一易，十日愈。《小山奇方》)。疮口不合(鸡膍胵皮，日贴之)。发背初起[用鸡肫黄皮(不落水者)阴干，临时温水润开贴之。随干随润，不过三五个，即消。《杨氏经验方》]。发背已溃(用鸡肫黄皮，同绵絮焙末搽之，即愈)。金腮疮蚀(初生如米豆，久则穿蚀。用鸡内金焙、郁金等分，为末。盐浆漱了贴之。忌米食。《总录》)。小儿疣目(鸡肫黄皮擦之，自落。《集要方》)。鸡骨哽咽(活鸡一只打死，取出鸡内金洗净，灯草裹，于火上烧存性。竹筒吹入咽内，即消，不可见肉。《摄生方》)。

5.《本草从新》 鸡肫皮[一名鸡内金，一名膍胵(音皮鸱)]。甘平性涩。鸡之脾也。能消水谷。除热止烦。通小肠、膀胱。治泻痢便数。遗溺溺血。崩带肠风。膈消反胃。小儿食疟。男用雌，女用雄。

6.《得配本草》 肫内黄皮，甘，平。入大肠、膀胱。健脾开胃。祛肠风，治泄痢，消水谷，除酒积。得花粉，治膈消饮水。配枯矾，敷牙疳口疮(清热之功)。拌人乳，治小儿疟疾。同郁金，贴金腮疮蚀。烧存性，研。

四、用法与用量

鸡内金为《中国药典》2020年版品种，用量为3~10g。鸡内金作为食品可适量食用，可煮粥、做汤等。

五、药膳应用

(一) 粥类

鸡内金粥

【来源】经验方。

【材料】鸡内金6g，茯苓15g，粳米100g。

【做法】鸡内金文火炒至黄褐色，与茯苓一起，研成细粉。粳米加水500ml煎煮，兑入鸡内金粉和茯苓粉，微煮即成。

【功效】健脾益气，消食磨积。

(二) 汤类

鸡内金汤

【来源】《家庭医药(快乐养生)》。

【材料】鸡内金 50g，玉米须 50g。

【做法】煎汤即成。

【功效】利湿通淋。

（三）相关食用制品

鸡内金饼

【来源】民间经验。

【材料】鸡内金 20g，面粉 60g，白糖适量。

【做法】鸡内金洗净、烤干、研碎，加面粉、白糖、水和成面团，分按成饼状，锅内小火慢煎，双面煎熟即成。

【功效】消食。

六、现代研究

（一）主要成分

1. 营养成分　蛋白质（胃蛋白酶、淀粉酶、角蛋白等），铁、锰、镁、铜、锌、钙、钾等人体必需的营养元素。

2. 其他成分　多糖，包括鸡内金多糖、黏多糖等。

（二）主要活性

鸡内金可以通过提高胃液胃蛋白酶活性、激活胃黏膜相关因子等方法，调节肠胃运动、调节消化液分泌，以此保健胃肠道。另外，研究表明鸡内金对血糖血脂偏高、体内脂代谢紊乱、内分泌失调等现象均有较好的调节作用。

（三）毒理学评价

目前未见对鸡内金或其主要成分的毒理学研究报道。

七、安全小贴士

大剂量慎服。

八、参考文献

[1] 李双桥．小儿食疗小偏方[J]. 农村百事通，2001（16）：44-45.

[2] 佚名．老年人尿频的食疗[J]. 医学文选，1997（6）：71.

[3] 刘万里．鸡内金熬汤除结石[J]. 家庭医药（快乐养生），2014（3）：47.

[4] 王会，金平，梁新合，等．鸡内金化学成分和药理作用研究[J]. 吉林中医药，2018，38（9）：1071-1073.

[5] 王宝庆，郭宇莲，练有扬，等．鸡内金化学成分及药理作用研究进展[J]. 安徽农业科学，2017，45（33）：137-139.

[6] 王鹏飞，高慧敏，邹忠梅，等．药食两用中药鸡内金的研究概况[J]. 中国药学杂志，2017，52（7）：535-538.

蜂蜜

一、概述

蜂蜜为蜜蜂科昆虫中华蜜蜂 *Apis cerana* Fabricius 或意大利蜂 *A. mellifera* Linnaeus 所酿的蜜，春至秋季采收，过滤使用。蜂蜜味甘，性平，归肺、脾、大肠经，具有补中、润燥、止痛、解毒的功效。常用于脘腹虚痛、肺燥干咳、肠燥便秘等症；外用治疮疡不敛，水火烫伤，可解乌头类药毒。蜂蜜中含有糖类、酸类、黄酮类等化学成分，临床多用于抗肿瘤、促进组织再生、保护心血管等方面。蜂蜜作为一种天然的甜味食品、调味品，用途广泛。

二、来源考证

（一）品种考证

本品原名为石蜜，始载于《神农本草经》。《本草图经》云："石蜜即崖蜜也，其蜂黑色，似虻，作房于岩崖高峻处或石窟中，人不可到，但以长竿刺令蜜出，以物承之，多者至三四石。味醶色绿，入药胜于他蜜。"又云："食蜜有两种，一种在山林木上作房，一种人家作窠槛收养之。其蜂甚小而微黄，蜜皆浓厚而味美。"《本草衍义》载："山蜜多石中或古木中，有经二三年，或一得而取之，气味醇厚。人家窠槛中蓄养者，则一岁春秋二取之，取之既数，则蜜居房中日少，气味不足，所以不逮陈白者日月足也。虽收之，才过夏亦酸坏。"从上述记载来看，古时药用蜂蜜有两种，一种是产于岩崖、山林中，另一种是家养蜂之蜜。而本草文献均强调了以产于野生的石中或古木中为佳，此种情况暗示了《神农本草经》所载的石蜜应为岩蜂（野蜂蜜）*Apis dorsata* Fabr. 所酿。家养者可能为中华蜂蜜所酿。现代应用的蜂蜜多为中华蜂蜜和意大利蜂蜜所酿，石蜜则罕见。综上，蜂蜜主要来源于蜜蜂科昆虫中华蜜蜂或意大利蜂所酿的蜜。

（二）药用部位

蜂蜜的药用部位为蜜蜂所酿的蜜，历代本草记载较为统一。《本草经集注》载："石蜜即崖蜜也，……树空及人家养作之者亦白而浓厚味美。"《饮食须知》曰："川蜜温、闽广性热、西南蜜凉。色白味甜。"蜂蜜作为药物被历代本草典籍所收载，与现行版《中国药典》描述一致。

三、历代本草记载

1.《神农本草经》 石蜜，味甘，平。主心腹邪气，诸惊痫痓，安五脏诸不足，益气补中，止痛解毒。除众病，和百药。久服强志，轻身，不饥，不老。一名石饴。

2.《名医别录》 无毒。微温。养脾气，除心烦，食饮不下，止肠澼，肌中疼痛，口疮，明耳目。延年神仙。生武都山谷，河源山谷及诸山石中，色白如膏者良。

3.《本草经集注》 陶隐居云：石蜜即崖蜜也。高山岩石间作之，色青、赤，味小酸，食之心烦。其蜂黑色似虻。又木蜜，呼为食蜜，悬树枝作之，色青白。树空及人家养作之者，亦白而浓厚，味美。凡蜂作蜜，皆须人小便以酿诸花，乃得和熟，状似作饴须蘖也。又有土蜜，于土中作之，色青白，味酸。今出晋安檀崖者，多土蜜，云最胜。出东阳临海诸处多木蜜；出于潜、怀安诸县多崖蜜，亦有杂木蜜及人家养者，例皆被添，殆无淳者，必须亲自看取之，乃无杂尔，且又多被煎煮，其江南向西诸蜜，皆是木蜜，添杂最多，不可为药用。道家丸饵，莫不须之。《仙方》亦单炼服之，致长生不老也。

4.《新修本草》 土蜜，出氐羌中，并胜前说者，陶以未见，故以南土为证尔。今京下白蜜，如凝酥，甘美耐久，全不用江南者。说者，今自有以水牛乳煎沙糖作者，亦名石蜜。此既蜂作，宜去石字，后条蜡蜜，宜单称尔。今按《陈藏器本草》云：蜜，主牙齿疳䘌，唇口疮，目肤赤障，杀虫。

5.《嘉祐本草》 陈藏器云：按寻常蜜，亦有木中作者。北方地燥，多在土中；南方地湿，多在木中。各随土地所宜而生，其蜜一也。崖蜜别是一蜂，如陶所说出南方崖岭间，生悬崖上，蜂大如虻，房着岩窟，以长竿刺令蜜出，承取之，多者至三四石，味酸色绿，入药胜于它蜜。苏恭是荆襄间人，地无崖险，不知之者，应未博闻。今出石蜜，正是岩蜜也，宜改为岩字。甘蔗石蜜，别出《本经》。张司空云：远方山郡幽僻处出蜜，所着绝岩石壁，非攀缘所及。惟于山顶，篮轝自悬挂下，遂得采取。蜂去余蜡着石，鸟雀群飞来啄之尽。至春蜂归如故，人亦占护其处。宣州有黄连蜜，色黄，味苦。主目热。蜂衔黄连花作之。西京有梨花蜜，色白如凝脂，亦梨花作之，各逐所出。《药性论》云：白蜜，君。治卒心痛及赤白痢，水作蜜浆，顿服一碗止；又生姜汁、蜜各一合，水和顿服之。又常服，面如花红。神仙方：中甚贵，治口疮，浸大青叶含之。

6.《证类本草》《图经》曰：蜜(《本经》作石蜜，苏恭云当去石字)，生武都山谷、河源山谷及诸山中，今川蜀、江南、岭南皆有之。蜡、白蜡，生武都山谷，出于蜜房木石间，今处处有之，而宣、歙、唐、邓、伊洛间尤多。石蜜即崖蜜也。其蜂黑色，似虻，作房于岩崖高峻处，或石窟中，人不可到。但以长竿刺令蜜出，以物承之，多者至三四石，味酸，色绿，入药胜于它蜜。《食疗》：微温。主心腹邪气，诸惊痫，补五脏不足气。益中止痛，解毒。能除众病，和百药，养脾气，除心烦闷，不能饮食。治心肚痛，血刺腹痛及赤白痢，则生捣地黄汁，和蜜一大匙服，即下。又长服之，面如花色。

7.《本草衍义》 石蜜，《嘉祐本草》石蜜收虫鱼部中，又见果部。新书取苏恭说，直将石字不用。石蜜既自有本条，煎炼亦自有法。今人谓之乳糖，则虫部石蜜自是差误，不当更言石蜜也。《本经》以谓白如膏者良，由是知石蜜字，乃白蜜字无疑。去古既远，亦文字传写之误，故今人尚言白沙蜜。盖经久则陈白而沙，新收者惟稀而黄。次条蜜蜡，故须另立别目。盖是蜜之房，攻治亦别。至如白蜡，又附于蜜蜡之下，此又误矣。本是续上文，叙蜜蜡之用及注所出州土，不当更分之为二。何者？白蜡本条中盖不言性味，止是言其色白尔。既有黄白二色，今止言白蜡，是取蜡之精英者，其黄蜡只置而不言。黄则蜡陈，白则蜡新，亦是蜜取陈，蜡取新也。《唐注》云：除蜜字为佳。今详之：蜜字不可除，除之即不显蜡自何处来。山蜜多石中或古木中有，经二三年或一得而取之，气味醇浓。人家窠槛中蓄养者，则一岁春秋二取之。取之既数，则蜜居房中日少，气味不足，所以不逮陈白者日月足也。虽收之，才过夏亦酸坏。若瓮于井中近水处，则免。汤火伤，涂之痛止，仍捣薤白相和，虽无毒，多食亦生诸风。

8.《汤液本草》 蜜,气平,微温,味甘。无毒。《本草》云:主心腹邪气,诸惊痫痓。安五脏诸不足,益气补中,止痛解毒,除众病,和百药。养脾气,除心烦,饮食不下,止肠澼,肌中疼痛,口疮,明耳目。《液》云:凡炼蜜,必须用火熬开,以纸覆经宿,纸上去蜡尽,再熬色变,不可过度,令熟入药。

9.《本草蒙筌》 石蜜,味甘,气平、微温。无毒。大小成群,居止弗一。江南地湿,多附木石间;江北地燥,悉入土穴内。人家作桶收养,亦结房垒于中。日逐交飞,采花酿汁。久久和熟(凡蜂作蜜必须人小便以酿诸花,乃得和熟似饴。一说:以匽猪之水注之蜡房而后蜜成,故谓蜡者蜜之也)。是谓蜜糖。三年一取者气味浓,一年一取者气味薄。故《本经》以石蜜优,家蜜劣也。入药炼熟,滴水成珠(炼法详载总论款中)。益气补中,润燥解毒。养脾胃,却痫痓,止肠澼,除口疮。心腹卒痛即驱,五脏不足俱补。补阴丸用,取甘缓难化,可达下焦;点眼膏搀,因百花酿成,能生神气。蜜导通大便久闭,蜜浆解虚热骤生。食多亦生诸风,七月忌食生蜜。蜜蜡味淡(天下之味莫甜于蜜,莫淡于蜡。浓于此者必薄于彼,理自然也)。煎蜜得之。陈则色黄,新则色白。《本经》条中,只言白蜡,不言黄蜡者,盖用蜜宜陈,用蜡宜新也(一说:蜡熔纳水中,十数过即白,乃蜡之精英,故入药胜。《本经》所取,亦或在此)。益气止泻痢,补中续绝伤。溶裹大黄丸,膈寒凉脾胃无损;嚼为断谷药,度荒歉不饥。

10.《本草纲目》【附方】(旧十三,新六)。大便不通[张仲景《伤寒论》云:阳明病,自汗,小便反利,大便硬者,津液内竭也,蜜煎导之。用蜜二合,铜器中微火煎之,候凝如饴状,至可丸,承热捻作挺,令头锐,大如指,长寸半许。候冷即硬,纳便道中,少倾即通也。一法:加皂角、细辛(为末)少许,尤速]。噎不下食(取崖蜜含,微微咽下。《广利方》)。产后口渴(用炼过蜜,不计多少,熟水调服,即止。《产书》)。难产横生(蜂蜜、真麻油各半碗,煎减半服,立下。《海上方》)。天行虏疮(比岁有病天行斑疮,头面及身,须臾周匝,状如火疮,皆戴白浆,随决随生。不即疗,数日必死。瘥后疮瘢黯色,一岁方灭,此恶毒之气。世人云:建武中,南阳击虏所得,仍呼为虏疮。诸医参详疗之,取好蜜通摩疮上,以蜜煎升麻,数数拭之。《肘后》)。痘疹作痒(忍,抓成疮及疱,欲落不落。百花膏:用上等石蜜,不拘多少,汤和,时时以翎刷之。其疮易落,自无瘢痕。《全幼心鉴》)。瘾疹瘙痒(白蜜不以多少,好酒调下,有效。《圣惠方》)。五色丹毒(蜜和干姜末傅之。《肘后》)。口中生疮(蜜浸大青叶含之。《药性论》)。阴头生疮(以蜜煎甘草涂之瘥。《外台》)。肛门生疮(肛门主肺,肺热即肛塞肿缩生疮。白蜜一升,猪胆汁一枚相和。微火煎令可丸,丸三寸长作挺,涂油纳下部,卧令后重,须臾通泄。《梅师》)。热油烧痛(以白蜜涂之。《梅师》)。疔肿恶毒(用生蜜与隔年葱研膏,先刺破涂之。如人行五里许,则疔出,后以热醋汤洗去。《济急仙方》)。大风癞疮(取白蜜一斤,生姜二斤捣取汁。先秤铜铛斤两,下姜汁于蜜中消之,又秤之,令知斤两。即下蜜于铛中,微火煎令姜汁尽,称蜜斤两在,即药已成矣。患三十年癞者,平旦服枣许大一丸,一日三服,温酒下。忌生冷醋滑臭物。功用甚多,不能一一具之。《食疗方》)。目生珠管(以生蜜涂目,仰卧半日,乃可洗之。日一次。《肘后方》)。误吞铜钱(炼蜜服二升,可出矣。《葛氏方》)。诸鱼骨鲠(以好蜜稍稍服之令下。《葛氏》)。拔白生黑(治年少发白。拔去白发,以白蜜涂毛孔中,即生黑发。不生,取梧桐子捣汁涂上,必生黑者。《梅师方》)。

11.《本草从新》 蜂蜜俗名蜂糖。生岩石者,名岩蜜,亦名石蜜。以下卵生类。采百花之精英,合露气以酿成。生,性凉,能清热;熟,性温,能补中,甘而和,故能解毒;柔而滑,故能润燥;甘缓可以去急,故止心腹肌肉疮疡诸痛;甘缓可以和中,故能调营卫,通三焦,安五脏,和百药,而与甘草同功。止嗽治痢,解毒润肠,最治痢疾,用姜汁和服甚佳。明目悦颜。同薤白捣涂汤火伤。煎炼成胶,通大便秘。乘热纳谷道中,名蜜煎导。大肠虚滑者,虽熟蜜亦在禁例。酸者食之,令人心烦。同葱食害人。食蜜饮后,不可食鲊。令人暴亡。白如膏者良。汪颖曰:蜜以花为主。闽广蜜热,川蜜温,西蜜凉。安宣州有黄连蜜,味小苦,点目热良。西京有梨花蜜,色白如脂。用银石器,每蜜一斤,入水四两,桑火慢熬,掠去浮沫,至滴水成珠用。黄蜡,甘淡而涩,微温。止痛生肌,疗下痢。蜜,质柔性润,故滑肠胃。蜡,质坚性涩,故止泻痢。续绝伤。蜜与蜡皆蜂所酿成,而蜜味至甘,蜡味至淡,故今人言无味者,谓之嚼蜡。

12.《得配本草》 蜂蜜,忌与生葱同食。甘,平。入手足太阴经。润燥生津。除心烦,通便秘,能缓燥急之火,并解诸般之毒。得姜汁,治初痢。和生地汁,治心腹刺痛。拌薤白,涂汤火伤。入牙皂,通便结(将蜜煎膏,入牙皂末少许,作锭塞粪门,便自下)。每斤入水四两,桑柴火熬,掠去浮沫,至滴水成珠用。

四、用法与用量

蜂蜜为《中国药典》2020年版品种,用量为15~30g,内服或外用涂敷。蜂蜜作为食品可适量食用,可以单独服用,还广泛用于各种食品添加辅料,用于制作面包、烤饼、烧烤食物等,还可制成蜂蜜酸奶、蜂蜜酒、蜂蜜粉、蜂蜜饮料等。

五、药膳应用

(一)粥类

蜂蜜粥

【来源】经验方。

【材料】蜂蜜30g,雪梨1个,糯米50g。

【做法】雪梨去核和皮,切片,糯米洗净煮粥,粥成后调和蜂蜜食用。

【功效】补中和缓,润肺止咳,润肠通便。

(二)汤类

蜂蜜香油汤

【来源】《中华食物疗法大全》。

【材料】蜂蜜50g,麻油25ml,开水适量。

【做法】搅拌蜂蜜至稠密,同时加入麻油混匀。加入开水,搅拌均匀即成。

【功效】润肠通便,缓急解毒。

(三)茶类

1. 玫瑰花蜜茶

【来源】经验方。

【材料】鲜玫瑰花20g(或干品10g),蜂蜜10g。

【做法】玫瑰花洗净,沸水冲泡,盖闷15min,调和蜂蜜即成。

【功效】疏肝理气,润肺止咳。

2. 蜂蜜柚子茶

【来源】经验方。

【材料】柚子一个,蜂蜜适量,冰糖适量。

【做法】柚子去皮取肉撕碎,加冰糖和柚子皮,煎煮至水分近无,分取部分加入适量蜂蜜和水,搅拌均匀冷藏即成。

【功效】清热降火。

(四)酒类

益肾酒

【来源】经验方。

【材料】胡桃肉 60g,蜂蜜 30g,白酒 1L。

【做法】胡桃肉捣碎,纱布包之,置白酒中浸泡,密封 10d,去纱布,加入蜂蜜,搅拌均匀,过滤去渣取汁即成。

【功效】补肾。

六、现代研究

(一)主要成分

1. 营养成分　蛋白质、氨基酸、维生素、叶酸及钠、钾、钙、镁、铁、铜等人体必需的营养元素。

2. 其他成分　酸类(酚酸、有机酸、无机酸等)、酶类化合物(蔗糖酶、淀粉酶、葡萄糖氧化酶等)、黄酮等。

(二)主要活性

现代药理研究表明,蜂蜜内多含果糖,能够促进消化、润肠通便。酸类化合物与黄酮类、酶类化合物等配合,可以抗肿瘤、促进组织再生、保护心血管、抗菌、抗氧化等。在临床上蜂蜜常用于治疗消化系统、呼吸系统、心血管系统疾病。

(三)毒理学评价

现代研究未见相关毒理学试验报道。

七、安全小贴士

蜂蜜多食令人作泻,肠胃虚寒者不宜食用。婴幼儿禁服,糖尿病患者慎服。根据中医九种体质学说,适宜食用蜂蜜的人群为阴虚体质型,痰湿、湿热体质人群忌食或少食。

八、参考文献

[1] 顾雪竹,李先端,钟银燕,等.蜂蜜的现代研究及应用[J].中国实验方剂学杂志,2007,13(6):71-73.

[2] 李琦智,朱敏,任德曦,等.蜂蜜的功效与应用[J].四川中医,2004,22(1):30-31.

[3] 倪辉,杨远帆.蜂蜜酸奶的研制[J].食品科学,2002,23(9):71-74.

[4] 高玉荣.低酒度蜂蜜保健酒的开发[J].食品工业,2001(4):27-28.

[5] 宋瑞霞,薛文通.蜂蜜粉配方及加工工艺的研究[J].食品工业科技,2004,25(4):106-108.
[6] 翟文俊.蜂蜜酒的营养价值与保健作用[J].食品科技,2004,29(8):62-65.
[7] 吴国泰,武玉鹏,牛亭惠,等.蜂蜜的化学、药理及应用研究概况[J].蜜蜂杂志,2017,37(1):3-6.
[8] 闫玲玲,杨秀芬.蜂蜜的化学组成及其药理作用[J].特种经济动植物,2005,8(2):40,42.
[9] 谢文闻,童越敏,何微莉,等.蜂蜜保健和药理作用研究进展[J].中国食物与营养,2012,18(10):58-63.
[10] 李宝库.食物·药物相克与饮食禁忌[M].北京:朝华出版社,2005.

蕲蛇

（蝮蛇）

一、概述

蕲蛇（蝮蛇），别名土锦、土虺蛇、地扁蛇，为蝰科动物五步蛇 *Agkistrodon acutus*（Güenther）除去内脏的干燥全体。多于夏、秋二季捕捉，剖开蛇腹，除去内脏，洗净，用竹片撑开腹部，盘成圆盘状，干燥后拆除竹片。本品味甘、咸，性温；有毒。归肝经，有祛风、通络、止痉的功效。用于风湿顽痹，麻木拘挛，中风口眼㖞斜，半身不遂，抽搐痉挛，破伤风，麻风，疥癣。临床上常用于治疗类风湿关节炎、强直性脊柱炎、干燥综合征、痛风、腰椎间盘突出症等疾病，对一些恶性肿瘤也有较好的疗效。随着近年来风湿免疫病及肿瘤的发病率逐年升高，蕲蛇在这类疾病中也发挥着越来越大的作用。古代鲜有记载食用其肉，现代文献报道其肉可烹调食用。自古以来，蕲蛇就是名贵的中药材。蕲州是蕲蛇重要产地，李时珍经考察发现，蕲州所产白花蛇与别处白花蛇有所不同，药用效果有差异，并将鉴别要点写成了《蕲蛇传》。自古以来，民间多将蝮蛇用于滋补强壮、缓解疲劳、解毒等方面，近代则偏向于用作强壮、病后和体虚的改善药。其含有脂肪酸及酯类、磷脂类、肽类、核苷类等化学成分，多用于酿酒饮用，或焙成炭治疗化脓性溃疡。

二、来源考证

（一）品种考证

蝮蛇药用首载于《名医别录》。《本草经集注》云："蝮蛇黄黑色，黄颔尖口，毒最烈。虺形短而扁，毒不异于蚖，中人不即疗，多死。"《新修本草》云："蝮蛇作地色，鼻反，口又长，身短，头尾相似，大毒，一名蚖蛇，无二种也。"《本草拾遗》云："蝮蛇，形短，鼻反，锦纹，亦有与地同色者。"《本草纲目》云："蝮与虺，陶氏言是二种，苏恭言是一种。今按《尔雅》云：蝮虺，博三寸，首大如擘。是以蝮虺为一种也。郭璞云：蝮蛇惟南方有之，一名反鼻。细颈，大头，焦尾，鼻上有针，锦文如绶，文间有毛如猪鬣，大者长七八尺。虺则所在有之，俗呼土虺，与地同色……是皆以蝮虺为二种矣。盖蝮长大，虺短小，自不难辨，陶说为是。"《本草纲目》除"蝮蛇"条外另立"蚖"条，云："蚖与蝮同类，即虺也。长尺余，蝮大而虺小，其毒则一。"由以上记载可知，古代本草有的认为蝮、虺为一种，有的认为蝮、虺为二种。李时珍认为蚖即是虺。据其所述特征考证，确为两种，反鼻，尖口，有锦文，大者长七八者为今之尖吻蝮 *Agkistrodon acutus*（Güenther）；身短，俗呼土虺，与地同色者为今之蝮蛇 *A. halys*（Pallas）。由此可知，明清以前"蝮蛇"和"蕲蛇"都列在蝮蛇项下，用药没有差异，现代仅以尖吻蝮为正品，即《中国药典》中收载的五步蛇。

（二）药用部位

根据历代本草文献记载，蝮蛇作为药用记载有多种部位，如蝮蛇胆、肉及粪便等。《名医别录》描述了"蝮蛇胆"，《新修本草》称"蛇屎，疗痔瘘"。其他大多本草记载的药用部位主要为其肉或全体。《本草纲目》等记载了蝮蛇泡酒的情况，清代多种本草均指出了其"浸酒者良"。总之，蝮蛇历史上主要以全体入药。

三、历代本草记载

1.《名医别录》 蝮蛇胆，味苦，微寒，有毒。主䘌疮。肉，酿作酒，疗癞疾，诸瘘，心腹痛，下结气，除蛊毒。其腹中吞鼠，有小毒，疗鼠瘘。

2.《本草经集注》 蝮蛇黄黑色，黄颔尖口，毒最烈。虺形短而扁，毒不异于蚖，中人不即疗，多死。蛇类甚众，惟此二种及青蝰为猛，疗之并别有方。

3.《新修本草》 蛇屎，疗痔瘘，器中养取之。皮灰，疗疔肿，恶疮，骨疽。蜕皮，主身痒、瘑、疥、癣等。蝮蛇作地色，鼻反，口又长，身短，头尾相似，大毒，一名蚖蛇，无二种也。山南汉沔间多有之。

4.《嘉祐本草》 形粗短，黄黑如土色，白斑，鼻反者，山南金州、房州、均州皆有之。陈藏器云：蝮蛇，按蛇既众，多入用非一。《本经》虽载，未能分析，其蝮蛇形短，鼻反，锦文，亦有与地同色者。着足断足，着手断手，不尔合身糜溃。其蝮蛇七、八月毒盛时，啮树以泄其气，树便死，又吐口中涎沫于草木上，着人身肿成疮，卒难主疗，名曰蛇漠疮。蝮所主略与虺同。众蛇之中，此独胎产，本功外，宣城间山人，取一枚，活着器中，以醇酒一斗投之，埋于马溺处，周年已后开取，酒味犹存，蛇已消化，有患大风及诸恶风，恶疮瘰疬，皮肤顽痹，半身枯死，皮肤手足藏腑间重疾，并主之。不过服一升已来，当觉举身习习，服讫，服佗药不复得力。亦有小毒，不可顿服。腹中死鼠，主鼠瘘。脂磨着物皆透。又主癞。取一枚及佗蛇亦得，烧坐上，当有赤虫如马尾出，仍取蛇肉，塞鼻中，亦主赤痢，取骨烧为黑末，饮下三钱匕，杂蛇亦得。《药性论》云：蝮蛇胆，君。治下部虫，杀虫良。蛇，主五治痔，肠风泻血。

5.《本草纲目》（白花蛇）【附方】（新十三）。驱风膏[治风瘫疠风，遍身疥癣。用白花蛇肉四两（酒炙），天麻七钱半，薄荷、荆芥各二钱半，为末。好酒二升，蜜四两，石器熬成膏。每服一盏，温汤服，日三服。急于暖处出汗，十日效。《医垒元戎》]。世传白花蛇酒[治诸风无新久，手足缓弱，口眼㖞斜，语言謇涩，或筋脉挛急，肌肉顽痹，皮肤燥痒，骨节疼痛，或生恶疮、疥癞等疾。用白花蛇一条，温水洗净，头尾各去三寸，酒浸，去骨刺，取净肉一两。入全蝎（炒）、当归、防风、羌活各一钱，独活、白芷、天麻、赤芍药、甘草、升麻各五钱，剉碎，以绢袋盛贮。用糯米二斗蒸熟，如常造酒，以袋置缸中，待成，取酒同袋密封，煮熟，置阴地七日出毒。每温饮数杯，常令相续。此方乃蕲人板印，以侑蛇馈送者，不知所始也。《濒湖集简方》]。瑞竹白花蛇酒（治诸风疠癣。用白花蛇一条，酒润，去皮骨，取肉绢袋盛之。蒸糯米一斗，安曲于缸底，置蛇于曲上，以饭安蛇上，用物密盖。三七日取酒，以蛇晒干为末。每服三五分，温酒下。仍以浊酒并糟作饼食之，尤佳。《瑞竹堂经验方》）。濒湖白花蛇酒（治中风伤湿，半身不遂，口目㖞斜，肤肉痛痹，骨节疼痛，及年久疥癣、恶疮、风癞诸症。用白花蛇一条，取龙头虎口，黑质白花，尾有佛指甲，目光不陷者为真，以酒洗润透，去骨刺，取肉四两，真羌活二两，当归身二两，真天麻二两，真秦艽二两，五加皮二两，防风一两，各剉匀，以生绢袋盛之，入金华酒坛内，悬胎安置。入糯米生酒醅五壶浸袋，箬叶密封。安坛于大锅内,水煮一日,取起,埋阴地七日取出。每饮一二杯。仍以滓日干碾末,酒糊丸梧子大。每服五十丸,用煮酒吞下。切忌见风犯欲,及鱼、羊、鹅、面发风之物)。鸡峰白花蛇膏(治营卫不和,阳少阴多,手足举动不快。用白花蛇酒煮,去皮、骨,瓦焙,取肉一两,天麻、狗脊各二两,为细末。以银盂盛无灰酒一升浸之,重汤煮稠如膏,银匙搅之,入生姜汁半杯,同熬匀,瓶收。每服半匙头,用好酒或白汤化服,日二次神效极佳。《备急方》)。治癞白花蛇膏(白花蛇五寸,酒浸,去皮、骨,炙干,雄黄一两,水飞研习,以白沙蜜一斤,杏仁一斤,去皮研烂,同炼为膏。每服一钱,温酒化下,日三。须先服通天再造散,下去虫物,乃服此,除根。《三因》)。总录白花蛇散[治脑风头痛,时作时止,及偏头风。用白花蛇(酒浸,炙去皮骨)、天南星(浆水煮软切,炒)各一两,石膏、荆芥各二两,地骨皮二钱半,为末。每服一钱,茶下,日三服。《圣济总录》]。洁古白花蛇散(治大风病。白花蛇、乌稍蛇各取净肉二钱,酒炙,雄黄二钱,大黄五钱,为末。每服二钱,白汤下,三日一服。《家珍》)。三蛇愈风丹(治疠风,手足麻木,眉毛脱落,皮肤瘙痒,及一切风疮。白花蛇、乌稍蛇、土蝮蛇各一条,并酒浸,取肉晒干,苦参头末四两,为末,以皂角一斤切,酒浸,去酒,以水一碗,挼取浓汁,石器熬膏和,丸梧子大。每服七十丸,煎通圣散下,以粥饭压之,日三服。三日一浴,取汗避风。治例无蝮蛇,有大枫子肉三两)。三因白花蛇散[治九漏瘰疬,发项腋之间,痒痛,憎寒发热。白花蛇(酒浸,取肉)二两(焙),生犀角一两二钱五分(镑研),黑牵牛五钱(半生半炒),青皮五钱,为末。每服二钱,入腻粉五分,五更时,糯米饮调下,利下恶毒为度。十日一服,可绝病根。忌发物]。俗传白花蛇丸[治杨梅疮。先服发散药,后服此。用花蛇肉(酒炙)、龟板(酥炙)、穿山甲(炙)、蜂房(炙)、汞粉、朱砂各一钱,为末,红枣肉捣,丸梧子大。每服七丸,冷茶下,日三。忌鱼肉,服尽即愈,后服土茯苓药调之。方广心法附余:治杨梅疮。用花蛇肉一钱,银朱二钱,铅二钱,汞二钱,为末,作纸捻九条。每用一条,于灯盏内香油浸,点灯安烘炉里,放被中,盖卧熏之,勿透风。一日三次]。托痘花蛇散(治痘疮黑陷。白花蛇(连骨炙,勿令焦)三钱,大丁香七枚,为末。每服五分,以水和淡酒下,神效。移时身上发热,其疮顿出红活也。《王氏手集》]。

6.《得配本草》 白花蛇,一名蕲蛇,得酒良。甘、咸、温。有毒。入足厥阴、手太阴经。治风淫末疾(四肢为末),透骨搜风,截惊定搐。其性善窜,能内走脏腑,外彻皮肤,引诸药直至于有风疾处。凡癞麻、鹤膝、鸡距,并宜治之。得丁香,治痘疮黑陷。炙白花蛇三钱,大丁香七枚,为末,每服五分,水和淡酒下,神效。出蕲州。头尾有大毒,尾有爪甲,去头尾各一尺,酒浸五日,每日换酒,去酒埋于地下一宿,尽去皮骨,炙用。服之切忌见风。虚弱者禁用。

7.《本草求真》 凡用蛇同糯米并曲造酒。服酒时切忌见风。并于开坛时须避其气。免致面目浮肿。以其峻厉之气。先有犯其清道也。

8.《随息居饮食谱》 白花蛇,甘、咸、温。祛风湿,治半身不遂,口面㖞斜,风疠,疬疡,骨节疼痛,痘疮倒陷,搐搦,惊痫,麻痹不仁,霉疮,疥癣。头尾甚毒,去尽用之。产蕲州者良,虽干枯而目光不陷,故一名蕲蛇。凡饮蛇酒,切忌见风。

四、用法与用量

蕲蛇为《中国药典》2020年版品种,用量为3~9g,研末吞服,一次1~1.5g,一日2~3次。蕲蛇作为食品可适量食用,多用于泡酒、煲粥,亦可炖汤食用。

五、药膳应用

(一) 粥类

蝮蛇粥

【来源】经验方。

【材料】鲜蝮蛇肉100g,大米100g,小米30g,生姜适量。

【做法】蝮蛇肉切丝,与大米、小米同放入锅内,加适量清水,先用武火煮沸,改用文火煮粥;待大米煮糜后,加入生姜丝,略煮即可,待温加调味料。

【功效】息风解毒。

(二) 汤类

蛇肉汤

【来源】经验方。

【材料】鲜蝮蛇肉100g,胡椒粉2g,生姜5g。

【做法】蝮蛇肉洗净、切段(可带骨刺)后,与生姜一起放入砂罐内,先武火煮沸,再用文火煨炖,直至烂熟,再加入胡椒粉,也可加入调料。

【功效】搜风除湿,活络止痛。

(三) 酒类

1. 蝮蛇地丁酒

【来源】经验方。

【材料】蝮蛇1~2条,紫花地丁50g,槐米30g,白酒1L。

【做法】共入白酒浸泡,封口,置阴凉处15d即成。

【功效】清热解毒。

2. 蝮蛇人参酒

【来源】经验方。

【材料】蝮蛇1条,人参15g,枸杞子30g,白酒1L。

【做法】共入白酒浸泡,封口,浸泡7d后取出,去渣,装瓶待用。

【功效】益气,补肝肾,解毒。

3. 双蛇酒

【来源】经验方。

【材料】乌梢蛇、蝮蛇各50g,白酒1L。

【做法】将宰杀后的蛇放入装有白酒的瓶中(蛇与酒比例一般为1∶10),浸泡10~15d即得。

【功效】祛风除湿,舒筋止痛。

六、现代研究

（一）主要成分

1. 营养成分　脂肪、蛋白质、氨基酸、维生素，以及铁、铜、锌、锰、钙、镁等人体必需营养元素。

2. 其他成分　脂肪酸及酯类（棕榈酸、月桂酸、硬脂酸等）、磷脂类、肽类、核苷类、胆甾醇等。

（二）主要活性

现代药理研究证明蕲蛇具有抗炎镇痛、抗胃溃疡、抗肿瘤、降血脂、免疫调节等多种药理活性。

（三）毒理学评价

大鼠口服 18 000mg/kg 蝮蛇水提取物，未见动物死亡。小鼠腹腔注射和皮下注射蝮蛇水提取物，其 LD_{50} 分别为 3 600mg/kg 和 10 800mg/kg；蝮蛇挥发油腹腔给药的 LD_{50} 为（1 426 ± 20）mg/kg。对蝮蛇 50% 乙醇提取物进行大鼠长期毒性试验，以 100mg/kg 和 500mg/kg 剂量连续口服 30d，每天 1 次，结果动物体重正常增长，对动物主要脏器及血液学检查均未见任何异常变化。

七、安全小贴士

过敏体质慎用。阴虚内热及血虚生风者禁用。孕妇、儿童忌用。

八、参考文献

[1] 陈景礼 . 蝮蛇的成分及功效[J]. 中国林副特产，1994（3）：42-43.

[2] 柴晓杰，王淑萍 . 蛇肉的营养成分分析[J]. 经济动物学报，1999，3（2）：51-53.

[3] 李增禧，潘伟健，谭永基，等 . 中药微量元素数据（17）[J]. 广东微量元素科学，2014，21（6）：57-70.

[4] 钟正贤 . 药用蝮蛇的化学成分及药理作用[J]. 中草药，1994（5）：272-273.

[5] 张冬璇，瞿晶田 . 中药蕲蛇的化学成分和药理作用研究进展[J]. 吉林中医药，2016，36（8）：862-864.

[6] KONDO K，ZHANG J，XU K，et al. Amino acid sequence of a presynaptic neurotoxin，agkistrodotoxin，from the venom of *Agkistrodon halys* Pallas[J]. Journal of Biochemistry，1989，105（2）：196-203.

[7] KUBO M，MORIURA T，MAKINO T，et al. Pharmacological study on *Agkistrodon blomhoffii* BOIE. Ⅰ. effect of the 50% ethanolic extract on experimental gastric ulceration[J]. Yakugaku Zasshi：Journal of the Pharmaceutical Society of Japan，1989，109（8）：592-599.

[8] MORIURA T，MATSUDA H，KUBO M. Pharmacological study on *Agkistrodon blomhoffii* BOIE. Ⅱ. effect of 50% ethanolic extract on phagocytic activity of mouse reticuloendothelial system[J]. Yakugaku zasshi：Journal of the Pharmaceutical Society of Japan，1990，110（5）：341-348.

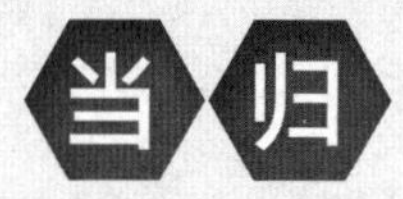

当归

一、概述

当归，别名干归、马尾当归、秦归、马尾归、云归、西当归、岷当归等，为伞形科植物当归 *Angelica sinensis*（Oliv.）Diels 的干燥根。秋末采挖，除去须根和泥沙，待水分稍蒸发后，捆成小把，上棚，用烟火慢慢熏干。当归始载于《神农本草经》，列为中品，为临床常用中药。中医认为，当归味甘、辛，性温，归肝、心、脾经，具有补血活血、调经止痛、润肠通便之功，有"补血圣药"之称。临床用于血虚诸症；月经不调，经闭、痛经；虚寒腹痛，风湿痹痛，跌打损伤；痈疽疮疡；肠燥便秘。现代医学研究表明，当归具有多种药理作用，能促进骨髓造血功能，促进血红蛋白及红细胞生成，对子宫呈双向调节作用，增强免疫功能；当归对保护心血管、防止血栓形成等具有良好效果。民间有秋冬季节食用当归炖羊肉益气补虚、温中散寒的传统，当归也是炖肉料中常用的香辛调味剂。

二、来源考证

（一）品种考证

当归首载于《神农本草经》。有关当归品种来源的历代本草记载有：南北朝《本草经集注》云："今陇西叨阳、黑水当归，多肉少枝，气香，名马尾当归，稍难得。西川北部当归，多根枝而细。历阳所出，色白而气味薄，不相似，呼为草当归，缺少时乃用之。"唐代《新修本草》云："当归苗，有二种于内，一种似大叶芎䓖。一种似细叶芎䓖，惟茎叶卑下于芎䓖。今出当州、宕州、翼州、松州，宕州最胜。细叶者名蚕头当归，大叶者名马尾当归，今用多是马尾当归，蚕头者不如此，不复用，陶称历阳者，是蚕头当归也。"宋代《本草图经》云："春生苗，绿叶有三瓣。七、八月开花似时罗，浅紫色。根黑黄色。二月、八月采根，阴干。然苗有二种，都类芎䓖，而叶有大小为异，茎梗比芎䓖甚卑下。根亦二种，大叶名马尾当归，细叶名蚕头当归。大抵以肉浓而不枯者为胜。"并附有"文州当归"和"滁州当归"两幅图。明代《本草纲目》云："今陕、蜀、秦州、汶州诸处人多栽莳为货。以秦归头圆尾多色紫气香肥润者，名马尾归，最胜他处；头大尾粗色白坚枯者，为搀头归，止宜入发散药尔。"

根据历代本草关于当归的植物形态记载，结合历代推崇的主产地分布，以及"文州当归"图来看，历代所用当归的主流品种即为《中国药典》收载的伞形科植物当归 *Angelica sinensis*（Oliv.）Diels。此外，古代也存在不同品种混用的现象，如《本草图经》所附"滁州当归"图，为紫花前胡 *A. decursiva*（Miq.）Franch. et Sav.。

（二）药用部位

关于当归药用部位最早的记载可见于汉魏时期的《名医别录》："二月、八月采根，阴干。"南北朝《雷公炮炙论》："凡使，先去尘并头尖硬处一分以来，酒浸一宿。若要破血，即使头一节硬实处。若要止痛止血，即用尾。"宋代《本草图经》也提及"二月、八月采根，阴干"。可见历代本草文献关于当归的药用部位均记载为根，古今一致。历代沿用过程中逐步又将当归的根按照不同的部位划分出不同的功效，如李杲"当归梢，主癥癖，破恶血，并产后恶血上冲，去诸疮疡肿结，治金疮恶血，温中润燥止痛"，又如《本草正义》中所言："归身主守，补固有功，归尾主通，逐瘀自验，而归头秉上行之性，便血溺血，崩中淋带等之阴随阳陷者"，至今为中医临床所延用。

三、历代本草记载

1.《神农本草经》 当归，味甘、温，主咳逆上气，温疟寒热，洗洗在皮肤中，妇人漏下绝子，诸恶疮疡金疮，煮饮之。一名干归。

2.《名医别录》 辛，大温，无毒。温中止痛，除客血内塞，中风痓，汗不出，湿痹，中恶，客气虚冷，补五脏，生肌肉。生陇西川谷。二月、八月采根，阴干。

3.《本草经集注》 陶隐居云：今陇西叨阳、黑水当归，多肉少枝，气香，名马尾当归，稍难得。西川北部当归，多根枝而细。历阳所出，色白而气味薄，不相似，呼为草当归，缺少时乃用之。方家有云真当归，正谓此，有好恶故也。俗用甚多，道方时须尔。

4.《新修本草》 当归苗，有二种于内，一种似大叶芎䓖。一种似细叶芎䓖，惟茎叶卑下于芎䓖。今出当州、宕州、翼州、松州，宕州最胜。细叶者名蚕头当归，大叶者名马尾当归，今用多是马尾当归，蚕头者不如此，不复用，陶称历阳者，是蚕头当归也。

5.《嘉祐本草》 薜，山蕲。注《广雅》曰：山蕲，当归也。当归今似蕲而粗大。吴氏云：当归，神农、黄帝、桐君、扁鹊：甘，无毒。岐伯、雷公：辛，无毒。季氏：小温。或生羌胡地。范子云：当归无枯者善。《药性论》云：当归，臣，恶热面。止呕逆，虚劳寒热，破宿血，主女子崩中，下肠胃冷，补诸不足，止痢腹痛。单煮饮汁，治温疟，主女人沥血腰痛，疗齿疼痛不可忍。患人虚冷，加而用之。日华子云：治一切风，一切血，补一切劳，破恶血，养新血及主症癖。

6.《本草图经》 当归，生陇西川谷，今川蜀、陕西诸郡及江宁府、滁州皆有之，以蜀中者为胜。春生苗，绿叶有三瓣。七、八月开花似时罗，浅紫色。根黑黄色。二月、八月采根，阴干。然苗有二种，都类芎䓖，而叶有大小为异，茎梗比芎䓖甚卑下。根亦二种，大叶名马尾当归，细叶名蚕头当归。大抵以肉浓而不枯者为胜。谨按《尔雅》云：薜（布革切），山蕲（古芹字巨斤切）。郭璞注引《广雅》云：山蕲，当归也。似蕲而粗大。释曰：《说文》云：蕲，草也。生山中者名薜，一名山蕲。然则当归芹类也。在平地者名芹，生山中而粗大者名当归也。

7.《本草衍义》 当归，《广雅》云：山蕲（古芹切），当归也，似芹而粗大。《说广》云：蕲，草也，生山中者名薜（音百）。新书《图经》以谓当归，芹类也。在平地者名芹，生山中粗大者名当归。若然，则今川蜀皆以平地作畦种，尤肥好多脂肉。不以平地、山中为等差，但肥润不枯燥者佳。今医家用此一种为胜。市人又以薄酒洒使肥润，不可不察也。《药性论》云：补女子诸不足，此说尽当归之用也。

8.《汤液本草》 气温，味辛甘而大温，气味俱轻，阳也。甘辛，阳中微阴。无毒。入手少阴经，足太阴经、厥阴经。《象》云：和血补血，尾破血，身和血。先水洗去土，酒制过，或火干、

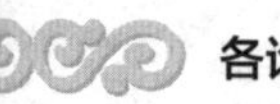

日干入药，血病须用。去芦用。《心》云：治血通用。能除血刺痛，以甘故能和血，辛温以润内寒，当归之苦以助心散寒。《珍》云：头，止血；身，和血；梢，破血。治上，酒浸；治外，酒洗。糖色，嚼之大辛，可能溃坚。与菖蒲、海藻相反。《本草》云：主咳逆上气，温疟，寒热洗洗在皮肤中，妇人漏下绝子，诸恶疮疡金疮，煮汁饮之。温中止痛及腰痛，除客血内塞，中风，汗不出。湿痹中恶，客气虚冷。补五脏，生肌肉。气血昏乱，服之即定。有各归气血之功，故名当归。雷公云：得酒浸过，良。若要破血，即使头节硬实处；若要止痛止血，即用尾。若一时用，不如不使。易老云：用头，则破血；用尾，则止血；若全用，则一破一止，则和血也。入手少阴，以其心主血也；入足太阴，以其脾裹血也；入足厥阴，以其肝藏血也。头能破血，身能养血，尾能行血。用者不分，不如不使。若全用，在参、皆能补血；在牵牛、大黄皆能破血，佐使定分，用者当知。从桂、附、茱萸则热；从大黄、芒硝则寒。诸经头痛，俱在细辛条下。惟酒蒸当归，又治头痛，以其诸头痛皆属木，故以血药主之。《药性论》云：臣。畏生姜，恶湿面。《经》云：当归主咳逆上气。当归血药，如何治胸中气。《药性论》云：补女子诸不足。此说尽当归之用矣。

9.《本草蒙筌》 当归，味甘、辛，气温。气味俱轻，可升可降。阳也，阳中微阴。无毒。生秦蜀两邦(秦属陕西，蜀属四川)。有大小二种。大叶者名马尾当归，黄白气香肥润(此为上品，市多以低假酒晒润充卖，不可不察)。小叶者名蚕头当归，质黑气薄坚枯(此为下品，不堪入药)。一说：川归力刚可攻，秦归力柔堪补。凡觅拯病，优劣当分。畏姜藻蒲蒙(生姜、海藻、菖蒲、牡蒙)。恶蔄茹湿面。芦苗去净，醇酒制精。行表洗片时，行上渍一宿。体肥痰盛，姜汁渍宜。曝干㕮咀，治血必用。东垣云：头止血上行，身养血中守，尾破血下流，全活血不走。易老云：入手少阴，以心主血也。入足太阴，以脾裹血也。入足厥阴，以肝藏血也。

若和剂在人参、黄耆皆能补血，在牵牛、大黄皆能破血。从桂附茱萸则热，从芒硝大黄则寒。《别说》又云：能使气血各有所归，故因名曰当归。逐跌打血凝，并热痢刮疼滞住肠胃内；主咳逆气上，及温疟寒热泥在皮肤中；女人胎产诸虚，男子劳伤不足；眼疾齿疾痛难忍，痈疮金疮肌不生；中风挛蜷，中恶昏乱；崩带湛漏，燥涩焦枯；并急用之，不可缺也。又同川芎上治头痛，以其诸头痛皆属肝木，故亦血药主之。甚滑大便，泻者须忌。

(谟)按：《正传》云：当归能逐瘀血、生新血，使血脉通畅与气并行，周流不息，因以为号。然而中半以上，气脉上行，天气主之；中半以下，气脉下行，地气主之；身则独守乎中而不行也。人身之法象亦犹是焉。故瘀血在上焦，与上焦之血少，则用上截之头；瘀血在下焦，与下焦之血少，则用下截之尾；若欲行中焦瘀血，与补中焦血虚，则用中截之身。匪独当归为然，他如黄芩、防风、桔梗、柴胡亦皆然也。观此一说，较前东垣虽殊，思亦近理不妄。採附篇末，凭人所宗。

又按：经云：主咳逆上气。议者以当归血药，如何治胸中气也？殊不知当归非独主血，味兼辛散，乃为血中气药。况咳逆上气，非止一端，亦有阴虚，阳无所附，以致然者。今用血药补阴，与阳齐等，则血和而气降矣。《本经》所谓义或由斯。

10.《本草纲目》【附方】(旧八，新一十九)。血虚发热(当归补血汤：治肌热燥热，目赤面红，烦渴引饮，昼夜不息，其脉洪大而虚，重按全无力，此血虚之候也。得于饥困劳役，证象白虎，但脉不长实为异耳。若误服白虎汤即死，宜此主之。当归身酒洗二钱，绵黄芪蜜炙一两，作一服。水二钟，煎一钟，空心温服，日再服。东垣《兰室秘藏》)。失血眩运(凡伤胎去血，产后去血，崩中去血，金疮去血，拔牙去血，一切去血过多，心烦眩运，闷绝不省人事。当归二两，芎䓖一两，每用五钱，水七分，酒三分，煎七分，热服，日再。《妇人良方》)。衄血不止(当归焙研末，每服一钱，米饮调下。《圣济总录》)。小便出血(当归四两，剉，酒三升，煮取一升，顿服。

《肘后方》)。头痛欲裂(当归二两,酒一升,煮取六合,饮之,日再服。《外台秘要》)。内虚目暗(补气养血。用当归生晒六两,附子火炮一两,为末。炼蜜丸梧子大。每服三十丸,温酒下,名六一丸。《圣济总录》)。心下痛刺(当归为末,酒服方寸匕。《必效方》)。手臂疼痛(当归三两切,酒浸三日,温饮之。饮尽,别以三两再浸,以瘥为度。《事林广记》)。温疟不止(当归一两,水煎饮,日一服。《圣济总录》)。久痢不止(当归二两,吴茱萸一两,同炒香,去茱不用,黄连三两,为末,蜜丸梧子大。每服三十丸,米饮下,名胜金丸。《普济方》)。大便不通(当归、白芷等分,为末。每服二钱,米汤下。《圣济总录》)。妇人百病(诸虚不足者。当归四两,地黄二两,为末,蜜丸梧子大。每食前,米饮下十五丸。《太医支法存方》)。月经逆行(从口鼻出。先以京墨磨汁服,止之。次用当归尾、红花各三钱,水一钟半,煎八分,温服,其经即通。《简便方》)。室女经闭(当归尾、没药各一钱,为末,红花浸酒,面北饮之,一日一服。《普济方》)。妇人血气(脐下气胀,月经不利,血气上攻欲呕,不得睡。当归四钱,干漆烧存性二钱,为末,炼蜜丸梧子大。每服十五丸,温酒下。《永类方》)。堕胎下血(不止。当归焙一两,葱白一握,每服五钱,酒一盏半,煎八分,温服。《圣济总录》)。妊娠胎动(神妙。佛手散:治妇人妊娠伤动,或子死腹中,血下疼痛,口噤欲死。服此探之,不损则痛止,已损便立下,此乃徐王神验方也。当归二两,芎䓖一两,为粗末。每服三钱,水一盏,煎令泣泣欲干,投酒一盏,再煎一沸,温服,或灌之。如人行五里,再服。不过三五服,便效。张文仲《备急方》)。产难胎死(横生倒生。用当归三两,芎䓖一两,为末,先以大黑豆炒焦,入流水一盏,童便一盏,煎至一盏,分为二服,未效再服。《妇人良方》)。倒产子死(不出。当归末,酒服方寸匕。《子母秘录》)。产后血胀(腹痛引胁。当归二钱,干姜炮五分,为末,每服三钱,水一盏,煎八分,入盐、酢少许,热服。《妇人良方》)。产后腹痛(如绞。当归末五钱,白蜜一合,水一盏,煎一盏,分为二服,未效再服。《妇人良方》)。产后自汗(壮热,气短,腰脚痛不可转。当归三钱,黄芪合芍药酒炒各二钱,生姜五片,水一盏半,煎七分,温服。《和剂局方》)。产后中风(不省人事,口吐涎沫,手足瘛疭。当归、荆芥穗等分,为末。每服二钱,水一盏,酒少许,童尿少许,煎七分,灌之,下咽即有生意,神效。《圣惠方》)。小儿胎寒(好啼,昼夜不止,因此成痫。当归末一小豆大,以乳汁灌之,日夜三四度。《肘后方》)。小儿脐湿(不早治,成脐风。或肿赤,或出水。用当归末傅之。一方,入麝香少许。一方,用胡粉等分。试之最验。若愈后因尿入复作,再傅即愈。《圣惠方》)。汤火伤疮(焮赤溃烂,用此生肌,拔热止痛。当归、黄蜡各一两,麻油四两,以油煎当归焦黄,去滓,纳蜡搅成膏,出火毒,摊贴之。《和剂局方》)。白黄色枯(舌缩,恍惚,若语乱者死。当归、白术各二两,水煎,入生苄汁、蜜和服。《三十六黄方》)。

11.《本草从新》 甘温和血,辛温散内寒,苦温助心散寒(诸血属心,凡通脉者必先补心,当归苦温助心)。入心、肝、脾(心生血,肝藏血,脾统血)。为血中气药。治虚劳寒热,咳逆上气(血和则气降)。温疟(厥阴肝邪),澼痢,头痛,腰痛,心腹肢节诸痛(散寒和血)。跌打血凝作胀,风痉无汗(身强项直,角弓反张曰痉。无汗为刚痉,有汗为柔痉。当归辛散风,温和血。产后亦有发痉者,以脱血无以养筋也,宜十全大补汤)。痿痹癥瘕(筋骨缓纵,足不任地曰痿,风寒湿客于肌肉血脉曰痹)。痘证痈疽疮疡。冲脉为病,气逆里急,带脉为病,腹痛满,腰溶溶如坐水中(冲脉起于肾下,出于气街,挟脐上行,至胸中,上颃颡,渗诸阳,灌诸经,下行入足,渗三阴,灌诸络,为十二经脉之海,主血。带脉则横围于腰,状如束带,所以总约诸脉者也)。及妇人诸不足,一切血证,阴虚而阳无所附者。润肠胃,泽皮肤,去瘀生新,温中养营,活血舒筋,排脓止痛(血和则痛止)。使气血各有所归,故名(血滞能通,血虚能补,血枯能润,血乱能抚,盖其辛温能行气分,使气调而血和也。东垣曰:头止血而上行,身养血而中守,尾破血而下流，全活血而统治。雷斅、海藏并云：头破血。时珍曰：治上用头，治中用身，治下用尾，统治全用）。极善滑肠，泻者禁用（当归为君，白芍为臣，地黄为佐，芎䓖为使，名四物汤，治血之总剂。血虚佐以人参、黄耆，血热佐以条芩、栀、连。忍庵曰：血属阴，须得阳气而生，四物纯阴，不能生血，气虚血弱之人当用参、芪，取阳旺生阴之义）。川产力刚善攻，秦产力柔善补。以秦产头圆尾多，肥润气香，里白不油者为良，名马尾当归。尾粗坚枯者，名鑱头当归。只宜发散用，宜酒制；治吐血，宜醋炒。畏菖蒲、海藻、生姜。恶湿面（当归和酒服，治倒产，子死不出）。

12.《得配本草》 得茯苓，降气。配白芍，养营。配人参、黄耆，补阴中之阳。配红花，治月经逆行（从口鼻出，先以好京墨磨汁服，止之）。君黄耆，治血虚发热（症似白虎，但脉不长实，误服白虎汤即死）。佐荆芥，治产后中风。佐柴、葛，散表。入泻白散，活痰。入失笑散，破血。合桂、附、吴茱萸，逐沉寒。同大黄、芒硝，破热结。头止血（上行）。尾破血（下行）。身和血，酒洗。吐血，醋炒。脾虚，粳米或土炒。治痰，姜汁炒。止血、活血，童便炒。恐散气，芍药汁炒。

13.《本草崇原》 气味苦温，无毒。主治咳逆上气，温疟寒热洗洗在皮肤中，妇人漏下绝子，诸恶疮疡金疮，煮汁饮之（当归始出陇西川谷及四阳黑水，今川蜀、陕西诸郡皆有。春生苗，绿叶青茎，七八月开花，似莳萝娇红可爱，形圆象心，其根黑黄色，今以外黄黑，内黄白，气香肥壮者为佳）。当归花红根黑，气味苦温，盖禀少阴水火之气。主治咳逆上气者，心肾之气上下相交，各有所归，则咳逆上气自平矣。治温疟寒热洗洗在皮肤中者，助心主之血液从经脉而外充于皮肤，则温疟之寒热洗洗然，而在皮肤中者，可治也。治妇人漏下绝子者，助肾脏之精气从胞中而上交于心包，则妇人漏下无时，而绝子者，可治也。治诸恶疮疡者，养血解毒也。治金疮者，养血生肌也。凡药皆可煮饮，独当归言煮汁饮之者，以中焦取汁变化而赤，则为血。当归滋中焦之汁以养血，故曰煮汁。谓煮汁饮之，得其专精矣。《本经》凡加别言，各有意存，如术宜煎饵，地黄作汤，当归煮汁，皆当体会。

四、用法与用量

当归为《中国药典》2020年版品种，用量为6~12g。当归作为食品可适量食用，可做食品添加剂，也可做粥、煲汤。

五、药膳应用

（一）粥类

当归粥

【来源】《女性养颜食谱500款》。

【材料】当归15g，粳米适量，红枣5枚，砂糖适量。

【做法】①当归用温水浸泡片刻后加水熬制浓汁100ml，去渣收汁；②加入粳米、红枣和砂糖，再加水300ml左右，煮至米开汤稠为度。每日早晚餐空腹，温热顿服，10d为一疗程。

【功效】补血养血。

（二）汤类

1. 当归生姜羊肉汤

【来源】《金匮要略》。

 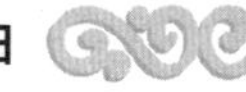

【材料】当归150g,生姜250g,羊肉500g。

【做法】上三味,以水8L,煮取3L,温服0.7L,可做汤食饮用。

【功效】温中补血,祛寒止痛。

2. 当归猪肝汤

【来源】经验方。

【材料】当归10g,猪肝60g,生姜10g,大枣10g。

【做法】猪肝洗净,与当归、生姜、大枣入锅同煮,猪肝熟后切片食用,汤可饮用。

【功效】补血,益肝明目。

(三)相关食用制品

当归炖母鸡

【来源】《中药滋补与养生药膳速查百科》。

【材料】母鸡1只(约1 000g),当归20g,姜、大葱、盐、料酒、味精各适量

【做法】鸡宰杀后剖洗干净,用开水氽透,放入凉水中洗净,沥干水分;当归洗净,切块;姜、大葱洗净,姜拍碎、大葱切段;将当归、姜,大葱装入鸡腹,背朝下放入砂锅,注入适量清水,加盐、料酒,大火烧沸,再改用小火炖至鸡肉酥烂即成。

【功效】补血,保肝。

六、现代研究

(一)主要成分

1. 营养成分　蛋白质,铁、锰、镁、铜、锌、钙、钠、钾等人体必需的营养元素。

2. 其他成分　当归多糖、当归挥发油(藁本内酯、丁烯基酞内酯、*α*-蒎烯、*p*-雪松烯、氧化石竹烯等)、有机酸类(阿魏酸)等。

(二)主要活性

现代药理研究表明,当归具有如下药理作用:抗凝血、促凝血、补血、抗炎、增强机体免疫功能、对脑缺血损伤的保护、对肾缺血损伤的保护、镇痛、抗惊厥、抗动脉粥样硬化、抗氧化、促进细胞增殖、抗肿瘤、保肝等作用。当归中有机酸类的主要成分阿魏酸,是当归具有保护内皮细胞、抗炎、调脂降压、活血、补血等多种功能的重要物质基础。当归多糖具有促进造血、止血、抗氧化、抗炎、抗肿瘤等作用,是当归补血作用的物质基础之一。当归多糖及阿魏酸具有双向调节作用,既可促进血小板凝聚,也有抗血小板凝集、抗血栓的作用,故当归可补血又可活血,这种双向调节的功能使之成为妇科调经之要药,也是补血佳品。

(三)毒理学评价

现代研究表明当归提取物属实际无毒级物质;遗传毒性试验显示受试物对哺乳类动物体细胞染色体及生殖细胞无损伤作用,未见遗传毒性作用;致畸试验提示对受试物孕鼠和胎鼠均无毒性,也无致畸作用;90d经口毒性试验结果说明当归提取物对动物未产生明显毒性作用。

七、安全小贴士

热盛出血患者禁服，湿盛中满及大便溏泄者慎服，妊娠妇女应用时应慎重。当归口服剂量过大，可导致疲倦、嗜睡、发热、口干、恶心等症，用药不当也会导致出血或腹泻等症。根据中医九种体质学说，血瘀体质型人群最为适宜，痰湿、湿热体质型人群忌食或少食。

八、参考文献

[1] 李红珠. 当归煮蛋，活血补血[J]. 家庭医药（快乐养生），2014(1):49.
[2] 孙行运. 黄鳝当归可治肝郁引起的肋间痛[J]. 农村百事通，2015(5):66.
[3] 刘文玉，赵红丽. 乳腺增生食疗方[J]. 中国民间疗法，2018，26(2):62.
[4] 康太. 女性养颜食谱 500 款[M]. 广州：广东旅游出版社，2009.
[5] 张仲景. 金匮要略[M]. 胡菲，高忠粱，张玉萍，注. 福州：福建科学技术出版社，2011.
[6] 谭兴贵. 孕产妇食疗方[M]. 济南：山东科学技术出版社，2002.
[7] 樊蔚虹. 中药滋补与养生药膳速查百科[M]. 杭州：浙江科学技术出版社，2014.
[8] 吴国泰，王瑞琼，王水明，等. 食用土当归的主要成分及活性研究[J]. 中国果菜，2018，38(3):21-25.
[9] 贾忠山，关天颖. 当归的微量元素和氨基酸含量分析[J]. 氨基酸和生物资源，1992(2):49.
[10] 李曦，张丽宏，王晓晓，等. 当归化学成分及药理作用研究进展[J]. 中药材，2013，36(6):1023-1028.
[11] 刘如秀，刘宇，汪艳丽，等. 当归的药理作用[J]. 西部中医，2014，27(11):153-156.
[12] 贾世忠，魏仲梅，张东城，等. 当归提取物安全性毒理学评价[J]. 毒理学杂志，2018，32(4):343-345.
[13] 唐志芳，郑依玲，梅全喜，等. 当归用药禁忌的本草考证[J]. 中药材，2016，39(10):2382-2385.

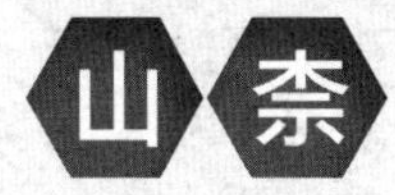

山柰

一、概述

山柰，别名三藾、沙姜、山辣等。为姜科植物山柰 *Kaempferia galanga* L. 的干燥根茎。冬季采挖，洗净，除去须根，切片，晒干。《中国药典》记载，山柰味辛，性温，归胃经，有行气温中、消食、止痛的作用。用于胸膈胀满，脘腹冷痛，饮食不消。在民间，山柰一直作为药食两用的植物使用，其根茎、叶常用于白切鸡、白斩鸡的食用佐料。山柰含苯丙素类、脂肪酸酯类、黄酮类、挥发油类等化学成分；药理研究表明其具有抗肿瘤、杀线虫活性及抗氧化、镇痛及抗炎等药理作用，临床上用于治疗消化不良、呕吐、脘腹胀痛、关节疼痛、闭经、血热头痛等方面的疾病。

二、来源考证

（一）品种考证

山柰又名“三赖”，明代《本草品汇精要》谓：“其根分莳，春月抽芽，直上生一叶似车前而卷，至秋旁生一茎，开碎花红白色，不结子，其本旁生小根，作丛，每根发芽，亦生一叶，至冬则凋，土人取根作段，其香清馥逼人。”其中所描述的生物学特性与今之山柰相似。又云：“出广东及福建皆有之。”所述产地与今所用山柰相符。《本草纲目》将山柰列入芳草类，云：“山柰生广中，人家栽之。根叶皆如生姜，作樟木香气。土人食其根如食姜，切段暴干，则皮赤黄色，肉白色。”所述也与今之山柰相符。至清代，《本草求真》中有“出广东，根、叶与生姜同”的记载，可见当时山柰主产于我国的广东。以上记述的产地、形态、采收以及药材性状均与现今所用山柰一致。至 20 世纪，孔庆莱等编《植物学大辞典》中将山柰的原植物定为 *Kaempferia galanga* L.，并附有科学的植物图与文字描述，受广泛认同。

（二）药用部位

山柰的药用部位，历代的本草文献多记载为根。明代李时珍《本草纲目》云：“土人食其根如食姜。”清代《本草求真》中有“根、叶与生姜同”的记载。《广东新语》中有：“三藾，根似姜而软脆，性热消食，宜兼槟榔嚼之，以当蒟子”的记载。与现行版《中国药典》记载基本一致。

三、历代本草记载

1.《本草品汇精要》 三赖辟秽气。作面脂，疗风邪，润泽颜色。为末擦牙，祛风止痛及牙宣口臭(今补)。【苗】(眉批：谨按，其根分莳，春月抽芽，直上生一叶，似车前而卷，至秋旁生一茎，开碎花。红白色，不结子，其本旁生小根作丛，每根发芽，亦生一叶，至冬则凋。土人取根作段市之，其香清馥逼人可爱，今合香多用之）。【地】出广东及福建皆有之。【时】生：春生苗。采：十月取根。【收】阴干。【用】根。【色】白。【味】辛。【性】温。【气】气之厚者，阳也。【臭】香。【制】碾细用。

2.《本草纲目》【附方】（新六）。一切牙痛（三柰子一钱，面包煨熟，入麝香二字。为末。随左右嗃一字入鼻内，口含温水漱去，神效。名海上一字散。《普济方》）。风虫牙痛（《仁存方》：用山柰为末，铺纸上卷作筒，烧灯吹灭，乘热和药吹入鼻内，痛即止。《摄生方》：用肥皂一个去穰，入山柰、甘松各三分，花椒、食盐不拘多少，填满，面包煅红，取研，日用擦牙漱去）。面上雀斑（三柰子、鹰粪、密陀僧、蓖麻子等分，研匀，以乳汁调之，夜涂旦洗去）。醒头去屑（三柰、甘松香、零陵香一钱，樟脑二分，滑石半两，为末，夜擦旦篦去。《水云录》）。心腹冷痛（三柰、丁香、当归、甘草等分为末，醋糊丸梧子大。每服三十丸，酒下。《集简方》）。

3.《本草从新》 辛，温。暖中。辟瘴疠恶气。治心腹冷痛，寒湿霍乱，风虫牙疼。辛香伐气，甚于甘松香，不宜轻服。产拂林国。今广中亦栽之。根叶皆如生姜。与甘松、良姜俱入合诸香用。

4.《得配本草》 辛，温。入足太阴经。暖中辟恶，治心腹冷气痛，寒湿霍乱，风虫牙痛。配丁香、当归、甘草，治心腹冷痛。

四、用法与用量

山柰为《中国药典》2020 年版品种，用量为 6~9g。山柰作为食品可适量食用，可作为各种菜肴的调味料，或作“五香料”的配料。

五、药膳应用

（一）汤类

山柰母鸡汤

【来源】经验方。

【材料】山柰 10g，肉桂粉 3g，母鸡 1 只，生姜 10g。

【做法】上述原料一同放入锅内，久炖，肉熟烂即成。

【功效】温中散寒。

（二）相关食用制品

沙姜猪肚丝

【来源】《凉拌卤酱腌泡菜》。

【材料】猪肚 250g，沙姜、葱段各 10g，生姜末 4g，蒜蓉 3g，橘皮 5g，草果、酱油、花雕酒、麻油、辣椒油各 4g，花椒油、盐少许。

【做法】①锅上水，注适量水，加入果皮、草果、花雕酒、橘皮、沙姜、葱段，待水沸。下入猪肚，煮沸后，转小火煲至猪肚熟，捞出。②冲凉水洗净后，猪肚切成丝，将猪肚放入沸水中焯约 2min 后，捞出沥干水分，装入碗里。③调入生姜末、盐、酱油、蒜蓉、辣椒油、麻油、花椒油各少许，拌匀，装盘即可。

【功效】开胃消食。

六、现代研究

（一）主要成分

1. 营养成分　蛋白质、脂肪、多糖等及钾、钙、钠、镁、铁、铜、锌、锰等人体必需的营养元素。

2. 其他成分　简单芳烃类、苯丙素类、脂肪酸酯类、黄酮类、挥发油类等。

（二）主要活性

现代药理研究表明，山柰具有抗肿瘤、杀线虫活性及抗氧化、镇痛及抗炎等多种药理活性。

（三）毒理学评价

大鼠毒性试验研究表明，经口服用 5g/kg 山柰乙醇提取物进行急性毒性试验，对照组及试验组均无死亡，也无明显体重或器官畸变；亚急性毒性试验显示每天以 25mg/kg、50mg/kg 或 100mg/kg 剂量经口服用，连续饲喂 28d，对照组及试验组均无明显体重或器官畸变。由此可见，山柰是一种安全、低毒的天然产物。

七、安全小贴士

阴虚血亏，胃有郁火者忌服。根据中医九种体质学说，阳虚体质人群更为适宜食用，湿热体质人群忌食或少食。

八、参考文献

[1] 李瑞．山柰在蒙医药中的应用[J]. 中国民族医药杂志，1996，2(1)：26.

[2] 张红卫．凉拌卤酱腌泡菜[M]. 北京：中国华侨出版社，2013.

[3] 谢宇．本草纲目全彩全真图本[M]. 长沙：湖南科学技术出版社，2013.

[4] 陈福北，陈少东，张利敏，等．原子吸收光谱法测定山柰中金属元素[J]. 食品科技，2010(5)：316-318.

[5] 吴华东．山柰化学成分的研究[D]. 武汉：华中科技大学硕士学位论文，2016.

[6] 陈福北，陈少东，罗少华，等．山柰的研究进展[J]. 轻工科技，2008，24(10)：14-15.

[7] KANJANAPOTHI D，PANTHONG A，LERTPRASERTSUKE N，et al. Toxicity of crude rhizome extract of *Kaempferia galanga* L.(Proh Hom)[J]. J Ethnopharmacol，2004，90(2-3)：359-365.

西红花

一、概述

西红花，别名藏红花、番红花、撒法郎、撒馥兰、番栀子蕊、洎夫蓝等，系鸢尾科植物番红花 *Crocus sativus* L. 的干燥柱头。常于9—10月选晴天早晨采收花朵，摘下柱头，烘干。中医认为，西红花味甘，性平，归心、肝经，具活血通经、凉血解毒、解郁安神之功。临床可用于血瘀经痛，经闭，产后瘀阻腹痛，血热瘀滞，斑疹紫暗；此外，本品还可解郁安神，治忧郁烦闷、惊悸发狂等症。民间常将西红花用开水泡服。现代药理研究表明，西红花具有兴奋子宫平滑肌、抑制血小板聚集、抗血栓、降血压、降血脂、利胆、抗炎、抗疲劳、增强免疫等作用。

二、来源考证

（一）品种考证

番红花之名，始见于明代官订本草《本草品汇精要》，附以别名撒馥兰，称“出忽剌散并怯里，慢黑里撒马儿罕”。本品在元代以“洎夫蓝”之名收载于《饮膳正要》中。《本草纲目》将其列入湿草类，李时珍限于当时条件，未能对番红花作比较深入的观察，仅云：“番红花，出西番回回地面及天方国，即彼地红蓝花也。元时，以入食馔用……按张华《博物志》言，张骞得红蓝花种于西域，则此即一种，或方域地气稍有异耳。”认为番红花与汉代传入的红蓝花“此即一种，或方域地气稍有异耳”。因而将番红花附图绘成了菊科红蓝花。明代《本草品汇精要》却已有莳种番红花的记载，并详细观察了番红花的生长情况，描述了根、茎、叶、花、实的形态，与今所用鸢尾科番红花完全一致。清代赵学敏的《本草纲目拾遗》载：“藏红花，出西藏，形如菊，干之可治诸痞。试验之法：将一朵入滚水内，色如血，又入，色亦然，可冲四次者真。纲目有番红花，又大蓟曰野红花，皆与此别。”首次出现“藏红花”之名，从其描述“形如菊”、冲之“色如血”可知赵学敏所描述的实际为西藏产的红花。藏医药以西红花柱头为藏红花正品，菊科红花为代用品，二者的混用导致对西藏产红花的错误理解。2002年，中医药学名词审定委员会方药组专家一致同意修改藏红花为西红花，以西红花统一药名，以番红花统一其原植物名，即鸢尾科植物番红花 *Crocus sativus* L.。

（二）药用部位

西红花的药用部位，有关记载都较统一。诸如《中国藏药》载：“柱头用于肝病，血病，培元健身。”《藏本草》载：“柱头清肝热，培元滋身；治一切肝病。”《维药志》载：“花柱头用于跌打损伤，瘀血疼痛，血滞经闭，肝郁气闷，胸胁刺痛，产后腹痛，神志不安，视物昏花，健忘。”所载药用部位都为其柱头。

三、历代本草记载

1.《本草品汇精要》 撒馥兰主宽胸膈，开胃，进饮食。久服滋下元，悦颜色，及治伤寒发狂。(今补)【名】番红花【苗】(谨按，撒馥兰三月莳种于阴处，其根如蒜，硬而有须，抽一茎高六七寸，上着五六叶，亦如蒜叶，细长，绿色，五月茎端开花五六朵，如红蓝花，初黄渐红，六月结子，大如黍花。能疗疾，彼土人最珍重，今亦入贡，合香多用之)。【地】出忽剌散并怯里，慢黑里撒马儿罕。【时】生：三月生苗。采：五月取花。【收】暴干。【用】花。【质】类红蓝花而长。【色】红。【味】甘、微酸。【性】平温。【气】气浓味薄，阳中之阴。【臭】香。【主】散郁，调血。【制】碾细用。【合治】碾烂合羊心、牛心或鹿心，用火炙令红色，涂于心上食之，能治腰、背、胸膈、头项作疼及止弱人，食之亦能壮盛。

2.《本草纲目》【附方】(新一)。伤寒发狂(惊怖恍惚。用撒法郎二分，水一盏，浸一夕服之。天方国人所传。《玉玺医林集要》)。

四、用法与用量

西红花为《中国药典》2020年版品种，用量为1~3g。西红花作为药膳食材可适量食用。在烹饪中常用来制作高档的菜肴如红花鱼翅、红花鲍鱼、红花燕窝等，也可直接取少量泡水饮用，或加入酒中浸泡饮用。

五、药膳应用

(一)粥类

西红花粥

【来源】经验方。

【材料】西红花10g，桂圆肉50g，粳米200g，白糖少许。

【做法】西红花洗净，粳米淘洗净，与桂圆肉一起入锅，加适量水，用旺火煮沸，再改用中小火熬至米熟烂，调入白糖即成。

【功效】活血调经，散瘀化痰。

(二)茶类

西红花茶

【来源】经验方。

【材料】西红花1g。

【做法】西红花用水浸泡一夜后煎汁，代茶饮。

【功效】抗菌消炎。

(三)酒类

西红花酒

【来源】经验方。

【材料】西红花3g，白酒500ml。

【做法】西红花放入白酒中，密闭浸泡1周。

【功效】活血解毒。

（四）相关食用制品

西红花明虾

【来源】经验方。

【材料】西红花5g，大明虾4只，马铃薯泥一碗，鲜奶油、鲜奶各1/3杯，芦笋、小玉米、大蒜粉、橄榄油、精盐各适量。

【做法】①将西红花洗净；②芦笋、小玉米洗净，同马铃薯泥烫熟；③明虾去泥腺，去壳，取肉切下虾头，将虾头、虾壳蒸熟；④锅置火上，倒入橄榄油，煎明虾肉，八成熟时，撒大蒜粉，取出切块，放精盐，加鲜奶油、鲜奶、西红花拌匀成的蘸汁，配芦笋、小玉米、马铃薯泥即成。

【功效】活血化瘀，美容养颜。

六、现代研究

（一）主要成分

1. 营养成分　氨基酸、糖类、维生素，镁、铁、钙、锌、铜等人体必需的营养元素。

2. 其他成分　西红花苷、西红花酸、豆甾醇、熊果酸、齐墩果酸、油酸、亚油酸、亚麻酸等。

（二）主要活性

现代药理研究证明西红花有增强人体免疫力、保护心脏、护肝利胆、活血化瘀、通络、凉血解毒、消炎止痛等多种药理活性。西红花中含有西红花酸，可以降低胆固醇，增加脂肪代谢，用于治疗脂肪肝；西红花总皂苷对血小板凝集具有诱导作用；西红花提取物中的西红花素能有效抑制氧自由基及黄嘌呤氧化酶的活性，表现出一定的抗氧化活性。

（三）毒理学评价

现代动物毒性试验研究表明，急性毒性试验经口服用4.9g/kg、7g/kg和14g/kg三个剂量组的西红花乙醇提取物，各组小鼠在观察期间体态特征表现正常，生存良好。按照霍恩氏法计算得到西红花乙醇提取物的LD_{50}为14.91g/kg，按照急性毒性分级，西红花乙醇提取物为实际无毒。

七、安全小贴士

孕妇忌用，经血量大的妇女，有溃疡病及出血性疾病者应慎用。根据中医九种体质学说，血瘀体质人群更适宜食用。

八、参考文献

[1] 王建，张冰．临床中药学[M]．北京：人民卫生出版社，2012：178-179.

[2] 李祥睿．活血养颜的藏红花[J]．中国食品，2005(20)：48.

[3] 石四维．秀色养生 花卉药膳与便方[M]．上海：上海科学技术文献出版社，2005.

[4] 王平，童应鹏，陶露霞，等．西红花的化学成分和药理活性研究进展[J]．中草药，2014，45(20)：3015-

3028.

[5] 何美莲,陈家宽,周铜水.番红花化学成分及生物活性研究进展[J].中草药,2006,37(3):466-470.

[6] 冯立芹.西红花的药理作用及与常见伪品的鉴别[J].首都食品与医药,2014(6):48-49.

[7] 黄一泓.藏红花花瓣抗氧化活性部位的筛选及对高脂血症的预防作用[D].上海:华东师范大学硕士学位论文,2013.

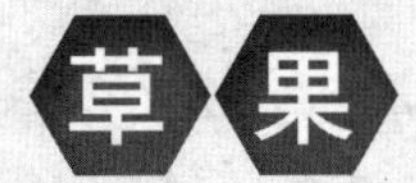

草果

一、概述

草果，别名草果仁、草果子，为姜科植物草果 *Amomum tsao-ko* Crevost et Lemaire 的干燥成熟果实。秋季果实成熟时采收，除去杂质，晒干或低温干燥。草果始载于明代，云南、广西是草果的主产地，其干燥成熟的果实是我国一种传统的中药材。草果味辛，性温，归脾、胃经，具有燥湿温中、截疟除痰的功效，用于寒湿内阻、脘腹胀痛、痞满呕吐、疟疾寒热、瘟疫发热等。在民间，草果主要用于治疗疟疾、咽喉感染、腹痛、胃功能失调、消化不良、恶心呕吐和腹泻等。现代研究表明，其主要活性成分挥发油，具有抗氧化、调节胃肠功能、抗菌、抗肿瘤、改变血管通透性等作用。同时，草果又是日常生活中必备的食用香料，在国内食品香料行业中有着广泛的应用。

二、来源考证

（一）品种考证

草果入药始见于《太平惠民和剂局方》，《宝庆本草折衷》首先补入本草，并谓："或云生广西州郡。实熟时采，暴干。"对于其药用出处，并没有形成明确而统一的认识。草果之名始载于《本草品汇精要》："草果，生广南及海南。形如橄榄，其皮薄，其色紫，其仁如缩砂仁而大。又云南出者，名云南草果，其形差小耳。"李时珍误以为草果与草豆蔻为同一物，仅略有差别，而将草果并入"草豆蔻"条。《本草汇言》曰："（草果）生闽广，长大如荔枝，其皮黑厚有直纹，内子大粒成团。"《本草从新》曰："形如诃子，皮黑浓而棱密。子粗而辛臭。"《桂海虞衡志》作者范成大对草果的形态进行了非常详细的描绘，并指出《本草图经》中对草果的描述不详细，将草果与良姜属的红豆蔻、缫子姜的描述相混，其实这 3 种植物的花及果实并不相像。由此可以看出，在宋代便已将三者相区分。《本草品汇精要》《本草汇言》《本草从新》所载草果形态特征与草果 *Amomum tsao-ko* Crevost et Lemaire 一致。

（二）药用部位

关于草果的药用部位记载古今基本一致，以成熟果实入药。宋金元时期，《宝庆本草折衷》首载草果为："主温中，去恶气，止呕逆，定霍乱，消酒毒，快脾暖胃。"《饮膳正要》曰："治心腹痛，止呕，补胃，下气。"《本草元命苞》曰："健脾消饮。"此一时期对于草果入药应用已十分普遍，如《卫生家宝方》的"草果汤"治疗寒热痰饮。《普济方》中治疗大肠脱肛的方法是将草果去壳碾碎，敷于发髻中；还有关于治疗妇女产后胞衣不下，也是将草果去壳碾碎，敷于两个脚心下。药用部位与现行版《中国药典》相符。

三、历代本草记载

1.《本草蒙筌》 味辛，气温。升也，阳也。无毒。惟生闽广，八月采收。内子大粒成团，外壳紧厚黑皱。凡资入剂，取子锉成。气每熏人，因最辛烈。夏月造生鱼鲙，亦多用此酿成。故食馔大料方中，必仗以为君也。消宿食立除胀满，却邪气且却冷疼。同缩砂温中焦，佐常山截疫疟。辟山岚瘴气，止霍乱恶心。（谟）按：草果《本经》原未载名，今考方书，补其遗缺。但辛烈过甚，凡合诸药同煎，气独熏鼻，则可知矣。虽专消导，大耗元阳。老弱虚羸，切宜戒之。

2.《本草纲目》【附方】（旧一，新九）。心腹胀满（短气。用草豆蔻一两，去皮为末，以木瓜生姜汤，调服半钱。《千金方》）。胃弱呕逆（不食。用草豆蔻仁二枚，高良姜半两，水一盏，煮取汁，入生姜汁半合，和白面作拨刀，以羊肉臛汁煮熟，空心食之。《普济》）。霍乱烦渴（草豆蔻、黄连各一钱半，乌豆五十粒，生姜三片。水煎服之。《圣济总录》）。虚疟自汗（不止。用草果一枚，面裹煨熟，连面研，入平胃散二钱。水煎服。《经效济世方》）。气虚瘴疟（热少寒多，或单寒不热，或虚热不寒。用草果仁、熟附子等分，水一盏，姜七片，枣一枚，煎半盏服。名果附汤。《济生方》）。脾寒疟疾（寒多热少，或单寒不热，或大便泄而小便多，不能食。用草果仁、熟附子各二钱半，生姜七片，枣肉二枚。水三盏，煎一盏，温服。《医方大成》）。脾肾不足（草果仁一两，以舶茴香一两炒香，去茴不用；吴茱萸汤泡七次，以破故纸一两炒香，去故纸不用；胡卢巴一两，以山茱萸一两炒香，去茱萸不用。右三味为糁，酒糊丸梧子大。每服六十丸，盐汤下。《百一选方》）。赤白带下（连皮草果一枚，乳香一小块。面裹煨焦黄，同面研细。每米饮服二钱，日二服。《卫生易简方》）。香口辟臭（豆蔻、细辛为末，含之。《肘后方》）。脾痛胀满（草果仁二个。酒煎服之。《直指方》）。

3.《本草从新》 辛，热。破气除痰，消食化积（疟积）。治瘴疠寒疟（佐常山能截疟，或与知母同用，取其一阴一阳，治寒热瘴疟。盖草果治太阴独胜之寒，知母治阳明独胜之火）。若疟不由于岚瘴，气不实、邪不盛者并忌。形如诃子，皮黑浓而棱密。子粗而辛臭。面裹煨熟，取仁用。忌铁。

四、用法与用量

草果为《中国药典》2020年版品种，用量为3~6g。草果作为食品可适量食用，可做粥、茶，也可作调味香料，一般与猪肉、牛羊肉、鸡肉、鱼虾水产品等同煮或做卤味。

五、药膳应用

（一）粥类

草果羊肉粥

【来源】经验方。

【材料】草果5个，羊肉200g，粳米100g，生姜5g，盐适量。

【做法】先将羊肉洗净，同草果、生姜放入锅内，加水适量。用大火煮沸后，改用小火熬成汤，捞出羊肉，去渣留汤。然后把粳米下入汤内，加入少量盐，继续用小火熬成粥。

【功效】补脾温中，化湿行气。

（二）酒类

草果酒

【来源】《家庭保健饮品》。

【材料】草果仁 10g，白酒 250g。

【做法】草果仁洗净、晾干，泡入白酒中 7~10d 即可。

【功效】温中行气。

（三）相关食用制品

草果炖牛肉

【来源】《东北大炖菜》。

【材料】草果 10g，牛肉 250g。

【做法】①将牛肉洗净切成小块，放入清水中煮开，除去泡沫及浮油，放几片姜及少许绍酒；②将洗净的草果放入牛肉汤中，用小火煲 3h 左右，调味即可食用。

【功效】温脾暖胃，祛寒除湿，消食止痛。

六、现代研究

（一）主要成分

1. 营养成分　糖类、油脂、蛋白质、氨基酸、无机矿物质，硫、磷、钾、钙、镁、铁、锌、铜、锰等人体必需的营养元素。

2. 其他成分　挥发油类、酚类、鞣质、有机酸、皂苷、黄酮、蒽醌、香豆素、内酯、强心苷、甾体、萜类等。

（二）主要活性

现代药理研究证明草果具有调节胃肠功能、降脂减肥、降血糖、抗氧化、抗肿瘤、防霉、抗炎镇痛等作用。草果中的挥发油及乙醇提取物具有较强的清除超氧阴离子、羟自由基、过氧化氢的能力，且清除能力与浓度呈正相关。高浓度的草果挥发油可使细胞核区染色质浓缩、DNA 断裂，诱导肿瘤细胞凋亡，并且这种对肿瘤细胞的毒性并不会对正常细胞产生影响。草果极性部位的儿茶素和表儿茶素，可以抑制脂肪的吸收和促进脂肪氧化，以此达到减肥降脂的目的。实验表明，草果挥发油对桔青霉、黑曲霉、产黄青霉、黑根霉、黄绿青霉、黄曲霉等 6 种霉菌有明显抑制作用。草果提取物也有良好的抑菌活性。利用这种防霉抑菌的功效可以将草果开发成为一种天然的食品防腐剂。

（三）毒理学评价

动物毒性试验研究表明，草果提取物对雌、雄两性小鼠经口急性毒理最大耐受量（MTD）均大于 10.0g/kg，属于实际无毒物质。

七、安全小贴士

血虚少者禁用。根据中医九种体质学说，痰湿体质人群更适宜食用。

八、参考文献

[1] 冯雪,姜子涛,李荣. 调味香料草果挥发油的研究进展[J]. 中国调味品,2009,34(8):40-42.
[2] 曾文红. 家庭保健饮品[M]. 北京:中国人口出版社,1995.
[3] 韩树群. 东北大炖菜[M]. 沈阳:辽宁科学技术出版社,2003.
[4] 刘小玲,仇厚援,王强,等. 香辛料草果中化学成分的定性研究[J]. 中国调味品,2011,36(1):104-106.
[5] 普岳红,杨永红,吴德喜,等. 云南盈江县不同产地草果氨基酸和矿质营养元素分析[J]. 亚热带植物科学,2015,44(4):293-296.
[6] 田栓磊. 刀豆补肾又止呕[J]. 饮食科学,2011(4):15.
[7] 代敏,彭成. 草果的化学成分及其药理作用研究进展[J]. 中药与临床,2011,2(4):55-59.
[8] 刘小玲. 草果抑菌物质提取、防腐应用及安全性评价研究[D]. 海口:海南大学硕士学位论文,2011.

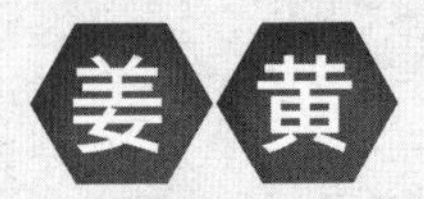

姜黄

一、概述

姜黄，又名黄姜、毛姜黄、宝鼎香、黄丝郁金，为姜科植物姜黄 *Curcuma longa* L. 的干燥根茎。冬季茎叶枯萎时采挖，洗净，煮或蒸至透心，晒干，除去须根。主要产于四川、福建等地，一般为野生，现多为栽培。其性味辛、苦、温，归脾、肝经，有破血行气、通经止痛之功效，用于胸胁刺痛、闭经、癥瘕、风湿肩臂疼痛、跌扑肿痛等病症。姜黄中含挥发油类和姜黄素类化合物。现代药理研究显示其具有抗血栓、抗真菌、抗肿瘤等作用，对肺癌、胃癌、结肠癌、白血病、黑色素瘤均有疗效。姜黄色素还是一种安全性高的天然色素，广泛用于食品和饮料着色，既可药用也可食用，具有较高的开发及应用价值。含姜黄提取物的沐浴液有保湿作用，新鲜的姜黄汁还可促进伤口愈合等，用途广泛。

二、来源考证

（一）品种考证

古代本草中姜黄品种较为复杂。唐代《新修本草》列举了3种姜黄属植物，宋代《本草图经》也列举出不同品种的姜黄。据考证，唐宋时期，姜黄来源于姜黄属植物温郁金 *Curcuma wenyujin* Y. H Chen et C. Ling、蓬莪术 *C. phaeocaulis* Val. 和广西莪术 *C. kwangsiensis* S. G. Lee et C. F. Liang 的根茎。从明清之交开始，郁金之名逐渐被姜黄代替，而郁金、姜黄的更名始于清末吴其浚《植物名实图考》："姜黄，《新修本草》始著录。今江西南城县栽种之姜黄贩他处染黄，其形状似美人蕉而根如姜，色极黄，气亦微辛。"其所述与今之姜黄相符，明确指出根茎为姜黄，并且逐渐形成姜黄的主流品种，一直延续至今。目前我国姜黄属植物中，花序从叶鞘中央抽出，花期在秋末的，只有姜黄一种，并且盛产于四川，有圆形姜黄、长形姜黄两种性状，其中圆形姜黄当中质量优者，又称为"蝉肚姜黄"，以断面金黄，香气浓厚者为佳。

（二）药用部位

姜黄的药用部位，历代本草文献记载都较为统一。《新修本草》描述："叶根都似郁金，花春生于根，与苗并出，夏花烂，无子，根有黄、青、白三色。其作之方法与郁金同尔"。宋《本草图经》载："根盘屈，黄色，类生姜而圆，有节。或云真者，是经种三年以上老姜，能生花，花在根际，一如荷根，节坚硬，气味辛辣，种姜处有之。八月采根，片切，曝干。"其书所附药材姜黄图与现今郁金接近。从历代本草文献对姜黄药用部位的描述，可知与现行版《中国药典》相符。

 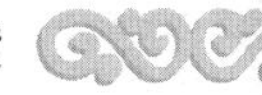

三、历代本草记载

1.《新修本草》 味辛、苦，大寒，无毒。主心腹结积疰忤，下气破血，除风热，消痈肿，功力烈于郁金。叶、根都似郁金，花春生于根，与苗并出。夏花烂，无子。根有黄、青、白三色。其作之方法，与郁金同尔。西戎人谓之蒁药，其味辛少、苦多，与郁金同，惟花生异尔。

2.《证类本草》 味辛、苦，大寒，无毒。主心腹结积，疰忤，下气破血，除风热，消痈肿，功力烈于郁金。

3.《本草蒙筌》 味辛，气温。无毒。《图经》云：是经种三年以上老姜也。多生江广（江西、湖广）。亦产蜀川。色比郁金甚黄，形较郁金稍大。论主治功力，又烈过郁金。破血立通，下气最捷。主心腹结气，并疰忤积气作膨；治产血攻心，及扑损瘀血为痛。更消痈肿，仍通月经。谟按：郁金、姜黄两药，实不同种。郁金味苦寒，色赤，类蝉肚圆尖。姜黄味辛温，色黄，似姜瓜圆大。郁金最少，姜黄常多。今市家惟取多者欺人，谓原本一物，指大者为姜黄，小者为郁金。则世间之物，俱各大小不齐，何尝因其异形而便异其名也？此但可与不智者道尔。若果为是，则郁金亦易得者，又何必以山茶花代耶？

4.《本草纲目》【附方】（旧二，新二）。心痛难忍（姜黄一两，桂三两，为末，醋汤服一钱。《经验后方》）。胎寒腹痛（啼哭吐乳，大便泻青，状若惊搐，出冷汗。姜黄一钱，没药、木香、乳香各二钱，为末，蜜丸芡子大。每服一丸，钓藤煎汤化下。《和剂方》）。产后血痛（有块。用姜黄、桂心等分，为末，酒服方寸匕。血下尽即愈。昝殷《产宝》）。疮癣初生（姜黄末掺之，妙。《千金翼》）。

5.《本草从新》 泻、破血行气。味苦，辛，温，色黄入脾，兼入肝经。理血中之气，破血下气（辛散苦泄、专于破血、下气其旁及者耳）。除风消肿，性更烈于郁金，治血积气胀，产后败血攻心，通月经，疗扑损，片子者能入手臂，治风寒湿痹痛（时珍曰：入臂治痛，其兼理血中之气可知矣）。血虚者服之病反增剧。出川广。

6.《得配本草》 苦、辛，温。入足太阴兼足厥阴经血分。破血下气。除风热，消痈肿，功力烈于郁金。配肉桂，治心痛难忍，及产后血块痛。片子姜黄善理血中之气。治手臂风痹疼痛。以扁如干姜形者，为片子姜黄。血虚者禁用。

四、用法与用量

姜黄为《中国药典》2020 年版品种，用量为 3~10g，外用适量，内服或研末外敷。姜黄作为食品可适量食用，可作为复合调味料用于菜肴烹饪，亦可做汤、制酒。

五、药膳应用

（一）汤类

三姜汤

【来源】经验方。

【材料】姜黄 15g，干姜 5g，高良姜 5g，甘草 6g。

【做法】上 4 味，加水煎煮 30min，滤渣，滤液食用。

【功效】温经散寒。

（二）酒类

姜黄木瓜酒

【来源】《光明中医》。

【材料】木瓜200g，姜黄、羌活、独活、威灵仙各100g，白酒500ml。

【做法】将上述药浸入白酒中数日后，即可饮用。

【功效】祛风除湿。

六、现代研究

（一）主要成分

1. 营养成分　糖类、多肽、脂肪酸，镁、钙、铁、锰、锌、铜等人体必需营养元素。

2. 其他成分　姜黄素、双去甲氧基姜黄素、姜黄酮、芳姜黄酮、姜黄烯、新莪术二酮、吉马酮、莪术二酮及甾醇类等。

（二）主要活性

现代药理学研究表明姜黄具有保肝护肝、降血脂、抑菌、抗炎、抗癌、抗氧化、增强免疫力、改善记忆力、抗抑郁等多种药理活性。

（三）毒理学评价

对姜黄提取物姜黄素的长期毒理学试验表明，其对心、肺、脾、肝、肾、胃、肾上腺、甲状腺、胸腺、睾丸（卵巢）和子宫（前列腺）及血液系统无明显毒副作用。

七、安全小贴士

孕妇、备孕及经期女性慎服。血虚而无气滞血瘀者忌服。根据中医九种体质学说，血瘀体质人群更为适宜食用。

八、参考文献

[1] 于新．香辛料的鉴别、食用与药用[M]．北京：化学工业出版社，2009.

[2] 郑深．姜黄的提取和姜黄素的纯化研究[D]．广州：广东工业大学硕士学位论文，2016.

[3] 佚名．杨氏药酒2验方[J]．光明中医，2012，27（6）：1278.

[4] 赵秀玲．姜黄的化学成分、药理作用及其资源开发的研究进展[J]．中国调味品，2012，37（5）：9-13.

[5] 付兴会，林连美．中药姜黄主要有效成分药理学研究进展[J]．湖北中医药大学学报，2015，17（4）：109-110.

[6] 王峰，文玉晶，牛俊奇，等．丁香叶片药理和毒理的实验研究[J]．临床肝胆病杂志，2000，16（2）：94-96.

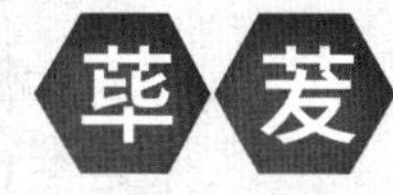

荜茇

一、概述

荜茇，别名荜拔、鼠尾，为胡椒科植物荜茇 *Piper longum* L. 的干燥近成熟或成熟果穗。果穗由绿变黑时采收，除去杂质，晒干。本品味辛，性热，归胃、大肠经，有温中散寒、下气止痛之功效。荜茇在印度应用很广，也是中医、蒙古医、藏医、维吾尔医的习惯用药，临床用于胃痛、泄泻、呕吐、头痛、龋齿痛等。荜茇的主要有效成分为以荜茇明碱、荜茇宁为代表的生物碱类化合物，此外还含挥发油类、木脂素类、萜类、甾醇类等。药理研究显示荜茇具有抗肿瘤、降血脂、免疫调节、抗氧化、抗抑郁、保肝等药理作用。荜茇又可作为调味剂、日化添加剂及香辛料等，用途广泛。

二、来源考证

（一）品种考证

荜茇使用历史悠久，首载于南北朝时期的《雷公炮炙论》，晋代《南方草木状》、唐代《新修本草》、宋代《证类本草》和明代《本草纲目》、清代《植物名实图考》都有记载。唐代《酉阳杂俎》谓："荜拔出摩伽陀国，……苗长三、四尺，茎细如箸，叶似蕺叶，子似桑椹，八月采。"宋代《图经本草》记述："荜茇，出波斯国，今岭南有之。多生竹林内。正月发苗，作丛，高三、四尺，其茎如箸，叶青圆，阔二、三寸如桑，面光而浓。三月开花，白色在表。七月结子如小指大，长二寸以来，青黑色，类椹子。九月收采，灰杀，曝干。"《证类本草》曰："此药丛生，茎、叶似酱，子紧细，味辛烈于酱。"《本草乘雅半偈》中则沿用了《证类本草》的描述。经考证，除《南方草木状》与《本草纲目》误将荜茇等同于同属植物蒟酱 *Piper betle* L. 外，其余本草所载荜茇均与现在所用荜茇相一致。除此之外，现代常用同科其他植物如蒟酱、荜澄茄 *Piper cubeba* L. 常与之混淆，造成误用。

（二）药用部位

荜茇的药用部位，历代的文献记载都较为统一。《雷公炮炙论》记载了荜茇早期的炮制方式："凡使，先去挺，用头醋浸一宿，焙干，以刀刮去皮粟子令净方用，免伤人肺，令人上气。"《图经本草》："七月结子……青黑色，类椹子，九月收采，灰杀曝干。"《证类本草》曰："子紧细，味辛烈于酱。"从这些关于荜茇产地、生长习性，采收加工等内容的描述可知，荜茇的药用部位均与现代药典相符。综上，荜茇首先作为香药经古印度一带传入我国，后成为中药收入本草典籍，荜茇作为药食两用品种，药用和食用的部位一致，均为干燥近成熟或成熟果穗。

三、历代本草记载

1.《本草正义》 荜茇,辛而大热,阳而上浮,入胃大肠肝肾四经。善温中暖胃,辟阴寒,疗霍乱,除心腹痛疼、吞酸呕逆、因寒泻痢,研末搐鼻可解偏风头痛,擦牙可杀牙虫、止牙痛。

2.《嘉祐本草》 味辛,大温,无毒,主温中下气,补腰脚,杀腥气,消食,除胃冷阴疝痃癖。其根名荜拨没,主五劳七伤。阴汗核肿。生波斯国。此药丛生,茎叶似蒟酱,子紧细,味辛烈于蒟酱。

3.《本草图经》 荜茇,出波斯国,今岭南有之。多生竹林内。正月发苗,作丛,高三、四尺,其茎如箸,叶青圆,阔二、三寸如桑,面光而厚。三月开花,白色在表。七月结子如小指大,长二寸以来,青黑色,类椹子。九月收采,灰杀,曝干。南人爱其辛香,或取叶生茹之。黄牛乳煎其子,治气痢,神良。谨按《唐太宗实录》云:贞观中,上以气痢久未痊,服它名医药不应,因诏访求其方,有卫士进乳煎荜茇法,御用有效。刘禹锡亦记其事云,后累试年长而虚冷者,必效。

4.《本草衍义》 荜茇,走肠胃中冷气,呕吐,心腹满痛。多服走泄真气,令人肠虚下重。

5.《饮膳正要》 荜茇,辛,温,无毒。主温中下气,补腰脚痛,消食,除胃冷。

6.《本草蒙筌》 味辛,气大温。无毒。出藩国中,产竹林内。秋末收子,阴干,辛烈过于蒟酱。岭南海舶,贸易常多。老黑者不堪,紫褐者为上,消宿食下气,除胃冷温中。痃癖阴疝痛并驱,霍乱冷气疼立却。禁水泄虚痢,止呕逆醋心。

7.《本草纲目》【附方】(旧二,新八)。冷痰恶心(荜茇一两,为末,食前用米汤服半钱。《圣惠方》)。暴泄身冷(自汗,甚则欲呕,小便清,脉微弱,宜已寒丸治之。荜茇、肉桂各二钱半,高良姜、干姜各三钱半,为末,糊丸梧子大。每三十丸,姜汤送下。《和剂局方》)。胃冷口酸(流清水,心下连脐痛。用荜茇半两,厚朴姜汁浸炙一两,为末,入熟鲫鱼肉,研和丸绿豆大。每米饮下二十丸,立效。《余居士选奇方》)。瘴气成块(在腹不散。用荜茇一两,大黄一两,并生为末,入麝香少许,炼蜜丸梧子大,每冷酒服三十丸。《永类钤方》)。妇人血气(作痛,及下血无时,月水不调。用荜茇盐炒,蒲黄炒,等分为末,炼蜜丸梧子大。每空心温酒服三十丸,两服即止。名二神丸。《陈氏方》)。偏头风痛(荜茇为末,令患者口含温水,随左右痛,以左右鼻吸一字,有效。《经验后方》)。鼻流清涕(荜茇末吹之,有效。《卫生易简方》)。风虫牙痛(荜茇末揩之,煎苍耳汤漱去涎。《本草权度》:用荜茇末、木鳖子肉,研膏化开,嗃鼻。《圣济总录》:用荜茇、胡椒等分,为末,化蜡丸麻子大,每以一丸塞孔中)。

8.《本草从新》 一作拨,燥,除胃冷,散浮热。辛热,除胃冷,祛痰消食下气。治水泻气痢,虚冷肠鸣(亦入大肠经)。呕吐酸水,冷痰恶心,痃癖阴疝。辛散阳明之浮热,治头痛(偏头风者,口含温水,随左右,以末吹一字入鼻,效),牙痛(寒痛宜干姜、荜茇、细辛,热痛宜石膏、牙硝,风痛宜皂角、僵蚕、蜂房、二乌,虫痛宜石灰、雄黄),鼻渊。古方用此甚少,以其耗散真气,动脾肺之火,且损目。出南番岭南。亦有类葚子而长,青色。去挺,醋浸一宿,焙干,刮去皮粟子净,免伤人肺。

四、用法与用量

荜茇为《中国药典》2020年版品种,用量为1~3g。外用适量,研末塞龋齿孔中。荜茇作为食物可适量食用,是一味传统辛香料,作为食品添加剂使用。

五、药膳应用

（一）粥类

荜茇粥

【来源】经验方。

【材料】荜茇 10g，胡椒 5g，大米 100g。

【做法】前 2 味为末，以水 500ml，水煮粥，候米熟，入药末，每日空腹食用。

【功效】温中散寒。

（二）相关食用制品

胡椒碱

【来源】《中国调味品》。

【材料】荜茇粗粉。

【做法】取荜茇粗粉 20g，加 7 倍量 75% 乙醇，回流提取 2 次，每次 1h，提取液合并，滤过，滤液定容至 500ml，即得样品。

【功效】温中散寒。

六、现代研究

（一）主要成分

1. 营养成分　蛋白质、脂肪及钙、锌、铁、铜、镁等人体必需营养元素。

2. 其他成分　生物碱（酰胺类生物碱如几内亚胡椒胺、胡椒碱、胡椒酰胺等）、挥发油类、木脂素类、倍半萜、甾醇类及其他类等。

（二）主要活性

现代药理研究证明荜茇具有抗癌、保肝、抗氧化、抗炎、免疫调节、抗菌、降脂、止痛、杀虫、抗抑郁、抗真菌等多种药理活性，在消化系统和口腔科应用最为广泛。此外，因其辛香、抗氧化等性质，荜茇提取物还作为日化添加剂应用于护肤产品和牙膏中，具有一定的应用前景。

（三）毒理学评价

荜茇致突变毒理学研究表明，中、高剂量的荜茇混悬液在大鼠精原细胞染色体畸变试验、精子畸变试验以及精子存活率测定试验等系列试验中表现出致突变性质，提示荜茇对哺乳动物的生殖细胞有损伤作用。

七、安全小贴士

婴幼儿、孕妇及老年人慎用。实热郁火、阴虚火旺者均忌服。根据中医九种体质学说，阳虚体质人群更为适宜食用。

八、参考文献

[1] 乔佛晓,禹玉洪,李燕. 荜茇的药理作用与毒性作用研究概述[J]. 环球中医药,2015,8(4):507-512.

[2] 毕赢,吴霞,陈筱清. 荜茇化学成分及药理活性研究进展[J]. 中国药学杂志,2011,46(22):1697-1700.

[3] PARK U H,JEONG H S,JO E Y,et al. Piperine,a component of black pepper,inhibits adipogenesis by antagonizing PPARγ activity in 3T3-L1 cells[J]. J Agric Food Chem,2012,60(15):3853-3860.

[4] 郑敏,李文妍. 荜茇致突变毒理研究[J]. 内蒙古医学院学报,2012,34(S1):139-141.

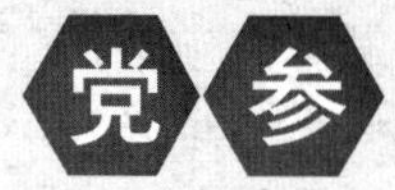

党参

一、概述

党参，又名黄参、东党、潞党等，为桔梗科植物党参 *Codonopsis pilosula*（Franch.）Nannf.、素花党参 *Codonopsis pilosula* Nannf. var. *modesta*（Nannf.）L. T. Shen 或川党参 *Codonopsis tangshen* Oliv. 的干燥根。秋季采挖，洗净，晒干。味甘、性平，归脾、肺经。有健脾益肺，养血生津之功效。用于治疗脾肺气虚，食少倦怠，咳嗽虚喘，气血不足，面色萎黄，心悸气短，津伤口渴，内热消渴等症。党参含多糖类、三萜类、甾体类、生物碱类、木脂素类、黄酮类等成分，具调节血糖血脂、抗肿瘤等药理活性。党参可作药用也可入饮食，是传统药食两用滋补佳品。

二、来源考证

（一）品种考证

历史上党参曾与人参相混用。明代和明代以前历代本草均无党参的文字描述，但梁代陶弘景在《本草经集注》中对人参的描述为："上党在冀州西南，今采者形长而黄，状如防风，多润而甘"，符合桔梗科党参的特征。陶弘景又云："其草——茎直上，四五叶相对生……"这正是人参呈掌状复叶，三至六片轮生茎顶之状态。陶弘景把人参的地下部分描述成今之党参，而把地上部分描述成今之人参。由这一点看来，古代上党除生长上党人参（五加科人参）外，还有党参的出产。党参之名首次出现，应为清代《百草镜》中所记载："党参，一名黄参，黄润者良"，张璐把党参称为"上党人参"，黄宫绣把上党产的真人参称为"真党参"，严洁等著的《得配本草》（1761 年）又把党参称为"上党参"。吴仪洛所著的《本草从新》（1757 年）首次在本草中将党参单列药名，并指出党参的特征是"狮子盘头"。清末吴其睿于《植物名实图考》中指出："党参今系蔓生，叶不对，节大如手指，野生者根有白汁，秋开花如沙参，花色青白，土人种之为利。俗以代人参，殊欠考覈"，并绘有党参植物图，为正确识别人参和党参提供了科学依据。1984 年，卫生部颁布的《七十六种药材商品规格标准》，将党参药材商品规格分为西党、条党、潞党、东党、白党 5 类。当时市售党参药材商品名称更是繁多，呈现明显的地域差异，经专家学者考证后，《中国药典》收载并规定：党参来源于桔梗科植物党参、素花党参或川党参的干燥根。

（二）药用部位

党参的药用部位，本草文献记载都较统一。《百草镜》曰："出山西潞安、太原等处，有白色者，总以净软壮实味甜者佳，嫩而小枝者名上党参，老而大者名黄党参。"吴仪洛《本草从新》云："按古本草云：参须上党者佳……唯防风党参，性味和平足贵，根有狮子盘头者真，硬纹者伪也。"《本草纲目拾遗》云："翁有良辨误云：'党参功用，可代人参，皮色黄，而横纹有类乎防风，故名防党。江南徽州等处呼为狮头参，因芦头大而圆凸也，古名上党人参。产于山西太行潞安州等处为胜，陕西者次之，味甚甜美，胜如枣肉。'近今有川党，盖陕西毗连。移种栽植，皮白味淡。类乎桔梗，无狮头，较山西者迥别，入药也殊劣，不可用。"《植物名实图考》中所附党参药材图与今之党参药材相符。从这些本草文献对党参药用部位和产地的描述，可知与现行版《中国药典》相符。

三、历代本草记载

1.《本草从新》（人参）防风党参，甘，平。补中益气，和脾胃，除烦渴。中气微虚，用以调补，甚为平妥。按：古本草云，参须上党者佳。今真党参久已难得，市中所卖党参种类甚多，皆不堪用，惟防党性味和平足贵。根有狮子盘头者真。白党即将此参煮晒而成，原汁已出。

2.《得配本草》 上党参 甘，平。入手足太阴经气分。补养中气，调和脾胃。上党参，得黄芪实卫，配石莲止痢，君当归，活血，佐枣仁，补心。补肺，蜜拌蒸熟；补脾，恐其气滞，加桑皮数分，或加广皮亦可。气滞、怒火盛者，禁用。上党参膏 清肺金，补元气，开声音，助筋力。制膏法：用党参软甜者一斤，切片，沙参半斤，切片，桂圆肉四两，水煎浓汁，滴水成珠，用瓷器盛贮。每用一酒杯，空心滚水冲服，冲入煎药亦可。

3.《本草便读》（人参）党参则出于西潞。甘平赖以培中。出山西潞安者为上，其余所出者皆次之。甘、平之性，用以培补脾肺元气颇佳。若虚盛危急者，亦非所宜，非人参之大力不能也。

四、用法与用量

党参为《中国药典》2020年版品种，用量9~30g。党参作为食品可适量食用，可制成党参茶、党参酒、党参膏、党参粥、党参蜂蜜、党参蜜饯、党参夹心点心等。

五、药膳应用

（一）粥类

1. 党参小米粥

【来源】经验方。

【材料】党参20g，小米100g。

【做法】党参压碎，两味共加水1 000ml煮，小米熟烂即成。

【功效】补益脾胃。

2. 党参粥

【来源】《中国药膳学》。

【材料】党参30g，大米100g。

【做法】党参先煎取汁，与大米共煮稠粥。

【功效】补气健脾。

3. 党参大枣粥

【来源】经验方。

【材料】生党参 30g,甘草 15g,大枣 10 枚,粳米 100g。
【做法】先将前 3 味煎取浓汁,再与粳米煮粥。
【功效】益气补血。

(二) 汤类

党参黄芪芡实汤
【来源】《中国药膳学》。
【材料】党参 20g,黄芪、芡实各 30g,猪腰 1 个。
【做法】剖猪腰洗净去味,共炖。
【功效】益气健脾。

(三) 茶类

黄精参芪茶
【来源】《实用食疗方精选》。
【材料】党参 15g,黄精 15g,山药 15g,黄芪 15g。
【做法】共文火煎煮 20min,转武火煮沸,去渣取汁即成。
【功效】益气补虚,健脾润肺。

(四) 相关食用制品

上党参膏
【来源】经验方。
【材料】党参 500g,沙参 250g,阿胶 100g,蜂蜜 200g。
【做法】前两味水煎取浓汁,再加入阿胶、蜂蜜,熬至滴水成珠,瓷器盛贮。
【功效】补益气血。

六、现代研究

(一) 主要成分

1. 营养成分　糖类、氨基酸、维生素 C、维生素 A,钙、镁、钠、铁、硒、硅、锌、锰、铜、镍等人体必需营养元素。

2. 其他成分　多糖类、黄酮类、三萜类(蒲公英萜醇、乙酸酯、木栓酮等)、酚酸类、甾体类(甾醇、甾苷、甾酮等)、生物碱类(党参碱、胆碱、党参脂等)等。

(二) 主要活性

现代药理学研究发现党参具有缓和肠胃运动、保护胃肠道黏膜、抗溃疡、调节中枢神经系统、保护心血管、抗肿瘤、增强免疫力等药理活性。多糖类是党参中最具代表性的成分,研究表明党参水提取物及党参多糖成分能通过清除自由基、抗氧化、抑制神经细胞的凋亡、促进神经元的发展、延缓下丘脑退行性病变、增强免疫功能等多种途径来实现抗衰老的作用,这些都与日常养生保健息息相关。

（三）毒理学评价

党参多糖提取物急性毒性试验研究表明，其不具有急性毒性；水提取物急性毒性及致畸试验表明，党参提取液无明显毒副作用及致畸作用。

七、安全小贴士

有实邪者忌服。不宜与藜芦同用。根据中医九种体质学说，气虚体质人群最为适宜食用，湿热、痰湿体质人群忌食或少食。

八、参考文献

[1] 杨扶德，李成义.党参历代本草考证[J].中国中医药信息杂志，2007(2):100-101.

[2] 邹荫甲.党参的本草学考证[J].中草药，2000，31(6):466-467.

[3] 刘国，魏雪苹，李会娟，等.党参食用情况调查报告[J].中国现代中药，2018，20(7):892-898.

[4] 李玉梅，齐敏.慢性胃炎的食疗药膳[J].中药材，1997，20(2):108.

[5] 曾琦斐.中药党参中微量元素与氨基酸含量的测定[J].中国医药导报，2010，7(19):65-66.

[6] 沈章军，鲁红侠，胡爱丽.不同产地轮叶党参营养成分差异性分析[J].合肥师范学院学报，2015，33(6):65-68.

[7] 张建军，胡春玲.中药党参研究的现代进展[J].甘肃高师学报，2017，22(3):39-43

[8] 段琦梅.黄芪、党参质量评价及其提取物活性研究[D].杨凌：西北农林科技大学博士学位论文，2010.

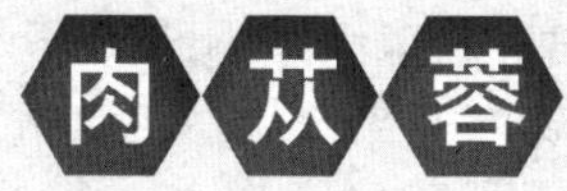

肉苁蓉

一、概述

肉苁蓉，又名肉松蓉、黑司令、纵蓉、地精等，是列当科植物肉苁蓉 *Cistanche deserticola* Y. C. Ma 或管花肉苁蓉 *Cistanche tubulosa*（Schenk）Wight 的干燥带鳞叶的肉质茎，常在春季苗刚出土时或秋季冻土之前采挖，除去茎尖。切段，晒干。肉苁蓉在我国药用历史悠久，从《神农本草经》至《本草从新》，历代本草文献多有记载，为补肾壮阳之品。本品味甘、咸，性温，归肾、大肠经，有补肾阳、益精血、润肠通便的功效。常用于肾阳不足、精血亏虚、阳痿不孕、腰膝酸软、筋骨无力、肠燥便秘等。现代研究表明，肉苁蓉含 16 种氨基酸和维生素、无机元素钾、钠、钙、锌、锰、铜等，以及苯乙醇苷类、多糖、环烯醚萜类、*D*- 甘露醇、β- 谷甾醇、烃类、生物碱、黄酮类等多种活性成分，具有调节免疫功能、抗脂质过氧化、保护核酸及抗辐射作用。民间食用肉苁蓉已有两千多年历史，其食用方法有炖肉、煲汤、熬粥、泡酒、泡茶等。

二、来源考证

（一）品种考证

肉苁蓉始载于《神农本草经》，列为上品，以"肉苁蓉"为正名，而后世历代本草均沿袭之。《名医别录》载："生河西（今河西走廊与湟水流域）山谷及代郡、雁门。五月五日采，阴干。"提及其产地及采收时期，与今之肉苁蓉属植物相符。《本草经集注》曰："代郡、雁门属并州（相当今山西省大部，内蒙古、河北的一部及陕西北部），……河南（今甘肃西南部黄河以南地区）间甚多。今第一出陇西（今甘肃临洮县南），形扁广，柔润，多花而味甘。次出北国者，形短而少花。"提及肉苁蓉的不同产区及品质，认为荒漠肉苁蓉的品质更好。《蜀本草》："《图经》曰：出肃州（今甘肃疏勒河以东，高台以西）、禄福县沙中，三月四月掘根，切取中央好者三四寸，绳穿阴干，八月始好，皮如松子鳞甲。"《本草图经》曰："……今陕西州郡多有之，然不及西羌界（今陕西、甘肃一带）中来者，肉厚而力紧……苗下有一细扁根，长尺余。三月采根……"以上记载的产地、形态、采收、质量，以及从《本草图经》附图来看，古代肉苁蓉药材的来源为肉苁蓉或盐生肉苁蓉 *Cistanche salsa*（C. A. Mey.）G. Beck，未见有现行版《中国药典》所收录另一正品管花肉苁蓉 *C. tubulosa*（Schenk）Wight 的相关记载。现代主要栽培及使用品种是肉苁蓉，古今形态基本一致。

（二）药用部位

历代本草记载肉苁蓉的药用部位均为肉质茎。《本草图经》："三月采根，采时掘取中央好者,以绳穿,阴干。至八月乃堪用。"《神农本草经》云:"五月五日采。五月恐已老不堪,故多三月采之,西人多用作食品啖之。刮去鳞甲,以酒净洗去黑汁。"

三、历代本草记载

1.《神农本草经》 肉苁蓉,味甘微温。主五劳七伤,补中,除茎中寒热痛,养五脏,强阴,益精气,多子,妇人癥瘕。久服轻身。

2.《名医别录》 酸、咸,无毒。除膀胱邪气、腰痛,止痢。生河西山谷及代郡、雁门。五月五日采,阴干。

3.《本草经集注》 陶隐居云:代郡、雁门属并州,多马处便有,言是野马精落地所生。生时似肉,以作羊肉羹,补虚乏极佳,亦可生啖。芮芮河南间至多。今第一出陇西,形扁广,柔润,多花而味甘。次出北国者,形短而少花。巴东、建平间亦有,而不如也。

4.《新修本草》 此注论草苁蓉,陶未见肉者。今人所用亦草苁蓉刮去花,用代肉尔。《本经》有肉苁蓉,功力殊胜。比来医人,时有用者。

5.《嘉祐本草》 出肃州禄福县沙中,三月四月掘根,切,取中央好者三四寸,绳穿阴干,八月始好,皮如松子鳞甲,根长尺余。其草苁蓉四月中旬采,长五六寸至一尺已来,茎圆紫色,采取压令扁,日干。原州、秦州、灵州皆有之。吴氏云:肉苁蓉,一名肉松蓉。神农、黄帝:咸,雷公:酸,季氏:小温。生河西山阴地,长三四寸,丛生。或代郡。二月至八月采。《药性论》云:肉苁蓉,臣。益髓,悦颜色,延年,治女人血崩,壮阳,日御过倍。大补益,主赤白下,补精败面黑劳伤,用苁蓉四两,水煮令烂,薄切,细研,精羊肉分为四度,五味以米煮粥,空心服之。日华子云:治男绝阳不兴,女绝阴不产,润五藏,长肌肉,暖腰膝,男子泄精,尿血,遗沥,带下,阴痛,据本草云:即是野马精余沥结成。采访人方知勃落树下,并土堑上,此即非马交之处,陶说误耳。又有花苁蓉,即是春抽苗者,力较微耳。

6.《本草图经》 肉苁蓉,生河西山谷及代郡雁门,今陕西州郡多有之,然不及西羌界中来者,肉厚而力紧,旧说是野马遗沥落地所生,今西人云大木间及土堑垣中多生。此非游牝之所而乃有。则知自有种类耳。或疑其初生于马沥,后乃滋殖,如茜根生于人血之类是也,皮如松子有鳞甲,苗下有一细扁根,长尺余。三月采根,采时掘取中央好者,以绳穿,阴干,至八月乃堪用。《本经》云:五月五日采。五月恐已老不堪,故多三月采之。西人多用作食品啖之,刮去鳞甲、以酒净洗去黑汁,薄切,合山芋,羊肉作羹、极美好,益人,食之胜服补药。又有一种草苁蓉,极相类,但根短,茎圆,紫色,比来人多取,刮去花,压令扁,以代肉者,功力殊劣耳。又下品有列当条,云生山南岩石上,如藕根,初生掘取,阴干,亦名草苁蓉,性温,补男子,疑即是此物。今人鲜用,故少有辨之者、因附见于此。

7.《本草衍义》《图经》以谓皮如松子,有鳞。子字当为壳,于义为允。又曰:以酒净洗,去黑汁作羹。黑汁既去,气味皆尽。然嫩者方可做羹,老者苦。入药,少则不效。

8.《本草蒙筌》 味甘、酸、咸,气微温。无毒。陕西州郡俱有,马沥落地所生。端午采干,用先酒浸。刷去身外浮甲,劈除心内膜筋。或酥炙酒蒸,仍碎掐入剂。忌轻铁器,切勿犯之。治男子绝阳不兴,泄精尿血遗沥;疗女人绝阴不产,血崩带下阴疼。助相火补益劳伤,暖腰膝坚强筋骨。

9.《本草纲目》【附方】(旧一,新四)。补益劳伤(精败面黑。用苁蓉四两,水煮令烂,薄切细研精羊肉,分为四度,下五味,以米煮粥空心食。《药性论》)。肾虚白浊(肉苁蓉、鹿茸、山药、白茯苓等分,为末,米糊丸梧子大,每枣汤下三十丸。《圣济总录》)。汗多便秘(老人虚人皆可用。肉苁蓉酒浸焙二两，研沉香末一两，为末，麻子仁汁打糊，丸梧子大。每服七十丸，白汤下。《济生方》）。消中易饥（肉苁蓉、山茱萸、五味子为末，蜜丸梧子大，每盐酒下二十丸。《医学指南》）。破伤风病（口禁身强。肉苁蓉切片晒干，用一小盏，底上穿定，烧烟于疮上熏之，累效。《卫生总微》）。

10.《本草从新》 甘、酸、咸，温。入肾经血分，补命门相火，滋润五脏，益髓强筋。治五劳七伤，绝阳不兴，绝阴不产，腰膝冷痛。峻补精血。骤用恐妨心，滑大便。功用与锁阳相仿，禁忌亦同。长大如臂，重至斤许，有松子鳞甲者良。酒浸一宿，刷去浮甲，劈破，除内筋膜，酒蒸半日。又酥炙用。忌铁。

11.《得配本草》 同鳝鱼为末，黄精汁为丸服之，力增十倍。得山萸肉、北五味，治善食中消。得沉香，治汗多虚秘。合菟丝子，治尿血泄精。佐精羊肉，治精败面黑（肾中无火精亦败）。酒浸，刷去浮甲，劈破中心，去肉筋膜如竹丝草样者。有此能隔人心前气不散，令人上气也。漂极淡，蒸半日用，以酥炙用亦可。

12.《本草崇原》 马为火畜，精属水阴，苁蓉感马精而生，其形似肉，气味甘温，盖禀少阴水火之气，而归于太阴坤土之药也。土性柔和，故有苁蓉之名。五劳者，志劳、思劳、烦劳、忧劳、恚劳也。七伤者，喜、怒、忧、悲、思、恐、惊，七情所伤也。水火阴阳之气，会归中土，则五劳七伤可治矣。得太阴坤土之精，故补中，得少阴水火之气，故除茎中寒热痛。阴阳水火之气，归于太阴坤土之中，故养五脏。强阴者，火气盛也。益精者，水气盛也。多子者，水火阴阳皆盛也。妇人癥瘕，乃血精留聚于郛郭之中，土气盛，则癥瘕自消。而久服轻身。

四、用法与用量

肉苁蓉为《中国药典》2020年版品种，用量为6~10g。肉苁蓉作为食品可适量食用，食用方法有煲汤、熬粥、炖、炒、煮等。

五、药膳应用

(一) 粥类

肉苁蓉粥

【来源】经验方。

【材料】肉苁蓉20g，羊肉100g，粳米100g，生姜、葱白少许。

【做法】肉苁蓉煮烂去渣取汁，同羊肉、粳米共煮成粥，粥熟加入葱、姜少许即成。

【功效】补肾助阳，润肠通便。

(二) 茶类

决明苁蓉茶

【来源】经验方。

【材料】决明子10g，肉苁蓉20g，桑椹10g，蜂蜜适量。

【做法】决明子炒黄，与肉苁蓉、桑椹共研末，兑沸水静置20min，加入蜂蜜即成。

【功效】温阳填精，润肠通便。

六、现代研究

（一）主要成分

1. 营养成分　糖类，锌、铁、钙、锰、铜、硒等。
2. 其他成分　多糖、苯乙醇苷类化合物、环烯醚萜类化合物、木脂素类化合物、生物碱等。

（二）主要活性

现代药理研究表明，肉苁蓉具有提高机体免疫力、调节中枢神经系统和内分泌功能、改善性功能、提高记忆力、抗动脉粥样硬化、抗衰老、预防老年痴呆、护肝、降压、呼吸麻痹等作用等。肉苁蓉常用于胃肠道疾病，特别是在中、老年人便秘中应用广泛。

（三）毒理学评价

目前的研究表明，肉苁蓉具有较好的安全性，未显示急慢性毒性和遗传毒性。如小鼠经口给予灌胃肉苁蓉提取物 1.5~6g/（kg·d），未见生殖毒性；大鼠经口给予灌胃肉苁蓉提取物 0.25~1g/（kg·d），未见致畸毒性。

七、安全小贴士

青少年禁服。月经期女性慎服。根据中医九种体质学说，适宜食用肉苁蓉的人群为阳虚体质型，阴虚、湿热体质人群不宜食用。

八、参考文献

[1] 王智民，刘晓谦，李春，等. 荒漠肉苁蓉的药食两用历史述要[J]. 中国药学杂志，2017，52（7）：525-529.
[2] 吴晓春，史颖. 肉苁蓉的研究与临床应用[J]. 甘肃中医，2007（12）：49-51.
[3] 徐芳，芮玉奎. 野生肉苁蓉中十种微量元素含量分析[J]. 北方园艺，2008（12）：189-190.
[4] 汪志铮. 温补佳品——苁蓉[J]. 开卷有益——求医问药，2017（11）：51.
[5] 吾买尔江·牙合甫，姚刚. 肉苁蓉功效的实验研究进展[J]. 湖南中医杂志，2016，32（4）：193-196.
[6] 朱晓玉，刘雄，高建德. 肉苁蓉资源概况及药理作用新进展[J]. 甘肃中医药大学学报，2016，33（4）：91-94.
[7] 张娟，卿德刚，贾晓光，等. 管花肉苁蓉提取物安全性评价研究[J]. 新疆医科大学学报，2012，35（7）：870-873.
[8] 彭亮，赵鹏，李彬，等. 肉苁蓉茶的毒理学安全性实验研究[J]. 应用预防医学，2011，17（1）：47-49.
[9] 王丹，曹思硕，康桦，等. 银杏苁蓉配方急性毒性和亚慢性毒性实验研究[J]. 西北药学杂志，2016，31（6）：599-604.

铁皮石斛

一、概述

铁皮石斛，是兰科植物铁皮石斛 *Dendrobium officinale* Kimura et Migo 的干燥茎。多在 11 月至次年 3 月采收，除杂剪须根，加热扭成螺旋形或弹簧状，烘干；或切成段，干燥或低温烘干，前者习称"铁皮枫斗"（耳环石斛），后者习称"铁皮石斛"。东汉《神农本草经》即有记载，称其"久服厚肠胃，轻身延年"。本品味甘，性微寒，归胃、肾经。有益胃生津，滋阴清热的功效。常用于热病津伤、口干烦渴、食少干呕、病后虚热不退、阴虚火旺、目暗不明、筋骨痿软等证。补虚多与人参、甘草、黄芪等配伍。此外，石斛泡茶饮也有悠久的历史。

二、来源考证

（一）品种考证

石斛，《山海经》已有记载，《神农本草经》列为上品。《名医别录》曰："生六安山谷水旁石上，七月、八月采茎，阴干。"梁代陶弘景在《本草经集注》中提到："今用石斛出始兴。生石上，细实，桑灰汤沃之，色如金，形似蚱蜢髀者为佳。"经考证，南北朝时期用的石斛产自始兴（今广东韶关）和六安（今安徽霍山），此处石斛主要指铁皮石斛和霍山石斛。唐代时期也将石斛列为上品，《新修本草》曰："今荆襄及汉中、江左又有二种……"。《本草图经》载："石斛，……今荆、湖、川、广州郡及温、台州亦有之，以广南者为佳。多在山谷中。五月生苗，茎似竹节，节节间出碎叶。七月开花，十月结实，其根细长，黄色。"《本草纲目》载："石斛丛生石上，其根纠结甚繁，干则白软。其茎叶生皆青色，干则黄色。开红花。节上自生根须。人亦折下，以砂石栽之，或以物盛挂屋下，频浇以水，经年不死，俗称为千年润。"此外，《新修本草》还记载了麦斛即雀髀斛、木斛等。据植物分类学资料显示，温州地区历史上所产的石斛主要是铁皮石斛和细茎石斛。第一次将铁皮石斛单独命名是在民国时期，第一次将铁皮石斛和石斛药材独立区分开是在 2010 年版《中国药典》。对照《本草图经》《植物名实图考》等所附石斛图，可知古代本草书籍提到的石斛是石斛属中的药用植物的统称，但主要指石斛属植物，与目前药用情况基本相符。

（二）药用部位

历代本草文献对铁皮石斛的药用部位记载都较统一，陶弘景在《本草经集注》提到："其生栎木上者名木斛，其茎至虚，长大色浅，不入丸药，唯可酒渍煮（汤）用。"《本草图经》载："七月开花，十月结实；其根细长，黄色，七月、八月采茎。以桑灰汤沃之，色如金，阴干用。或云以酒洗，捋蒸，炙成，不用灰汤。"药用部位都为其茎部。另据清代赵学敏《本草纲目拾遗》：

“霍石斛出江南霍山，形较金钗石斛细小，色黄而形曲不直，有成球者，彼土人以代茶茗。”可见，除药用外，鲜石斛泡茶饮用在当时已经盛行，药用与食用部位一致。

三、历代本草记载

1.《神农本草经》 味甘，平，主伤中，除痹，下气，补五脏，虚劳羸瘦，强阴，久服厚肠胃，轻身延年，一名林兰。

2.《名医别录》 无毒。益精，补内绝不足，平骨气，长肌肉，逐皮肤邪热疿气，脚膝疼冷痹弱。定志除惊。一名禁生，一名杜兰，一名石蓫。生六安山谷水傍石上。七月、八月采茎，阴干。

3.《本草经集注》 今用石斛出始兴。生石上，细实，桑灰汤沃之，色如金，形似蚱蜢髀者为佳。近道亦有，次宣城间生栎树上者，名木斛。其茎形长大而色浅。六安属庐江，今始安亦出木斛，至虚长，不入丸散，惟可为酒渍、煮汤用尔。俗方最以补虚，疗脚膝。

4.《新修本草》 作干石斛，先以酒洗，捋蒸炙成，不用灰汤。今荆襄及汉中、江左又有二种：一者似大麦，累累相连，头生一叶而性冷；一种大如雀髀，名雀髀斛，生酒渍服，乃言胜干者。亦如麦斛，叶在茎端，其余斛如竹，节间生叶也。”

5.《嘉祐本草》 石斛，君。益气除热，主治男子腰肢软弱，健阳，逐皮肌风痹，骨中久冷虚损，补肾，积精，腰痛，养肾气，益力。

6.《本草图经》 石斛，生六安山谷水傍石上，今荆、湖、川、广州郡及温、台州亦有之，以广南者为佳。多在山谷中。五月生苗，茎似竹节，节节间出碎叶。七月开花，十月结实，其根细长，黄色。七月、八月采茎。以桑灰汤沃之，色如金，阴干用。或云以酒洗，捋蒸炙成，不用灰汤。其江南生者有二种：一种似大麦，累累相连，头生一叶，名麦斛；一种大如雀髀，名雀髀斛，惟生石上者胜。亦有生栎木上者，名木斛，不堪用。

7.《本草衍义》 石斛，细若小草，长三四寸，柔韧，折之如肉而实。今人多以木斛浑行，医工亦不能明辨。世又谓之金钗石斛，盖后人取象而言之。然甚不经。将木斛折之，中虚如禾草，长尺余，但色深黄光泽而已。真石斛，治胃中虚热有功。

8.《本草蒙筌》 味甘，气平。无毒。多产六安，亦生两广。茎小有节，色黄类金。世人每以金钗石斛为云，盖亦取其象也。其种有二，细认略殊。生溪石上者名石斛，折之似有肉中实。生栎木上者名木斛，折之如麦秆中虚。石斛有效难寻，木斛无功易得。卖家多采易者代充，不可不预防尔。恶凝水石、巴豆，畏白僵蚕、雷丸。以酒浸蒸，方宜入剂。却惊定志，益精强阴。壮筋骨，补虚羸，健脚膝，驱冷痹。皮外邪热堪逐，胃中虚火能除。厚肠胃轻身，长肌肉下气。

9.《本草纲目》【附方】(新二)。睫毛倒入（川石斛、川芎䓖等分，为末。口内含水，随左右嗃鼻，日二次。《袖珍方》）。飞虫入耳（石斛数条，去根如筒子，一边纴入耳中，四畔以蜡封闭，用火烧石斛，尽则止。熏右耳，则虫从左出。未出更作。《圣济》）。

10.《本草从新》 甘、淡、微咸，微寒。平胃气（治胃中虚热有功）。除虚热（逐皮肤邪热），安神定惊。疗风痹脚弱，自汗发热，囊涩余沥。长于清胃除热，惟胃肾有虚热者宜之，虚而无火者不得混用。光泽如金钗，股短中实，味甘者良（温州最上，广西略次，广东最下）。长虚、味苦者名木斛，服之损人。去头根，酒浸。恶巴豆。畏僵蚕。细剉水浸，熬膏更良（宜于汤液，不宜入丸）。

11.《得配本草》 甘、淡、微寒。入足太阴、少阴，兼入足阳明经。清肾中浮火，而摄元气。

除胃中虚热，而止烦渴。清中有补，补中有清，但力薄必须合生地奏功。配菟丝，除冷痹（精气足也）。佐生地，浓肠胃（湿热去也。虚寒者用之，泄泻不止）。佐以川芎搐鼻，治睫毛倒入。使以生姜煎服，治阴湿余沥。光泽如金钗，股短，中实味甘者佳。盐水拌炒，补肾兼清肾火、清胃火，酒浸亦可，熬膏更好。长而中虚味苦者为木斛，用之损人。

12.《本草崇原》 气味甘平，无毒。主伤中，除痹，下气，补五脏虚劳羸瘦，强阴益精。久服，浓肠胃（石斛始出六安山谷水旁石上，今荆襄、汉中、庐州、台州、温州诸处皆有。一种形如金钗，谓之钗石斛，为俗所尚，不若川地产者，其形修洁，茎长一二尺，气味清疏，黄白而实，入药最良。其外更有木斛，长而中虚，不若川石斛之中实也。又有麦斛，形如大麦，累累相连，头生一叶，其性微冷。又有竹叶斛，形如竹，节间生叶。又有雀髀斛，茎大如雀之髀，叶在茎头，性皆苦寒，不堪用之。石斛丛生石上，其根纠结，茎叶生皆青翠。干则黄白而软，折之悬挂屋下，时灌以水，经年不死，俗呼为千年润）。愚按：今之石斛，其味皆苦，无有甘者，须知《本经》诸味，皆新出土时味也，干则稍变石斛生于石上，得水长生，是禀水石之专精而补肾。味甘色黄，不假土力，是夺中土之气化而补脾。斛乃量名，主出主入，治伤中者，营运其中土也。除痹者，除皮脉肉筋骨五脏外合之痹证也。夫治伤中则下气，言中气调和，则邪气自下矣。除痹则补五脏虚劳羸瘦，言邪气散除，则正气强盛矣，脾为阴中之至阴，故曰强阴。肾主藏精，故曰益精。久服则土气营运，水精四布，故浓肠胃。《本经》上品，多主除痹，不曰风寒湿，而但曰痹者，乃五脏外合之痹也。盖皮者，肺之合。脉者，心之合。肉者，脾之合。筋者，肝之合。骨者，肾之合。故除痹即所以治五脏之虚劳羸瘦，是攻邪之中而有补益之妙用。治伤中即所以下气，是补益之中而有攻邪之神理云。

四、用法与用量

铁皮石斛为《中国药典》2020 年版品种，用量为 6~12g。石斛作为药膳食材可适量食用。可做茶、汤、饮料等。

五、药膳应用

（一）粥类

石斛粥

【来源】《新编中国药膳食疗秘方全书》。

【材料】鲜石斛 30g，粳米 50g，冰糖适量。

【做法】取鲜石斛放入砂罐，加水久煎 1h，去渣留汁，下粳米、冰糖，再加水同煮，至米开粥稠停火备用。

【功效】养胃生津，滋阴清热。

（二）汤类

桂圆石斛汤

【来源】《家庭进补大全集》。

【材料】铁皮石斛 10g，桂圆 5~10g，白糖少许。

【做法】桂圆去壳，同石斛一起加入锅中，加水、白糖，用大火烧沸 15min 即可。

【功效】补脾健胃。

（三）茶类

石斛冰糖茶
【来源】《中国药膳学》。
【材料】铁皮石斛 15g，冰糖适量。
【做法】石斛剪碎，加冰糖，兑沸水静置 15min 即成。
【功效】养阴清热，生津益胃。

（四）酒类

牛膝石斛酒
【来源】经验方。
【材料】石斛 150g，怀牛膝 15g，杜仲 60g，白酒 2L。
【做法】共研末，纱布包之，加白酒密封，隔水煮数百沸，取出静置，待 5d 即成。
【功效】祛风除湿，补肾强腰，强筋壮骨。

（五）相关食用制品

石斛沙参炖猪肉
【来源】《老中医食疗汤水》。
【材料】瘦猪肉 200g，石斛、沙参各 8g，麦冬 6g，无花果 3 个。
【做法】①瘦猪肉洗净，切成中块；②石斛、沙参、麦冬浸透洗净，切成厚片；③将所有用料放进炖盅，加沸水 1 碗半，炖盅加盖，隔水炖之；④先用大火炖 30min，再用中火炖 50min，后用小火炖 1.5h 即可；⑤将药渣捞出，放进少许熟油和食盐，即成。
【功效】养阴润燥，益胃生津。

六、现代研究

（一）主要成分

1. 营养成分　糖类、氨基酸，钙、锌、磷、钾、镁、钠、铁、锰、铜、硒等人体必需的营养元素。
2. 其他成分　多糖、木脂素类化合物、酚酸类化合物、苯丙素类化合物等。

（二）主要活性

现代药理研究表明铁皮石斛有扩张血管、降血压、降血糖、抑制脂质过氧化、提高人体免疫力、增强记忆力、抗氧化、抗衰老作用，对心血管系统有积极作用，还能促进胃液分泌而助消化。石斛多糖能显著增加肿瘤患者白细胞数量，对肿瘤细胞有很好的抑制作用。

（三）毒理学评价

动物毒性试验研究表明，在合理剂量范围内，铁皮石斛无毒、无遗传毒性、无致突变作用。

七、安全小贴士

脾胃虚寒者不宜久服。根据中医九种体质学说，阴虚体质人群更适宜食用，痰湿体质人群忌食或少食。

八、参考文献

[1] 于俊生，魏陵博，孙金芳．家庭进补大全集[M]．青岛：青岛出版社，2014.

[2] 张佩仪．老中医食疗汤水[M]．广州：羊城晚报出版社，2002.

[3] 魏静，谷满屯，姬彦羽，等．海南与浙江产铁皮石斛主要营养成分分析比较[J]．热带作物学报，2015，36(6)：1059-1066.

[4] 殷维，黄晓聪．铁皮石斛—中华九大仙草之首[J]．中南药学(用药与健康)，2017(3)：7-13.

[5] 王伟英，邹晖，陈永快，等．铁皮石斛的综合利用与展望[J]．中国园艺文摘，2011，27(1)：189-192.

[6] 冯旭，赵龙，陈虹，等．铁皮石斛原球茎毒理学安全性研究[J]．中国卫生检验杂志，2014，24(3)：355-358，362.

[7] 国家中医药管理局《中华本草》编委会．中华本草[M]．上海：上海科学技术出版社，1999.

西洋参

一、概述

西洋参，又名花旗参、洋参、广东参，是五加科植物西洋参 *Panax quinquefolium* L. 的干燥根。均系栽培品，秋季采挖，洗净，晒干或低温干燥。在我国古代文献中少有记载，直至清代《本草从新》方才记录。其味甘、微苦，性凉，归心、肺、肾经。有补气养阴，清热生津的功效。常用于气虚阴亏、虚热烦倦、咳喘痰血、口燥咽干等证。西洋参主要含人参皂苷、多糖、挥发油、有机酸、甾醇、聚炔类、氨基酸、蛋白质等成分，具有抗肿瘤、抗心肌损伤、提高机体免疫力、降血糖、镇静、增强记忆力、促神经生长等药理作用。食疗中则常与鸡、鸭、羊肉烹饪同食，或制成洋参银耳莲子汤等羹品供饮用。

二、来源考证

（一）品种考证

西洋参始载于《本草从新》，原名西洋人参，谓"出大西洋佛兰西，形似辽东糙人参，煎之不香，其气甚薄。若对半摊开者，名片参，不佳，反藜芦。入药选皮细洁，切开中心不黑，紧实而大者良"。《本草纲目拾遗》引《脉药联珠药性考》云："西洋参似辽参之白皮泡丁，味类人参，惟性寒。"上述本草所载与现药用西洋参相符。

（二）药用部位

历代文献所记载的西洋参药用部位均为其根。《本草纲目拾遗》："西洋参……近日有嫌其性寒，饭锅上蒸数十次而用者，或用桂圆肉拌蒸而用者。"《医学衷中参西录》："西洋参，性凉而补，凡欲用人参而不受人参之温补者，皆可以此代之。惟白虎加人参汤中之人参，仍宜用党参，而不可代以西洋参，以其不若党参具有升发之力，能助石膏逐邪外出也。且《神农本草经》谓人参味甘，未尝言苦，适与党参之味相符，是以古之人参，即今之党参，若西洋参与高丽参，其味皆甘而兼苦，故用于古方不宜也。"由此可见，西洋参的药用部位与人参、党参等相同，均为根。

三、历代本草记载

1.《本草从新》 苦，寒，微甘，味厚气薄。补肺降火，生津液。除烦倦。虚而有火者相宜。出大西洋佛兰西，形似辽东糙人参，煎之不香，其气甚薄。

2.《本草纲目拾遗》《脉药联珠药性考》：洋参似辽参之白皮泡丁，味类人参，惟性寒，宜糯米饭上蒸用，甘苦，补阴退热。姜制，益元扶正气。

3.《本草再新》 治肺火旺，咳嗽痰多，气虚咳喘，失血劳伤，固精安神，生产诸虚。

4.《医学衷中参西录》 西洋参味甘微苦，性凉，能补助气分，兼能补益血分，为其性凉而补，凡欲用人参而不受人参之温补者，皆可以此代之。惟白虎加入人参汤中之人参，仍宜用党参而不可代以西洋参，以其不若党参具有升发之力，能助石膏逐邪外出也。

四、用法与用量

西洋参为《中国药典》2020年版品种，用量为3~6g。西洋参作食品时可适量食用，可做粥、汤、茶等。

五、药膳应用

（一）粥类

洋参桂圆粥

【来源】经验方。

【材料】西洋参3g，桂圆肉20g，粳米100g，白糖20g。

【做法】粳米洗净，同西洋参、桂圆肉共煮成粥，加入白糖搅拌即成。

【功效】益胃生津，润肺养阴。

（二）汤类

1. 洋参瘦肉汤

【来源】经验方。

【材料】西洋参6g，瘦肉150g，生姜5g。

【做法】将三物放入带盖的碗中，置锅中慢炖，肉熟汤成。

【功效】益气养阴。

2. 洋参鸡汤

【来源】经验方。

【材料】鸡半只，西洋参5g，生姜、盐适量。

【做法】鸡洗净，加西洋参、生姜大火煮开，去浮沫，慢炖3h，加盐即成。

【功效】益气养阴。

（三）茶类

西洋参茶

【来源】经验方。

【材料】西洋参3g，葛根5g。

【做法】取西洋参、葛根切片，置保温杯中，以沸水冲泡，盖闷15min，代茶频饮。

【功效】益气滋阴，生津止渴。

（四）酒类

西洋参酒

【来源】经验方。

【材料】西洋参 30g,人参 20g,白酒 500ml。

【做法】西洋参、人参置于瓶内,入白酒或黄酒浸泡,10d 后取上清液饮用。

【功效】益肺阴,生津液。

六、现代研究

(一)主要成分

1. 营养成分　糖类、蛋白质、氨基酸,锰、铁、铜、锌等人体必需的营养元素。
2. 其他成分　多糖、挥发油、甾醇类化合物等。

(二)主要活性

现代研究表明,西洋参可抗肿瘤、保护急性心肌梗死非梗死区组织、改善心肌缺血、提高机体免疫力、降血糖、缓解术后疼痛、促进造血,还可作用于中枢神经系统,具有镇静、增强记忆力、促神经生长的作用。

(三)毒理学评价

目前的研究表明,西洋参的亚急性毒性、遗传毒性试验结果均为阴性。如西洋参冻干粉高、中、低剂量(3g/kg、1.5g/kg、0.75g/kg)(参入饲料口服给药给药),对大鼠无明显亚急性毒性;西洋参浸膏 8mg/kg、80mg/kg、800mg/kg(参入饲料口服给药给药),对大鼠生长发育、生化、血象、脏体比等各项指标未见不良影响,未见病理组织学改变。

七、安全小贴士

据"十八反十九畏歌"提示,西洋参不宜与藜芦同用。根据中医九种体质学说,气虚体质人群更为适宜食用,痰湿、湿热体质人群忌食或少食。

八、参考文献

[1] 刘智明. 浅述西洋参的性状功用及几款食用方法[J]. 湖南中医药导报,1996(S1):64.

[2] 邸进宝,王鼎,何庆惠. 呼市产西洋参与国内外其他地区产西洋参化学成分的对比分析[J]. 内蒙古气象,1994(6):29-32,6.

[3] 周学忠,谢华林. ICP-MS 法测定西洋参中微量元素[J]. 食品科学,2013,34(10):207-210.

[4] 红强,李平亚,刘金平. 野生西洋参鉴别、化学成分及药理作用研究进展[J]. 天然产物研究与开发,2017,29(12):2157-2162.

[5] 吴璟玲,陈素红,吕圭源. 西洋参归肾经相关药理研究进展[J]. 安徽医药,2012,14(4):471-472.

[6] 李珊珊,孙印石. 西洋参多糖结构与药理活性研究进展[J]. 特产研究,2017(3):68-71.

[7] 易红梅,姜鹤群,李英. 西洋参含片用于术后镇痛的临床研究[J]. 贵阳中医学院学报,2017,39(3):70-72.

[8] 文涛,杨鸿武,王文思,等. 西洋参冻干粉亚急性毒性研究[J]. 中国公共卫生,2017,33(9):1363-1366.

[9] 吴加罗,陈似兰. 洋参浸膏对大鼠 90 天喂养试验[J]. 浙江省医学科学院学报,1998(2):12-13.

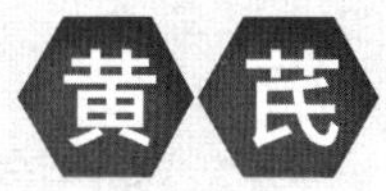

黄芪

一、概述

黄芪，又名戴糁、戴椹、芰草、百本，是豆科植物蒙古黄芪 *Astragalus membranaceus*（Fisch.）Bge. var. *mongholicus*（Bge.）Hsiao 或膜荚黄芪 *A. membranaceus*（Fisch.）Bge. 的干燥根。春、秋二季采挖，除去须根和根头，晒干。黄芪味甘，性微温，归肺、脾经。黄芪作为扶正补品，在我国历史上应用悠久，有补气升阳，固表止汗，利水消肿，生津养血，行滞通痹，托毒排脓，敛疮生肌的功效。常用于气虚乏力、食少便溏、中气下陷、久泻脱肛、便血崩漏、表虚自汗、气虚水肿、内热消渴、血虚萎黄、半身不遂、痹痛麻木、痈疽难溃、久溃不敛等症。药食两用均取补虚之意，配伍应用广泛，可配伍党参，亦可单煎用于补气，做成药膳食用。

二、来源考证

（一）品种考证

黄芪原名黄耆，始载于《神农本草经》，列为上品。产地记载最早见于南北朝《名医别录》："生蜀郡（四川古成都、龙安、潼州、雅州四府）山谷、白水（今陕西白水县南）、汉中（今陕西南郑）。二月、十月采，阴干。"《本草经集注》云："第一出陇西（今甘肃巩昌）、叨阳（今甘肃临潭县西南），色黄白，甜美，今亦难得。次用黑水（今四川松潘）、宕昌（今甘肃境内）者，色白肌肤粗，新者亦甘温补。又有蚕陵（今西川松潘叠溪营西）、白水（今陕西白水县南）者，色理胜蜀中（今四川成都附近）者而冷补。又有赤色者，可作膏贴用……"唐代《新修本草》始描述黄芪原植物形态："此物叶似羊齿，或如蒺藜，独茎，或作丛生。今出原州（今宁夏固原）及华原（今陕西耀县）者最良，蜀汉（今四川成都一带）不复采用之。"宋代《本草图经》曰："今河东（今山西境内黄河以东者）、陕西州郡多有之。根长二三尺已来；独茎，或作丛生，枝干去地二三寸；其叶扶疏作羊齿状，又如蒺藜苗。七月中开黄紫花；其实作荚子，长寸许。八月中采根用。"该书对黄芪原植物进行进一步的描述，并附有宪州黄芪图一幅，宪州系指今山西静乐县南。宋代陈承《本草别说》曰："黄耆本出绵上者为良，故名绵黄耆……今《本草图经》所绘宪州者，即绵上，地相邻尔。"明代《本草蒙筌》亦载："绵耆出山西沁州绵上，此品极佳……"《救荒本草》和《本草纲目》均对黄芪形态有过较为详细的描述，并附图各一幅。清代《植物名实图考》载："黄耆西产也"，"有数种，山西、蒙古产者佳。"综上有关黄芪产地、品质、原植物、药材性状等记述，以及所附黄芪植物图、药材图可知，古代黄芪入药品种各异，产地亦不稳定，品质各异。唐代以前以西北地区主产，特别是甘肃产者为道地，宋代以后则以山西产者为良，至清代除山西产之外，又加内蒙古黄芪为道地药材。故而可以认为，古代黄芪的正品原植物为豆科黄芪属的膜荚黄芪和蒙古黄芪，与现代黄芪药用情况一致。

（二）药用部位

从历代本草记载来看，黄芪的药用部位均为其根。《本草述钩元》云："黄耆一作芪，八月采根……嚼之甘美可口。"《本草思辨录》谓："黄芪中央黄，次层白，外皮褐，北产体虚松而有孔，味甘微温。"

三、历代本草记载

1.《神农本草经》 黄耆，味甘，微温，主痈疽，久败疮，排脓止痛，大风癞疾，五痔鼠瘘，补虚，小儿百病。一名戴糁。

2.《名医别录》 无毒。主治妇人子藏风邪气，逐五藏间恶血，补丈夫虚损，五劳羸瘦，止渴，腹痛泄利，益气，利阴气。生白水者冷，补。其茎、叶疗渴及筋挛，痈肿，疽疮。一名戴椹，一名独椹，一名芰草，一名蜀脂，一名百本。生蜀郡山谷、白水、汉中。二月、十月采，阴干。

3.《本草经集注》 陶隐居云：第一出陇西、叨阳，色黄白甜美，今亦难得。次用黑水、宕昌者，色白肌肤粗，新者亦甘温补。又有蚕陵、白水者，色理胜蜀中者而冷补。又有赤色者，可作膏贴用，消痈肿，俗方多用，道家不须。

4.《新修本草》 此物叶似羊齿，或如蒺藜，独茎或作丛生。今出原州及华原者最良，蜀汉不复采用之。

5.《嘉祐本草》 叶似羊齿草，独茎，枝扶疏，紫花，根如甘草，皮黄肉白，长二三尺许。今原州者好，宜州、宁州亦佳。《药性论》云：黄耆，一名王孙。治发背。内补，主虚喘，肾衰耳聋，疗寒热。生陇西者下，补五藏，蜀白水赤皮者微寒，此治客热用之。萧炳云：出原州华原谷子山，花黄。日华子云：黄耆恶白鲜皮，助气壮筋骨，长肉，补血，破癥癖瘰疬，瘿赘，肠风，血崩，带下，赤白痢，产前后一切病，月候不匀，消渴，痰嗽，并治头风热毒赤目等。药中补益，呼为羊肉。又云：白水耆，凉，无毒。排脓治血。及烦闷热毒，骨蒸劳，功次黄耆。续注：赤水耆，凉，无毒。治血退热毒，余功用并同上。续注：木耆，凉，无毒。治烦，排脓力微于黄耆。遇阙即倍用之。

6.《汤液本草》 气温，味甘，纯阳。甘，微温，性平，无毒。入手少阳经、足太阴经，足少阴、命门之剂。《象》云：治虚劳自汗，补肺气，入皮毛，泻肺中火。如脉弦自汗，脾胃虚弱，疮疡血脉不行，内托阴证疮疡，必用之。《心》云：补五脏诸虚不足，而泻阴火、去虚热，无汗则发之，有汗则止之。《珍》云：益胃气，去肌热，诸痛必用之。《本草》云：主痈疽久败疮，排脓止痛，大风癞疾，五痔鼠瘘，补虚，小儿百病，妇人子脏风邪气，逐五脏间恶血，补丈夫虚损，五劳羸瘦，腹痛泄痢，益气，利阴气。芪与桂同功，特味稍异，比桂但甘平、不辛热耳。世人以苜蓿根代之，呼为土黄芪，但味苦，能令人瘦；特味甘者，能令人肥也。颇能乱真，用者宜审。治气虚盗汗并自汗，即皮表之药。又治肤痛，则表药可知。又治咯血，柔脾胃，是为中州药也。又治伤寒尺脉不至，又补肾脏元气，为里药。是上、中、下、内、外三焦之药。东垣云：黄芪、人参、甘草三味，退热之圣药也。《灵枢》曰：卫气者，所以温分肉而充皮肤，肥腠理而司开阖。黄芪既补三焦、实卫气，与桂同，特益气异耳，亦在佐使。桂则通血也，能破血而实卫气，通内而实外者欤。桂以血言，一作色求，则芪为实气也。恶鳖甲。

7.《本草蒙筌》 味甘，气微温。气薄味厚，可升可降，阴中阳也。无毒。生用治痈疽，蜜炙补虚损。入手少阳，入足太阴。主丈夫小儿五劳七伤，骨蒸体瘦，消渴腹痛，泻痢肠风；治女子妇人月候不匀，血崩带下，胎前产后，气耗血虚。益元阳，泻阴火。扶危济弱，略亚人参。温分肉而充皮肤，肥腠理以司开阖。固盗汗自汗，无汗则发，有汗则止；托阴疮癞疮，排脓止痛，长肉生肌。外行皮毛，中补脾胃。下治伤寒，尺脉不至。是上中下、内外、三焦药也。性畏防风，而防风能制黄芪，黄芪得防风，其功愈大。盖相畏而相使者，故二味世多相须而用。《衍义》又云：因多补益之功，药中呼为羊肉。

8.《本草纲目》【附方】（旧五，新十）。小便不通（绵黄耆二钱，水二盏，煎一盏，温服。小儿减半。《总微论》）。酒疸黄疾（心下懊痛，足胫满，小便黄，饮酒发赤黑黄斑，由大醉当风，入水所致。黄耆二两，木兰一两，为末。酒服方寸匕，日三服。《肘后方》）。气虚白浊（黄芪盐炒半两，茯苓一两，为末。每服一钱，白汤下。《经验良方》）。治渴补虚（男子妇人诸虚不足，烦悸焦渴，面色萎黄，不能饮食，或先渴而后发疮疖，或先痈疽而后发渴，并宜常服此药，平补气血，安和脏腑，终身可免痈疽之疾。用绵黄耆箭杆者去芦六两，一半生焙，一半以盐水润湿，饭上蒸三次，焙剉，粉甘草一两，一半生用，一半炙黄为末。每服二钱，白汤点服，早晨、日午各一服，亦可煎服，名黄芪六一汤。《外科精要》）。老人秘塞（绵薄耆、陈皮去白各半两，为末。每服三钱，用大麻子一合，研烂，以水滤浆，煎至乳起，入白蜜一匙，再煎沸，调药空心服，甚者不过二服。此药不冷不热，常服无秘塞之患，其效如神。《和剂局方》）。肠风泻血（黄耆、黄连等分，为末，面糊丸绿豆大。每服三十丸，米饮下。《秘宝方》）。尿血沙淋（痛不可忍。黄耆、人参等分，为末，以大萝卜一个，切一指厚大、四五片，蜜二两，淹炙令尽，不令焦，点末食无时，以盐汤下。《永类钤方》）。吐血不止（黄耆二钱半，紫背浮萍五钱，为末。每服一钱，姜蜜水下。《圣济总录》）。咳嗽脓血（咽干。乃虚中有热，不可服良药。以好黄耆四两，甘草一两，为末。每服二钱，点汤服。《席延赏方》）。肺痈得吐（黄耆二两，为末。每服二钱，水一中盏，煎至六分，温服，日三、四服。《圣惠方》）。甲疽疮脓（生足趾甲边，赤肉突出，时常举发者。黄耆二两，蔺茹一两，醋浸一宿，以猪脂五合，微火上煎取二合，绞去滓，以封疮口上，日三度，其肉自消。《外台秘要》）。胎动不安（腹痛，下黄汁。黄耆、川芎䓖各一两，糯米一合，水一升，煎半升，分服。《妇人良方》）。阴汗湿痒（绵黄耆，酒炒为末，以熟猪心点吃妙。《赵真人济急方》）。痈疽内固（黄耆、人参各一两，为末，入真龙脑一钱，用生藕汁和丸绿豆大。每服二十丸，温水下，日三服。《本事方》）。

9.《本草从新》 甘，温。生用固表，无汗能发，有汗能止，温分肉，实腠理，补肺气，泻阴火，解肌热。炙用补中，益元气，温三焦，壮脾胃，生血生肌，排脓内托，疮痈圣药。痘证不起，阳虚无热者宜之。外白中黄，金井玉兰，坚实肥大而嫩者名绵芪，最良。入补中药，捶扁蜜炙，如欲其稍降，盐水炒。达表生用，或酒炒亦可。茯苓为使。恶龟甲、白鲜皮。畏防风。

10.《得配本草》 茯苓为之使。恶白鲜皮、龟甲。味甘，微温。入手太阴经，兼入足太阴气分。助气补血，固腠理，益脾胃，托疮疡，止盗汗。固气之功。得枣仁，止自汗。配干姜，暖三焦；配川连，治肠风下血；配茯苓，治气虚白浊；配川芎、糯米，治胎动、腹痛，下黄汁。佐当归，补血；使升、柴，发汗。补虚，蜜炒；嘈杂病，乳炒；解毒，盐水炒；胃虚，米泔炒；暖胃，除泻痢，酒拌炒，泻心火，退虚热，托疮疡。生用恐滞气，加桑白皮数分。血枯助气生火，血愈枯也。中风。阳气升，风益疾，痰益盛。火动生痰，内脏虚甚，升气于表也。上热下寒，气升，上益热，下益寒。痘色不润，助气血愈枯。肝气不和，黄芪能动三焦之火。皆禁用。怪症：四肢节脱，但有皮连，不能举动，此筋解也。用黄芪三两，酒浸一宿，焙研，酒下二钱，至愈而止。黄芪补气，而气有内外之分。气之卫于脉外者，在内之卫气也，气之行于肌表者，在外之卫气也。肌表之气，补宜黄芪；五内之气，补宜人参，若内气虚乏，用黄芪升提于表；外气日见有余，而内气愈使不足。久之血无所摄，营气亦觉消散，虚损之所以由补而成也，故内外虚气之治，各有其道。不谙其道而混治之，是犹盲人之不见黑白也。

11.《本草崇原》 黄芪色黄，味甘，微温。禀火土相生之气化。土主肌肉，火主经脉，故主治肌肉之痈，经脉之疽也。痈疽日久，正气衰微，致三焦之气不温肌肉，则为败疮。黄芪助三焦出气，以温肌肉，故可治也。痈疽未溃，化血为脓，痛不可忍，黄芪补气助阳，阳气化血而排脓，脓排则痛止。大风癞疾，谓之疠疡，乃风寒客于脉而不去，鼻柱坏而色败，皮肤溃癞者是也。五痔者，牡痔、牝痔、肠痔、脉痔、血痔，是热邪淫于下也。鼠瘘者，肾脏水毒，上淫于脉，致颈项溃肿，或空或凸，是寒邪客于上也。夫癞疾、五痔、鼠瘘，乃邪在经脉，而证见于肌肉皮肤。黄芪内资经脉，外资肌肉，是以三证咸宜。又曰补虚者，乃补正气之虚，而经脉调和，肌肉充足也。小儿经脉未盛，肌肉未盈，血气皆微，故治小儿百病。

四、用法与用量

黄芪为《中国药典》2020年版品种，用量为9~30g。黄芪作食品时可适量食用，可做粥、茶、汤等。

五、药膳应用

（一）粥类

1. 黄芪粥

【来源】经验方。

【材料】黄芪30g，陈皮3g，大米100g。

【做法】先将黄芪、陈皮煮水取汁，去滓，再用汁煮米做粥，粥熟后即可。

【功效】补气健脾，利水消肿。

2. 参芪粥

【来源】经验方。

【材料】党参10g，黄芪15g，糯米50g，红枣10枚。

【做法】先将党参、黄芪入锅，加水400ml，浸透，文火煎至200ml，去渣取汁备用。糯米、红枣入锅加水400ml，煮至米开花时，兑入药汁，再煮5min待服。

【功效】益气补血。

（二）汤类

黄芪红枣汤

【来源】经验方。

【材料】黄芪30g，红枣15枚。

【做法】取黄芪、红枣加水适量，文火煮1h以上。

【功效】益气养血。

（三）茶类

黄芪茶

【来源】经验方。

 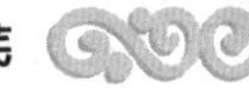

【材料】炙黄芪 10g，炙甘草 2g。

【做法】共研末，为 1d 用量，置于保温瓶中，冲入适量沸水浸泡，盖闷约 30min。频频代茶饮。

【功效】益气固表。

（四）酒类

归芪酒

【来源】经验方。

【材料】黄芪 150g，当归 150g，黄精 50g，白酒 1L。

【做法】将上药切碎，置净瓶中，入酒浸泡，密封 15d 后开启，过滤除渣，即可饮用。

【功效】益气养血，健脾补肾，调经止痛。

（五）相关食用制品

当归黄芪猪脚汤

【来源】经验方。

【材料】当归 15g，炙黄芪 30g，王不留行 10g，通草 3g，猪脚 2 只，生姜 4 片。

【做法】中药洗净，浸泡，纱布包。猪脚去毛洗净，切半，与中药、生姜、清水 2 500ml 共煮至熟，文火煲 2h 即成。

【功效】益气补血，通经下乳。

六、现代研究

（一）主要成分

1. 营养成分　糖类、氨基酸，钾、磷、钙、镁、铁、锰、锌、铜等。
2. 其他成分　多糖、黄酮类、皂苷化合物等。

（二）主要活性

黄芪中主要发挥药效的是黄芪多糖和黄芪皂苷，其通过激活体内巨噬细胞、提高免疫因子的表达等方法，增强机体特异性免疫功能。黄芪总黄酮则对氧自由基的清除作用最佳。此外，黄芪还具有抗肿瘤、抗疲劳、抗缺氧、保护心血管、抗衰老、护肝、抗病毒等作用。

（三）毒理学评价

现代研究显示，大鼠连续灌胃给药黄芪煎剂 90d，剂量为 45g/kg、90g/kg、180g/kg，对大鼠一般情况，血、尿常规，主要脏器质量及其系数均无影响，心、肝、脾、肺、肾无病理变化。

七、安全小贴士

气旺者禁用，阴虚者宜少用。黄芪食用过量，易出现上火症状，如头晕、面红、心烦、失眠、咽痛、血压升高等。根据中医九种体质学说，适宜食用黄芪的人群为气虚体质型，适当摄入可补气固表，增强免疫力，湿热体质人群忌食或少食。

八、参考文献

[1] 郭静,宋莉萍,施梅姐.黄芪、石斛补药上品[J].家庭医药(快乐养生),2014(5):40-41.

[2] 段琦梅.黄芪、党参质量评价及其提取物活性研究[D].咸阳:西北农林科技大学博士学位论文,2010.

[3] 祁彪,崔杰华,王颜红,等.微波消解-ICP-AES同时测定黄芪中10种微量元素[J].光谱实验室,2009,26(6):1555-1559.

[4] 林红强,杨娜,王涵,等.黄芪的化学成分、药理活性及临床应用研究进展[J].世界最新医学信息文摘,2018,18(38):45-49.

[5] 袁红,张淑芳,贾绍辉,等.黄芪生物活性及其在保健食品中的应用研究进展[J].食品科学,2014,35(15):330-334.

[6] 刘阳,张云鹏,孙影,等.中药黄芪长期毒性试验研究[J].现代中西医结合杂志,2009,18(29):3545-3547.

灵芝

一、概述

灵芝，取五行之意，有青赤黄白黑等分，是多孔菌科真菌赤芝 *Ganoderma lucidum*（Leyss. ex Fr.）Karst. 或紫芝 *G. sinense* Zhao，Xu et Zhang 的干燥子实体。全年采收，除去杂质，剪除附有朽木、泥沙或培养基质的下端菌柄，阴干或在 40~50℃烘干。灵芝早在《神农本草经》中即有记载，并称其可"延年神仙"，为我国著名的药食兼用菌类之一。味甘，性平，归心、肺、肝、肾经。有补气安神、止咳平喘的功效。常用于心神不宁、失眠心悸、肺虚咳喘、虚劳短气、不思饮食等症。现代研究表明，灵芝含有多糖、三萜、甾醇、小分子蛋白等多种有效成分，具有广泛的药理作用，包括降血糖、提高机体免疫力、抗肿瘤等。灵芝食用，既可水冲泡或煎煮代茶饮，亦可与猪肉、牛肉、羊肉等煲汤，还可与银耳、红枣、莲子、百合等调羹煮粥。

二、来源考证

（一）品种考证

芝类药物始载于《神农本草经》，其中上品药中明确记载了六芝，即：赤芝、黑芝、青芝、白芝、黄芝、紫芝。《本草经集注》云："此六芝皆仙草之类，俗所稀见，种族多，形色瑰异，并载《芝草图》中。今俗所用紫芝，此是朽树木株上所生。"李时珍把历代有关芝类的记载加以引证，并提出了自己的见解，谓："芝类甚多，亦有花实者，本草惟以六芝标名，然其种属不可不识。"《本草纲目》还引《抱朴子》曰："芝有石芝、木芝、草芝、肉芝、菌芝，凡数百种也。"说明我国古代所记载的芝类品种复杂，不仅是菌类之芝，所说的"六芝"也应是六类真菌而非六种，由于没有详细的形态描述，现已很难判断此六芝所指的各为哪一类或哪一种真菌。但可以推断，每一类都应有其代表种。据《本草经集注》对紫芝的记载推测，古本草所载的"紫芝"，其代表种可能就是多孔菌科灵芝属真菌紫芝 *Ganoderma sinense* Zhao，Xu et Zhang，而"赤芝"的代表种可能是同属的灵芝（赤芝）*G. lucidum*（Leyss. ex Fr.）Karst.，这两种真菌在我国分布较广，现代所见的中药灵芝标本，其原植物也主要为这两种真菌。

（二）药用部位

灵芝古代以全株入药，即现代植物学认知的子实体，古今药用（食用）部位一致。《本草经集注》："凡得芝草、便正尔食之，无余节度，故皆不云服法也。"《本草纲目》释名："生于刚处曰菌，生于柔处曰芝……则芝亦菌属可食者，故移入菜部。"由此可知，灵芝药食两用的部位相同。

三、历代本草记载

1.《神农本草经》 青芝，味酸，平。主明目，补肝气，安精魂，仁恕。久食轻身不老，延年神仙。一名龙芝。

赤芝，味苦，平。主胸中结，益心气，补中，增智能，不忘。久食轻身不老，延年神仙。一名丹芝。

黄芝，味甘，平。主心腹五邪，益脾气，安神，忠信和乐。久食轻身不老，延年神仙。一名金芝。

白芝，味辛，平。主咳逆上气，益肺气，通利口鼻，强志意，勇悍，安魄。久食轻身不老，延年神仙。一名玉芝。

黑芝，味咸，平。主癃，利水道，益肾气，通九窍，聪察。久食轻身不老，延年神仙。一名玄芝。

紫芝，味甘，温。主耳聋，利关节，保神，益精气，坚筋骨，好颜色。久食轻身不老，延年神仙。一名木芝。

2.《名医别录》 六芝：青芝生太山。赤芝生霍山。黄芝生嵩山。白芝生华山。黑芝生恒山。紫芝生高夏山谷。

3.《本草经集注》 陶隐居云：案郡县无高夏名，恐是山名尔。此六芝皆仙草之类，俗所稀见，种族多，形色瑰异，并载《芝草图》中。今俗所用紫芝，此是朽树木株上所生。状如木檽，名为紫芝，盖止疗痔，而不宜以合诸补丸药也。凡得芝草、便正尔食之，无余节度，故皆不云服法也。

4.《新修本草》 五芝，《经》云：皆以五色生于五岳。诸方所献，白芝未必华山，黑芝又非常岳，且芝多黄白，稀有黑青者。然紫芝最多，非五芝类。但芝自难得，纵获一二，岂得终久服耶？

5.《嘉祐本草》 茵，芝。释曰：瑞草名也，一岁三华，一名茵，一名芝。《论衡》云：芝生于土，土气和，故芝草生。《瑞命礼》曰：王者仁慈，则芝草生是也。抱朴子云：赤者如珊瑚，白者如截肪，黑者如泽漆，青者如翠羽，黄者如紫金，而皆光明洞澈，如坚冰也。又云木芝者，松柏脂沦入地千岁，化为茯苓，万岁其上生小木，状似莲花，名曰木威喜芝，夜视有光，持之甚滑，烧之不焦，带之辟兵。《药性论》云：紫芝，使，畏发。味甘，平，无毒。主能保神益寿。

6.《本草蒙筌》 色分六品，味应五行，气禀俱平，服饵无毒。

7.《本草纲目》【附方】（新一）。紫芝丸[治虚劳短气，胸胁苦伤，手足逆冷，或时烦躁口干，目视𥆧𥆧，腹内时痛，不思饮食，此药安神保精也。紫芝一两半，山芋（焙）、天雄（炮去皮）、柏子仁（炒）、巴戟天（去心）、白茯苓（去皮）、枳实（去瓤麸炒）各三钱五分，生地黄（焙）、麦门冬（去心焙）、五味子（炒）、半夏（制炒）、附子（炒去皮）、牡丹皮、人参各七钱五分，远志（去心）、蓼实各二钱五分，瓜子仁（炒）、泽泻各五钱，为末，炼蜜丸梧子大。每服十五丸，渐至三十𥆧丸，温酒下，日三服。《圣济总录》]。

四、用法与用量

灵芝为《中国药典》2020年版品种，用量为6~12g。灵芝作为食品可适量食用，可取汁、泡茶、煲汤，亦有灵芝糖浆、灵芝口服液、灵芝饮料、灵芝发酵酸奶等。

五、药膳应用

（一）粥类

灵芝小米粥

【来源】经验方。

【材料】小米 50g，灵芝 10g，冰糖适量。

【做法】小米洗净，灵芝切块，加水 1 000ml 大火煮开，转小火慢煮，兑入冰糖即成。

【功效】健脾除湿，保肝解毒。

（二）汤类

1. 灵芝大枣汤

【来源】经验方。

【材料】灵芝 20g，大枣 20g，蜂蜜 5g。

【做法】灵芝、大枣洗净，入锅内加水共煎，取煎液，加入蜂蜜再煮沸。

【功效】安神，补血。

2. 灵芝银耳汤

【来源】经验方。

【材料】灵芝 5g，银耳 20g，冰糖适量。

【做法】银耳洗净泡发撕碎，加足量清水，与灵芝共煲 2h，加入冰糖即成。

【功效】养肝，和胃。

（三）茶类

1. 灵芝冰糖茶

【来源】经验方。

【材料】灵芝 9g，冰糖适量。

【做法】先将洗净的灵芝置砂锅中，文火炖 2h 左右，捞出灵芝，调入冰糖屑适量，分 2~3 次饮用。

【功效】养阴安神。

2. 灵芝百合茶

【来源】经验方。

【材料】灵芝 10g，百合 10g。

【做法】将灵芝先用温水浸泡 30min，再加百合同煎沸，置保温瓶中，分 2~3 次温饮。

【功效】益肺补虚。

（四）酒类

灵芝酒

【来源】经验方。

【材料】灵芝 60g，人参 30g，白酒 500ml。

【做法】将灵芝洗净，切成细碎块，与人参置于净瓶中，入白酒浸泡，密封，7d 后开启，静置澄明即可饮用。

【功效】补肝肾,健脾胃,安心神。

六、现代研究

(一)主要成分

1. 营养成分　蛋白质、糖类、氨基酸,钙、镁、铜、铁、磷、钾、钠、锰等。

2. 其他成分　多糖(如灵芝多糖)、三萜类、生物碱、甾醇类化合物等。

(二)主要活性

现代药理研究表明,灵芝多糖具有广泛的免疫调节活性,同时灵芝多糖与三萜类化合物协同可以抗肿瘤、抗病毒等。此外,灵芝还有很好的抗衰老、抗氧化作用,还能保肝,提高耐缺氧能力。

(三)毒理学评价

现代研究显示,小鼠灌胃给药灵芝水提取物 50g/(kg·d),未见毒性反应。小鼠灌胃给药灵芝多糖 30~40g/(kg·d),未见急性毒性。

七、安全小贴士

灵芝药性平和,应用历史悠久,根据中医九种体质学说,适宜食用灵芝的人群为气虚体质型,湿热体质人群应忌食或少食。

八、参考文献

[1] 肖智杰,王进军,连宾 . 灵芝产品的研究与开发现状[J]. 食品科学,2006(12):837-842.

[2] 李广富,陈伟,范路平,等 . 灵芝功能成分酸奶营养品质与风味物质分析[J]. 食品科学,2015,36(10):168-173.

[3] 周选围,林娟,周良 . 灵芝主要营养成分的测定分析[J]. 陕西师范大学学报(自然科学版),1998(S1):219-222.

[4] 何晋浙,赵培成,张安强,等 . 灵芝及其类似品中的 20 种微量元素的分析研究[J]. 药物分析杂志,2010,30(5):847-852.

[5] 张晓云,杨春清 . 灵芝的化学成分和药理作用[J]. 国外医药:植物药分册,2006(4):152-155.

[6] 何来英,戴寅,蔡有余,等 . 灵芝水提取液对小鼠免疫功能的影响及其毒性[J]. 中国食品卫生杂志,1997(4):23.

[7] 崔永伟 . 灵芝多糖的急性毒性和抗肿瘤作用[J]. 中国当代医药,2012,19(2):46-47.

山茱萸

一、概述

山茱萸，别名药枣、萸肉、实枣儿，俗称枣皮，为山茱萸科植物山茱萸 *Cornus officinalis* Sieb. et Zucc. 的干燥成熟果肉。秋末冬初果皮变红时采收果实，用文火烘或置沸水中略烫后，及时除去果核，干燥。山茱萸为药食两用之品，首载于《神农本草经》。味酸、涩，性微温，归肝、肾经，具有补益肝肾、收涩固脱的功效，主治眩晕耳鸣、腰膝酸痛、阳痿遗精、遗尿尿频、崩漏带下、大汗虚脱、内热消渴等症。现主产于我国山西、陕西、甘肃、山东、江苏、浙江、安徽、江西、河南、湖南等省，朝鲜、日本也有分布。山茱萸中含有多种糖类、环烯醚萜类、鞣质类等化学成分，具有调节免疫、抗炎镇痛、降血糖、强心、抗衰老等作用。山茱萸不仅可以应用于临床，也经常用于保健、食疗组方，配合其他食材煮粥、熬汤或调酒食用。山茱萸还能加工成为功能性保健食品。因其突出的抗菌活性，山茱萸多糖提取物能作为原料添加于日化肥皂中，具有一定的应用价值。

二、来源考证

（一）品种考证

《吴普本草》记载："叶如梅有刺毛，二月华如杏，四月实如酸枣赤，五月采实。"《名医别录》曰："九月十月采实。"《本草经集注》曰："今出近道诸山中大树，子初熟未干，赤色，如胡颓子……"《本草图经》曰："木高丈余，叶似榆，花白；子初熟未干，赤色，似胡颓子，有核。"《救荒本草》曰："实枣儿树，本草名山茱萸……木高丈余叶似榆叶而宽稍圆，纹脉微粗，开蛋黄白花，结实似酸枣大，微长色赤，既干则皮薄味酸。"综上所述，除《吴普本草》记载的"五月采实"与历代本草的描述稍有出入，尚不可考外，历代本草对山茱萸原植物形态的描述与现代基本一致，药用来源自古至今一脉相承。

（二）药用部位

山茱萸的药用部位，古代多论及果肉果核之取舍。《雷公炮炙论》云："使山茱萸须去内核。"《本草经集注》曰："既干皮甚薄当以合核为用尔。"《图经本草》记载："'旧说当合核为用'，而《雷公炮炙论》云'子一斤，去核取肉皮用'。"《梦溪笔谈》云："山茱萸能补骨髓者，取其核温涩能秘精气，……今人或削取肉用，而弃之核，大非古人之意。"《医学衷中参西录》提到："其核与肉之性相反，用时务将核去净。"上自南宋，下至清末民初，一千多年里医药诸家关于山茱萸果肉果核入药的取舍众说纷纭，但纵观古代主要医籍本草的记载，以取肉弃核的说法更为多见。总之，从历代本草对山茱萸基源与用药部位的描述来看，基本与《中国药典》一致。

三、历代本草记载

1.《神农本草经》 山茱萸味酸,平。主心下邪气,寒热,温中,逐寒湿痹,去三虫。久服轻身。一名蜀枣。生汉中山谷。

2.《名医别录》 微温、无毒。主治肠胃风邪,寒热,疝瘕,头脑风,风气去来,鼻塞,目黄,耳聋,面皰,温中,下气,出汗,强阴,益精,安五藏,通九窍,止小便利。久服明目,强力,长年。一名鸡足,一名思益,一名鬾实。生汉中及琅琊、宛朐、东海承县。九月、十月采实,阴干。

3.《本草经集注》 蓼实为之使,恶桔梗、防风、防已。今出近道诸山中大树,子初熟未干,赤色,如胡颓子,亦可啖。既干后,皮甚薄,当合核为用也。

4.《新修本草》 山茱萸,味酸,平、微温,无毒。主心下邪气,寒热,温中,逐寒湿痹,去三虫。肠胃风邪,寒热,疝瘕,头脑风,风气去来,鼻塞,目黄,耳聋,面疱,温中,下气,出汗,强阴,益精,安五脏,通九窍,止小便利。久服轻身,明目,强力,长年。一名蜀枣,一名鸡足,一名思益,一名魃实。生汉中山谷及琅琊、宛朐、东海承县。九月、十月采实,阴干。蓼实为之使,恶桔梗、防风、防已。今出近道诸山中大树,子初熟未干,赤色,如胡颓子,亦可啖。既干后,皮甚薄,当合核为用也。

5.《嘉祐本草》 臣禹锡等谨按《药性论》云:山茱萸,使,味咸、辛,大热。治脑骨痛,止月水不定,补肾气,兴阳道,坚长阴茎,添精髓,疗耳鸣,除面上疮,主能发汗,止老人尿不节。日华子云:暖腰膝,助水藏,除一切风,逐切气,破癥结,治酒齇。陈藏器云:胡颓子,熟赤,酢涩。小儿食之当果子,止水痢。生平林间,树高丈余,叶阴白,冬不凋,冬花春熟,最早诸果。茎及叶煮汁饲狗,主瘑。又有一种大相似,冬凋春实夏熟,人呼为木半夏,无别功。根,平,无毒。根皮煎汤,洗恶疮疥并犬马瘑疮。

6.《本草图经》 山茱萸,生汉中山谷及琅邪冤句东海承县,今海州亦有之。木高丈余,叶似榆,花白;子初熟未干,赤色,似胡颓子,有核;亦可啖,既干,皮甚薄,九月、十月采实,阴干。吴普云:一名鼠矢,叶如梅有刺毛。二月花如杏,四月实如酸枣,赤,五月采实,与此小异也。旧说当合核为用。而《雷公炮炙论》云:子一斤,去核取肉皮用,只秤成四两半。其核八棱者名雀儿苏,别是一物,不可用也。

7.《本草衍义》 山茱萸与吴茱萸甚不相类。山茱萸色红,大如枸杞子。吴茱萸如川椒,初结子时,其大小亦不过椒,色正青。得名则一,治疗又不同。未审当日何缘如此命名。然山茱萸补养肾脏,无一不宜。《经》与"注"所说备矣。

8.《汤液本草》 山茱萸 气平微温,味酸,无毒,入足厥阴经,少阴经。

9.《本草蒙筌》 味酸、涩,气平、微温。无毒。出汉中,遍生山谷。因名蜀枣,生青熟红,近霜降摘取阴干,恶桔梗、防风、防已。宜蓼实为使,入肝肾二经。合散为丸,惟取皮肉。温肝补肾,兴阳道以长阴茎;益髓固精,暖腰膝而助水脏。女人可匀经候,老者能节小便。除一切风邪,却诸般气证。通九窍,去三虫。强力延年,轻身明目。其核勿用,滑精难收。谟按:经云:滑则气脱,山茱萸之涩,以收其滑。八味丸用之,无非取其益肾而固精也。《本经》谓:其九窍堪通。是又尽信书,则不如无书矣!

10.《本草纲目》【附方】(新一)。草还丹(益元阳,补元气,固元精,壮元神,乃延年续嗣之至药也。山茱萸酒浸取肉一斤,破故纸酒浸焙干半斤,当归四两,麝香一钱,为末,炼蜜丸梧子大。每服八十一丸,临卧盐酒下。《吴旻扶寿方》)。

11.《本草从新》 补肝肾、涩精气。酸、涩,微温。固精秘气,补肾温肝,强阴助阳,安五脏，通九窍（《圣济总录》云：如何涩剂以通九窍。《经疏》云：精气充则九窍通利。《讱庵》曰：山萸通九窍、古今疑之，得《经疏》一言而意旨豁然、始叹前人识见深远、不易测识，多有如此类者。即《经疏》一语而扩充之，实可发医人之慧悟也）。能发汗（与通窍同义。汗属阴，阴血干枯，汗从何来？唯补阴助阴，始有云蒸雨致之妙。讱庵曰：酸剂敛涩，何以反发，恐属误文。何其明于彼而昧于此也）。暖腰膝、缩小便。治风寒湿痹（温肝故能逐风）。鼻塞目黄（肝虚邪客则目黄）。耳鸣耳聋（肾虚则耳鸣耳聋，皆固精通窍之功。好古曰：滑则气脱，涩剂所以收之。士材曰：酸属东方而功多在北方者，乙癸同源也）。月事过多。强阳不痿，小便不利者不宜用。去核（核能滑精）。陈久者良。恶防已、防风、桔梗。

12.《得配本草》 山茱萸，蓼实为之使。恶桔梗、防风、防己。酸，温。入足厥阴、少阴经血分。收少阳之火，滋厥阴之液，补肾温肝，固精秘气。暖腰膝，缩小便，敛内风，涩阴汗，除面疱，止遗泄。去核酒蒸，带核则滑精。命门火盛，服之助火精遗。阴虚血热，肝强脾弱，木克土则泻。小便不利，四者禁用。

13.《本草崇原》 山茱萸气味酸，平，无毒。主治心下邪气寒热，温中，逐寒湿痹，去三虫，久服轻身。山茱萸，今海州、兖州、江浙近道诸山中皆有。木高丈余，叶似榆有刺。二月开花白色，四月结实如酸枣，色紫赤，九月十月采。阴干去核用肉。山茱萸色紫赤而味酸平，禀厥阴少阳木火之气化。手厥阴属心包，故主治心下之邪气寒热。心下乃厥阴心包之部也。手少阳属三焦，故温中。中，中焦也。中焦取汁，奉心化赤而为血，血生于心，藏于肝。足厥阴肝主之血，充肤热肉，故逐周身之寒湿痹。木火气盛，则三焦通畅，故去三虫。血充肌腠，故久服轻身。愚按：仲祖八味丸用山茱萸，后人去桂、附，改为六味丸，以山茱萸为固精补肾之药。此外并无他用。皆因安于苟简，不深探讨故也。今详观《本经》山茱萸之功能主治如此，学者能于《本经》之内会悟，而广其用，庶无拘隘之弊。

四、用法与用量

山茱萸为《中国药典》2020 年版品种，用量为 6~12g，内服，也可入丸、散。山茱萸作为食品可适量食用，可加工成保健饮料、果脯、粥、酒等。

五、药膳应用

（一）粥类

山茱萸粥

【来源】《中国药膳大观》。

【材料】山茱萸 20g，粳米 100g，白糖适量。

【做法】先将山茱萸肉洗净，去核，与粳米同入砂锅煮粥，待粥将熟时，加入白糖，稍煮即成。

【功效】补益肝肾，涩精敛汗。

（二）汤类

山茱萸猪腰汤

【来源】《中国药膳学》。

【材料】山茱萸 30~50g，白酒 500ml。

【做法】泡制 7d 后服用。

【功效】补肾涩精。

(三) 酒类

山茱萸保健啤酒

【来源】现代研究。

【材料】山茱萸果实,大麦麦芽,啤酒酵母。

【做法】山茱萸果实除杂,清洗后,加入大麦麦芽和啤酒酵母发酵即得。

【功效】补肝肾,益精气。

六、现代研究

(一) 主要成分

1. 营养成分　苏氨酸、异亮氨酸、酪氨酸、亮氨酸等氨基酸,葡萄糖、果糖、蔗糖等糖类,维生素 A、维生素 B_1、维生素 B_2、维生素 C,以及磷、钙、铁、锌等人体必需的营养元素。

2. 其他成分　环烯醚萜类、鞣质类、黄酮类、木脂素类等。

(二) 主要活性

现代研究表明,山茱萸具有调节免疫、抗菌、抗炎镇痛、降血糖、保护心肌、保护神经、抗衰老等作用。

(三) 毒理学评价

未见相关毒理学试验报道。

七、安全小贴士

婴幼儿、孕妇、老年人慎用。命门火炽、强阳不痿、素有湿热、小便淋涩者忌服。根据中医九种体质学说,阴虚体质人群更为适宜食用。

八、参考文献

[1] 赵友仁. 山茱萸的本草考证[J]. 中药材,1987(3):46-47.

[2] 赵友仁. 山茱萸的本草考证(续)[J]. 中药材,1987(4):52-53.

[3] 赵友仁. 山茱萸的本草考证(续完)[J]. 中药材,1987(5):51,54.

[4] 邸莎,杨映映,赵林华,等. 山茱萸的临床应用及其用量探究[J]. 吉林中医药,2018,38(12):1454-1457.

[5] 杨浩. 山茱萸的应用价值与栽培技术[J]. 乡村科技,2018(23):84-85.

[6] 姚瑞祺,王锋. 山茱萸果酒稳定性研究[J]. 陕西农业科学,2018,64(7):70-72.

[7] 吴耀祥. 杜仲山茱萸酒的研制[D]. 邵阳:邵阳学院硕士学位论文,2015.

[8] 叶贤胜. 中药山茱萸的化学成分和生物活性研究[D]. 北京:北京中医药大学硕士学位论文,2017.

[9] 刘芳,张茜,杨彬,等. 山茱萸多糖手工皂的工艺研究及安全性评价[J]. 日用化学工业,2019,49(4):248-252.

[10] 孙金旭,朱会霞,王敏,等. 山茱萸保健啤酒的研制[J]. 酿酒科技,2007(11):84-85.

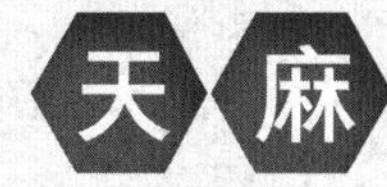

天麻

一、概述

天麻，又名赤箭、离母，是兰科植物天麻 *Gastrodia elata* Bl. 的干燥块茎，多在立冬后至次年清明前采挖，立即洗净，蒸透，敞开低温干燥。天麻，味甘，性平，归肝经。有息风止痉，平抑肝阳，祛风通络的功效。常用于治疗小儿惊风、癫痫抽搐、破伤风、肢体麻木、风湿痹痛等证。天麻中含有酚类、苷类、多糖类、甾醇、有机酸类及其他化合物。现代药理作用研究主要在神经系统及心血管系统两方面，天麻具有镇静、镇痛、催眠、抗惊厥、提高记忆力、降血压、抗衰老、抗血栓、抗炎、抗氧化、增强机体免疫力等广泛药理作用。天麻又可蜜制或蒸煮为食，如乌鸡炖天麻、乳鸽炖天麻等菜肴已家喻户晓。

二、来源考证

（一）品种考证

天麻原名赤箭，始载于《神农本草经》，列为上品。《吴普本草》首次记载天麻地上部分形态、颜色及地下部分形态，谓："茎如箭赤无叶，根如芋子。"《雷公炮炙论》首载"天麻"之名，详述了天麻的炮炙方法。《开宝本草》重出一条"天麻"云："叶如芍药而小，当中抽一茎直上如箭杆，茎端结实，状若续随子，至叶枯时子黄熟、其根连一二十枚，犹如天门冬之类，形如黄瓜，亦如芦菔，大小不定。"《新修本草》云："此芝类，茎似箭竿。赤色，端有花、叶，远看如箭有羽。根、皮、肉汁与天门冬同，惟无心脉。去根五六寸，有十余子卫，似芋。其实似苦楝子，核作五六棱，中肉如面。"同现代植物学上的天麻形态特征基本一致。《本草图经》曰："春生苗，初出若芍药，独抽一茎直上，高三二尺，如箭杆状，青赤色，故名赤箭脂。茎中空，依半以上，贴茎微有尖小叶。梢头生成穗，开花结子，如豆粒大，其子至夏不落，却透虚入茎中，潜生土内，其根形如黄瓜，连生一二十枚，大者有重半斤或五六两，其皮黄白色，名白龙皮，肉名天麻。"《本草衍义》把"赤箭"与"天麻"合为一条，并云："赤箭，天麻苗也，然与天麻治疗不同，故后人分之为二。"《本草别说》云："今医家见用天麻即是赤箭根……赤箭用苗，有自表入里之功；天麻用根，有自内达外之理。"《本草纲目》将"赤箭"与《开宝本草》重出"天麻"并为一条。民国时期，《中国药学大辞典》中明确了天麻拉丁名为 *Gastrodia elata* Bl.。综上所述，历代本草记载天麻的基源较为明确，即为兰科天麻属植物，与今所用之天麻相符。

（二）药用部位

天麻的药用部位，历代本草均记载为块茎。如《名医别录》始有"三月、四月、八月采根曝干"。《本草衍义》："天麻，用根，须别药相佐使，然后见其功，仍须加而用之，人或蜜渍为果，或蒸煮食,用天麻者,深思之则得矣。”此外,天麻苗(茎)作为药用部位最早的记载是宋代《本草图经》:“而今方家乃三月、四月采苗,七月、八月、九月采根,与本经参差不齐。”宋代寇宗奭《本草衍义》记载:“赤箭,天麻苗也,与天麻治疗不同,故后人分为两条。”上述几种本草认为天麻茎(苗)是因为药用功效与天麻块茎不相同,因而作为一种药用部位。后来明代李时珍《本草纲目》始明确指出二者实为一物,故载录“今并为一”。

三、历代本草记载

1.《神农本草经》 赤箭,味辛温,杀鬼精物,蛊毒恶气。久服益气力,长阴肥健,轻身延年。一名离母,一名鬼督邮,生川谷。

2.《名医别录》 味辛,平,无毒。主诸风湿痹,四肢拘挛,小儿风痫惊气,利腰膝,强筋力。久服益气,轻身长年。生郓州、利州、太山、崂山诸山,五月采根,暴干。

3.《嘉祐本草》 主诸毒恶气,支满,寒疝,下血。今处处有之。时人多用蔦,茎似箭杆,赤色,故茎名赤箭也。《药性论》云:赤箭脂,一名天麻,又名定风草。味甘,平。能治冷气麻痹,摊缓不遂,语多恍惚,多惊失志。陈藏器云:天麻,寒。主热毒痈肿。捣茎、叶傅之。亦取子作饮,去热气。生平泽,似马鞭草,节节生紫花,花中有子,如青葙子。日华子云:味甘,暖。助阳气,补五劳七伤,鬼疰蛊毒,通血脉,开窍,服无忌。

4.《本草衍义》 用根,须别药相佐使,然后见其功,仍须加而用之。

人或蜜渍为果,或蒸煮食,用天麻者,深思之则得矣。苗则赤箭也。

5.《汤液本草》 气平,味苦,无毒。《象》云:治头风。《本草》云:主诸风湿痹,四肢拘挛,小儿风痫惊气,利腰膝,强筋力。其苗名定风草。

6.《本草蒙筌》 味辛、苦,气平。无毒。春初始生苗叶,仿佛芍药成丛。中起梗二三尺高,因名赤箭;下发根王瓜般大,此谓天麻。郓利二州并属山东,山谷俱有。秋月采取,乘润刮皮。略煮沸汤,曝干入药。治小儿风痫惊悸,疗大人风热头眩。驱湿痹拘挛,主瘫痪蹇滞。通血脉开窍,利腰膝强筋。诸毒痈疽,并堪调愈。再考赤箭,原号定风。益气力强阴,下支满除疝。杀鬼精虫毒,消恶气肿痈。久服增年,轻身肥健。

7.《本草纲目》【附方】(新二)。天麻丸(消风化痰,清利头目,宽胸利膈。治心忪烦闷,头运欲倒,项急,肩背拘倦,神昏多睡,肢节烦痛,皮肤瘙痒,偏正头痛,鼻齆,面目虚浮,并宜服之。天麻半两,芎䓖二两,为末,炼蜜丸如芡子大。每食后嚼一丸,茶酒任下。《普济方》)。腰脚疼痛(天麻、半夏、细辛各二两,绢袋二个,各盛药令匀,蒸热交互熨痛处,汗出则愈。数日再熨。《卫生易简方》)。

8.《本草从新》 辛,温。入肝经气分。通血脉,疏痰气,治诸风掉眩,头旋眼黑,语言不遂,风湿病痹,小儿惊痫。凡血液衰少及非真中风者,忌用。根类王瓜,茎名赤箭。明亮坚实者佳。湿纸包,煨熟,切片,酒浸一宿,焙。

9.《得配本草》 辛,温。入足厥阴经气分。止风虚眩晕,通血脉九窍,治风疏痰。有自内达外之功。配川芎,治肝虚头痛;肝气喜畅。配白术,去湿。同蒺藜子同煮,去子,以湿纸包微热,取出切片,酒浸一宿,焙干用。肝虚则劲,胆不滋养,则风动于中,此肝胆性气之风,非外感天气也。天麻定肝胆之内风,但血虚者,畏其助火,火炽则风益劲。宜于补血之剂,加此为使,然亦不可久用,多则三四服而止。

10.《本草崇原》 天麻甘平属土,土能胜湿,而居五运之中,故治蛊毒恶气。天麻形如芋魁,有游子十二枚,周环之,以仿十二辰。十二子在外,应六气之司天,天麻如皇极之居中,得气运之全，故功同五芝，力倍五参，为仙家服食之上品。

四、用法与用量

天麻为《中国药典》2020年版品种，用量为3~10g。天麻作为食品可适量食用，如天麻酒、天麻饮品，以及制成果脯、蜜饯、含片、糖果、茶等。

五、药膳应用

（一）粥类

天麻猪脊髓粥

【来源】经验方。

【材料】猪脊髓30g，天麻10g，糯米200g。

【做法】将猪脊髓、天麻、糯米洗净，放入锅内，加水适量，用文火煮成稠粥状（时间以猪脊髓熟为度），即可食用。

【功效】补骨髓，平肝阳，止头痛。

（二）汤类

1. 天麻猪脑羹

【来源】经验方。

【材料】猪脑1个，天麻20g，当归6g。

【做法】洗净猪脑，与天麻、当归入锅加水适量，以文火煮炖1h，成稠厚羹汤，捞去药渣即可。

【功效】平肝息风，活血止痛。

2. 当归天麻鸡汤

【来源】经验方。

【材料】鸡肉150g，天麻15g，当归10g，生姜5g。

【做法】天麻、当归洗净切片，鸡肉洗净，加生姜共炖2h即成。

【功效】息风定惊，活血通络。

（三）茶类

天麻茶

【来源】经验方。

【材料】天麻3g，薄荷3g，雨前茶3g，白芷3g。

【做法】共置500ml清水中，煎至200ml。频频代茶饮。

【功效】养血祛风，清窍止痛。

六、现代研究

（一）主要成分

1. 营养成分　糖类、蛋白质、氨基酸，钙、钠、磷、铁、铜、锌、钾等。

2. 其他成分　天麻苷、酚类化合物、有机酸、植物甾醇等。

(二) 主要活性

现代药理研究表明，天麻具有镇静、镇痛、催眠、抗惊厥、提高记忆力、增加血流量、降血压、抗衰老、抗血小板聚集、抗血栓、抗炎、抗氧化、增强机体免疫等多种药理活性。

(三) 毒理学评价

天麻软胶囊大鼠经口最大耐受剂量（MTD）>15g/（kg·d），30d 喂养，对动物的生长发育、造血功能、肝肾功能和器官组织均无明显毒性。以天麻细粉片为受试物，最大耐受剂量（MTD）为 15g/（kg·d）。天麻细粉片 Ames 试验：天麻细粉片剂量分别为 8μg/ 皿、40μg/ 皿、200μg/ 皿、1 000μg/ 皿、5 000μg/ 皿；骨髓细胞微核试验，小鼠精子畸变试验：天麻细粉片 3 个剂量组[1.25g/（kg·d）、2.50g/（kg·d）、5.00g/（kg·d）]；30 天喂养试验：天麻细粉片分低、中、高 3 个剂量组，分别为人体推荐量的 25 倍、50 倍、100 倍，即 2.81g/d、5.62g/d、11.25g/d，以上结果显示未见明显毒性或致畸和致突变作用。

七、安全小贴士

过敏体质与有过敏史者禁服。气血虚甚者慎服。有天麻服用后出现不良事件的个案报道，口服天麻 25g 炖猪脑内服，服药 4h 后，皮肤出现大小不等的红斑、风团，伴瘙痒等症状。

八、参考文献

[1] 李立郎，胡萍，陈冉，等 . 贵州乌天麻的营养成分分析[J]. 贵州农业科学，2015，43（5）：175-178.

[2] 李梁 . 人工栽培与野生天麻微量元素及营养源的实验研究[J]. 四川中医，1993（4）：8-9.

[3] 于雪，胡文忠，姜爱丽，等 . 天麻的活性成分及功能性研究进展[J]. 食品工业科技，2016，37（8）：392-399.

[4] 杨超，吕紫媛，伍瑞云 . 天麻的化学成分与药理机制研究进展[J]. 中国现代医生，2012，50（17）：27-28+31.

[5] 于滨，左增艳，孔维佳 . 天麻细粉片毒性及安全性的实验研究[J]. 中国当代医药，2014，21（21）：6-10.

[6] 梁坚，赵鹏，李彬，等 . 天麻软胶囊的毒性研究[J]. 中国热带医学，2005，5（9）：1986-1988.

[7] 程瑜 . 口服天麻致药疹 1 例[J]. 中国民间疗法，2007，15（4）：42.

杜仲叶

一、概述

杜仲叶为杜仲科植物杜仲 *Eucommia ulmoides* Oliv. 的干燥叶。夏、秋二季枝叶茂盛时采收，晒干或低温烘干。杜仲叶是药食两用之品，以“思仙”一名始载于《神农本草经》，微辛，温。归肝、肾经，具有补肝肾、强筋骨的功效，主要用于肝肾不足，头晕目眩、腰膝酸痛、筋骨痿软等。我国的杜仲资源丰富，占世界总资源的99%以上，20多个省、自治区、直辖市均有分布和人工种植。杜仲叶与杜仲均是医药良品，药效显著，尤其在保健方面，被视为佳品。早在20世纪80年代，我国开始了杜仲叶的开发研究，出现了杜仲叶袋泡茶、速溶茶、罐装茶、软包装饮料、即热饮料等产品，甚至还应用于饲料添加剂生产领域，以此来提高鸡、甲鱼、鳗鱼等的品质。此外，杜仲提取物还作为活性物质添加于牙膏、肥皂、美容产品中，制成强齿牙膏、抗菌香皂等产品。杜仲叶中含有杜仲胶，广泛应用于橡胶高弹性材料、低温可塑性材料及热弹性材料的开发，产业覆盖橡胶工业、航空航天、国防、船舶、化工、医疗、体育等国民经济各领域。

二、来源考证

（一）品种考证

杜仲始载于《神农本草经》，名曰思仙，列为上品。南北朝《名医别录》记载：“生上虞（河南虞城县）及上党（山西长治县）、汉中（陕西南郑县）。”历代本草对杜仲植物形态的记载较多，《本草图经》曰：“江南人谓之櫞。初生叶嫩时，采食，……谓之櫞芽。花、实苦涩，亦堪入药。木作屐，亦主益脚。”《证类本草》引苏颂云杜仲树“木高数丈，叶如辛夷，亦类柘，其皮类厚朴”。唐代《新修本草》记载杜仲的药材特征曰：“状如厚朴，折之多白丝为佳。”明代《本草纲目》云：“其皮中有银丝如绵，故曰木绵。”《植物名实图考》又云：“树皮中有白丝如胶芽。”《增订伪药条辨》：“杜仲乃树之膜皮也，其树之叶，作倒蠹之卵形，端尖，但能剥杜仲之树干，非高数丈，大可一二人抱者不可，考其年龄，在数十年者，割剖之时间，自5月至9月，过此则不易分剖矣。”杜仲的植物形态在宋、明、清本草中均有附图，综合分析来看，历代本草所指杜仲为今所使用之杜仲。

（二）药用部位

杜仲使用历史悠久，传统多以皮入药，嫩叶亦可药用和食用。宋代《本草图经》记载杜仲“初生嫩叶时，可采食”，“采食，主风毒脚气，及久积风冷、肠痔、下血。亦宜干末作汤，谓之櫞芽”。明代李时珍《本草纲目》“杜仲”项下引用《本草图经》记载“杜仲初生嫩叶可食，谓之櫋芽”。清代《广群芳谱》中再次阐述“杜仲嫩叶可食”。根据历代本草记载可知杜仲叶药用部位为其嫩叶,古今一致。

三、历代本草记载

1.《神农本草经》 味辛,平。主治腰膝痛,补中,益精气,坚筋骨,强志,除阴下痒湿,小便余沥。久服轻身,耐老。一名思仙。生上虞山谷。

2.《名医别录》 味甘,温,无毒,主治脚中酸疼,不欲践地。一名思仲,一名本绵。生上虞山谷及上党、汉中。二月、五月、六月、九月采皮。

3.《本草经集注》 上虞在豫州,虞、虢之虞,非会稽上虞县也。今用出建平、宜都者,状如厚朴,折之多白丝为佳。用之薄削去上甲皮,横理切,令丝断也。

4.《嘉祐本草》 生深山大谷。树高数丈,叶似辛夷。折其皮多白绵者好。今所在大山皆有。

5.《本草图经》 杜仲,生上虞山谷及上党、汉中。今出商州、成州、峡州近处大山中亦有之。木高数丈,叶如辛夷,亦类柘;其皮类厚朴,折之内有白丝相连。二月、五月、六月、九月采皮用。江南人谓之櫋。初生叶嫩时,采食,主风毒脚气,及久积风冷、肠痔、下血。亦宜干末作汤,谓之櫋芽。花、实苦涩,亦堪入药。木作屐,亦主益脚。箧中方主腰痛补肾汤,杜仲一大斤,五味子半大升,二物细切,分十四剂,每夜取一剂,以水一大升,浸至五更,煎三分减一,滤取汁;以羊肾三、四枚,切,下之,再煮三、五沸,如作羹法,空腹顿服。用盐酢和之,亦得,此亦见崔元亮《海上方》。但崔方不用五味子耳。

6.《汤液本草》 杜仲,味辛甘平温,无毒,阳也,降也。

7.《本草蒙筌》 味辛、甘,气平、温。气味俱薄,降也,阳也。无毒。汉中属四川产者第一,脂厚润者为良。刮净粗皮,咀成薄片,姜汁润透,连炒去丝。凡为丸散煎汤,最恶玄参、蛇蜕。补中强志,益肾添精。腰痛不能屈者神功,足疼不能践者立效。除阴囊湿痒,止小水梦遗。

8.《本草纲目》 (杜仲皮)【附方】(旧三,新三)。青娥丸(方见补骨脂下)。肾虚腰痛(崔元亮《海上集验方》:用杜仲去皮炙黄一大斤,分作十剂。每夜取一剂,以水一大升,浸至五更,煎三分减一,取汁,以羊肾三四枚切下,再煮三五沸,如作羹法,和以椒、盐,空腹顿服。《圣惠方》:入薤白七茎。《箧中方》:加五味子半斤)。风冷伤肾(腰背虚痛。杜仲一斤切炒,酒二升,渍十日,日服三合。此陶隐居得效方也。《三因方》:为末,每旦以温酒服二钱)。病后虚汗(及目中流汁。杜仲、牡蛎等分,为末。卧时水服五匕,不止更服。《肘后方》)。频惯堕胎[或三四月即堕者。于两月前,以杜仲八两(糯米煎汤浸透,炒去丝),续断二两(酒浸焙干)为末,以山药五六两,为末作糊,丸梧子大。每服五十丸,空心米饮下。《肘后方》:用杜仲焙研,枣肉为丸。糯米饮下。《杨起简便方》]。产后诸疾(及胎脏不安。杜仲去皮,瓦上焙干,木臼捣末,煮枣肉和,丸弹子大。每服一丸,糯米饮下,日二服。《胜金方》)。

9.《本草从新》 杜仲,甘温能补,微辛能润,色紫入肝经气分。润肝燥,补肝虚,子能令母实,故兼补肾。肝充则筋健,肾充则骨强,能使筋骨相著。治腰膝酸痛,阴下湿痒,小便余沥,胎漏胎堕。肾虽虚而火炽者勿用。产湖广湖南者佳。去粗皮剉,或酥炙、蜜炙、盐酒炒、姜汁炒断丝用。恶玄参。

10.《得配本草》 恶玄参、蛇蜕皮。辛、甘、淡,气温。入足少阴经气分。除阴下之湿,合筋骨之离,补肝气而利于用,助肾气而胎自安,凡因湿而腰膝酸疼,内寒而便多余沥,须此治之。得羊肾,治腰痛。配牡蛎,治虚汗;配菟丝、五味,治肾虚泄泻;配糯米、山药,治胎动不安。佐当归,补肝火。入滋补药,益筋骨之气血;入祛邪药,除筋骨之风寒。去皮用。治泻痢,酥炙;除寒湿,酒炙;润肝肾,蜜炙;补腰肾,盐水炒;治酸疼,姜汁炒。内热,精血燥,二者禁用。肾中之气不足,因之寒湿交侵,而腰足疼痛。用杜仲温其气,燥其湿,而痛自止。故合破故、胡桃为蟠桃果,治腰膝酸疼之胜药。若精水不足,内多虚热者,用此治之,水益燥,火益盛,其痛更甚。如略用钱许,为熟地之使,则又能理气而使之不滞。

11.《本草崇原》 杜仲气味辛,平,无毒。主腰膝痛,补中,益精气,坚筋骨,强志,除阴下痒湿,小便余沥。久服轻身耐老。杜仲木皮,状如厚朴,折之有白绵相连,故一名木绵。杜字从土,仲者中也,此木始出豫州山谷,得中土之精,《本经》所以名杜仲也。李时珍曰:昔有杜仲,服此得道,因以名之谬矣。在唐宋本草或有之矣,《神农本草经》未必然也。杜仲皮色黑而味辛平,禀阳明、少阴金水之精气。腰膝痛者,腰乃肾府,少阴主之。膝属大筋,阳明主之。杜仲禀少阴、阳明之气,故腰膝之痛可治也。补中者,补阳明之中土也。益精气者,益少阴肾精之气也。坚筋骨也,坚阳明所属之筋,少阴所主之骨也。强志者,所以补肾也。阳明燥气下行,故除阴下痒湿,小便余沥。久服则金水相生,精气充足,故轻身耐老。愚按:桑皮、桑叶有丝,蚕食桑而结茧,其色洁白,其质坚牢,禀金气也。藕与莲梗有丝,生于水中,得水精也。杜仲色黑味辛而多丝,故兼禀金水之气化。

综上,除了在宋代《本草图经》中有提到"杜仲芽",其他本草典籍均未见"杜仲叶"的记载,历代本草主要记载杜仲皮的功效及应用。

四、用法与用量

杜仲叶为《中国药典》2020年版品种,用量为10~15g。杜仲叶作为食品可适量食用,如杜仲叶绿茶、杜仲茶饮料、杜仲荞麦面、杜仲果冻、杜仲大酱等。

五、药膳应用

(一)粥类

杜仲叶脊髓羹

【来源】经验方。

【材料】杜仲叶15g,猪脊髓100g,冰糖适量。

【做法】杜仲叶入砂罐,水煎,去渣取汁;药液与脊髓同入砂锅,武火煮沸,文火煨至骨肉分离;将骨捞出,加入冰糖,熬煮至糖化成羹。

【功效】补益肝肾。

(二)汤类

杜仲叶炖猪肚

【来源】经验方。

【材料】杜仲叶20g,猪肚200g。

【做法】共煮炖熟,去药,饮汤食肉。

【功效】补益肝肾,养胃。

（三）茶类

杜仲叶茶

【来源】经验方。

【材料】杜仲叶 5g，夏枯草 3g。

【做法】煮水，饮用；或用沸水泡服。

【功效】清肝火。

（四）酒类

杜仲叶酒

【来源】《中国药膳学》。

【材料】杜仲叶 30g，杜仲 15g，白酒 500ml。

【做法】密封，泡制 7d 后服用。

【功效】补益肝肾。

六、现代研究

（一）主要成分

1. 营养成分　氨基酸（苏氨酸、蛋氨酸、精氨酸、组氨酸、亮氨酸、异亮氨酸、赖氨酸等，其中精氨酸和组氨酸含量最高）、维生素（维生素 B_2、维生素 B_1）和营养元素（钙、钾、磷等）。

2. 其他成分　环烯醚萜类、木脂素类、黄酮类、苯丙素类、酚类、多糖类等。

（二）主要活性

现代药理学研究表明杜仲叶具有抗氧化、降血压、降血脂、降血糖、抗骨质疏松、抗疲劳、抑菌等多种活性，临床上目前主要用于治疗高血压、高血脂、高血糖、骨质疏松等。

（三）毒理学评价

大鼠急性毒性试验、细胞毒性试验、遗传毒性试验表明，杜仲属无毒物质。杜仲叶冲剂小鼠急性毒性试验表明，杜仲叶冲剂毒性低，服用安全。杜仲茶大鼠与小鼠急性毒性分级属无毒级，无遗传毒性。

七、安全小贴士

根据中医九种体质学说，湿热、痰湿体质人群忌食或少食。

八、参考文献

[1] 刘永福．陕西道地药材杜仲本草考证及资源[J]．陕西中医，1995，16(11)：518-519.

[2] 刘逊，朱缨，吴芝园，等．中药新药材及新药用部位的产生背景及利用现状[J]．中国民族民间医药，2016，25(9)：41-42，44.

[3] 王效宇，陈毅烽，伍江波，等．湖南省杜仲产业现状调查[J]．经济林研究，2016，34(4)：158-162.

[4] 杜香莉，郭军战，王立宏．我国杜仲叶有效成分及加工利用的研究与发展方向[J]．西南林学院学报，

2000,20(3):180-185.

[5] 李立权,冀献民,牛爱华.杜仲资源在日本、韩国开发利用简况[J].中国食物与营养,1997(1):20.

[6] 苏印泉,马希汉,杨宗英.日本的杜仲研究开发评述[J].西北林学院学报,1996,11(2):96-102.

[7] 王娟娟,秦雪梅,高晓霞,等.杜仲化学成分、药理活性和质量控制现状研究进展[J].中草药,2017,48(15):3228-3237.

[8] 齐武强,王明昭.杜仲叶和杜仲皮中化学成分的比较[J].临床医学研究与实践,2017,2(11):121-122,124.

[9] 唐芳瑞,张忠立,左月明,等.杜仲叶黄酮类化学成分[J].中国实验方剂学杂志,2014,20(5):90-92.

[10] 左月明,蔡妙婷,张忠立,等.杜仲叶化学成分研究[J].中药材,2014,37(10):1786-1788.

[11] 项丽玲,温亚娟,苗明三.杜仲叶的化学、药理及临床应用分析[J].中医学报,2017,32(1):99-102.

[12] 杜红岩.我国的杜仲胶资源及其开发潜力与产业发展思路[J].经济林研究,2010,28(3):1-6.

[13] 张京京,杜红岩,李钦,等.杜仲药理与毒理研究进展[J].河南大学学报(医学版),2014,33(3):217-222.

[14] 蔡铁全,马伟,曾里,等.杜仲茶的安全毒理学评价[J].公共卫生与预防医学,2016,27(6):9-12.

附 录

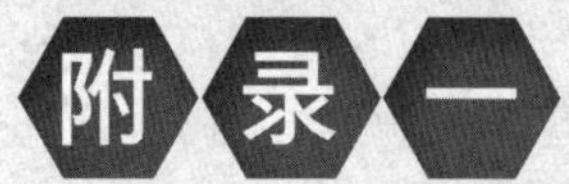

按照传统既是食品又是中药材物质目录（报审稿）

注：排序按照植物、动物；再按笔画

序号	名称	植物名/动物名	拉丁学名	所属科名	使用部分	备注
1	丁香	丁香	*Eugenia caryophyllata* Thunb.	桃金娘科	花蕾	
2	八角茴香	八角茴香	*Illicium verum* Hook. f.	木兰科	成熟果实	在调味品中也称“八角”
3	刀豆	刀豆	*Canavalia gladiate*（Jacq.）DC.	豆科	成熟种子	
4	小茴香	茴香	*Foeniculum vulgare* Mill.	伞形科	成熟果实	用于调味时还可用叶和梗
5	小蓟	刺儿菜	*Cirsium setosum*（Willd.）MB.	菊科	地上部分	
6	山药	薯蓣	*Dioscorea opposita* Thunb.	薯蓣科	根茎	
7	山楂	山里红	*Crataegus pinnatifida* Bge. var. *major* N. E. Br.	蔷薇科	成熟果实	
		山楂	*Crataegus pinnatifida* Bge.	蔷薇科		
8	山银花	华南忍冬	*Lonicera confusa* DC.	忍冬科	花蕾或带初开的花	
		红腺忍冬	*Lonicera hypoglauca* Miq.			
		灰毡毛忍冬	*Lonicera macranthoides* Hand.-Mazz.			
		黄褐毛忍冬	*Lonicera fulvotomentosa* Hsu et S. C. Cheng			
9	马齿苋	马齿苋	*Portulaca oleracea* L.	马齿苋科	地上部分	
10	乌梅	梅	*Prunus mume*（Sieb.）Sieb. et Zucc.	蔷薇科	近成熟果实	
11	木瓜	贴梗海棠	*Chaenomeles speciosa*（Sweet）Nakai	蔷薇科	近成熟果实	
12	火麻仁	大麻	*Cannabis sativa* L.	桑科	成熟果实	
13	代代花	代代花	*Citrus aurantium* L. var. *amara* Engl.	芸香科	花蕾	

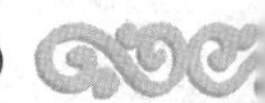

续表

序号	名称	植物名/动物名	拉丁学名	所属科名	使用部分	备注
14	玉竹	玉竹	*Polygonatum odoratum* (Mill.) Druce	百合科	根茎	
15	甘草	甘草	*Glycyrrhiza uralensis* Fisch.	豆科	根和根茎	
		胀果甘草	*Glycyrrhiza inflata* Bat.	豆科		
		光果甘草	*Glycyrrhiza glabra* L.	豆科		
16	白芷	白芷	*Angelica dahurica* (Fisch. ex Hoffm.) Benth. et Hook. f.	伞形科	根	
		杭白芷	*Angelica dahurica* (Fisch. ex Hoffm.) Benth. et Hook. f. var. *formosana* (Boiss.) Shan et Yuan	伞形科		
17	白果	银杏	*Ginkgo biloba* L.	银杏科	成熟种子	
18	白扁豆	扁豆	*Dolichos lablab* L.	豆科	成熟种子	
19	白扁豆花	扁豆	*Dolichos lablab* L.	豆科	花	
20	龙眼肉（桂圆）	龙眼	*Dimocarpus longan* Lour.	无患子科	假种皮	
21	决明子	决明	*Cassia obtusifolia* L.	豆科	成熟种子	需经过炮制方可使用
		小决明	*Cassia tora* L.	豆科		
22	百合	卷丹	*Lilium lancifolium* Thunb.	百合科	肉质鳞叶	
		百合	*Lilium brownii* F. E. Brown var. *viridulum* Baker	百合科		
		细叶百合	*Lilium pumilum* DC.	百合科		
23	肉豆蔻	肉豆蔻	*Myristica fragrans* Houtt.	肉豆蔻科	种仁;假种皮	假种皮仅作为调味品使用
24	肉桂	肉桂	*Cinnamomum cassia* Presl	樟科	树皮	在调味品中也称“桂皮”
25	余甘子	余甘子	*Phyllanthus emblica* L.	大戟科	成熟果实	
26	佛手	佛手	*Citrus medica* L. var. *sarcodactylis* Swingle	芸香科	果实	
27	杏仁（苦、甜）	山杏	*Prunus armeniaca* L. var. *ansu* Maxim.	蔷薇科	成熟种子	苦杏仁需经过炮制方可使用
		西伯利亚杏	*Prunus sibirica* L.	蔷薇科		
		东北杏	*Prunus mandshurica* (Maxim.) Koehne	蔷薇科		
		杏	*Prunus armeniaca* L.	蔷薇科		
28	沙棘	沙棘	*Hippophae rhamnoides* L.	胡颓子科	成熟果实	
29	芡实	芡	*Euryale ferox* Salisb.	睡莲科	成熟种仁	

续表

序号	名称	植物名/动物名	拉丁学名	所属科名	使用部分	备注
30	花椒	青椒	*Zanthoxylum schinifolium* Sieb. et Zucc.	芸香科	成熟果皮	花椒果实可作为调味品使用
		花椒	*Zanthoxylum bungeanum* Maxim.	芸香科		
31	赤小豆	赤小豆	*Vigna umbellata* Ohwi et Ohashi	豆科	成熟种子	
		赤豆	*Vigna angularis* Ohwi et Ohashi	豆科		
32	麦芽	大麦	*Hordeum vulgare* L.	禾本科	成熟果实经发芽干燥的炮制加工品	
33	昆布	海带	*Laminaria japonica* Aresch.	海带科	叶状体	
		昆布	*Ecklonia kurome* Okam.	翅藻科		
34	枣(大枣、黑枣)	枣	*Ziziphus jujuba* Mill.	鼠李科	成熟果实	
35	罗汉果	罗汉果	*Siraitia grosvenorii*(Swingle.)C. Jeffrey ex A. M. Lu et Z. Y. Zhang	葫芦科	果实	
36	郁李仁	欧李	*Prunus humilis* Bge.	蔷薇科	成熟种子	
		郁李	*Prunus japonica* Thunb.	蔷薇科		
		长柄扁桃	*Prunus pedunculata* Maxim.	蔷薇科		
37	金银花	忍冬	*Lonicera japonica* Thunb.	忍冬科	花蕾或带初开的花	
38	青果	橄榄	*Canarium album* Raeusch.	橄榄科	成熟果实	
39	鱼腥草	蕺菜	*Houttuynia cordata* Thunb.	三白草科	新鲜全草或干燥地上部分	
40	姜(生姜、干姜)	姜	*Zingiber officinale* Rosc.	姜科	根茎(生姜所用为新鲜根茎,干姜为干燥根茎)	
41	枳椇子	枳椇	*Hovenia dulcis* Thunb.	鼠李科	药用为成熟种子;食用为肉质膨大的果序轴、叶及茎枝	
42	枸杞子	宁夏枸杞	*Lycium barbarum* L.	茄科	成熟果实	
43	栀子	栀子	*Gardenia jasminoides* Ellis	茜草科	成熟果实	
44	砂仁	阳春砂	*Amomum villosum* Lour.	姜科	成熟果实	
		绿壳砂	*Amomum villosum* Lour. var. *xanthioides* T. L. Wu et Senjen	姜科		
		海南砂	*Amomum longiligulare* T. L. Wu	姜科		

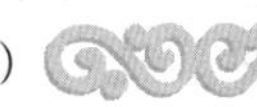

续表

序号	名称	植物名/动物名	拉丁学名	所属科名	使用部分	备注
45	胖大海	胖大海	*Sterculia lychnophora* Hance	梧桐科	成熟种子	
46	茯苓	茯苓	*Poria cocos*(Schw.)Wolf	多孔菌科	菌核	
47	香橼	枸橼	*Citrus medica* L.	芸香科	成熟果实	
		香圆	*Citrus wilsonii* Tanaka	芸香科		
48	香薷	石香薷	*Mosla chinensis* Maxim.	唇形科	地上部分	
		江香薷	*Mosla chinensis* 'jiangxiangru'	唇形科		
49	桃仁	桃	*Prunus persica*(L.)Batsch	蔷薇科	成熟种子	
		山桃	*Prunus davidiana*(Carr.)Franch.	蔷薇科		
50	桑叶	桑	*Morus alba* L.	桑科	叶	
51	桑椹	桑	*Morus alba* L.	桑科	果穗	
52	橘红	橘及其栽培变种	*Citrus reticulata* Blanco	芸香科	外层果皮	
53	桔梗	桔梗	*Platycodon grandiflorum*(Jacq.) A. DC.	桔梗科	根	
54	益智仁	益智	*Alpinia oxyphylla* Miq.	姜科	去壳之果仁,而调味品为果实	
55	荷叶	莲	*Nelumbo nucifera* Gaertn.	睡莲科	叶	
56	莱菔子	萝卜	*Raphanus sativus* L.	十字花科	成熟种子	
57	莲子	莲	*Nelumbo nucifera* Gaertn.	睡莲科	成熟种子	
58	高良姜	高良姜	*Alpinia officinarum* Hance	姜科	根茎	
59	粉葛	甘葛藤	*Pueraria thomsonii* Benth.	豆科	根	
60	淡竹叶	淡竹叶	*Lophatherum gracile* Brongn.	禾本科	茎叶	
61	淡豆豉	大豆	*Glycine max*(L.)Merr.	豆科	成熟种子的发酵加工品	
62	菊花	菊	*Chrysanthemum morifolium* Ramat.	菊科	头状花序	
63	菊苣	毛菊苣	*Cichorium glandulosum* Boiss. et Huet	菊科	地上部分或根	
		菊苣	*Cichorium intybus* L.	菊科		
64	黄芥子	芥	*Brassica juncea*(L.)Czern. et Coss	十字花科	成熟种子	
65	黄精	滇黄精	*Polygonatum kingianum* Coll. et Hemsl.	百合科	根茎	
		黄精	*Polygonatum sibiricum* Red.	百合科		
		多花黄精	*Polygonatum cyrtonema* Hua	百合科		

续表

<table>
<tr><th>序号</th><th>名称</th><th>植物名/动物名</th><th>拉丁学名</th><th>所属科名</th><th>使用部分</th><th>备注</th></tr>
<tr><td>66</td><td>紫苏</td><td>紫苏</td><td>Perilla frutescens(L.) Britt.</td><td>唇形科</td><td>叶(或带嫩枝)</td><td></td></tr>
<tr><td>67</td><td>紫苏子(籽)</td><td>紫苏</td><td>Perilla frutescens(L.) Britt.</td><td>唇形科</td><td>成熟果实</td><td></td></tr>
<tr><td>68</td><td>葛根</td><td>野葛</td><td>Pueraria lobata(Willd.) Ohwi</td><td>豆科</td><td>根</td><td></td></tr>
<tr><td>69</td><td>黑芝麻</td><td>脂麻</td><td>Sesamum indicum L.</td><td>脂麻科</td><td>成熟种子</td><td>在调味品中也称“胡麻”“芝麻”</td></tr>
<tr><td>70</td><td>黑胡椒</td><td>胡椒</td><td>Piper nigrum L.</td><td>胡椒科</td><td>近成熟或成熟果实</td><td>在调味品中有称“白胡椒”。秋末至次春果实呈暗绿色时采收,晒干,为黑胡椒;果实变红时采收,用水浸渍数日,擦去果肉,晒干,为白胡椒</td></tr>
<tr><td>71</td><td>槐花、槐米</td><td>槐</td><td>Sophora japonica L.</td><td>豆科</td><td>花及花蕾</td><td></td></tr>
<tr><td rowspan="3">72</td><td rowspan="3">蒲公英</td><td>蒲公英</td><td>Taraxacum mongolicum Hand. -Mazz.</td><td>菊科</td><td rowspan="3">全草</td><td rowspan="3"></td></tr>
<tr><td>碱地蒲公英</td><td>Taraxacum borealisinense Kitam.</td><td>菊科</td></tr>
<tr><td>同属数种植物</td><td></td><td>菊科</td></tr>
<tr><td>73</td><td>榧子</td><td>榧</td><td>Torreya grandis Fort.</td><td>红豆杉科</td><td>成熟种子</td><td></td></tr>
<tr><td>74</td><td>酸枣、酸枣仁</td><td>酸枣</td><td>Ziziphus jujuba Mill. var. spinosa(Bunge) Hu ex H. F. Chou</td><td>鼠李科</td><td>果肉、成熟种子</td><td></td></tr>
<tr><td>75</td><td>鲜白茅根(或干白茅根)</td><td>白茅</td><td>Imperata cylindrica Beauv. var. major(Nees) C. E. Hubb.</td><td>禾本科</td><td>根茎</td><td></td></tr>
<tr><td>76</td><td>鲜芦根(或干芦根)</td><td>芦苇</td><td>Phragmites communis Trin.</td><td>禾本科</td><td>根茎</td><td></td></tr>
<tr><td>77</td><td>橘皮(或陈皮)</td><td>橘及其栽培变种</td><td>Citrus reticulata Blanco</td><td>芸香科</td><td>成熟果皮</td><td>《中国药典》记载的栽培变种主要有茶枝柑 Citrus reticulata 'Chachi'(广陈皮)、Citrus reticulata 'Dahongpao'(大红袍)、温州蜜柑 Citrus reticulata 'Unshiu'、福橘 Citrus reticulata 'Tangerina'</td></tr>
<tr><td>78</td><td>薄荷</td><td>薄荷</td><td>Mentha haplocalyx Briq.</td><td>唇形科</td><td>地上部分</td><td></td></tr>
<tr><td>79</td><td>薏苡仁</td><td>薏苡</td><td>Coix lacryma-jobi L. var. mayuen.(Roman.) Stapf</td><td>禾本科</td><td>成熟种仁</td><td></td></tr>
<tr><td rowspan="2">80</td><td rowspan="2">薤白</td><td>小根蒜</td><td>Allium macrostemon Bge.</td><td>百合科</td><td rowspan="2">鳞茎</td><td rowspan="2"></td></tr>
<tr><td>薤</td><td>Allium chinense G. Don</td><td>百合科</td></tr>
</table>

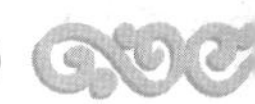

续表

序号	名称	植物名/动物名	拉丁学名	所属科名	使用部分	备注
81	覆盆子	华东覆盆子	*Rubus chingii* Hu	蔷薇科	果实	
82	藿香	广藿香	*Pogostemon cablin*(Blanco) Benth.	唇形科	地上部分	
83	乌梢蛇	乌梢蛇	*Zaocys dhumnades*(Cantor)	游蛇科	剥皮、去除内脏的整体	仅限获得林业部门许可进行人工养殖的乌梢蛇
84	牡蛎	长牡蛎	*Ostrea gigas* Thunberg	牡蛎科	贝壳	
		大连湾牡蛎	*Ostrea talienwhanensis* Crosse	牡蛎科		
		近江牡蛎	*Ostrea rivularis* Gould	牡蛎科		
85	阿胶	驴	*Equus asinus* L.	马科	干燥皮或鲜皮经煎煮、浓缩制成的固体胶	
86	鸡内金	家鸡	*Gallus gallus domesticus* Brisson	雉科	沙囊内壁	
87	蜂蜜	中华蜜蜂	*Apis cerana* Fabricius	蜜蜂科	蜂所酿的蜜	
		意大利蜂	*Apis mellifera* Linnaeus	蜜蜂科		
88	蝮蛇(蕲蛇)	五步蛇	*Agkistrodon acutus*(Güenther)	蝰科	去除内脏的整体	仅限获得林业部门许可进行人工养殖的蝮蛇
2018年新增中药材物质						
89	当归	当归	*Angelica sinensis*(Oliv.)Diels.	伞形科	根	仅限用于香辛料;使用量≤3g/d
90	山柰	山柰	*Kaempferia galanga* L.	姜科	根茎	仅作为调味品使用;使用量≤6g/d;在调味品中标示"根""茎"
91	西红花	番红花	*Crocus sativus* L.	鸢尾科	柱头	仅作为调味品使用;使用量≤1g/d;在调味品中也称"藏红花"
92	草果	草果	*Amomum tsao-ko* Crevost et Lemaire	姜科	果实	仅作为调味品使用;使用量≤3g/d
93	姜黄	姜黄	*Curcuma Longa* L.	姜科	根茎	仅作为调味品使用;使用量≤3g/d
94	荜茇	荜茇	*Piper longum* L.	胡椒科	果实或成熟果穗	仅作为调味品使用;使用量≤1g/d
95	党参	党参	*Codonopsis pilosula*(Franch.) Nannf.	桔梗科	根	使用量≤9g/d,孕妇、婴幼儿不宜食用
		素花党参	*Codonopsis pilosula* Nannf. var. *modesta*(Nannf.)L. T. Shen			
		川党参	*Codonopsis tangshen* Oliv.			

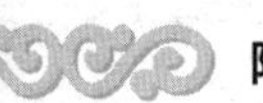

续表

序号	名称	植物名/动物名	拉丁学名	所属科名	使用部分	备注
96	肉苁蓉（荒漠）	肉苁蓉	*Cistanche deserticola* Y. C. Ma	列当科	肉质茎	使用量≤3g/d，孕妇、哺乳期妇女及婴幼儿不宜食用
97	铁皮石斛	铁皮石斛	*Dendrobium officinale* Kimura et Migo	兰科	茎	使用量≤3.5g/d，孕妇不宜食用
98	西洋参	西洋参	*Panax quinquefolium* L.	五加科	根	使用量≤3g/d，孕妇、哺乳期妇女及婴幼儿不宜食用
99	黄芪	蒙古黄芪	*Astragalus membranaceus*（Fisch.）Bge. var. *mongholicus*（Bge.）Hsiao	豆科	根	使用量≤9g/d
		膜荚黄芪	*Astragalus membranaceus*（Fisch.）Bge.			
100	灵芝	赤芝	*Ganoderma lucidum*（Leyss. ex Fr.）Karst.	多孔菌科	子实体	使用量≤6g/d，孕妇不宜食用
		紫芝	*Ganoderma sinense* Zhao，Xu et Zhang			
101	山茱萸	山茱萸	*Cornus officinalis* Sieb. et Zucc.	山茱萸科	果实	使用量≤6g/d，孕妇、哺乳期妇女及婴幼儿不宜食用
102	天麻	天麻	*Gastrodia elata* Bl.	兰科	块茎	使用量≤3g/d，孕妇、哺乳期妇女及婴幼儿不宜食用
103	杜仲叶	杜仲	*Eucommia ulmoides* Oliv.	杜仲科	叶	使用量≤7.5g/d，孕妇、哺乳期妇女及婴幼儿不宜食用

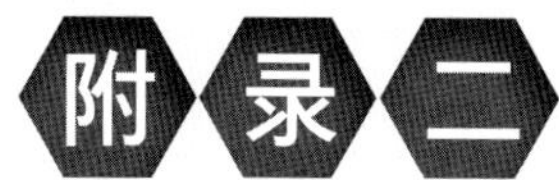

药食同源物质彩图

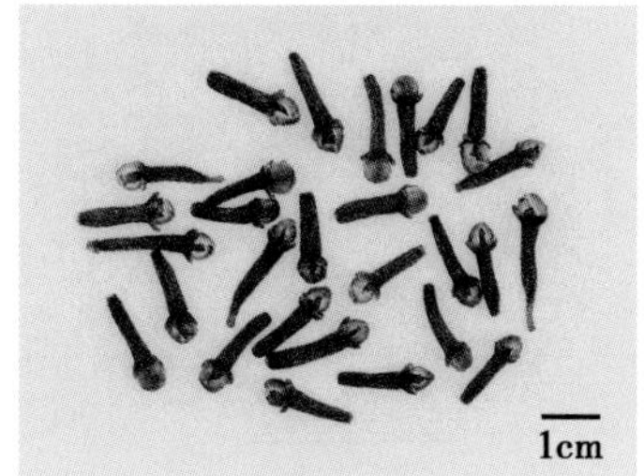

丁香

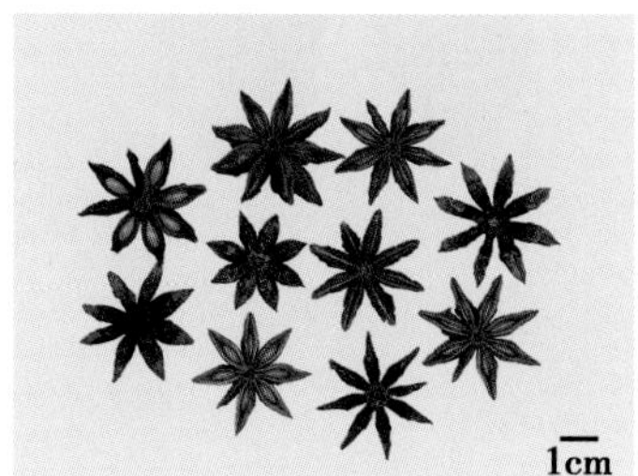

八角茴香

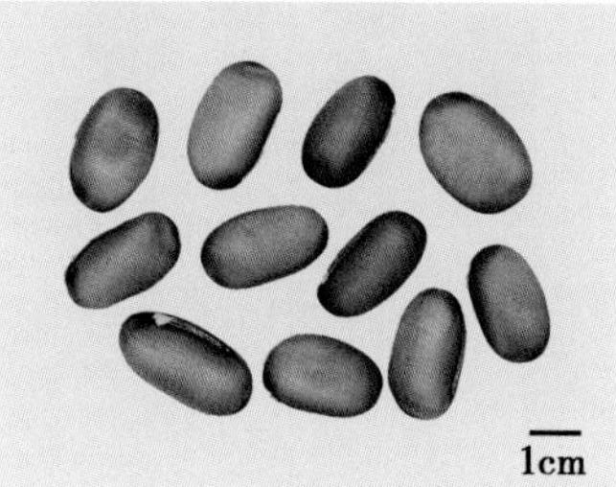

刀豆

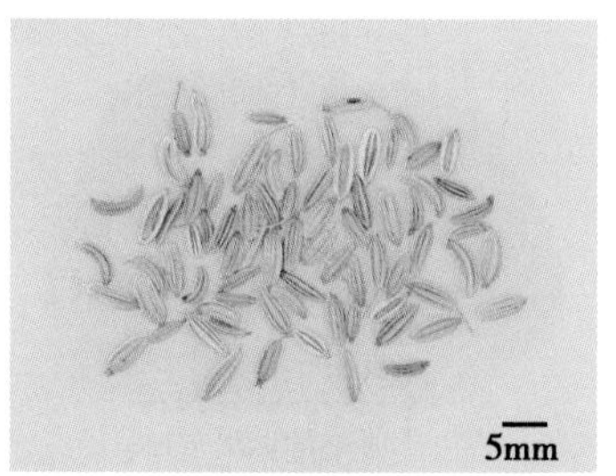

小茴香

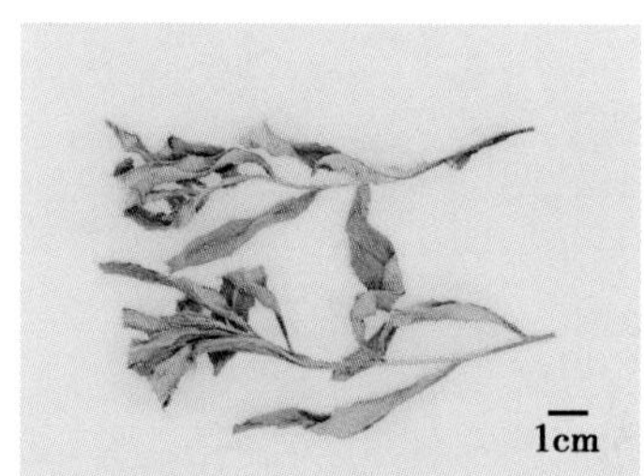

小蓟

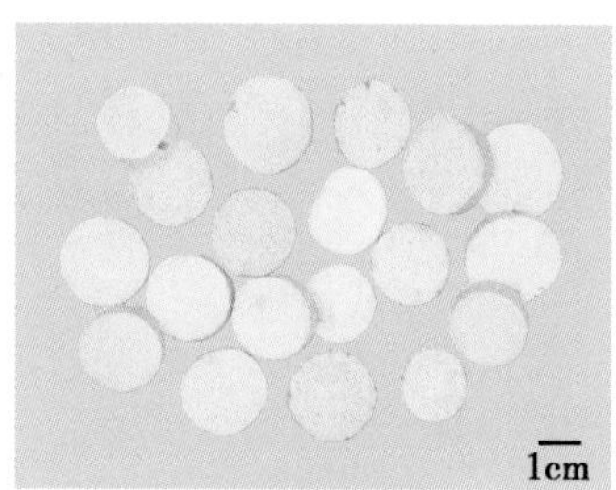

山药

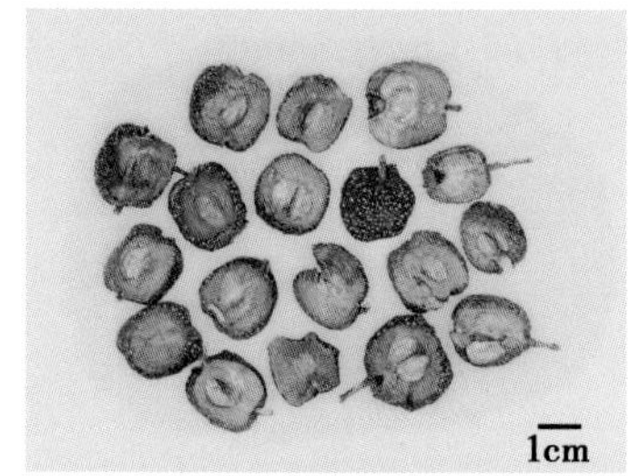

山楂

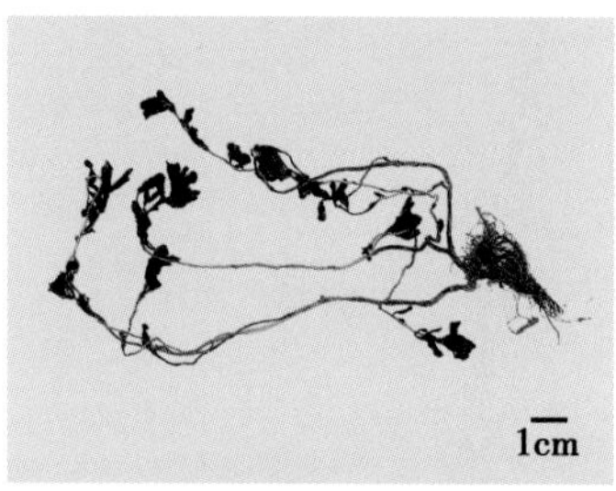

马齿苋（干品）

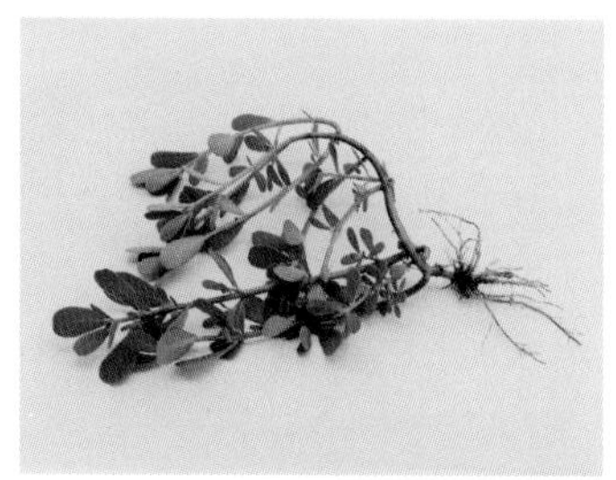

马齿苋（鲜品）

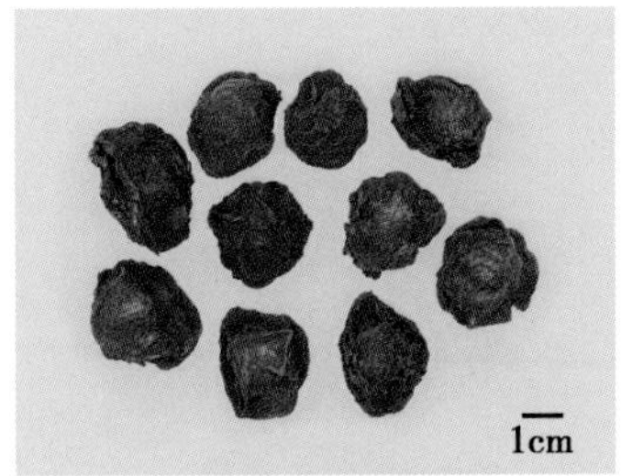

乌梅

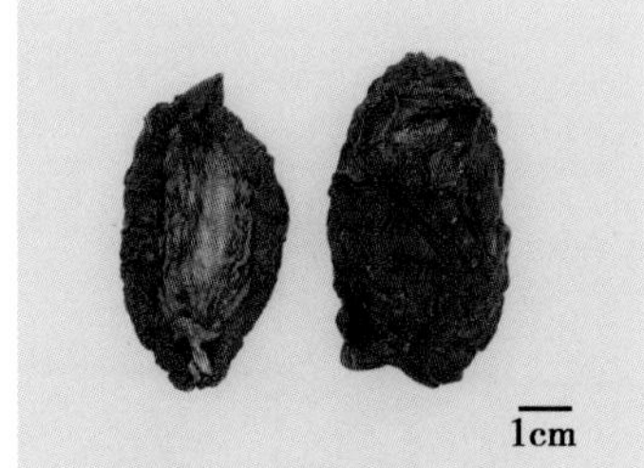

木瓜

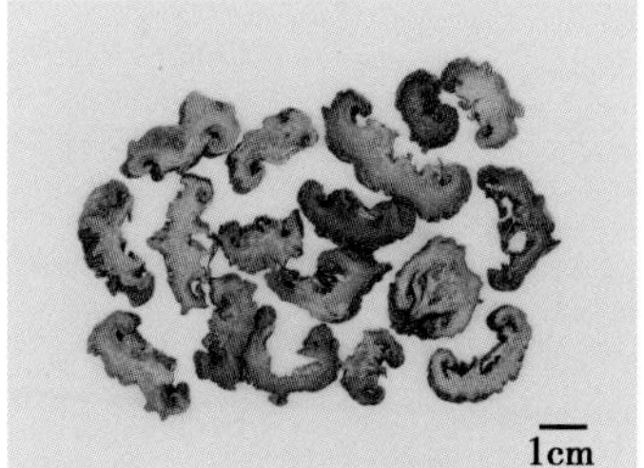

木瓜(片)

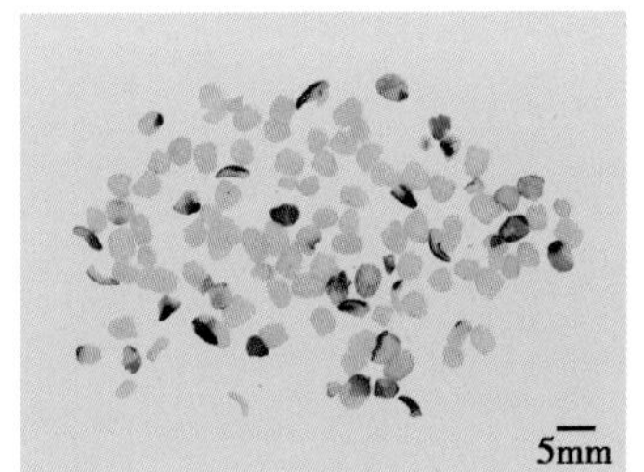

火麻仁

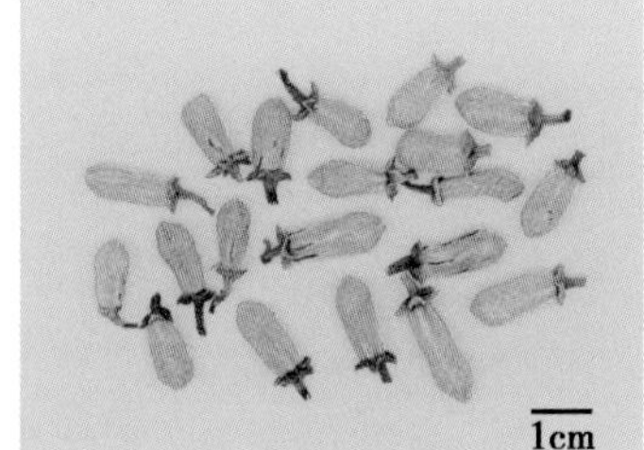

代代花

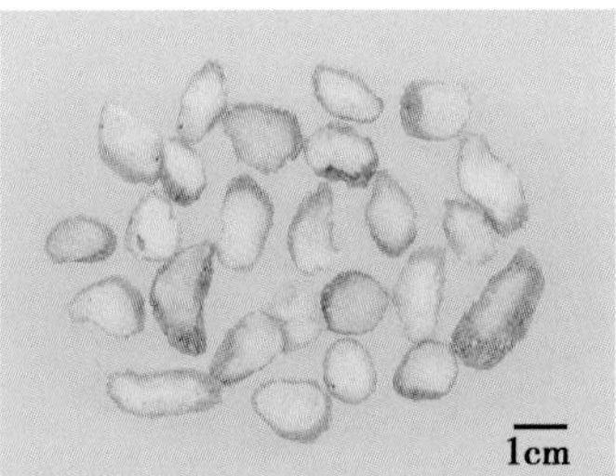

玉竹(横切片)

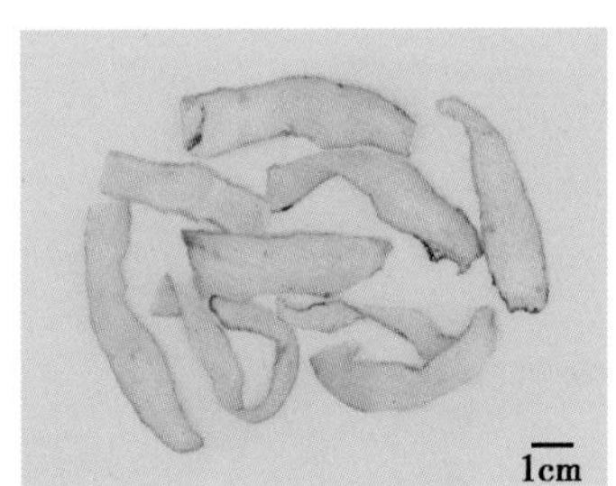

玉竹(纵切片)

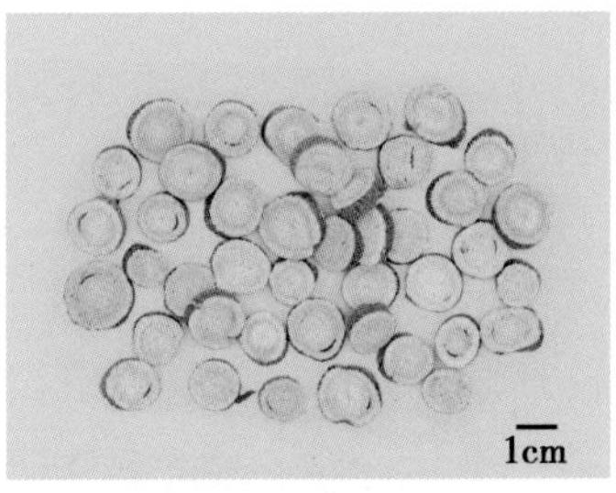

甘草

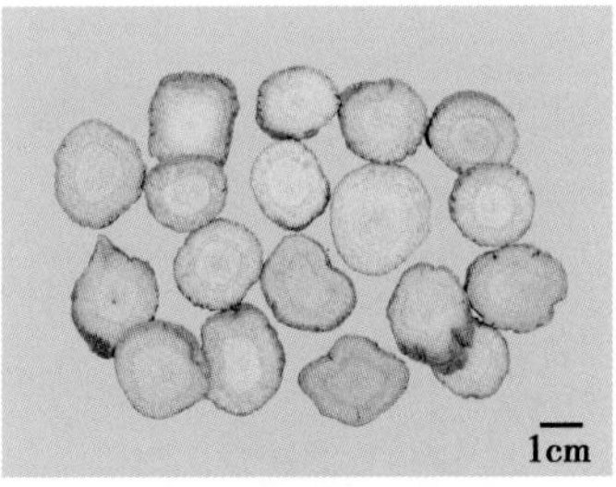

白芷

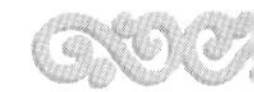

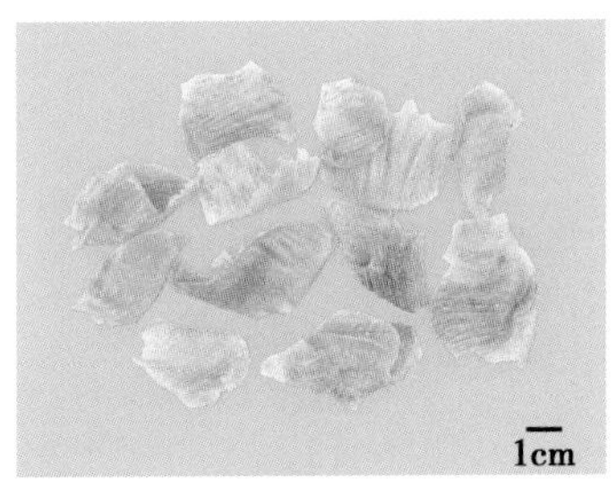

鸡内金

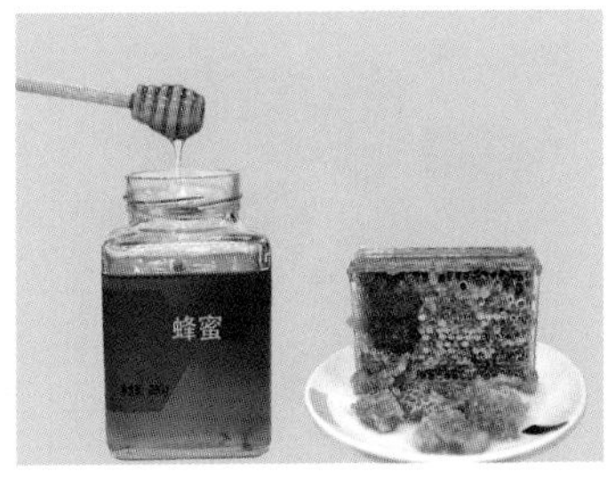

蜂蜜

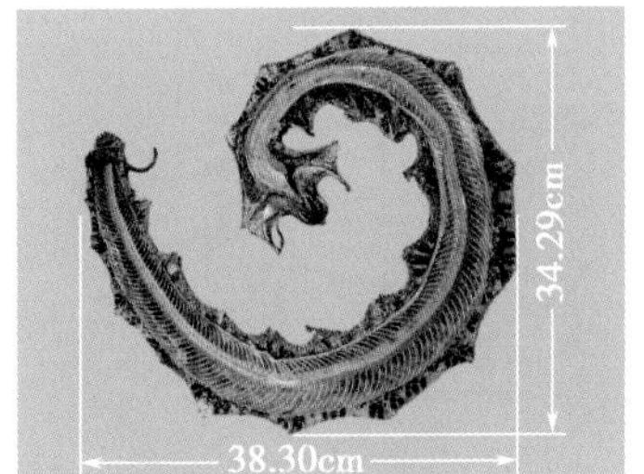

蕲蛇（腹面）

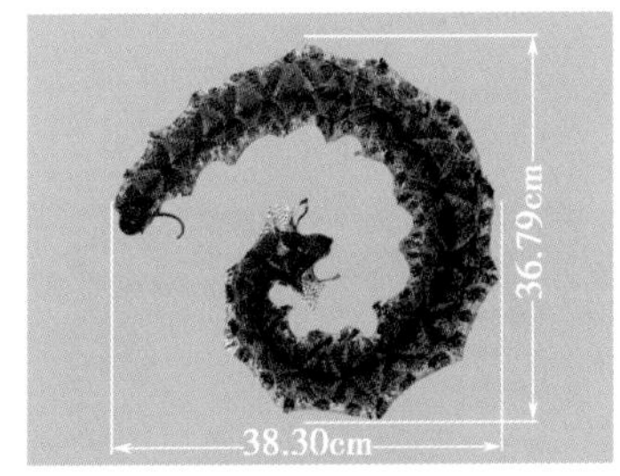

蕲蛇（背面）

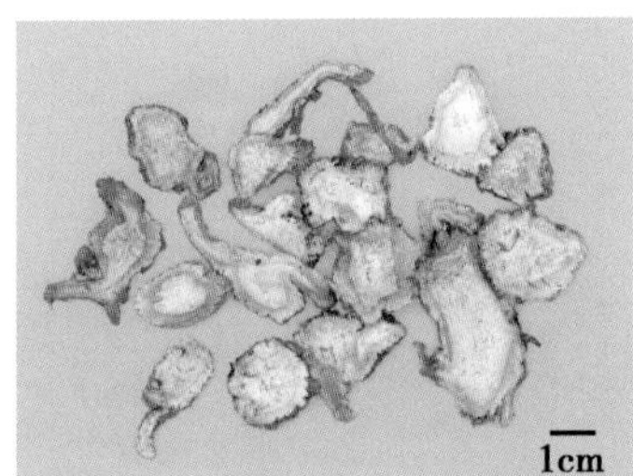

当归（横片）

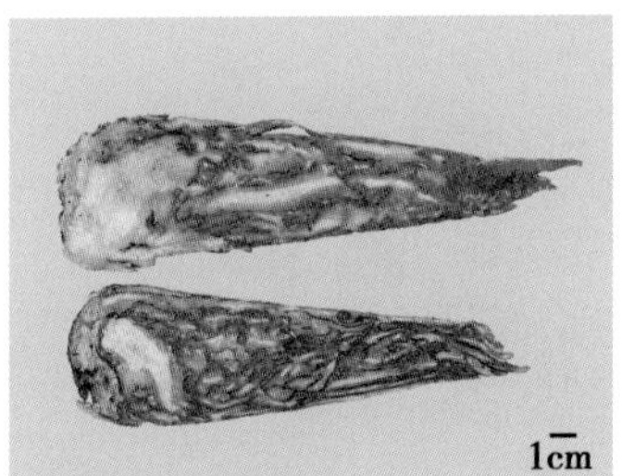

当归（竖片）

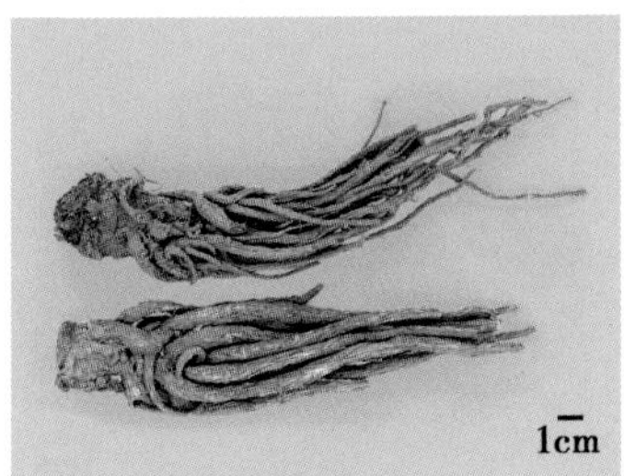

当归

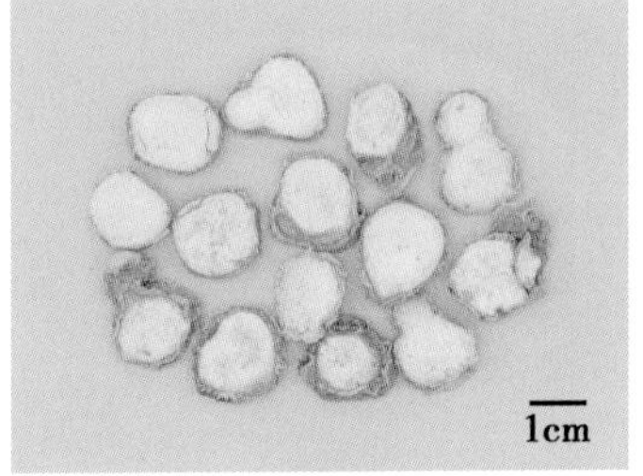

山柰

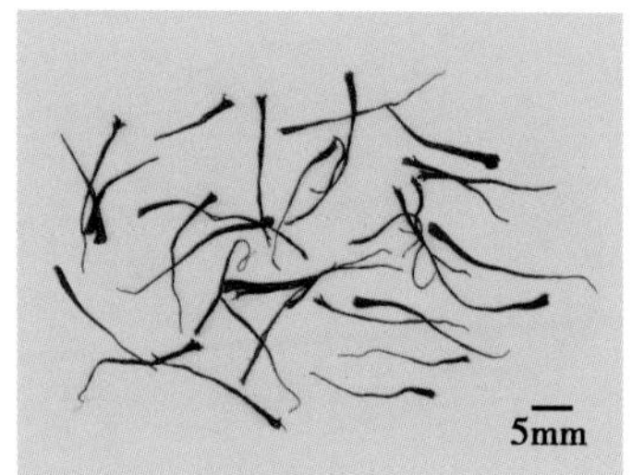

西红花

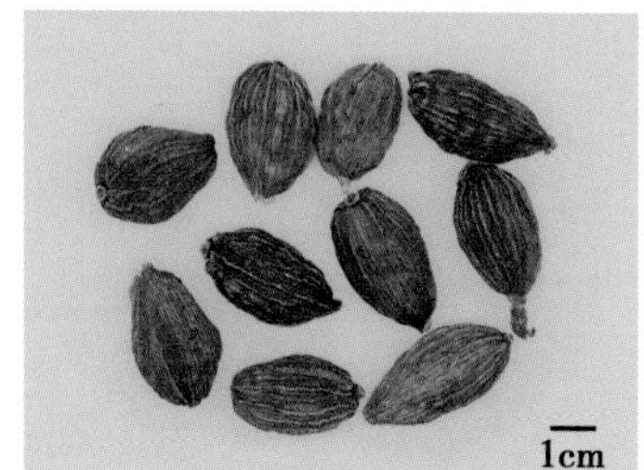

草果

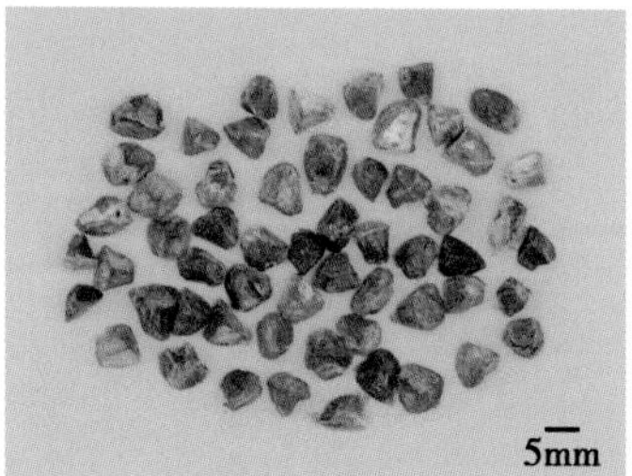

草果(种子)

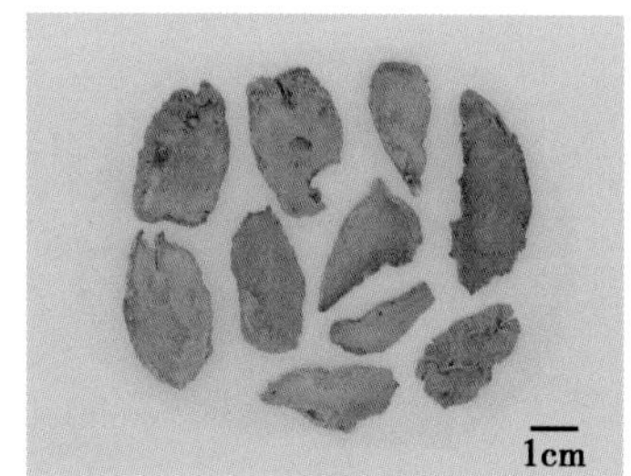

姜黄

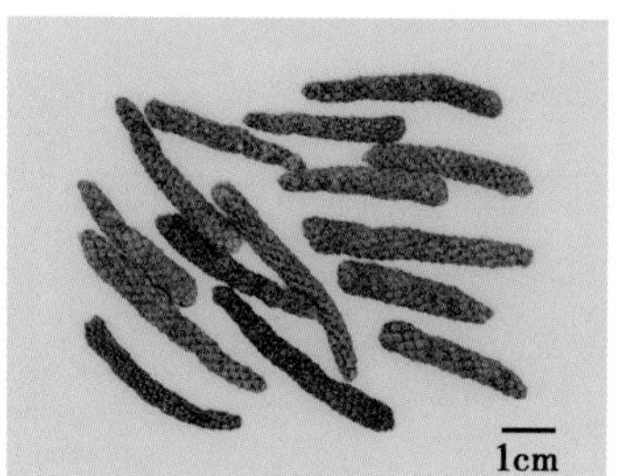

荜茇

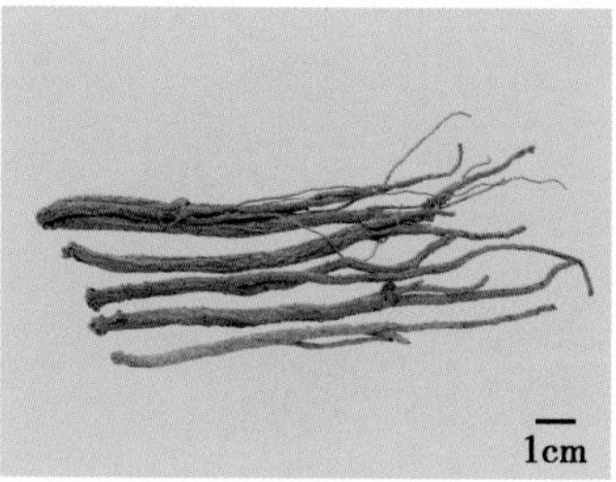

党参

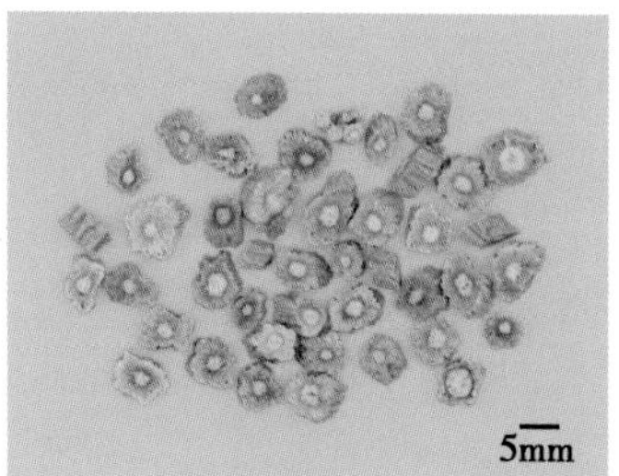

党参(片)

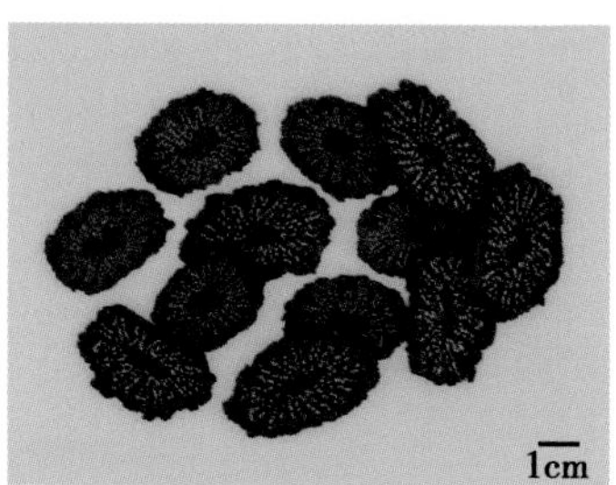

肉苁蓉(片)

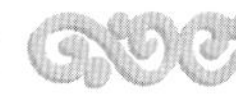

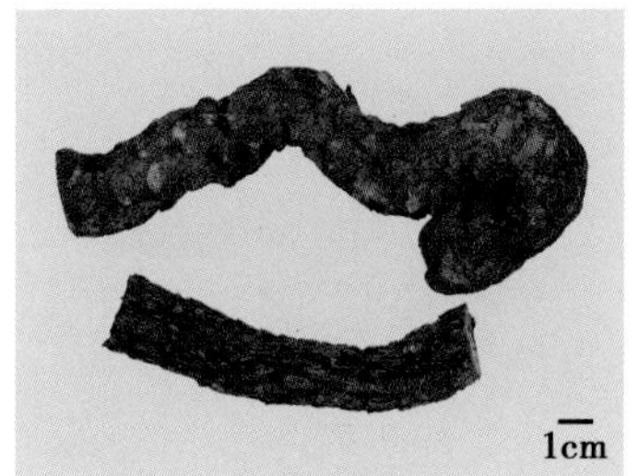

肉苁蓉

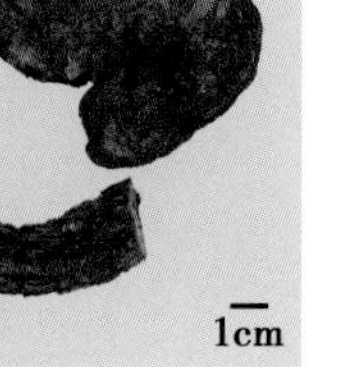

铁皮石斛

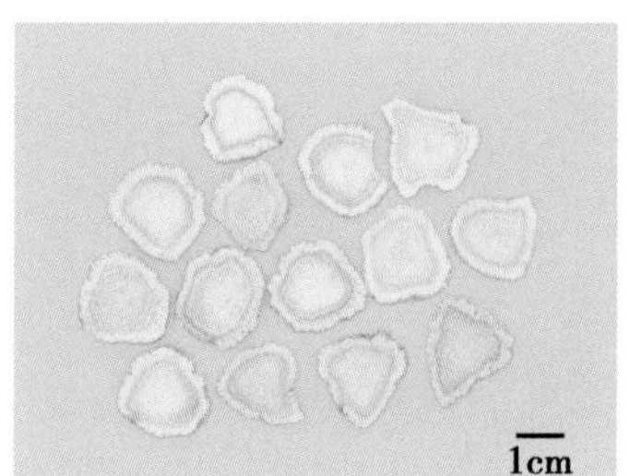

西洋参（片）

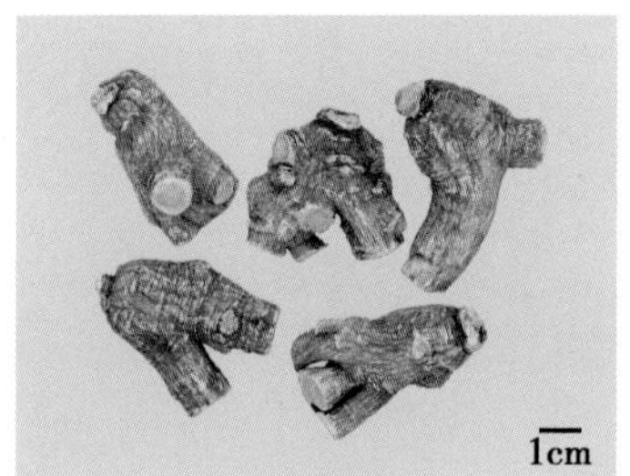

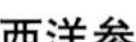

西洋参

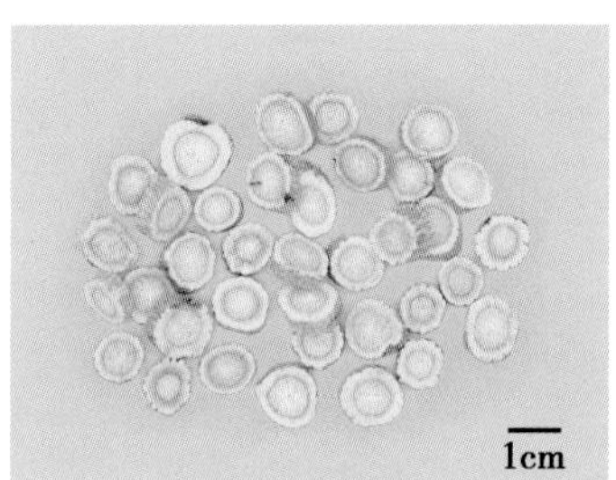

黄芪（横切片）

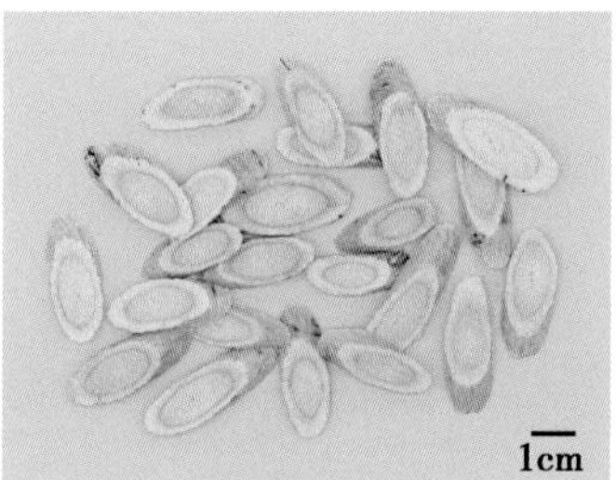

黄芪（斜片）

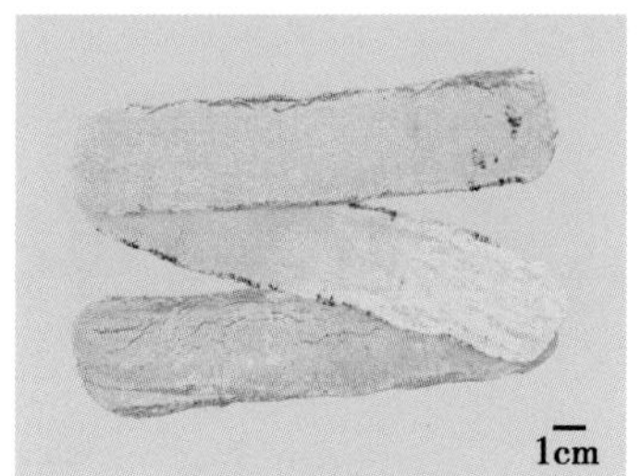

黄芪（纵切片）

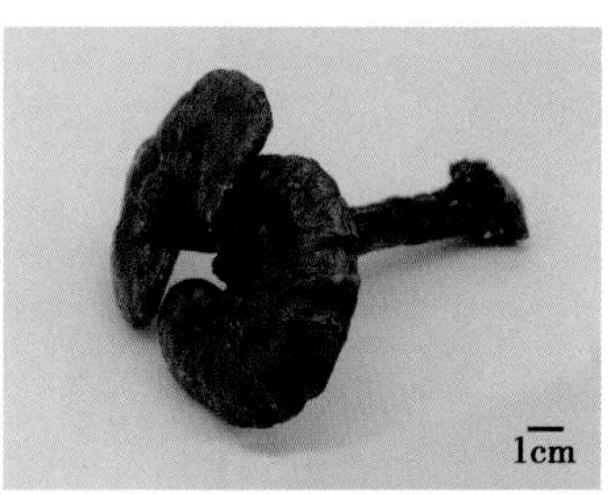

灵芝（赤芝）

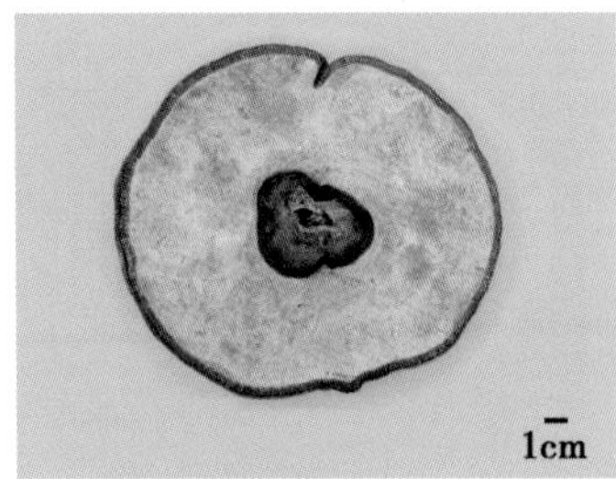

灵芝（菌盖）

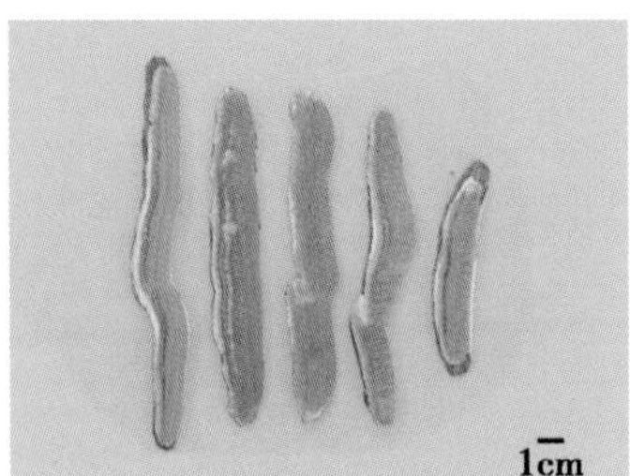

灵芝（片）

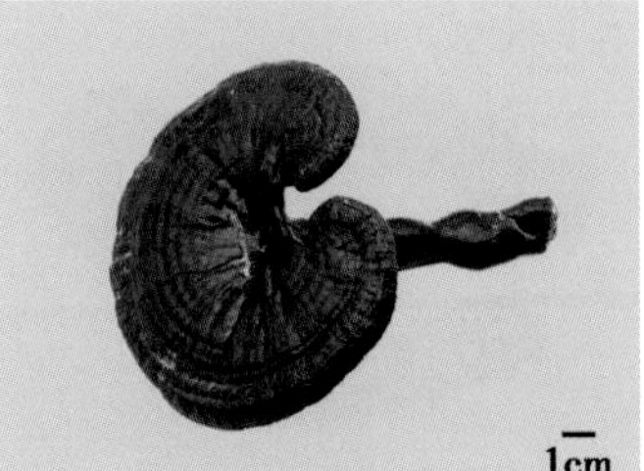

灵芝（紫芝）

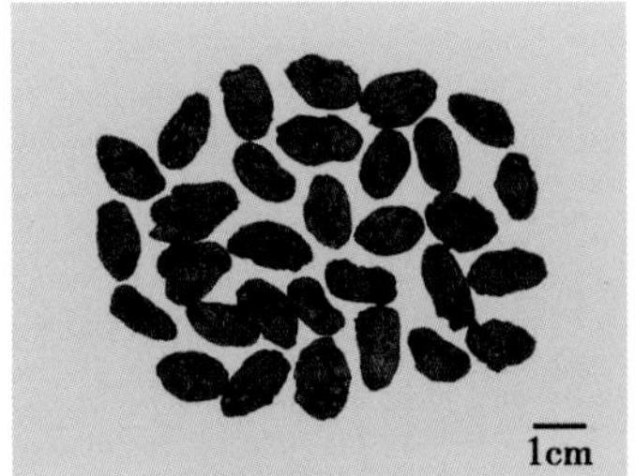

山茱萸（酒制）

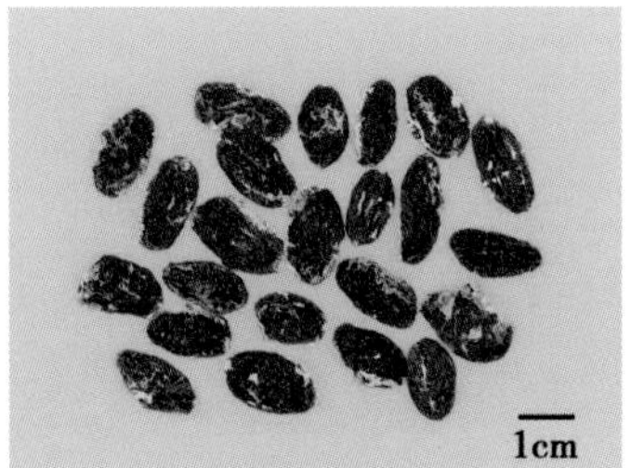

山茱萸

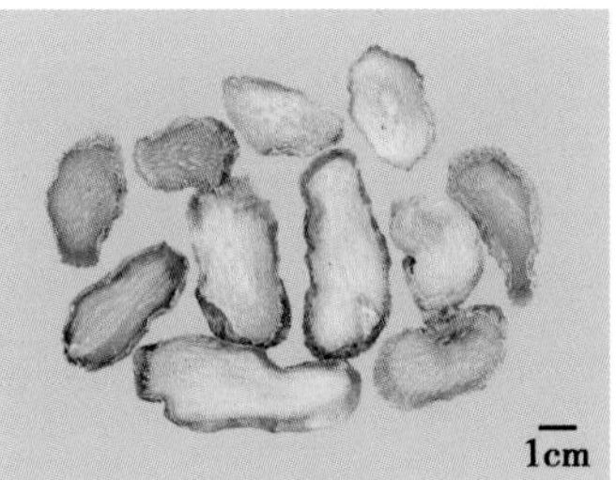

天麻

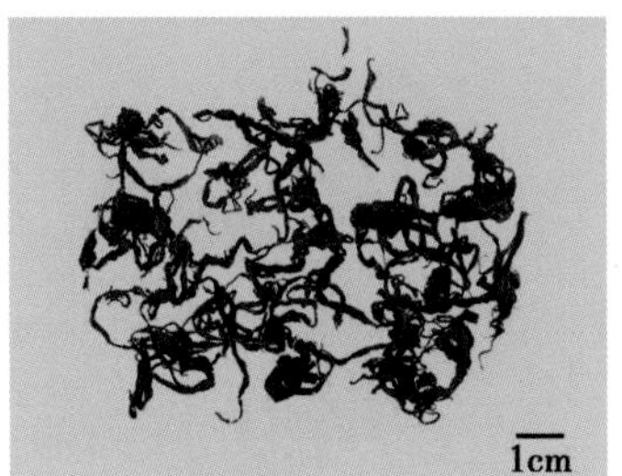

杜仲叶（茶）

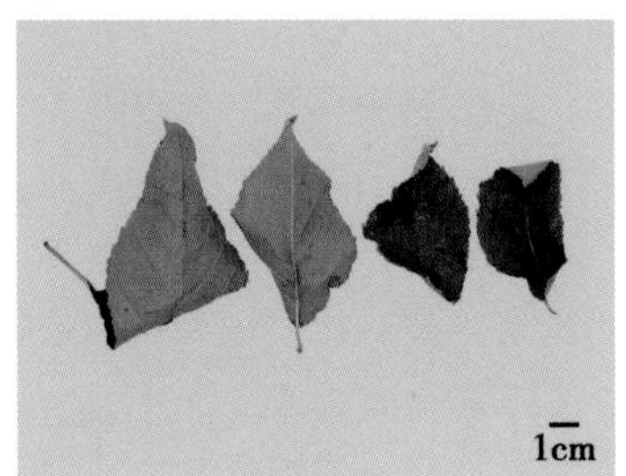

杜仲叶